PSIQUIATRIA
INTERVENCIONISTA

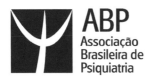

A Artmed é a editora
oficial da ABP

NOTA

A medicina é uma ciência em constante evolução. À medida que novas pesquisas e a própria experiência clínica ampliam o nosso conhecimento, são necessárias modificações no tratamento e na farmacoterapia. Os autores desta obra consultaram as fontes consideradas confiáveis, em um esforço para oferecer informações completas e, geralmente, de acordo com os padrões aceitos à época da publicação. Entretanto, tendo em vista a possibilidade de falha humana ou de alterações nas ciências médicas, os leitores devem confirmar estas informações com outras fontes. Por exemplo, e em particular, os leitores são aconselhados a conferir a bula de qualquer medicamento que pretendam administrar, para se certificar de que a informação contida neste livro está correta e de que não houve alteração na dose recomendada nem nas contraindicações para o seu uso. Essa recomendação é particularmente importante em relação a medicamentos novos ou raramente utilizados.

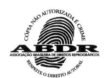 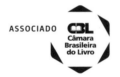

P974 Psiquiatria intervencionista / Organizadores, Andre R. Brunoni, Clement Hamani, João Quevedo. – Porto Alegre : Artmed, 2024.
xv, 353 p. ; 23 cm

ISBN 978-65-5882-175-5

1. Psiquiatria. I. Brunoni, Andre R. II. Hamani, Clement. III. Quevedo, João.

CDU 616.89

Catalogação na publicação: Karin Lorien Menoncin – CRB 10/2147

Andre R. **Brunoni**
Clement **Hamani**
João **Quevedo**
(Orgs.)

PSIQUIATRIA
INTERVENCIONISTA

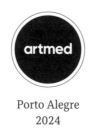

Porto Alegre
2024

© GA Educação Ltda., 2024.

Coordenadora editorial: *Cláudia Bittencourt*
Capa: *Paola Manica / Brand&Book*
Preparação de originais: *Fernanda Luzia Anflor Ferreira e Paola Araújo de Oliveira*
Leitura final: *Paola Araújo de Oliveria e Dominique Monticelli da Costa*
Projeto gráfico e editoração eletrônica: *Kaéle Finalizando Ideias*

Foram efetuados todos os esforços para contatar os potenciais detentores dos direitos dos materiais utilizados nesta obra. No caso de, para algum material, ter sido inadvertidamente omitido o devido crédito ou ter havido imprecisão na informação da fonte, faremos a devida correção por errata à obra quando o potencial detentor apresentar comprovação.

Reservados todos os direitos de publicação ao GA EDUCAÇÃO LTDA.
(Artmed é um selo editorial do GA EDUCAÇÃO LTDA.)
Rua Ernesto Alves, 150 – Bairro Floresta
90220-190 – Porto Alegre – RS
Fone: (51) 3027-7000

SAC 0800 703 3444 – www.grupoa.com.br

É proibida a duplicação ou reprodução deste volume, no todo ou em parte, sob quaisquer formas ou por quaisquer meios (eletrônico, mecânico, gravação, fotocópia, distribuição na Web e outros), sem permissão expressa da Editora.

IMPRESSO NO BRASIL
PRINTED IN BRAZIL

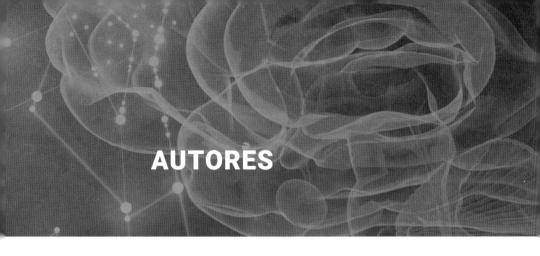

AUTORES

Andre R. Brunoni (org.)
Psiquiatra. Professor do Departamento de Psiquiatria da Faculdade de Medicina da Universidade de São Paulo (FMUSP).

Clement Hamani (org.)
Neurocirurgião. Doutor em Neurofisiologia pela Universidade Federal de São Paulo (Unifesp).

João Quevedo (org.)
Psiquiatra. Professor titular de Psiquiatria da University of Texas Health Science Center at Houston (UTHealth Houston), Estados Unidos. Especialista em Psiquiatria pela Universidade Federal do Rio Grande do Sul (UFRGS). Doutor em Ciências Biológicas: Bioquímica pela UFRGS.

Acioly Luiz Tavares de Lacerda
Psiquiatra. Professor adjunto, livre-docente, do Departamento de Psiquiatria da Escola Paulista de Medicina (EPM) da Unifesp. Coordenador do Programa de Transtornos do Humor (Prodaf) da Unifesp. Doutor em Ciências Médicas pela Universidade Estadual de Campinas (Unicamp).

Ana Carolina Pinheiro Campos
Pesquisadora. Doutora em Ciências da Saúde pelo Hospital Sírio-Libanês.

Ana Maria Ribeiro de Moura
Neurocirurgiã. Professora da Pontifícia Universidade Católica de Goiás (PUC Goiás). Especialista em Neurocirurgia Funcional pelo CHU Montpellier, França. Pesquisadora associada do Institut National de la Santé et de la Recherche Médicale (Inserm).

Antonio Carlos Lopes
Psiquiatra. Professor colaborador do Departamento de Psiquiatria do Hospital das Clínicas (HC) da FMUSP. Mestre em Psiquiatria e Psicologia Médica pela Unifesp. Doutor em Psiquiatria pela FMUSP.

Daniel Martins de Barros
Psiquiatra. Bacharel em Filosofia. Professor colaborador do Departamento de Psiquiatria da FMUSP. Doutor em Ciências pela USP.

Débora Luciana Melzer-Ribeiro
Psiquiatra. Professora adjunta do Departamento de Psiquiatria da Unifesp. Mestra e Doutora em Ciências pelo Departamento de Psiquiatria da FMUSP. Colaboradora do Programa Esquizofrenia (Projesq) do Instituto de Psiquiatra (IPq) do HCFMUSP.

Edoardo Filippo de Queiroz Vattimo
Residente de Psiquiatria do Departamento de Psiquiatria da FMUSP. Pesquisador do Programa de Transtornos do Espectro Obsessivo-compulsivo (Protoc) do IPq-HCFMUSP.

Eduardo Tedeschi
Psiquiatra. Mestre em Psiquiatria e Ciências do Comportamento pela UFRGS. Doutorando em Psiquiatria e Ciências do Comportamento na UFRGS.

Eric Cretaz
Psiquiatra. Médico assistente do Serviço de Eletroconvulsoterapia (ECT) do IPq-HCFMUSP.

Euripedes Constantino Miguel
Psiquiatra. Professor titular do Departamento de Psiquiatria da FMUSP. Doutor em Psiquiatria pela USP.

Fabio Godinho
Neurocirurgião. Professor livre-docente do Departamento de Neurologia do HCFMUSP.

Francisco Eliclecio Rodrigues da Silva
Biomédico. Pesquisador em Psiquiatria Translacional. Mestre e Doutor em Microbiologia Médica pela Universidade Federal do Ceará (UFC). Pós-doutorando na UTHealth Houston, Estados Unidos.

Giordano Novak Rossi
Biólogo. Mestre em Saúde Mental pela Faculdade de Medicina de Ribeirão Preto (FMRP) da USP. Candidato a Doutor em Saúde Mental pela FMRP-USP.

Giselli Scaini
Professora. Pesquisadora. Mestra e Doutora em Ciências da Saúde pela Universidade do Extremo Sul Catarinense (Unesc).

Guilherme G. Podolsky-Gondim
Neurocirurgião. Médico assistente do HCFMRP-USP. Especialista em Cirurgia da Base do Crânio, Neurocirurgia Funcional e Epilepsia pela USP. Doutorando em Neurociências: Neurologia na USP. Membro da Sociedade Brasileira de Neurocirurgia (SBN), Academia Brasileira de Neurocirurgia (ABNc), American Association of Neurological Surgeons (AANS) e American Epilepsy Society (AES).

Gustavo Bonini Castellana
Psiquiatra forense. Doutor em Ciências pela FMUSP.

Israel Aristides de Carvalho Filho
Psiquiatra.

Ivan Matos
Neurocirurgião. Especialista em Neurocirurgia Funcional pelo HCFMUSP.

Jaime Eduardo Cecilio Hallak
Psiquiatra. Professor titular de Psiquiatria da FMRP-USP. Mestre e Doutor em Saúde Mental pela FMRP-USP. Coordenador do Instituto Nacional de Ciência e Tecnologia Translacional em Medicina (INCT-TM) CNPq/FAPESP.

João Vítor Ferrão
Acadêmico de Medicina na Pontifícia Universidade Católica do Rio Grande do Sul (PUCRS).

José Augusto Silva Reis
Psiquiatra assistente do Hospital das Clínicas de Ribeirão Preto-USP. Doutorando em Saúde Mental pela FMRP-USP. Pesquisador no Laboratório de Estudos com Alucinógenos Psicodélicos em Saúde Mental (LEAPS-USP/Phantastica Lab).

Autores

Jose Gallucci-Neto
Psiquiatra. Diretor dos Serviços de ECT e Videoeletroencefalografia (VEEG) do IPq-HCFMUSP. Especialista em Neuropsiquiatria pelo Programa de Neuropsiquiatria do HCFMUSP. Mestre em Psiquiatria pela FMUSP. Doutorando em Fisiopatologia Experimental na FMUSP.

Juliana Surjan
Psiquiatra. Coordenadora e pesquisadora da Clínica de Cetamina da Unifesp. Supervisora do Prodaf/Unifesp. Especialista em Dependência Química pela Unifesp. Especialista em Medicina Legal e do Trabalho pela USP. Mestra em Ciências pela Unifesp.

Kleber Paiva Duarte
Neurocirurgião. Professor adjunto do HCFMUSP. Especialista em Neurocirurgia Funcional pelo HCFMUSP. Doutorando em Medicina: Neurologia na USP.

Lais B. Razza
Neuropsicóloga. Doutora em Ciências pela FMUSP.

Leandro Valiengo
Psiquiatra. Professor da Pós-graduação da FMUSP. Chefe do Setor de Cetamina e do Serviço de Neuromodulação do IPq-FMUSP. Doutor em Ciências Médicas pela FMUSP.

Lucas Borrione
Psiquiatra assistente do HCFMUSP. Mestre em Psiquiatria pela FMUSP. Doutorando em Ciências Médicas pela FMUSP.

Marcel Simis
Neurologista, neurofisiologista e fisiatra.

Marcelo Q. Hoexter
Psiquiatra. Coordenador do Protoc/IPq-HCFMUSP.

Marco Antonio Caldieraro
Psiquiatra do Hospital de Clínicas de Porto Alegre (HCPA). Professor do Programa de Pós-graduação em Psiquiatria e Ciências do Comportamento da UFRGS. Mestre e Doutor em Psiquiatria e Ciências do Comportamento pela UFRGS. Pós-doutorado em Transtornos do Humor no Massachusetts General Hospital/Harvard Medical School, Estados Unidos.

Marina Odebrecht Rosa
Psiquiatra. Especialista em Neuromodulação pela Columbia University, Estados Unidos. Mestra em Ciências pela FMUSP. Pós-doutorado na Columbia University.

Matheus Souza Steglich
Psiquiatra. Chefe do Ambulatório de Depressão Resistente ao Tratamento (DRT) do Instituto de Psiquiatria de Santa Catarina (IPq-SC). Especialista em Terapia Cognitivo-comportamental pela USP. Especialista em Dependência Química pela Unidade de Pesquisa em Álcool e Drogas (Uniad) da Unifesp.

Moacyr Alexandro Rosa
Psiquiatra. Pesquisador do Ipan. Especialista em Neuromodulação pela Harvard Medical School e pela Columbia University, Estados Unidos. Mestre em Ciências pela USP. Doutor em Psiquiatria pela USP. Pós-doutorado em Neuromodulação na Columbia University.

Paulo Belmonte-de-Abreu

Psiquiatra. Professor titular da Faculdade de Medicina (Famed) da UFRGS. Mestre em Health Sciences pela Johns Hopkins University, Estados Unidos. Doutor em Medicina: Clínica Médica pela UFRGS. Pós-doutorado em Biologia Molecular no Instituto de Ciências Básicas da Saúde (ICBS) da UFRGS.

Rafael Bernardon

Psiquiatra. Médico comissionado do Centro de Atenção Integrada à Saúde Mental Vila Mariana (CAISM) da Unifesp/Associação Paulista para o Desenvolvimento da Medicina (SPDM). Mestre em Psiquiatria Clínica Forense pelo Institute of Psychiatry do King's College, London, Reino Unido. Professor Doutor em Ciências pela Faculdade de Ciências Médicas da Santa Casa de São Paulo (FCMSCSP).

Rafael Guimarães dos Santos

Professor Doutor e orientador credenciado do Programa de Pós-graduação em Saúde Mental do Departamento de Neurociências e Ciências do Comportamento da FMRP-USP. Pesquisador do Instituto Nacional de Ciência e Tecnologia: Medicina Translacional (INCT/CNPq) e do Centro de Pesquisas em Canabinoides da FMRP-USP. Cocoordenador do Phantastica Lab/FMRP-USP e do Ambulatório de Psiquiatria Inovadora e Experimental do HCFMRP-USP (Ápice). Doutor em Farmacologia pela Universitat Autònoma de Barcelona, Espanha. Pós-doutorado na USP.

Rafaela C. Cordeiro

Pesquisadora em Psiquiatria Translacional. Especialista em Neuropsicologia pela Unichristus. Mestra em Ciências Médicas pela UFC. Doutora em Microbiologia Médica pela UFC. Pós-doutorado em andamento na UTHealth Houston, Estados Unidos.

Renata de Melo Felipe da Silva

Psiquiatra. Doutora em Ciências pelo IPq-FMUSP.

Rodrigo Simonini Delfino

Coordenador do Prodaf/Unifesp. Especialista em Psiquiatria Clínica de Alta Complexidade pela Unifesp. Mestre em Psiquiatria e Psicologia Médica pela Unifesp.

Roger Walz

Neurologista e neurofisiologista clínico. Professor titular da Universidade Federal de Santa Catarina (UFSC). Livre-docente em Neurologia pela FMRP-USP. Doutor em Bioquímica pela UFRGS. Pós-doutorado em Cirurgia de Epilepsia no Centro de Cirurgia de Epilepsia (Cirep) do HC, Ribeirão Preto. *Fellow* em Neuromodulação Invasiva na University of Florida, Gainiesville, Estados Unidos.

Ronaldo Dornelas de Faria Junior

Residente de Neurocirurgia do HCFMUSP.

Sofia Cid de Azevedo

Psiquiatra forense. Mestranda em Psiquiatria e Ciências do Comportamento na UFRGS.

Thiago Fernando da Silva

Psiquiatra clínico e forense. Psiquiatra do Núcleo de Psiquiatria Forense e Psicologia Jurídica do IPq-FMUSP. Doutorando em Ciências da Saúde no Instituto de Ensino e Pesquisa do Hospital Sírio-Libanês.

Wolnei Caumo

Anestesiologista, com área de atuação em Dor. Professor do Departamento de Cirurgia, Disciplina de Dor, Medicina Perioperatória, da UFRGS. Especialista em Anestesiologia pela UFRGS. Mestre e Doutor em Medicina: Ciências Médicas pela UFRGS.

Wuilker K. Campos

Neurocirurgião. Especialista em Neurocirurgia Funcional pela FMUSP. Doutor em Neurociências pela UFSC. Presidente da SBN. Presidente da Sociedade Brasileira de Neurocirurgia Funcional e Estereotaxia (SBENF).

Ygor Arzeno Ferrão

Psiquiatra. Professor associado de Psiquiatria da Universidade Federal de Ciências da Saúde de Porto Alegre (UFCSPA). Mestre em Clínica Médica pela UFRGS. Doutor em Psiquiatria pela USP.

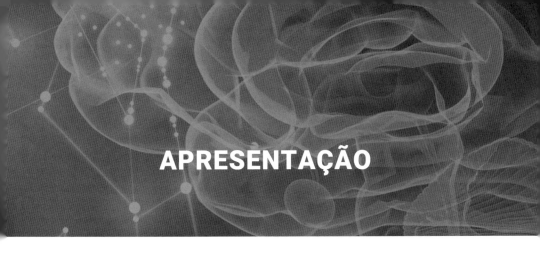

APRESENTAÇÃO

A psiquiatria intervencionista é uma abordagem dinâmica e em constante evolução no campo da saúde mental, que visa oferecer soluções eficazes para uma variedade de transtornos psiquiátricos, com procedimentos que vão além da psicofarmacologia e/ou psicoterapia. Este livro, cuidadosamente organizado por nós – Andre R. Brunoni, Clement Hamani e João Quevedo –, reúne destacados autores que atuam tanto no Brasil quanto no exterior a fim de se tornar obra de referência na literatura em língua portuguesa, oferecendo uma visão abrangente e atualizada sobre os princípios, as técnicas e as aplicações da psiquiatria intervencionista.

Em suas páginas, os leitores encontrarão uma análise aprofundada das intervenções disponíveis para uma ampla gama de condições psiquiátricas, desde os transtornos do humor e ansiedade até os quadros psicóticos e do espectro autista. Por meio de uma combinação de teoria e prática, o livro aborda as estratégias de intervenção mais recentes e eficazes, incluindo terapias farmacológicas, neuromodulação, psicoterapia e abordagens de estilo de vida.

Como mencionado, vale o destaque para a contribuição de especialistas líderes de diferentes partes do mundo, oferecendo perspectivas diversas e *insights* valiosos sobre as práticas mais inovadoras em psiquiatria intervencionista. Os capítulos são escritos por profissionais que estão na vanguarda da pesquisa e da prática clínica, garantindo que os leitores tenham acesso ao conhecimento mais atualizado e relevante nesta área em rápida evolução.

Destinado a psiquiatras, psicólogos, neurologistas, neurocirurgiões, residentes em treinamento e outros profissionais de saúde mental, *Psiquiatria intervencionista* é uma ferramenta essencial para aqueles que buscam aprimorar suas habilidades clínicas e oferecer o melhor cuidado possível a seus pacientes. Seja você um estudante em formação ou um clínico experiente, esta será uma fonte valiosa de conhecimento e orientação em sua prática diária.

Boa leitura!

Andre R. Brunoni
Clement Hamani
João Quevedo
(Orgs.)

SUMÁRIO

Apresentação .... **xi**
    Andre R. Brunoni
    Clement Hamani
    João Quevedo

1. Intervenções terapêuticas: uma nova via em psiquiatria? **1**
    Paulo Belmonte-de-Abreu

2. Psiquiatria intervencionista: proposta curricular mínima **15**
    Jose Gallucci-Neto

**3. Mecanismos de ação da estimulação elétrica transcraniana
e da estimulação magnética transcraniana** **22**
    Lais B. Razza

4. Neuromodulação não invasiva em transtornos do humor **36**
    Sofia Cid de Azevedo
    Eduardo Tedeschi
    Marco Antonio Caldieraro

5. Neuromodulação não invasiva na esquizofrenia **50**
    Paulo Belmonte-de-Abreu

6. Dor crônica **77**
    Wolnei Caumo

**7. Neuromodulação não invasiva no transtorno
obsessivo-compulsivo e transtornos relacionados** **125**
    João Vítor Ferrão
    Renata de Melo Felipe da Silva
    Ygor Arzeno Ferrão

8. Neuromodulação não invasiva em neuropsiquiatria **137**
    Lucas Borrione
    Marcel Simis

9. **Mecanismo de ação da eletroconvulsoterapia** 149
Rafael Bernardon
Débora Luciana Melzer-Ribeiro

10. **Convulsoterapias nos transtornos do humor** 158
Eric Cretaz

11. **Outras indicações clínicas e evidências para eletroconvulsoterapias** 176
Moacyr Alexandro Rosa
Marina Odebrecht Rosa

12. **Mecanismos de ação da cetamina** 180
Leandro Valiengo

13. **Uso de cetamina/escetamina nos transtornos do humor** 187
Rodrigo Simonini Delfino
Juliana Surjan
Acioly Luiz Tavares de Lacerda

14. **Mecanismos de ação da estimulação do nervo vago** 203
Rafaela C. Cordeiro
Francisco Eliclecio Rodrigues da Silva
Giselli Scaini
João Quevedo

15. **Estimulação do nervo vago em transtornos do humor** 214
Matheus Souza Steglich
Wuilker K. Campos
João Quevedo
Roger Walz

16. **Psicodélicos na psiquiatria: mecanismos de ação e indicações clínicas** 223
Giordano Novak Rossi
José Augusto Silva Reis
Rafael Guimarães dos Santos
Jaime Eduardo Cecilio Hallak

17. **Óxido nitroso em psiquiatria: mecanismos de ação e indicações clínicas** 241
José Augusto Silva Reis
Giordano Novak Rossi
Rafael Guimarães dos Santos
Jaime Eduardo Cecilio Hallak

Sumário

18. Indicações e aspectos práticos e éticos para a realização de neurocirurgia para transtornos psiquiátricos no Brasil 256

Antonio Carlos Lopes
Israel Aristides de Carvalho Filho
Edoardo Filippo de Queiroz Vattimo

19. Neuroimagem em cirurgia neuropsiquiátrica 271

Guilherme G. Podolsky-Gondim
Ronaldo Dornelas de Faria Junior
Ivan Matos
Kleber Paiva Duarte
Fabio Godinho

20. Neurocirurgia para transtornos do humor 282

Ana Carolina Pinheiro Campos
Clement Hamani

21. Neurocirurgia para o transtorno obsessivo-compulsivo 296

Antonio Carlos Lopes
Israel Aristides de Carvalho Filho
Marcelo Q. Hoexter
Euripedes Constantino Miguel
Fabio Godinho

22. Estimulação cerebral profunda para novas indicações em neuropsiquiatria 316

Ana Maria Ribeiro de Moura

23. Aspectos éticos da neuromodulação 340

Thiago Fernando da Silva
Gustavo Bonini Castellana
Daniel Martins de Barros

Índice 347

1

INTERVENÇÕES TERAPÊUTICAS: UMA NOVA VIA EM PSIQUIATRIA?

Paulo Belmonte-de-Abreu

De maneira semelhante à cardiologia e à radiologia intervencionistas, o termo "psiquiatria intervencionista" (PI) foi proposto em 2014 para descrever tratamentos que são mais processuais do que cuidados médicos gerais em psiquiatria. Trata-se de uma abordagem relativamente nova para o tratamento de transtornos mentais, embora existam registros de experimentos de seu uso em medicina desde o século XVIII, e o uso de energia aplicada à cabeça humana para modificar estados mentais date do século II.[1]

Desde o uso e a regulamentação da eletroconvulsoterapia (ECT) e da estimulação magnética transcraniana repetitiva (EMTr; em inglês *repetitive transcranial magnetic stimulation* [rTMS]), houve uma explosão virtual de evidências para uma infinidade de procedimentos para o tratamento das doenças psiquiátricas, aumentando a amplitude de tratamentos potenciais que poderiam se enquadrar no que se chama, de forma alternada, PI, neuromodulação, estimulação cerebral ou estimulação cerebral não invasiva (termos mais comumente usados para esses procedimentos). Os tipos de intervenções e o número de estudos clínicos na área têm aumentado de forma exponencial, acompanhados do surgimento de diferentes clínicas e serviços que realizam intervenções, com uma variação muito grande de fundamentos e padronização. A grande questão é se essa será uma nova via de investigação e tratamento em psiquiatria ou se se trata de um modismo ou um conceito fadado a perecer ou ficar na lista dos tratamentos alternativos ou alternativas a tratamento.

Hoje, esses tipos de intervenção já podem ser considerados uma subespecialidade do campo da psiquiatria, apesar de ainda não receberem espaço em separado dentro dos programas de residência ou das associações de psiquiatria brasileiras, incluindo a Associação

Brasileira de Estimulação Cerebral (Abecer) e a Associação Brasileira de Psiquiatria Intervencionista. A PI inclui múltiplos procedimentos técnicos específicos, como a estimulação cerebral com diferentes formas de energia (elétrica de alta e baixa voltagens, ultrassom, luz do espectro infravermelho, magnética) e procedimentos guiados por neuroimagem, todos em rápida evolução e expansão. Os procedimentos mais desenvolvidos são:

- **Eletroconvulsoterapia** (ECT): passagem de correntes elétricas pelo cérebro para induzir uma convulsão controlada. É usada principalmente para tratar depressão grave, transtorno bipolar (TB) e certos casos de esquizofrenia que não respondem a outros tratamentos.
- **Estimulação magnética transcraniana** (EMT; em inglês *transcranial magnetic stimulation* [TMS]): campos magnéticos para estimular regiões específicas do cérebro para o tratamento da depressão, transtornos de ansiedade e transtorno obsessivo--compulsivo (TOC).
- **Estimulação cerebral profunda** (ECP; em inglês *deep brain stimulation* [DBS]): implantação de eletrodos em áreas específicas do cérebro com aplicação de impulsos elétricos para modular a atividade neural em distúrbios do movimento, como a doença de Parkinson, no transtorno depressivo maior (TDM) e no TOC.
- **Estimulação do nervo vago** (ENV; em inglês *vagus nerve stimulation* [VNS]): implante de dispositivo que fornece impulsos elétricos ao nervo vago, aprovado para o tratamento da depressão resistente ao tratamento.
- **Magnetoconvulsoterapia** (MST): estimulação magnética para induzir convulsões, explorada como alternativa à ECT tradicional com potencialmente menos efeitos colaterais.
- **Terapia de infusão de cetamina:** administrada por via intravenosa, subcutânea ou por meio de *spray* nasal sob rigorosa supervisão médica.
- **Estimulação magnética transcraniana** (EMT; em inglês *transcranial magnetic stimulation* [TMS]): a EMT envolve a entrega de pulsos magnéticos para regiões específicas do cérebro a fim de modular a atividade neural. É usada para fins diagnósticos e terapêuticos em condições como depressão, ansiedade e certos distúrbios neurológicos.
- **Estimulação da medula espinal** (EME; em inglês *spinal cord stimulation* [SCS]): consiste na estimulação elétrica da medula espinal para aliviar dor crônica. Eletrodos são colocados perto da medula espinal e um pequeno gerador fornece pulsos elétricos que interferem nos sinais de dor, proporcionando alívio.
- **Estimulação do nervo periférico** (ENP; em inglês *peripheral nerve stimulation* [PNS]): envolve a implantação de eletrodos perto dos nervos periféricos para modular sua atividade e tratar várias condições, como dor crônica, neuropatia e disfunção da bexiga.
- **Estimulação do nervo sacral** (ENS; em inglês *sacral nerve stimulation* [SNS]): envolve a implantação de eletrodos perto dos nervos sacrais, que controlam a função

da bexiga e do intestino. É usada para tratar condições como bexiga hiperativa, incontinência fecal e certas síndromes de dor pélvica.

- **Neuromodulação periférica:** inclui várias técnicas não invasivas ou minimamente invasivas, como estimulação elétrica nervosa transcutânea (EENT; em inglês *transcutaneous electric nerve stimulation* [TENS]) e estimulação elétrica nervosa percutânea (EENP; em inglês *percutaneous electric nerve stimulation* [PENS]), que visam aos nervos periféricos para aliviar a dor ou tratar outras condições.
- **Procedimentos guiados por neuroimagem:** constituem diferentes técnicas avançadas, como ressonância magnética funcional (fMRI, do inglês *functional magnetic resonance imaging*) e tomografia por emissão de pósitrons (PET, do inglês *positron emission tomography*), usadas para identificar atividade cerebral anormal associada a transtornos psiquiátricos e para guiar intervenções em áreas específicas.
- **Ultrassom focalizado guiado por ressonância magnética** (MRgFUS, do inglês *magnetic resonance guided focused ultrasound*): o MRgFUS combina ondas de ultrassom focalizadas com orientação de ressonância magnética em tempo real para aquecer e destruir com precisão o tecido cerebral direcionado. Está sendo investigado para o tratamento de condições como depressão resistente ao tratamento e TOC.
- **Radiocirurgia:** técnicas neurocirúrgicas, como Gamma Knife ou CyberKnife, usam feixes de radiação focalizados para atingir e destruir tecido cerebral anormal associado a alguns transtornos psiquiátricos, incluindo certos tipos de tumores ou TOC grave.

As técnicas de PI são usadas com mais frequência quando outras opções de tratamento foram insuficientes ou malsucedidas, apesar de poderem ser empregadas como primeira opção em muitos casos, devido à segurança e à tolerabilidade, porém sua disponibilidade varia em diferentes regiões e contextos de saúde. Embora tenham demonstrado evidência em diversos transtornos mentais, as técnicas de PI ainda não são um tratamento universalmente aceito, aplicável ou preferido para todos os transtornos mentais, sendo sua adequação dependente de fatores como diagnóstico específico, gravidade dos sintomas, histórico de tratamento e características individuais do paciente.[2]

Os transtornos mentais para os quais as técnicas de neuromodulação demonstraram resultados positivos são TDM, TB, TOC, doença de Parkinson, esquizofrenia e transtorno de estresse pós-traumático (TEPT).

No TDM, a EMT foi aprovada por autoridades reguladoras como a Food and Drug Administration (FDA), nos Estados Unidos, e a Agência Nacional de Vigilância Sanitária (Anvisa), no Brasil, para o tratamento de indivíduos que não responderam aos medicamentos antidepressivos tradicionais. A EMT envolve a entrega de pulsos magnéticos para regiões específicas do cérebro a fim de estimular a atividade neural e aliviar os sintomas depressivos.

No TB, a EMT e a estimulação transcraniana por corrente contínua (ETCC; em inglês *transcranial direct current stimulation* [tDCS]) foram exploradas como tratamentos potenciais, tanto para sintomas depressivos quanto para sintomas maníacos, com evidências claras de resultados positivos na redução dos sintomas depressivos e na estabilização do humor em indivíduos com o transtorno.

No TOC, a ECP, uma técnica de neuromodulação cirúrgica que envolve a implantação de eletrodos em regiões específicas do cérebro, tem se mostrado promissora no tratamento de casos graves e resistentes ao tratamento. A ECP tem como alvo o circuito córtico-estriatal-tálamo-cortical envolvido no TOC e demonstrou reduções significativas nos sintomas obsessivo-compulsivos.

A doença de Parkinson, embora seja principalmente um distúrbio do movimento, também pode envolver sintomas psiquiátricos, como depressão e ansiedade. A ECP tem sido usada de forma eficaz no controle dos sintomas motores dessa condição, podendo, também, ter um impacto positivo nos sintomas psiquiátricos associados, melhorando o humor e a qualidade de vida geral.

Na esquizofrenia, principalmente a ECT tem sido utilizada, mas também a EMT, a ETCC e, mais recentemente, a espectroscopia de infravermelho próximo (NIRS, do inglês *near infrared spectroscopy*).

Várias técnicas de neuromodulação, incluindo a EMT e a ETCC, demonstraram potencial no tratamento do TEPT. Essas técnicas visam modular os circuitos neurais envolvidos nas respostas de medo e ansiedade. Enquanto a pesquisa está em andamento, alguns estudos relataram reduções nos sintomas de TEPT e melhoras na regulação emocional.

Apesar de essas técnicas, como visto, mostrarem efeitos em diferentes transtornos, sua eficácia varia entre os indivíduos, e ainda são necessárias mais pesquisas para entender completamente seus mecanismos de ação e protocolos de tratamento ideais. Pode-se listar pelo menos dez fatores que apontam para as técnicas de neuromodulação como uma nova via para o tratamento de transtornos mentais, conforme descrito a seguir.

1   São intervenções direcionadas a regiões definidas. As técnicas de neuromodulação permitem o direcionamento preciso a regiões cerebrais específicas envolvidas na fisiopatologia dos diferentes transtornos mentais. Ao estimular ou inibir essas regiões, é possível modular sua atividade e potencialmente aliviar os sintomas associados.

2   Apresentam efeitos colaterais limitados. Em comparação com os tratamentos farmacológicos tradicionais, as técnicas de neuromodulação oferecem a vantagem de potencialmente menos efeitos colaterais sistêmicos. Os medicamentos usados para diferentes transtornos mentais geralmente têm vários efeitos colaterais, como ganho de peso, sedação e distúrbios metabólicos. Quando administrada adequadamente, a neuromodulação pode ser mais localizada e menos propensa a causar efeitos colaterais sistêmicos.

3   Oferecem maior possibilidade de tratamento personalizado. As técnicas de neuromodulação podem ser adaptadas para cada paciente. Os parâmetros de estimulação,

Intervenções terapêuticas: uma nova via em psiquiatria?

como intensidade, frequência e duração, podem ser ajustados com base nos sintomas e necessidades do indivíduo. Essa abordagem personalizada tem o potencial de melhorar os resultados do tratamento, adaptando a terapia aos circuitos cerebrais específicos da pessoa.

4 Incluem um leque de diferentes opções não invasivas. Embora algumas técnicas de neuromodulação envolvam a implantação cirúrgica de eletrodos, também existem opções não invasivas disponíveis. A EMT e a ETCC são técnicas não invasivas que podem ser administradas sem a necessidade de cirurgia, as quais são geralmente consideradas seguras e bem toleradas.

5 Possibilitam a extensão do acesso a casos resistentes ao tratamento. As técnicas de neuromodulação se mostraram particularmente promissoras nos casos em que os indivíduos não responderam bem às abordagens tradicionais de tratamento. Por exemplo, a ECT tem sido usada com sucesso no tratamento de depressão grave que não responde a outras intervenções. Da mesma forma, a ECP tem sido eficaz em alguns casos de TOC resistente ao tratamento.

6 Podem aumentar a plasticidade cerebral/neuronal. Já existem evidências que suportam seu efeito positivo sobre a neuroplasticidade, tanto em animais como em seres humanos. Estudos com EMT e ECP demonstraram aumento da neuro-plasticidade e mudanças na conectividade cortical. Outras formas, como a ETCC e a ENV, também demonstraram aumento da neuroplasticidade. Por exemplo, estudos mostraram que a EMT altera a excitabilidade e a conectividade cortical. Outros estudos mostraram que a ECP promove aumento de neuroplasticidade nos gânglios da base e circuitos relacionados à doença de Parkinson. Além disso, várias dessas técnicas demonstraram efeito sobre potenciação de longo prazo (PLP; em inglês *long-term potentiation* [LTP]) e depressão de longo prazo (DLP; em inglês *long-term depression* [LTD]), processos celulares subjacentes à plasticidade sináptica e à neuroplasticidade. Por fim, estudos de imagem como a fMRI e a PET forneceram evidências de alterações neuroplásticas após a neuromodulação, com alterações na atividade cerebral e na conectividade e mudanças estruturais com o tratamento. Apesar disso, os mecanismos específicos subjacentes aos efeitos de neuroplasticidade ainda seguem em investigação, sabendo-se que seus efeitos variam de acordo com a técnica específica, com os parâmetros utilizados e com a região cerebral alvo, com ganhos importantes na definição dos mecanismos (ECT, EMT, ETCC).

7 Permitem múltiplas aplicações clínicas. As técnicas de neuromodulação têm sido usadas clinicamente para tratar uma variedade de condições neurológicas e psi-quiátricas (depressão, ansiedade, psicose, prejuízo cognitivo, epilepsia, obsessões, trauma, alterações de consciência, entre outras).

8 Já demonstraram efeito em um grande número de estudos mundiais. Uma inves-tigação detalhada da expansão das intervenções psiquiátricas[3] mostrou um total de 72.086 estudos em uma pesquisa de trabalhos registrados no ClinicalTrials. gov e no International Clinical Trials Registry Platform (ICTRP). Após a remoção

de registros duplicados, 29.343 ensaios únicos foram identificados. A triagem de relevância reduziu substancialmente esse conjunto de dados para uma contagem final de 1.252 estudos. Do total inicial, 95,8% vieram exclusivamente do ICTRP, 1,3% vieram do ClinicalTrials.gov, e 3,0%, de ambos os bancos de dados. Essa composição mudou consideravelmente após a contagem final, mostrando 31,2 e 11,1% originados exclusivamente do ICTRP e do ClinicalTrials.gov, respectivamente, enquanto 57,7% foram comuns a ambos os bancos de dados. Adicionalmente, evidencia-se que o número de ensaios clínicos registrados a cada ano tem aumentado significativamente desde a criação do banco de dados ClinicalTrials.gov em 1997.[4] Entre esse ano e 2005, o número de estudos registrados foi pequeno, e, a partir de então, a taxa de crescimento acelerou acentuadamente. Até 2021, 31,8% dos estudos registrados tinham sido concluídos, enquanto 53,6% seguiam ativos. Os casos restantes foram encerrados ou retirados (6,1%), suspensos (1,3%) ou estavam com *status* desconhecido (7,3%). Apareceram diferentes razões para rescisão/retirada do estudo, mas mais comumente foram problemas de registro adequado (27,9%) ou falta de recursos suficientes (23,3%). A proporção de casos rescindidos/retirados/suspensos permaneceu estável nos últimos 15 anos. Mais de três quartos (76,2%) dos estudos de neuromodulação envolviam modalidades não convulsivas e não invasivas (EMT, estimulação elétrica transcraniana [EET], e transcrial ultrassound [tUS]), enquanto 11,1% envolveram técnicas invasivas (ECP e ENV) e 12,7% envolveram modalidades convulsivas não invasivas (ECT e MST). Pela modalidade mais específica, metade (50%) de todos os estudos envolveu EMT (68,9%, EMTr tradicional; 19,4%, EMT de *theta-burst*; 7,4%, EMT de bobina H; 4,3%, outra EMT não especificada); perto de um quarto (24,4%), formas de EET (90,3%, ETCC; 5,3%, estimulação elétrica por corrente alternada [tACS]; 2,8%, estimulação elétrica por random noise [tRNS]; 1,6%, EET não especificada). A inspeção adicional da lateralidade e do alvo de estimulação evidenciou que os estudos de EMT envolveram mais comumente o lado esquerdo (53,5%), com estimulação de alta frequência (10 e 20 Hz; 42,6%). Por sua vez, a maioria dos ensaios de ETCC envolveu estimulação bilateral (54,6%) administrada por eletrodos catódicos em geral à direita e anódicos à esquerda (59,3%). Um número menor, mas ainda considerável, envolveu estudos com ECT (11,6%) e ECP (9,7%), enquanto MST (1,9%), ENV (1,0%), LFMS (1,0%), ECS (0,2%) e tUS (0,2%) foram utilizados em apenas em alguns ensaios. Somente 2,4% dos estudos (83,3% dos quais eram de ECT) apresentavam múltiplas modalidades de estimulação. Em termos de mudança no número de estudos ao longo do tempo, a EMT e a EET mostraram as curvas de crescimento mais acentuadas, especialmente o último.

9 Têm sido extensivamente estudados em múltiplos países e continentes. As pesquisas e publicações em neuromodulação abrangem pelo menos seis continentes e 37 países,[3] sendo a América do Norte responsável por 36,8% de todos os estudos, seguida de perto pela Ásia (30%) e depois pela Europa (22,9%), pela Oceania (6,2%), pela América do Sul (3,6%) e pela África (0,5%). Os países que mais contribuíram em

Intervenções terapêuticas: uma nova via em psiquiatria?

termos de número de ensaios clínicos foram Estados Unidos (28,1%), China (12,9%), Canadá (8,4%), Austrália (5,9%), França (5,9%), Alemanha (5,4%), Irã (5,2%), Japão (4,2%), Brasil (3,6%) e Índia (3,0%). Esses dez principais países responderam por 82,6% dos estudos registrados, sendo que os Estados Unidos e a China demonstraram as curvas de crescimento mais acentuadas.

10 Demonstram efeitos sobre várias doenças e diagnósticos. A proporção de ensaios envolvendo transtornos psiquiátricos específicos difere um pouco entre os principais países.[3] Enquanto cerca de metade de todos os estudos realizados nos Estados Unidos, no Canadá e na Alemanha focou na depressão, países como China, Irã e Índia realizaram proporcionalmente menos estudos em depressão e mais estudos em transtornos por uso de substâncias (TUS) e em esquizofrenia. O ajuste para o número de habitantes mostra uma distribuição diferente, sendo a maior produção registrada em Israel, seguida por Austrália, Canadá, Dinamarca, Holanda, Bélgica, Suécia, Estados Unidos e Suíça. A maioria dos estudos focou em diagnósticos com aprovação regulatória seja nos Estados Unidos e/ou na União Europeia (72%). Pouco menos da metade (48,3%) dos ensaios concluídos foi publicada e essa taxa foi amplamente consistente entre as modalidades (não convulsiva não invasiva: 47,7%; convulsiva não invasiva: 50,8%; invasiva: 46,2%). Em relação a tipo de transtorno estudado e taxa de publicação, a maior taxa foi de transtornos alimentares (55,6%), seguidos por esquizofrenia (54,2%), TUS (53,7%), TB (46,9%), depressão (45,1%), TOC (43,8%) e TEPT (35,3%). Quase um quarto (24,2%) dos estudos registrados levou a pelo menos uma publicação. Em termos de modalidades de intervenção, EMT, EET, ECP e ECT representam a maioria dos estudos registrados, sendo que as modalidades não convulsivas não invasivas de EMT e EET (principalmente ETCC) responderam pelo maior volume de pesquisa, com cerca de três quartos de todos os ensaios clínicos. A metade dos estudos registrados envolveu EMT, cada vez mais representada por novos protocolos, como o *theta-burst*. A predominância das formas não invasivas de modulação deve-se a sua maior simplicidade, possibilidade de aplicação por pequenas equipes, ou mesmo clínicos trabalhando sozinhos, e custo baixo. Outras exigem a colaboração estreita entre equipes neurocirúrgicas e psiquiátricas e acarretam maior trabalho, investimento e risco. A relativa simplicidade e o baixo custo dos métodos não invasivos possibilitam a execução de estudos baratos com maior número de pessoas tratadas. Nesse contexto, as técnicas mais complexas e invasivas, como a ECP, acabam sendo utilizadas como último recurso de tratamento e seu impacto é estudado em longo prazo, enquanto EMT e EET, apesar de executadas com maior facilidade, ainda estão mais atrasadas na aferição de efeito em longo prazo e na prevenção de recidiva, requerendo ainda um trabalho adicional para determinar os métodos ideais de prevenção de recaída. O estudo de Elias e colaboradores[3] mostrou que a depressão foi indicada em quase todas as modalidades de neuromodulação e respondeu por quase metade de todos os estudos registrados. Esse foco pode simplesmente refletir o fato de que a depressão é a principal causa de problemas de saúde mental, impactando a carga de doenças em todo o mundo, com TDM e distimia juntos afetando pelo menos 400 milhões de pessoas. Além disso, o recente aumento nas pesquisas sobre TUS (em esferas não convulsivas, não invasivas e ECP) acompanhou o crescimento de prevalência. Em segundo lugar, aparece a esquizofrenia, com estudos de EMT/EET para alucinações e sintomas negativos, e ECT na potencialização de clozapina e/ou doença resistente e que pode ser motivada por alta taxa de incapacidade, curso crônico, alta morbidade e mortalidade.

LIMITAÇÕES DA PSIQUIATRIA INTERVENCIONISTA

Apesar do grande número de estudos com resultados positivos em diferentes países e continentes, a PI ainda enfrenta diversas restrições à sua expansão, como os descritos a seguir.

a Baixa conscientização e aceitação. Ainda é relativamente nova e menos conhecida em comparação com as formas tradicionais de tratamento psiquiátrico, como medicação e terapia, e assim menos pensada como opção por pacientes e profissionais da saúde.

b Necessidade de treinamento e experiência. Apesar de requerer treinamento especializado e experiência, é pouco incluída nos programas de residência em psiquiatria.

c Acesso e custo. A disponibilidade de procedimentos de PI é limitada por fatores geográficos e de estrutura de saúde, bem como pelo custo, uma vez que a maioria dos procedimentos não tem cobertura por planos de saúde e pelo próprio Sistema Único de Saúde (SUS), que demora a incorporar essa tecnologia e não possui programa específico para ela.

d Questões éticas e legais. Alguns procedimentos de PI, como ECT e ECP, levantam considerações éticas e legais, uma vez que envolvem intervenções físicas que podem acarretar riscos, sendo necessária a obtenção prévia de consentimento informado.

e Conhecimento da segurança dos métodos. No momento, existe muita preocupação do público geral sobre possíveis efeitos colaterais, resultados em longo prazo e uso adequado desses procedimentos, o que afeta sua adoção em maior escala.

■ PSIQUIATRIA INTERVENCIONISTA: MODA OU DESAPONTAMENTO

A PI se desenvolveu a partir da frustração com o resultado pobre de outras tecnologias de saúde mental (psicoterapias, modelos de serviços comunitários, medicamentos) e de grandes expectativas de que a tecnologia de sensores, transdutores, medidores eletrofisiológicos, metabólicos, aliada a sistemas de processamento de dados complexos e "inteligentes", poderia garantir um futuro para a humanidade com a possibilidade

Intervenções terapêuticas: uma nova via em psiquiatria?

de correção dos transtornos mentais depois de identificados circuitos disfuncionais e de sua modificação por tecnologia elaborada e personalizada, com o mínimo de efeitos adversos.

Essas expectativas levaram ao desenvolvimento de equipamentos com alto apelo popular, muitas vezes sem o trabalho concomitante de regulação ética e técnica. Isso sujeitou o campo da PI à exposição ao risco de frustração e desencanto, também enfrentado por outras intervenções baseadas em novas tecnologias. Essas expectativas em relação a avanços futuros foram compartilhadas por uma grande comunidade multidisciplinar de cientistas, que receberam tanto apoio quanto recursos sem garantia de sucesso científico, em um "*hype*" ou modismo. A busca por resultados irrealistas e inatingíveis levou à transformação das expectativas iniciais (positivas) em exageros (negativos), acarretando um período de desapontamento e desilusão.

O entusiasmo pelo avanço científico proposto nessas situações despenca como resultado de expectativa não atendida, possivelmente seguido de uma forma gradual de recuperação. Esse processo é referido como o ciclo de "*hype*–desencanto",[5] em que o chamado ciclo de *hype* de Gartner, empregado pela empresa de análise Gartner Inc., é provavelmente o modelo mais reconhecido. Nesse modelo, o fracasso da pesquisa científica ou do desenvolvimento tecnológico no atendimento das expectativas iniciais não significa que sejam descartados automática e permanentemente. Pelo contrário, o que pode ocorrer é um período de desenvolvimento mais lento em direção a metas mais realistas. Esse processo, de expectativas exageradas, empregadas para garantir o apoio à pesquisa, seguido de colapso abrupto, repetiu-se em uma multiplicidade de tecnologias no passado, incluindo carros movidos a hidrogênio,[6] nanotecnologia,[7] genômica e, mais recentemente, inteligência artificial (IA).[8]

Nenhuma disciplina científica está imune a essas limitações, e devemos estar preparados para aceitar que algumas expectativas em relação à promessa de modulação cerebral de todos os transtornos mentais sofrem, irão sofrer ou já sofreram o fenômeno de Gartner. A probabilidade de isso estar ocorrendo ou vir a ocorrer cresce à medida que os pesquisadores se sentem tentados a forçar os limites dos resultados de pesquisa, por subanálises escolhidas por conveniência para garantir apoio e recursos para o desenvolvimento de tecnologias emergentes.

Uma tecnologia emergente identificada como em ascensão nesse ciclo é a de aprimoramento (enhancement) humano (que incluiria desde maior funcionalidade, plasticidade, aumento de volume, aumento da capacidade de distinguir o falso do verdadeiro, a verdade da mentira, a sinceridade da dissimulação) com correção de desvios de articulação de redes neurais. Entretanto, quando são analisadas as evidências de pesquisas de neuromodulação em diferentes países, e os locais onde elas estão sendo desenvolvidas, pode-se considerar que a PI já passou do período inicial do gatilho tecnológico, do "pico" de expectativas infladas, passando pela bacia de desencantamento, estando, talvez, na "curva de iluminação", quase passando para o platô de produtividade. Isso pode ser visto pela alta taxa de publicação de resultados de protocolos de pesquisa registrados previamente e publicados em revistas científicas revisadas por pares, com metodologia sólida que demonstra a segurança e a eficácia das técnicas neuromoduladoras, contando com dezenas de metanálises incluindo considerações técnicas, jurídicas, sociais e éticas.

Embora haja evidências crescentes que apoiem a eficácia de procedimentos intervencionistas, como o momento de uma "segunda curva de crescimento" (do ciclo de Gartner) do conhecimento da PI, ainda são necessárias mais pesquisas para estabelecer sua eficácia, sua segurança e seus resultados em longo prazo. A expansão da PI ainda exige investimento contínuo em pesquisas e ensaios clínicos para gerar evidências robustas e aumentar a confiança nessas abordagens de tratamento. Adicionalmente, é necessário aumentar a conscientização e a educação sobre PI, expandir as oportunidades de treinamento para profissionais da saúde, melhorar o acesso da população a esses tratamentos, abordar questões éticas e legais e apoiar pesquisas para fortalecer a base de evidências. Ainda, há necessidade de melhor definição de seu nome, de seu escopo, da estrutura educacional essencial para o desenvolvimento da competência técnica e da boa prática ética. Também é necessária a promoção de melhor distribuição geográfica de profissionais e de tecnologia, de maior acessibilidade e equitatividade de forma a alcançar populações hoje sem acesso a essas técnicas, seja pacientes do SUS, seja as populações marginalizadas e os moradores de locais remotos.

Dessa forma, fica evidente que o treinamento e a educação em PI são limitadores para a maior utilização e implementação desses tratamentos. Giacobbe e colaboradores[9] citam pesquisas nos Estados Unidos e no Canadá que evidenciaram a falta de profissionais que receberam treinamento adequado em ECT. A maioria dos programas de ECT nos dois países indicou que não havia um programa formal de ensino para residentes de psiquiatria, e, nos programas que ofereciam ensino, os métodos variaram muito. Em outra pesquisa, com 162 residentes se preparando para a prova de especialista em psiquiatria, 91% concordaram que a familiaridade com a teoria e a administração de ECT devem ser um requisito para exercer a profissão no Canadá; no entanto, menos de 1 em 4 (24%) se sentiu competente para administrá-la no final de sua residência. Em 1991, 25,3% dos residentes referiram competência em ECT e, em 2001, a taxa caiu para 18%. O que parece faltar, especificamente, são oportunidades de receber supervisão direta na aplicação de ECT. Apesar de 86% dos residentes referirem ensino didático de ECT em taxas equivalentes às de ensino e uso de psicoterapia e farmacoterapia, apenas 69% relataram supervisão adequada em seu uso, contra taxas de 81 e 90% de supervisão em psicoterapia e farmacoterapia, respectivamente. Além disso, foi visto que a administração de 10 ou mais sessões de ECT durante a residência foi significativamente associada à percepção de competência. Esse problema é maior no treinamento de outras técnicas de PI. Aproximadamente 60% dos recém-formados em psiquiatria no Canadá acham que o treinamento em EMT deve ser exigido na especialidade, mas apenas 3% dizem ter alcançado a competência e 86% relatam haver tido exposição inadequada à EMT durante o treinamento. Esse problema fica mais grave quando se fala da neurocirurgia psiquiátrica, em que existe uma desproporção maior entre as evidências de eficácia dos tratamentos e o treinamento.

Em uma pesquisa com 99 psiquiatras e residentes em psiquiatria de Quebec, Cormier e colaboradores[10] relataram que 69% queriam melhorar seus conhecimentos sobre neurocirurgia psiquiátrica e 83% achavam que esse assunto deveria ser incluído no currículo da residência em psiquiatria. Apesar disso, o principal fator limitante de inclusão de pacientes para ECP reside na escassez de encaminhamentos e na falta de conhecimento sobre neurocirurgia psiquiátrica. Outro problema na expansão do treinamento reside no baixo acesso à variedade de procedimentos invasivos e não invasivos fora dos grandes centros acadêmicos que possuem equipamento necessário e pessoal multidisciplinar qualificado, o que possivelmente aumenta as desigualdades geográficas e demográficas de acesso aos tratamentos.

O estudo de Wilkinson[11] revelou que um pequeno número de programas de residência (12 programas de um total de mais de 200) treina aproximadamente um terço dos praticantes de ECT nos Estados Unidos. Para superar esse problema, são necessárias inovações pedagógicas a fim de disseminar o aprendizado desses procedimentos e aumentar as taxas de competência nos tratamentos, como por meio da compra e distribuição de equipamentos na rede pública e da aplicação de novos modelos de educação médica (como a educação médica baseada em dramatização e em simulação) — já utilizada em várias especialidades para a prática de reanimação cardíaca, intubação, endoscopia, cirurgia videolaparoscópica, acesso venoso e cirurgia robótica —, colocando os alunos em um ambiente imersivo de cenários clínicos e demonstrando facilitação da aquisição de conhecimentos, habilidades e atitudes para situações do mundo real, redução do risco de erro médico e aumento da segurança do paciente.

Já existem evidências preliminares de que o treinamento baseado em simulação com manequim em ECT facilita a aquisição de habilidades e atitudes adequadas. Uma metanálise de métodos pedagógicos revelou superioridade de aprendizado com treinamento em realidade virtual (RV) em comparação com o ensino tradicional e com outras formas de aprendizagem digital.[12] Embora o uso de RV na educação em saúde mental seja recente, uma síntese preliminar de resultados sugeriu que resulta em melhoria significativa no conhecimento e nas atitudes dos usuários em relação à doença mental.

Portanto, pode-se concluir que a neuromodulação e a PI criaram novos caminhos e seguem abertas para o tratamento de transtornos mentais, trazendo esperança para indivíduos que não se beneficiaram das abordagens tradicionais ou que buscam alternativas aos tratamentos medicamentosos. Para isso, também é necessário melhorar o esclarecimento do público geral e investir na formação da residência médica em psiquiatria, atendendo à solicitação dos estudantes de uma educação mais baseada em neurociências. Além disso, é preciso desenvolver um currículo profissional que inclua a ampla gama de tratamentos de PI, com técnicas de ensino inovadoras, como RV e dramatização, associadas a treinamento clínico direto.

A seguir, veja uma linha do tempo resumida da história da PI (**Quadro 1.1**), bem como as principais instituições no mundo que contam com unidades especializadas em PI (**Quadro 1.2**).

■ **Quadro 1.1**
Linha do tempo da história da psiquiatria intervencionista

1745 – Franz Anton Mesmer: convulsões induzidas por ímãs.

1870 – Gustav Fritsch e Eduard Hitzig: correntes elétricas no cérebro e respostas motoras.

1934 – Ugo Cerletti e Lucio Bini: eficácia de choques elétricos no tratamento de transtornos mentais em modelos animais (porcos).

1938 – Cerletti e Bini: tratamento de pessoas com esquizofrenia por meio ECT com melhora dos sintomas.

Década de 1940 – Popularidade da ECT no tratamento de condições incluindo esquizofrenia, depressão e mania.

Década de 1950 – Generalização e regulamentação precária da ECT com potencial uso indevido e relatos de efeitos adversos.

1951 – Comitê de eletrochoque da American Psychiatric Association (APA): investigação e regulamentação da ECT.

1960 – Inovações: relaxantes musculares e anestesia para maior segurança e aceitabilidade da ECT.

Década de 1970 – Redução de uso, escrutínio, mídia negativa e tratamentos alternativos (psicofármacos).

1970 – Diretrizes da APA para o uso responsável da ECT: consentimento informado e parâmetros da administração.

Década de 1980: Ressurgimento da ECT: evidência de eficácia (depressão grave, catatonia); desenvolvimento de EMT, ECP e ENV.

1987 – Alim-Louis Benabid: estimulação cerebral profunda na doença de Parkinson, com resultados promissores; teste de diferentes formas de estimulação cerebral em diferentes distúrbios e transtornos, como distonia, tremor essencial, TOC, depressão e epilepsia.

1985 – Anthony Barker: primeiro dispositivo de EMT prático capaz de estimular o cérebro humano; avanços na anestesia, colocação de eletrodos e técnicas de monitoramento da ECT.

2008 – Aprovação pela FDA: EMT para TDM em indivíduos que não responderam adequadamente aos medicamentos antidepressivos.

A partir de 2010 – Outras técnicas emergentes: MST, ultrassom focalizado, ETCC e estimulação transcraniana por corrente alternada (ETCA); aumento do leque de opções disponíveis para o tratamento de transtornos psiquiátricos.

Intervenções terapêuticas: uma nova via em psiquiatria?

■ Quadro 1.2
Hospitais que contam com unidades especializadas em psiquiatria intervencionista

Estados Unidos
Hospital Geral de Massachusetts (Boston, MA): Departamento de Psiquiatria do Hospital Geral de Massachusetts
Johns Hopkins Medicine (Baltimore, MD): Johns Hopkins Center for Neurotherapeutics Innovation
Mayo Clinic (Rochester, MN): Departamento de Psiquiatria e Psicologia da Mayo Clinic
Escola de Medicina da Universidade de Stanford (Stanford, CA): Departamento de Psiquiatria e Ciências Comportamentais
Sistema de Saúde Mount Sinai (Nova York, NY): Serviço de Psiquiatria Intervencionista
Hospital McLean (Belmont, MA)
University of California, San Francisco (UCSF) (San Francisco, CA): Departamento de Psiquiatria da UCSF
The University of Texas Health Science Center at Houston (Houston, TX): Centro de Psiquiatria Intervencionista

Inglaterra/Reino Unido
Hospital Nacional de Neurologia e Neurocirurgia (Londres)
Instituto de Psiquiatria, Psicologia e Neurociência do King's College London (Londres)
The Maudsley Hospital (Londres)
Oxford Health NHS Foundation Trust (Oxford)
South London and Maudsley NHS Foundation Trust (Londres)
Instituto de Saúde Mental, Universidade de Nottingham (Nottingham)

Canadá
Centro para Dependência e Saúde Mental (CAMH) – Toronto, Ontário
Centro de Saúde da Universidade McGill (MUHC) – Montreal, Quebec: Departamento de Psiquiatria
Hospital da University of British Columbia (UBC) – Vancouver, British Columbia
Centro de Ciências da Saúde Sunnybrook – Toronto, Ontário
Royal Ottawa Mental Health Center – Ottawa, Ontário
Serviços de Saúde de Alberta – Edmonton, Alberta

Austrália
Monash Alfred Psychiatry Research Center (MAPrc) – Melbourne, Victoria
The Black Dog Institute – Sydney, Nova Gales do Sul
The Melbourne Clinic – Melbourne, Victoria

Nova Zelândia
Auckland City Hospital – Auckland: Departamento de Psiquiatria
Conselho de Saúde do Distrito de Canterbury – Christchurch
Capital and Coast District Health Board – Wellington

Brasil
Hospital das Clínicas da Faculdade de Medicina da Universidade de São Paulo (HCFMUSP): Instituto de Psiquiatria
Hospital de Clínicas de Porto Alegre (HCPA): Departamento de Psiquiatria, afiliado à Universidade Federal do Rio Grande do Sul
Instituto de Psiquiatria da Universidade Federal do Rio de Janeiro (IPUB-UFRJ)
Instituto de Psiquiatria do Hospital das Clínicas da Universidade Federal de Minas Gerais (IPq-HC-UFMG)

REFERÊNCIAS

1. Tsoucalas G, Karamanou M, Lymperi M, Gennimata V, Androutsos G. The "torpedo" effect in medicine. Int Marit Health. 2014;65(2):65-7.
2. Conway CR, Sackeim HA. Interventional psychiatry: the revolution has arrived. Braz J Psychiatry. 2022;44(6):570-1.
3. Elias GJB, Boutet A, Parmar R, Wong EHY, Germann J, Loh A, et al. Neuromodulatory treatments for psychiatric disease: a comprehensive survey of the clinical trial landscape. Brain Stimul. 2021;14(5):1393-403.
4. U.S. National Library of Medicine. Clinical Trials: history, policies, and laws [Internet]. Bethesda: NIH; 2023 [capturado em 19 ago. 2023]. Disponível em: https://clinicaltrials.gov/ct2/about-site/history.
5. van Lente H, Spitters C, Peine A. Comparing technological hype cycles: towards a theory. Technol Forecast Soc Change. 2013;80(8):1615-28.
6. Bakker S. The car industry and the blow-out of the hydrogen hype. Energy Policy. 2010;38(11):6540-4.
7. Scariot M, Silva DO, Scholten JD, Machado G, Teixeira SR, Novak MA, Ebeling G, Dupont J. Cobalt nanocubes in ionic liquids: synthesis and properties. Angew Chem Int Ed Engl. 2008;47(47):9075-8.
8. Regier DA, Pollard S, McPhail M, Bubela T, Hanna TP, Ho C, Lim HJ, Chan K, et al. A perspective on life-cycle health technology assessment and real-world evidence for precision oncology in Canada. NPJ Precis Oncol. 2022;6(1):76.
9. Giacobbe P, Burhan AM, Waxman R, Ng E. Interventional psychiatry and neurotechnologies: education and ethics training. Can J Neurol Sci. 2023 Jun;50(s1):s10-6.
10. Cormier J, Iorio-Morin C, Mathieu D, Ducharme S. Psychiatric neurosurgery: a survey on the perceptions of psychiatrists and residents. Can J Neurol Sci. 2019;46(3):303-10.
11. Wilkinson ST, Kitay BM, Harper A, Rhee TG, Sint K, Ghosh A, et al. Barriers to the Implementation of Electroconvulsive Therapy (ECT): Results From a Nationwide Survey of ECT Practitioners. Psychiatr Serv. 2021;72(7):752-7.
12. Kyaw BM, Saxena N, Posadzki P, Vseteckova J, Nikolaou CK, George PP, et al. Virtual reality for health professions education: systematic review and meta-analysis by the digital health education collaboration. J Med Internet Res. 2019;21(1):e12959.

LEITURA RECOMENDADA

Rusconi E, Mitchener-Nissen T. The role of expectations, hype and ethics in neuroimaging and neuromodulation futures. Front Syst Neurosci. 2014;8:214.

2 PSIQUIATRIA INTERVENCIONISTA: PROPOSTA CURRICULAR MÍNIMA

Jose Gallucci-Neto

Nas últimas duas décadas, a psiquiatria, como ciência médica, presenciou o avanço e o desenvolvimento de diferentes formas terapêuticas não farmacológicas impulsionados por limitações no uso de psicofármacos após meio século da descoberta do primeiro antipsicótico, em 1952. Essas limitações incluem os efeitos colaterais dos psicofármacos, taxas significativas de não resposta clínica na ordem de 30 a 40%,[1] bem como a ausência de descoberta de novas moléculas com melhores desfechos clínicos nos últimos 20 anos. Diante dessa estagnação da pesquisa em psicofarmacologia e da ausência de um novo paradigma na área ("*paradigma shifts*"[2]), tratamentos biológicos como a eletroconvulsoterapia (ECT, em inglês *electroconvulsive therapy*), a estimulação magnética transcraniana (EMT; em inglês *transcranial magnetic stimulation* [TMS]) e a estimulação transcraniana por corrente contínua (ETCC; em inglês *transcranial direct current stimulation* [tDCS]) foram aprimorados ou desenvolvidos com foco não só na abordagem de casos resistentes, mas também no desenvolvimento de intervenções com base em teorias para além da hipótese monoaminérgica, como, por exemplo, a hipótese de neurocircuitos.[3]

Em um desenvolvimento recente, a cetamina (ou ketamina), sintetizada pelo laboratório Parke Davis na década de 1950 a partir da fenciclidina (PCP, do inglês *phencyclidine*) e utilizada desde a década de 1960 como um anestésico, demonstrou, em uma série de estudos controlados a partir do ano 2000,[4,5] propriedades antidepressivas de ação rápida quando infundida em doses subanestésicas. A cetamina foi o primeiro fármaco com mecanismo não monoaminérgico a ter impacto clínico na depressão desde a década de 1980, e uma formulação em *spray* nasal de seu isômero, a escetamina (ou esketamina), foi aprovada, em 2019, pela Food and Drug Administration (FDA) e, em 2020, pela Agência Nacional de Vigilância Sanitária (Anvisa) para o tratamento de depressão resistente e depressão grave com ideação suicida aguda.

A psiquiatria intervencionista (PI) é o campo de estudo em saúde mental que abrange uma gama de procedimentos realizados em ambiente hospitalar com finalidade terapêutica e que necessitam de uma técnica específica para sua segurança e eficácia. Desse modo, a PI implica conhecimento médico (*expertise específica*), teórico e prático em suas diferentes modalidades, como as apresentadas na **Figura 2.1**.

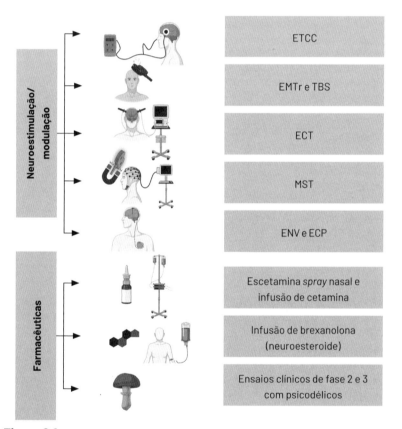

- **Figura 2.1**
  Modalidades de intervenção em PI em diferentes fases de aprovação. ECT, EMTr, escetamina e brexanolona já foram aprovadas pela FDA para transtornos mentais específicos. ETCC, MST, ENV, ECP e psicodélicos ainda não têm aprovação para uso em psiquiatria (em fase de pesquisa).
  ECP, estimulação cerebral profunda; ECT, eletroconvulsoterapia; EMTr, estimulação magnética transcraniana repetitiva; ENV, estimulação do nervo vago; ETCC, estimulação transcraniana por corrente contínua; MST, magnetoconvulsoterapia; TBS, estimulação *theta-burst*.
  Fonte: Adaptada de Brunoni e colaboradores.[6]

Psiquiatria intervencionista: proposta curricular mínima

RACIONAL PARA UM CURRÍCULO DE PSIQUIATRIA INTERVENCIONISTA BASEADO EM COMPETÊNCIAS

Sob um ponto de vista pragmático, a ECT, a EMT e a escetamina intranasal já têm aprovação para uso na prática clínica e estão classificadas como primeiras (ECT e EMT) e terceira (escetamina) opções no Canadian Network for Mood and Anxiety Treatments (CANMAT) para depressão maior refratária que necessita de rápida resposta e não responsiva a pelo menos uma (EMT) ou dois antidepressivos (escetamina).[7] No entanto, é notória a lacuna de conhecimento em relação a essas diferentes abordagens terapêuticas entre psiquiatras.[8] O déficit reside não só na escassez de conhecimento que vai além da indicação dos procedimentos, como também nas habilidades e atitudes exigidas para a sua realização. Mesmo quando nos restringimos ao escopo da ECT, realizada há mais de 50 anos no Brasil, a maioria dos psiquiatras não recebe treinamento formal durante a residência médica ou em cursos e treinamentos específicos sobre como funciona a técnica do procedimento e quais são os parâmetros modificáveis na execução que podem melhorar sua eficácia e reduzir os efeitos cognitivos indesejados, por exemplo. Mais grave ainda, muitos nem sequer sabem indicar o procedimento às afecções para as quais pode ser benéfico com base em evidências robustas científicas. Nesse sentido, urge a incorporação dos conhecimentos envolvidos na PI nos currículos de residência médica do País.[6]

Em uma situação clínica, competência representa o *savoir-faire* (saber fazer) que introduz e aplica três componentes fundamentais: o conhecimento, a habilidade e a atitude. **Conhecimento** refere-se a conteúdos teóricos que deverão ser adquiridos. **Habilidade** é definida como a capacidade de implementação do aprendizado na prática clínica (*hands on*) e **atitude** diz respeito ao comportamento do psiquiatra em relação aos preceitos éticos e à postura baseada em valores. A introdução da PI ao cardápio de tratamento em saúde mental para casos refratários converge conhecimentos que vão desde a psicopatologia — a pedra angular da formação em saúde mental —, questões éticas envolvendo indicação, efeitos colaterais e riscos, até os neurocircuitos, transitando necessariamente por noções básicas de neurofisiologia, neuroimagem, eletromagnetismo e eletricidade.[9]

■ COMPETÊNCIAS: CONHECIMENTOS, HABILIDADES E ATITUDES

A quantidade de conhecimento gerada nas últimas décadas pela PI não invasiva (ECT, EMT, ETCC e cetamina) é suficiente para impossibilitar a acomodação do treinamento completo, teórico e prático, de residentes em PI durante apenas os três anos de residência médica exigidos pela Comissão Nacional de Residência Médica (CNRM) no Brasil. Além disso, sabe-se que a existência de serviços de residência médica que oferecem treinamento em todas essas abordagens é incomum, provavelmente restritos a centros universitários de excelência (ilhas de excelência).

Dessa forma, ainda que desejável, a incorporação do ensino da PI aos programas de residência médica implicará o aumento do tempo de treinamento (anos de residência) ou a transmissão superficial de conteúdos teórico-práticos, comprometendo tecnicamente a formação de especialistas para o tratamento de casos refratários e, por consequência, reduzindo o uso e a indicação desses instrumentais terapêuticos por falta de conhecimento ou competência. Nesse sentido, este autor postula que o tempo ideal para a acomodação e a assimilação dos conteúdos curriculares em PI seja de 1 ano. A formação anual por meio de *fellowship* já acontece nas grandes universidades norte-americanas, como Harvard, Yale, Columbia e Stanford.[9] No Brasil, o Instituto de Psiquiatria da Faculdade de Medicina da Universidade de São Paulo (IPq-HCFMUSP) iniciou sua primeira turma de especialização em PI em 2021, em uma parceria com a Escola de Educação Permanente do Hospital das Clínicas da FMUSP.[6] A grade curricular da formação em PI pode ser modular (3 a 4 meses rotativos em cada área — ECT, EMT e cetamina) ou longitudinal, a depender da estrutura de cada serviço. O treinamento, ainda que contemple atividades teóricas, preferencialmente no método de aprendizagem ativa tipo *flip-class*,[10] deverá ser predominantemente prático, devendo o psiquiatra ter, ao final da especialização, realizado um número mínimo obrigatório de procedimentos sob supervisão. A literatura sugere empiricamente um mínimo de 1.000 procedimentos de ECT, 1.500 aplicações de cetamina/escetamina e 750 sessões de EMT ao longo do ano de especialização.[8] A **Figura 2.2** demonstra as competências mínimas exigidas para a formação de um especialista em PI.

Quanto ao cabedal de conteúdos teóricos, é fundamental que a formação em PI ofereça conhecimento sobre as bases elétricas e eletromagnéticas dos aparelhos de ECT e EMT e do córtex cerebral (neurofisiologia). É também de extrema relevância que a formação teórica não esteja restrita aos aspectos históricos e às indicações clínicas dos procedimentos, mas que também ensine a desenvolver o pensamento crítico na área. Esse pensamento crítico deve servir de ligação entre o estado da arte do conhecimento em pesquisas clínicas sobre o procedimento em si, neurocircuitos e a ética em PI, com a prática concreta (habilidades). A intersecção entre esses dois conjuntos de competências deverá versar sobre as limitações e os efeitos colaterais de cada procedimento, os riscos de indicações imprecisas ou não previstas e os custos para o paciente e para o sistema de saúde, seja ele público ou privado. Os conteúdos teóricos podem abordar terapêuticas em PI ainda em fase de pesquisa (ETCC, MST, psicodélicos), oportunidade ímpar para explicitar como ocorre a construção de conhecimento nessas áreas.

É recomendável que conteúdos que abordem a PI invasiva (ENV, ECP) sejam incluídos na grade teórica. Ainda que sem aprovação para transtornos mentais, a ENV está aprovada pela FDA para epilepsia, e a ECP, para transtorno obsessivo-compulsivo (TOC) refratário, doença de Parkinson avançada, tremor essencial e distonia.[11] A **Figura 2.3** resume os principais conteúdos curriculares em PI.

Psiquiatria intervencionista: proposta curricular mínima

	Atitudes	Habilidades
ECT 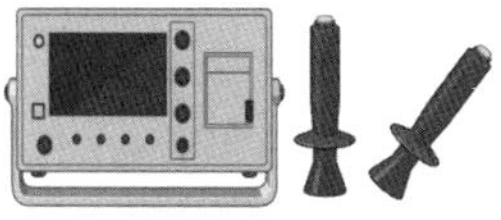	Liderança, colaboração, sensibilidade e empatia	Titulação de carga, administração, ajustes de parâmetros, colocação de eletrodos, monitoramento de eficácia, monitoramento de efeitos colaterais, controle de complicações, educação do paciente.
EMT 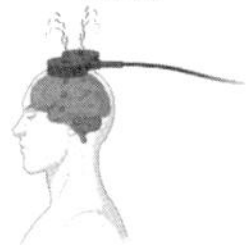	Liderança e colaboração	Medição do limiar motor, administração, monitoramento de eficácia, monitoramento de efeitos colaterais, gerenciamento de complicações, educação do paciente.
Escetamina 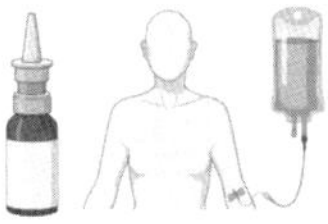	Liderança, colaboração e empatia	Determinação da dosagem, monitoramento da eficácia por meio de julgamento clínico e de escalas, monitoramento dos efeitos colaterais clínicos e psíquicos, gerenciamento de complicações e risco de dependência, educação do paciente.
Avaliação psiquiátrica 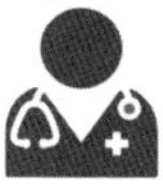	Cultura acadêmica, liderança e colaboração	Avaliação psicopatológica, determinação da necessidade de tratamento psiquiátrico intervencionista, determinação da modalidade apropriada, educação do paciente e família, *feedback* e educação do provedor.

■ **Figura 2.2**
Atitudes e habilidades (competências) mínimas requeridas na formação curricular do psiquiatra intervencionista.
ECT, eletroconvulsoterapia; EMT, estimulação magnética transcraniana.

Centros universitários com estruturas física e de pessoal já existentes para a organização de um serviço de PI devem também incluir no conteúdo programático as bases teóricas para o desenvolvimento de pesquisas clínicas na área, objetivando a criação da cultura de produção de conhecimento no tema. Apesar da evolução das técnicas de PI, ainda há muitas lacunas de conhecimento envolvendo, por exemplo, mecanismos de ação, eficácia e efeitos colaterais de longo prazo, riscos de abuso e dependência (cetamina/escetamina), perfil de pacientes com maior probabilidade de resposta às abordagens, entre outras. A realização de ensaios clínicos randomizados com comparação entre métodos também deve ser encorajada.

Por fim, ainda que seja uma subespecialidade recente, a PI tem matriz curricular mínima bem-definida, devendo potencialmente ser ampliada nos próximos anos com os avanços nas áreas de neurociências e neuropsiquiatria.

	Conhecimentos
ECT 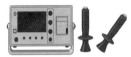	História da ECT; bases físicas da ECT; fundamentos técnicos; indicações clínicas; ECT em transtornos do humor; ECT em esquizofrenia; ECT em catatonia e outras indicações; segurança e contraindicações; anestesia e complicações; efeitos adversos e manejo; mecanismos de ação; ECT de manutenção; papel da enfermagem na ECT; populações especiais; ECT e mídia; aspectos legais e éticos.
EMT 	História da neuromodulação não invasiva; EMTr: bases físicas e mecanismos de ação; EMTr: parâmetros básicos, pulso simples, repetitivo e TBS; EMTr: segurança e efeitos adversos; uso da EMTr na depressão unipolar e bipolar; uso de EMTr na esquizofrenia; uso da EMTr no tratamento do TOC e dos transtornos de ansiedade; uso da EMTr na neurologia; EMTr: tratamento de manutenção; uso da EMTr em outros transtornos mentais; perspectivas futuras; ETCC: bases físicas, mecanismos de ação, outros métodos de EET; ETCC: parâmetros básicos, segurança e efeitos adversos; uso da ETCC na depressão unipolar e bipolar; uso da ETCC na esquizofrenia e nas dependências; uso da ETCC no tratamento do TOC e dos transtornos de ansiedade; uso da ETCC em outros transtornos mentais e neurológicos; perspectivas futuras.
Cetamina/ escetamina	Psicodélicos: visão geral e histórica; anestesia e psiquiatria: como pode ser explorada; sistema glutamatérgico e depressão; cetamina: mecanismos de ação; cetamina e escetamina: uso clínico em depressão; cetamina: manutenção; novos alvos para tratamento; cetamina e dor; cetamina: outros usos; complicações agudas e crônicas com cetamina: identificação e manejo.

■ **Figura 2.3**
Conteúdos curriculares mínimos em PI.
ECT, eletroconvulsoterapia; EMTr, estimulação magnética transcraniana repetitiva; ETCC, estimulação transcraniana por corrente contínua; TBS, estimulação *theta-burst*; TOC, transtorno obsessivo-compulsivo.

REFERÊNCIAS

1. Rush AJ, Fava M, Wisniewski SR, Lavori PW, Trivedi MH, Sackeim HA, et al. Sequenced treatment alternatives to relieve depression (STAR*D): rationale and design. Control Clin Trials. 2004;25(1):119-42.
2. Kuhn TS. The structure of scientific revolutions. 3rd ed. Chicago: University of Chicago; 1996.
3. Kaiser RH, Andrews-Hanna JR, Wager TD, Pizzagalli DA. Large-scale network dysfunction in major depressive disorder: a meta-analysis of resting-state functional connectivity. JAMA Psychiatry. 2015;72(6):603-11.

4. Berman RM, Cappiello A, Anand A, Oren DA, Heninger GR, Charney DS, et al. Antidepressant effects of ketamine in depressed patients. Biol Psychiatry. 2000;47(4):351-4.

5. Anand A, Mathew SJ, Sanacora G, Murrough JW, Goes FS, Altinay M, et al. Ketamine versus ECT for nonpsychotic treatment-resistant major depression. N Engl J Med. 2023;388(25):2315-25.

6. Brunoni AR, Valiengo L, Gallucci-Neto J. Interventional psychiatry: 13 reasons why. Braz J Psychiatry. 2022;44(6):565-6.

7. Kennedy SH, Lam RW, McIntyre RS, Tourjman SV, Bhat V, Blier P, et al. Canadian Network for Mood and Anxiety Treatments (CANMAT) 2016 clinical guidelines for the management of adults with major depressive disorder: section 3: pharmacological Treatments. Can J Psychiatry. 2016;61(9):540-60.

8. Nikayin S, Taylor JJ, Ostroff RB. Advanced training in interventional psychiatry. J Neurol Sci. 2022;434:120093.

9. Giacobbe P, Burhan AM, Waxman R, Ng E. Interventional psychiatry and neurotechnologies: education and ethics training. Can J Neurol Sci. 2023;50(s1):s10-6.

10. Sandrone S, Berthaud JV, Carlson C, Cios J, Dixit N, Farheen A, et al. Active learning in psychiatry education: current practices and future perspectives. Front Psychiatry. 2020;11:211.

11. Marín G, Castillo-Rangel C, Salomón-Lara L, Vega-Quesada LA, Zarate Calderon CJ, Borda-Low CD, et al. Deep brain stimulation in neurological diseases and other pathologies. Neurol Perspect. 2022;2(3):151-9.

3 MECANISMOS DE AÇÃO DA ESTIMULAÇÃO ELÉTRICA TRANSCRANIANA E DA ESTIMULAÇÃO MAGNÉTICA TRANSCRANIANA

Lais B. Razza

NEUROMODULAÇÃO: UM BREVE HISTÓRICO

O termo "neuromodulação" é usado para descrever o processo de regulação dos níveis de atividade de neurônios ou circuitos neuronais com objetivos específicos. Áreas como a psiquiatria e a neurologia fazem uso de diferentes intervenções neuromodulatórias que têm mecanismos de ação distintos e estão direta ou indiretamente ligados a modificações nos circuitos neuronais. Aqui, o termo neuromodulação será empregado para descrever o uso de fenômenos físicos, como a aplicação direta de eletricidade, para modificar a atividade do sistema nervoso com fins terapêuticos. Portanto, as técnicas de neuromodulação, que podem ser invasivas, não invasivas ou não invasivas que geram crises convulsivas, diferenciam-se da ação bioquímica nos sistemas neurotransmissores, promovida pelos psicofármacos, bem como dos processos psicoterapêuticos.

A aplicação terapêutica de correntes elétricas no escalpo remonta a quase 2 mil anos antes do desenvolvimento de dispositivos capazes de gerar e fornecer estimulação elétrica controlada aos tecidos biológicos. O médico romano Scribonius Largus descreveu em sua obra *Compositiones*, escrita por volta de 47 d.C., o uso do chamado "peixe-torpedo" aplicado no escalpo de pacientes para o tratamento de dores de cabeça e outras doenças.[1] O "peixe-torpedo" tinha a capacidade de liberar corrente elétrica com o propósito de paralisar suas presas, e seus efeitos terapêuticos em humanos eram apreciados pelos médicos da Antiguidade.[2] No entanto, dispositivos capazes de gerar e descarregar correntes elétricas transitórias só foram de-

Mecanismos de ação da estimulação elétrica transcraniana e da estimulação... 23

senvolvidos mais tarde, por volta do século XVII, na Europa. O uso da eletricidade como forma de tratamento foi amplamente promovido entre 1750 e 1950, devido à sua relativa acessibilidade em comparação com outros métodos terapêuticos da época, como a sangria e o ópio. A terapia elétrica, na época, era usada de forma incipiente para inúmeras condições clínicas (desde epilepsia até dor dentária) e muitas vezes com resultados variáveis e questionáveis.[3]

O uso da eletricidade como forma terapêutica coincide com o mesmo período da descoberta da eletricidade propriamente dita. No século XVIII, o médico e professor italiano Luigi Galvani publicou um dos seus experimentos mais famosos, demonstrando a ocorrência de contração muscular ao colocar dois metais em contato com o nervo interno da coxa de uma rã.[4] O interesse pela eletroterapia desapareceu em grande parte dos séculos XIX e XX, possivelmente pela falta de efeitos consistentes, crescente interesse por outras formas de terapia (p. ex., fármacos) e preconceito com a intervenção. Na verdade, no fim do século XIX, a estimulação elétrica foi muito utilizada com indicações terapêuticas pouco precisas, por charlatões e curandeiros, levantando questionamentos sobre os resultados da intervenção.

Por volta de 1930, a invenção da eletroconvulsoterapia (ECT) apresentou um grande avanço no tratamento de transtornos psiquiátricos,[5] e o interesse no uso da estimulação elétrica cerebral como tratamento neuropsiquiátrico voltou a crescer, sendo conduzidos diversos estudos sistematizados em modelos animais e humanos. A introdução da estimulação magnética transcraniana (EMT) por Barker e colaboradores em 1985 possibilitou ativar o córtex cerebral de forma indolor utilizando uma bobina magnética.[6] Embora essa técnica tenha sido inicialmente desenvolvida como um teste neurofisiológico, o surgimento da estimulação magnética transcraniana repetitiva (EMTr) nos anos 1990 abriu caminho para o desenvolvimento de protocolos clínicos eficazes no tratamento de diversos transtornos neuropsiquiátricos.

No início do século XXI, os estudos conduzidos por Priori e seus colegas, na Itália, e por Nitsche e Paulus, na Alemanha,[7] proporcionaram evidências sólidas de que correntes elétricas de baixa intensidade (insuficientes para gerar potenciais de ação nos neurônios) eram capazes de modular a excitabilidade cortical quando aplicadas de forma contínua. Essas correntes demonstraram efeitos agudos durante a estimulação, bem como efeitos de longa duração que persistiam por minutos a horas. Essa abordagem é agora conhecida como estimulação transcraniana por corrente contínua (ETCC) e atualmente é um dos métodos mais empregados de estimulação elétrica de baixa intensidade, principalmente por apresentar um perfil de fácil utilização, alta segurança e a possibilidade de ser aplicada remotamente em casa.

Este capítulo, portanto, tem como objetivo apresentar os mecanismos de ação elicitados pelas técnicas não invasivas de neuromodulação, como a ETCC e a EMT.

ESTIMULAÇÃO ELÉTRICA POR CORRENTE CONTÍNUA

■ ASPECTOS TÉCNICOS BÁSICOS

A ETCC é uma técnica de neuromodulação não invasiva que consiste em um dispositivo recarregável ou operado por baterias que gera uma corrente elétrica de baixa intensidade (< 4- miliampère [mA]) aplicada por meio de eletrodos sobre o escalpo. Um dispositivo de ETCC é geralmente composto pelos seguintes itens: (a) cabos de conexão que levam a um eletrodo ânodo (cabo vermelho) e um eletrodo cátodo (cabo azul ou preto) (**Fig. 3.1**); (b) eletrodos de borracha, esponjas umidificadas em solução salina para proteger os eletrodos (alternativamente, as esponjas podem ser revestidas com gel ou creme condutivo); e (c) uma fita para posicionar e segurar os eletrodos nas regiões cranianas desejadas. O número, o tamanho e as posições dos eletrodos são chamados de montagem.

Na forma mais convencional da ETCC, dois eletrodos são utilizados para aplicação de uma corrente elétrica direta, que penetra pelo eletrodo de polo positivo (ânodo) e flui em direção ao de polo negativo (cátodo) (**Fig. 3.2A**). A corrente atravessa o cabelo, a pele, os tecidos subcutâneos, o crânio e o líquido cerebrospinal, atingindo o cérebro e sendo capaz de modular a excitabilidade cortical e suas redes neuronais subjacentes (**Fig. 3.2B**). Os eletrodos usados na aplicação da ETCC convencional podem ter até 100 cm² e produzem uma corrente pouco focal. Por sua vez, a ETCC de alta definição é um método que produz um campo elétrico mais focal por meio de eletrodos de menor superfície (<1 cm de diâmetro) dispostos em uma matriz. Por exemplo, uma matriz circular de 4×1 (um ânodo centralizado e 4 cátodos ao redor) (**Fig. 3.2C**) aumenta a focalidade da corrente cerebral e pode atingir regiões mais profundas.

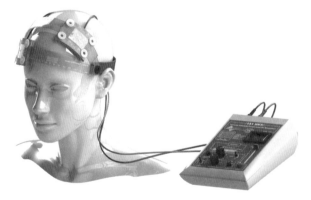

■ **Figura 3.1**
Aparelho de ETCC da marca Soterix.
Fonte: Soterix Medical.[8]

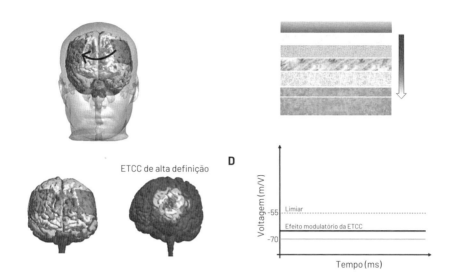

- **Figura 3.2**
  Funcionamento da ETCC. **A)** Mostra a direção do fluxo de corrente da ETCC saindo do eletrodo positivo (ânodo) em direção ao eletrodo de polo negativo (cátodo). **B)** Ilustração da deflexão da corrente elétrica induzida pela ETCC, mostrando que cerca de 25% da corrente inicial atinge o córtex. **C)** Distinção de posicionamento de eletrodos e focalidade entre a técnica de ETCC convencional e ETCC de alta definição. Para essa ilustração, os eletrodos da ETCC convencional foram posicionados sobre F3 (ânodo) e F4 (cátodo) do sistema 10-20EEG, enquanto os eletrodos da ETCC de alta definição foram posicionados em F3 (ânodo) e cátodos sobre F1, F5, AF3 e FC3 (sistema 10-10 EEG). **D)** Demonstra os efeitos modulatórios da ETCC sendo incapazes de eliciar potenciais de ação.

A intensidade da corrente é medida em amperes, que quantifica a taxa de carga elétrica que passa por um ponto específico a cada segundo. Na ETCC convencional, a intensidade de corrente é a mesma em ambos os eletrodos, enquanto na ETCC de alta definição a intensidade é calculada pela soma da corrente em todos os ânodos, em oposição a todos os cátodos (p. ex., um ânodo de 2 mA contará com 4 cátodos de 0,5 mA). Além disso, a densidade de corrente do eletrodo é calculada dividindo a intensidade da corrente pela área do eletrodo (p. ex., 2 mA dividido por 25 cm^2 resulta em uma densidade de corrente do eletrodo de 0,08 mA/cm^2).

Devido à resistência das estruturas cranianas e à baixa intensidade de corrente aplicada por meio dos dispositivos de ETCC, apenas cerca de 25% da intensidade da corrente inicial produzida pela ETCC atinge a massa cinzenta, sendo insuficiente para produzir potenciais de ação por si só. Entretanto, estudos mostram que a ETCC é capaz de modular as atividades corticais locais e de redes neurais adjacentes.

■ MECANISMOS DE AÇÃO

Os exatos mecanismos de ação da ETCC ainda não foram totalmente elucidados, mas as evidências vêm sendo ampliadas com o passar do tempo. No estudo seminal da ETCC moderna em humanos, Nitsche e Paulus[7] mensuraram as alterações de excitabilidade cortical produzida por ETCC após estimulações anódica e catódica sobre o córtex motor de sujeitos saudáveis, utilizando pulsos magnéticos simples de EMT para medir potenciais evocados motores (PEMs) da região estimulada. Os resultados apresentaram efeitos agudos polaridade-dependentes em sessões de 5 minutos aplicadas a 1 mA, com ânodo aumentando os PEMs após o término da sessão de ETCC e cátodo diminuindo (**Fig. 3.3**). Os valores dos PEMs voltaram ao patamar basal após 10 minutos do fim da sessão de estimulação. Ademais, a estimulação anódica (positiva) apresentou intensidade-dependente e duração-dependente. Ou seja, intensidades maiores elevaram os valores dos PEMs e a duração dos efeitos pós-estimulatórios, enquanto maior tempo de sessão também aumentou esses valores.

Posteriormente, os efeitos prolongados da ETCC anódica foram investigados em um novo estudo. Diferentemente do primeiro, as sessões de ETCC foram aplicadas por mais tempo (13 minutos) sobre o córtex motor de sujeitos saudáveis e se observou que essas estimulações modularam a excitabilidade cortical por até 90 minutos

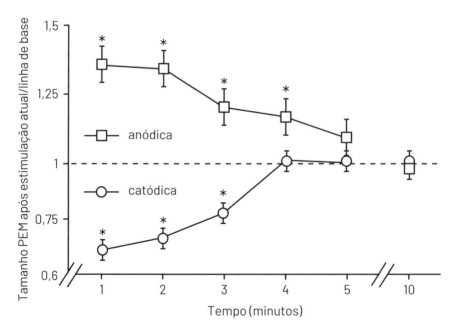

■ **Figura 3.3**
Efeitos de curto prazo das estimulações anódica e catódica.
Fonte: Nitsche e Paulus.[7]

Mecanismos de ação da estimulação elétrica transcraniana e da estimulação...

após o término da sessão.[9] Os efeitos após a estimulação catódica, no entanto, foram verificados em um estudo subsequente, em que os mesmos pesquisadores avaliaram os efeitos prolongados (estimulações de 5, 7 e 9 minutos, com intensidade de 1 mA) sobre o córtex motor de sujeitos saudáveis.[10] Assim como com a estimulação anódica, os achados apontaram para efeitos duração-dependentes, em que os efeitos das sessões de 5 e 7 minutos persistiram por 10 minutos, enquanto as estimulações de 9 minutos geraram efeitos prolongados por até 60 minutos. Com base nesses resultados e em diversos outros estudos, acredita-se que as mudanças duradouras causadas pela ETCC sejam dependentes da reorganização cortical e dos efeitos neuromodulatórios na plasticidade sináptica, e que os efeitos anódicos se assemelham à potencialização de longo prazo (PLP; em inglês *long-term potentiation* [LTP]),[11] enquanto os efeitos catódicos se assemelham à depressão de longo prazo (DLP; em inglês *long-term depression* [LTD]). Pesquisas apontam que os efeitos da ETCC produzem modificações no microambiente sináptico, interferindo nas atividades de receptores de glutamato (neurotransmissor excitatório) e de ácido gama-aminobutírico (GABA, neurotransmissor inibitório).

Os efeitos da ETCC também foram avaliados em combinação com fármacos de diversas classes. Estudos com antagonistas e agonistas de N-metil-D-aspartato (NMDA) apontam que o bloqueio do receptor de NMDA pode abolir os efeitos prolongados da ETCC, enquanto os agonistas de NMDA prolongam esses efeitos.[12] O canal NMDA é um receptor pós-sináptico inotrópico e voltagem-dependente de glutamato (neurotransmissor excitatório), envolvido em mecanismos de PLP. Dessa forma, pode-se presumir que a ETCC anódica induz plasticidade no sistema glutamatérgico, que é dependente de Ca^{+2}. Além da modulação do sistema glutamatérgico, foi mostrado que as estimulações anódica e caótica podem reduzir níveis de GABA. Nesse sentido, um estudo com ressonância magnética com espectroscopia observou que a estimulação anódica diminuiu a concentração de GABA tanto no córtex motor estimulado quanto no córtex contralateral, enquanto a ETCC catódica diminuiu GABA no córtex contralateral.[13] Resumidamente, até o momento, pode-se concluir que os efeitos prolongados da ETCC são dependentes de mecanismos glutamatérgicos, e que a indução da redução das concentrações de GABA pode influenciar os efeitos da ETCC.

Estudos mais recentes, entretanto, sugerem que os efeitos plásticos da ETCC são bem mais complexos do que os achados iniciais e podem apresentar efeitos não lineares dependendo da duração da sessão e da intensidade de corrente aplicada. Primeiramente, foi observado que o protocolo de ETCC anódica (1 mA) de 13 minutos sem intervalo entre as estimulações (13min.0min.13min — duração total de 26 minutos) apresentou efeitos inibitórios prolongados, em oposição ao que se esperava previamente. Por sua vez, intervalos de 3 minutos (13.3.13) e 20 minutos (13.20.13) entre as sessões foram capazes de produzir efeitos excitatórios de até 90 minutos.[14] Em um estudo subsequente, a aplicação de sessões anódica e catódica sobre o córtex motor com uma intensidade de 2 mA e 20 minutos de duração levaram ao aumento da excitabilidade cortical, enquanto um protocolo de ETCC catódica a 1 mA diminuiu a excitabilidade cortical. Ademais, um estudo recente conduzido por Hassanzahraee e colaboradores mostrou que aumentos graduais na duração da sessão de ETCC anódica estão associados a uma diminuição nos efeitos facilitadores e até mesmo a uma reversão da resposta excitatória em sessões mais longas.[15] Esses efeitos não lineares podem ser em parte explicados por um aumento progressivo na concentração intracelular de Ca^{+2} induzido pela ETCC, o que pode alterar a direção da neuroplasticidade, transformando DLP em PLP e vice-versa. No entanto, esses efeitos foram observados apenas no córtex motor de sujeitos saudáveis, e ainda é desconhecido até que ponto eles podem ser traduzidos para outras regiões do cérebro ou em situações patológicas, como, por exemplo, nos diversos transtornos neuropsiquiátricos.

Por fim, estudos mais recentes apontam que os efeitos da ETCC podem ser dependentes da força do campo elétrico que penetra no cérebro de cada pessoa. Levando em consideração que cada pessoa tem uma arquitetura cerebral, bem como variabilidade em espessura craniana e cortical, a quantidade de corrente elétrica pode variar consideravelmente entre os sujeitos, modificando os efeitos globais da ETCC.[16,17]

ESTIMULAÇÃO MAGNÉTICA TRANSCRANIANA

■ ASPECTOS TÉCNICOS BÁSICOS

Assim como a ETCC, a EMT também é uma técnica de neuromodulação não invasiva que aplica uma corrente elétrica no cérebro. Entretanto, essa corrente é mais intensa e mais focal, sendo capaz de produzir potenciais de ação na região-alvo. O funcionamento da EMT é baseado no princípio de indução eletromagnética de Faraday, que estabelece que quando uma corrente elétrica de alta intensidade passa através de uma bobina, ela gera um campo magnético perpendicular ao plano dessa corrente. No caso da EMT, quando a bobina eletromagnética é acionada, um pulso de corrente, da ordem de milissegundos, sai do capacitor do estimulador até chegar à bobina. Quando a bobina está próxima a um material condutor (neste caso, a superfície craniana), ela é capaz de induzir um campo elétrico.

Os dispositivos de EMT são bem maiores que os da ETCC e ainda não são viáveis de serem aplicados em casa (**Fig. 3.4**). Geralmente os aparelhos contêm: (1) um estimulador magnético, com circuito elétrico; (2) uma bobina eletromagnética; (3) um braço metálico para apoio da bobina, que permite posicioná-la sobre o escalpo do paciente sem a necessidade de auxílio de uma pessoa e sem gerar desconforto ao sujeito estimulado; e (4) um resfriador de bobina, que evita o superaquecimento das bobinas, principalmente em protocolos mais intensos. A EMT pode ser aplicada em pulsos simples ou em modalidade repetitiva (EMTr), na qual são gerados múltiplos pulsos em um curto espaço de tempo. Os protocolos de EMT (e de EMTr) envolvem a combinação de diversos parâmetros, como: (1) intensidade da estimulação; (2) frequência e número de pulsos; (3) tipo de bobina; e (4) posicionamento da bobina. No caso de protocolos clínicos, o número de sessões e o intervalo entre elas também são aspectos importantes.

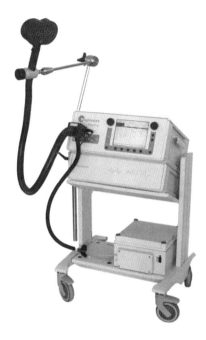

- **Figura 3.4**
  Aparelho de EMT da marca Magventure.
  Fonte: Razza.[18]

A intensidade de corrente usada na EMT é personalizada com base em medidas fisiológicas individuais de cada sujeito, conhecida como limiar motor de repouso (LMr). Primeiramente, determina-se o córtex motor do paciente, por meio da detecção do alvo onde os movimentos involuntários evocados do músculo da mão contralateral (p. ex., músculo abdutor curto do polegar) ao hemisfério estimulado são mais intensos quando aplicados pulsos únicos de EMT. O LMr também pode ser determinado por meio do uso de eletromiografia. Com a detecção do LMr, é possível encontrar a menor intensidade da máquina que seja capaz de despolarizar a área motora. Os protocolos da EMT são geralmente aplicados com diversas intensidades, variando entre 80 e 120% do total de LMr. Ou seja, caso o LMr do sujeito seja de 60% da capacidade da máquina e a intensidade dos pulsos atribuídos seja de 80%, então os pulsos eletromagnéticos serão aplicados com um total de 48% da intensidade total da máquina.

Outro aspecto importante para os protocolos de EMTr é a frequência dos pulsos eletromagnéticos. Esse parâmetro é essencial para classificar o tipo de protocolo que será aplicado (**Tab. 3.1**). Para protocolos de baixa frequência, é comum que os pulsos sejam aplicados na frequência de 1 Hz, o que gera um total de 60 pulsos por minuto. Para esses protocolos, o número de pulsos pode variar de 600 a 1.500 pulsos por sessão, influenciando diretamente no tempo de sessão. Por sua vez, protocolos de alta

■ Tabela 3.1
Protocolos de EMTr

Métodos de EMTr	Padrão do estímulo	Modo de pulso	Frequência	Tempo por sessão (minutos)
Alta frequência	(pulso único de alta frequência) ←1s→	Pulso único	≥ 10Hz	20 a 30
Baixa frequência	(pulso único de baixa frequência) 1s ←→	Pulso único	≤ 01Hz	15 a 30
Estimulação por *theta-burst* (TBS)				
Intermitente (iTBS)	← 2 s → (bursts intermitentes)	Burst	50Hz	4 a 10
Contínuo (cTBS)	(bursts contínuos)	Burst	50Hz	1 a 3

frequência aplicam pulsos na ordem de 10 por segundo (10 Hz), embora protocolos mais intensos (15 a 20 Hz) sejam utilizados. Protocolos de 10 Hz são aplicados por 5 segundos (totalizando 50 pulsos), com intervalos de 20 a 40 segundos, para que não haja sobrecarga neuronal. O total de pulsos por sessão varia de 1.200 a 3.000 pulsos, com sessões podendo durar até 45 minutos.[19] Além disso, os protocolos de baixa e alta frequências podem ser aplicados sequencialmente em protocolos conhecidos como EMTr bilateral. Por fim, uma nova modalidade de EMTr é conhecida como estimulação por *theta-burst* (TBS, do inglês *theta-burst stimulation*).[20] A TBS consiste no emprego de rajadas de pulsos (séries de pulsos magnéticos) a cada 200 ms, o que equivale a uma frequência de 5 Hz (a frequência "teta" no eletroencefalograma [EEG] vai de 4 a 7 Hz, por isso a denominação *theta-burst*). Cada rajada, por sua vez, é composta por um conjunto de 3 pulsos, separados por um intervalo de 20 ms, o que equivale a uma frequência de 50 Hz. A TBS pode ser aplicada de forma contínua (cTBS) ou intermitente (iTBS). Enquanto a cTBS não exige intervalo entre os *trains* de pulsos, protocolos de iTBS utilizam intervalos entre 2 e 8 segundos. Em geral, os protocolos TBS são aplicados com até 900 pulsos e duram entre 3 e 10 minutos. A curta duração desses protocolos, comparada à de EMTr convencionais, torna a TBS uma ferramenta terapêutica atraente.[21]

Por fim, a EMT pode ser utilizada com diversas formas de bobina que se correlacionam com a intensidade de saída de um pulso eletromagnético, a precisão e a profundidade do campo magnético induzido.[22] A bobina que gera campos menos focais e menos profundos é conhecida como "bobina circular", geralmente usada em estudos de fisiologia. O formato de bobina mais usado no campo da pesquisa clínica é a bobina de formato de 8, ou bobina borboleta (*butterfly coil*). Esse *design* de bobina permite a indução

Mecanismos de ação da estimulação elétrica transcraniana e da estimulação... 31

de um campo elétrico focal, capaz de atingir regiões com profundidade de até 2 cm. As bobinas conhecidas como "duplo-cone" e "H1" atingem regiões mais profundas (até 5 cm), mas apresentam menor focalidade.[23] Devido à física dos campos magnéticos, a precisão e a profundidade são parâmetros inversamente correlacionados: os campos focais têm profundidade limitada, enquanto os estímulos profundos necessariamente envolvem a indução de um grande campo magnético.

■ MECANISMOS DE AÇÃO DA ESTIMULAÇÃO MAGNÉTICA TRANSCRANIANA REPETITIVA

Quando a bobina eletromagnética, composta por enrolamentos de fio de cobre (**Fig. 3.5A**), é acionada, um pulso de corrente, da ordem de milissegundos, sai do capacitor do estimulador até chegar à bobina. Quando a bobina está próxima a um material condutor (neste caso, a superfície craniana), ela é capaz de induzir um campo elétrico. A corrente elétrica secundária, gerada na substância cinzenta cortical, é responsável por despolarizar grandes populações de neurônios a ela submetidos, sendo essa ativação passível de detecção por diferentes métodos neurofisiológicos e de neuroimagem (**Fig. 3.5B**). Embora a EMT também consista em uma estimulação elétrica (assim como a ETCC), a intensidade da corrente aplicada pela técnica permite que ela atravesse cabelo, pele, tecidos e osso (crânio) sem deflexão, possibilitando que a corrente aplicada não seja perdida até atingir o tecido cerebral.[24] Entretanto, há um declínio na intensidade da corrente aplicada com o aumento da distância da bobina, que faz com que a penetração do campo magnético seja relativamente pequena na EMT. Os efeitos fisiológicos "finais" da EMT são dependentes dos parâmetros utilizados pelos protocolos. Diferentes combinações de parâmetros induzem diferentes efeitos biológicos, os quais podem ser, por exemplo, efeitos inibitórios e excitatórios agudos ou de longo prazo.

O primeiro experimento eletromagnético conduzido com humanos conscientes foi realizado na década de 1980. Merton e Morton[25] estimularam eletricamente o córtex motor dos sujeitos com um dispositivo elétrico de alta voltagem (2.000 V), apresentando resultados significativos. Os pesquisadores observaram que a aplicação de estimulação de alta voltagem gerou uma contração muscular nos músculos do braço contralateral ao córtex estimulado, evocando PEMs na eletromiografia. Entretanto, a estimulação foi reportada como desconfortável e dolorosa, incentivando outros pesquisadores a criarem um dispositivo eletromagnético que não causasse dor. Com a criação da EMT por Barker e colaboradores, em 1985, seus efeitos começaram a ser investigados principalmente em córtex motor, região pela qual os efeitos fisiológicos são mais facilmente mensurados[26] em comparação com o córtex pré-frontal, por exemplo. Na verdade, os achados com EMTr sobre o córtex motor são similares aos efeitos de ETCC, porém, os efeitos da estimulação magnética podem ser mais duradouros.

Os efeitos da EMTr sobre o córtex motor primário foram testados pela primeira vez em sujeitos saudáveis no ano de 1994. Com parâmetros distintos, os pesquisadores puderam mensurar os efeitos de estimulações menos intensas e mais intensas.

Os resultados demonstraram que estímulos menos intensos, de 1 Hz, não causaram mudanças progressivas de PEMs, enquanto protocolos de frequência mais alta, entre 3 Hz e 5 Hz e de 10 Hz a 25 Hz, aumentaram progressivamente os PEMs. Posteriormente, Chen e colaboradores[27] mostraram a redução da excitabilidade cortical motora após aplicação de estimulação de baixa frequência (0,9 Hz) por 15 minutos (total de 810 pulsos), com intensidade de 115% do LMr. Essa redução durou por até 15 minutos após o final da estimulação. Esses achados foram confirmados posteriormente em diversos outros estudos com sujeitos saudáveis. No entanto, estudos aplicando protocolos com frequências mais altas (p. ex., 10 Hz) apresentaram efeitos opostos. Por exemplo, Maeda e colaboradores, em 2000, investigaram os efeitos modulatórios da EMT aplicada com diferentes frequências e observaram inibição significativa dos PEMs com protocolos de 1 Hz e efeitos excitatórios com protocolos de 10 e 20 Hz.[28]

Como apresentado, a EMTr pode gerar efeitos moduladores inibitórios e excitatórios no córtex cerebral. É sabido, por meio de estudos de modelos animais, que a EMTr também apresenta efeitos duradouros, produzindo alterações sinápticas que duram até semanas após a estimulação.[29] Esses mecanismos de plasticidade sináptica são conhecidos como PLP e DLP, brevemente mencionados anteriormente nos mecanismos de ação da ETCC. Esses dois fenômenos são os exemplos mais típicos da teoria da plasticidade hebbiana, que postula que o aumento da força sináptica ocorre por meio da estimulação repetida e persistente de células pré e pós-sinápticas, e é conhecida pela frase "Células que disparam juntas permanecem juntas".[30] Por fim, presume-se que protocolos de baixa frequência ($\leq$ 1 Hz) e de alta frequência ($\geq$ 10 Hz) são, respectivamente, inibitórios (induzindo DLP) e excitatórios (induzindo PLP) (**Fig. 3.5C**). O modelo explicativo dessa ativação seria que o disparo sincrônico de dois neurônios pode promover PLP a partir da coativação de receptores glutamatérgicos dos subtipos AMPA (alfa-amino-3-hidroxi-5-metil-4--isoxazolproprionato) e NMDA, em sinapses ativadas com maior frequência e intensidade, com consequente aumento de receptores glutamatérgicos na membrana do neurônio pós-sináptico. Já nas sinapses pouco ativas, ocorreria o inverso, com endocitose de receptores glutamatérgicos e redução da eficácia sináptica.[31]

Mais recentemente, a TBS (nova modalidade de EMTr) começou a ser investigada. Inicialmente, foi utilizada em estudos em animais para indução de PLP. A TBS é uma modalidade de EMTr que gera potenciais de ação na região-alvo do córtex de acordo com os parâmetros de estimulação.[21] Em 2005, seus efeitos foram investigados pela primeira vez em córtex motor de humanos. Huang e colaboradores[20] aplicaram três protocolos de TBS (contínuo, intermitente e intermediário) no córtex motor de sujeitos saudáveis, cada um consistindo de um total de 600 pulsos, com intensidade de 80% do LM de repouso ativo. O elemento básico desses protocolos foi um *burst* de três estímulos a 50 Hz (20 ms entre cada estímulo), que foi repetido a intervalos de 200 ms (5 Hz). Na estimulação contínua (cTBS), um *train* de 40 segundos de TBS foi aplicado ininterruptamente (600 pulsos). No paradigma intermitente (iTBS), foi aplicado um *train* de 2 segundos de TBS repetido a cada 10 segundos em um total de 190 segundos, e, para o intermediário, foi administrado um *train* de 5 segundos de TBS repetido a cada 15 segundos em um total de

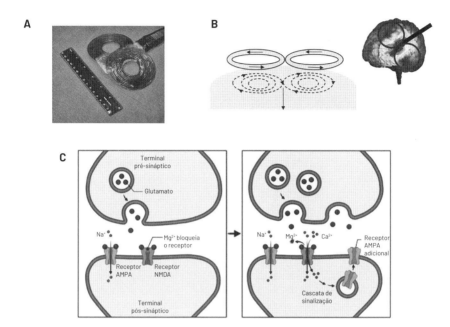

- **Figura 3.5**
  Funcionamento e mecanismo de ação da EMTr. **A)** Representa os fios de cobre que compõem a bobina da EMTr. **B)** Possibilita visualizar o modelo de funcionamento da EMTr, com o fluxo da corrente elétrica dentro da bobina sendo oposto ao do campo elétrico induzido no cérebro. Ao lado, é possível visualizar a focalidade do campo elétrico de um pulso de EMT. **C)** Representa o mecanismo de PLP, principalmente produzido pela estimulação excitatória (EMTr de alta frequência ou iTBS). No mecanismo de DLP, os receptores AMPA são removidos e há uma redução dependente da atividade neuronal. A DLP é produzida por protocolos de baixa frequência de EMTr ou cTBS.
  Fonte: (A) Cortesia de Goldwasser.[32]

110 segundos. Os resultados mostraram supressão dos PEMs por mais de 60 minutos no protocolo de cTBS, facilitação após iTBS e nenhuma mudança para TBS intermediário (**Fig. 3.6**). Com esses resultados animadores, a TBS começou a ser amplamente estudada.

Seus efeitos fisiológicos ainda vêm sendo estudados, entretanto, eles parecem ser semelhantes ao de protocolos de EMTr convencionais. De acordo com um estudo de ressonância magnética com espectroscopia, os efeitos da cTBS mostraram estar relacionados ao aumento da concentração de GABA.[33] Outro estudo recente mostrou que os efeitos da cTBS e iTBS são bloqueados pela memantina (um antagonista de receptor NMDA), sugerindo que os efeitos da técnica são do tipo PLP e DLP. Dessa forma, é tido que a iTBS e a cTBS, respectivamente, aumentam ou diminuem a concentração pós-sináptica de Ca^{2+}, que é um fator importante na determinação da direção da plasticidade sináptica.

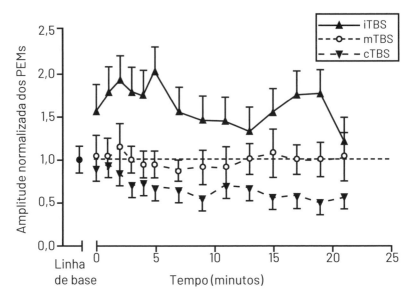

- **Figura 3.6**
  Alterações de PEMs após aplicação de diferentes protocolos de TBS.
  Fonte: Huang e colaboradores.[20]

Devido à sua eficiência na indução de PLP e DLP, a TBS começou a ser avaliada como uma alternativa clínica para o tratamento da depressão, por exemplo.

REFERÊNCIAS

1. Finger S, Piccolino M. The shocking history of electric fishes: from ancient epochs to the birth of modern neurophysiology. New York: Oxford University; 2011.
2. Tsoucalas G, Karamanou M, Lymperi M, Gennimata V, Androutsos G. The "torpedo" effect in medicine. Int Marit Health. 2014;65(2):65-67.
3. Brazier MA. The Abbé Nollet (1700-1770): the beginnings of electrotherapy. J Hist Neurosci. 1993;2(1):53-64.
4. Piccolino M, Bresadola M. Shocking frogs: Galvani, volta, and the electric origins of neuroscience. Oxford: Oxford Academic; 2013.
5. Purpura DP, McMurtry JG. Intracellular activities and evoked potential changes during polarization of motor cortex. J Neurophysiol. 1965;28:166-85.
6. Barker AT, Jalinous R, Freeston IL. Non-invasive magnetic stimulation of human motor cortex. Lancet. 1985;1(8437):1106-7.
7. Nitsche MA, Paulus W. Excitability changes induced in the human motor cortex by weak transcranial direct current stimulation. J Physiol. 2000;527(Pt 3):633-9.
8. Soterix Medical. Soterix medical 1x1 platforms [Internet]. Woodbridge: Soterix Medical; 2023 [capturado em 19 ago. 2023]. Disponível em: https://soterixmedical.com/research/1x1.
9. Nitsche MA, Nitsche MS, Klein CC, Tergau F, Rothwell JC, Paulus W, et al. Level of action of cathodal DC polarisation induced inhibition of the human motor cortex. Clin Neurophysiol. 2003;114(4):600-4.

10. Kronberg G, Bridi M, Abel T, Bikson M, Parra LC. Direct current stimulation modulates LTP and LTD: activity dependence and dendritic effects. Brain Stimul. 2017;10(1):51-8.

11. Monte-Silva K, Kuo MF, Hessenthaler S, Fresnoza S, Liebetanz D, Paulus W, et al. Induction of late LTP-like plasticity in the human motor cortex by repeated non-invasive brain stimulation. Brain Stimul. 2013;6(3):424-32.

12. Liebetanz D, Nitsche MA, Tergau F, Paulus W. Pharmacological approach to the mechanisms of transcranial DC: stimulation-induced after-effects of human motor cortex excitability. Brain. 2022;125(Pt 10):2238-47.

13. Kuo MF, Paulus W, Nitsche MA. Boosting focally-induced brain plasticity by dopamine. Cereb Cortex. 2008;18(3):648-51.

14. Batsikadze G, Moliadze V, Paulus W, Kuo MF, Nitsche MA. Partially non-linear stimulation intensity-dependent effects of direct current stimulation on motor cortex excitability in humans. J Physiol. 2013;591(7):1987-2000.

15. Nitsche MA, Jaussi W, Liebetanz D, Lang N, Tergau F, Paulus W. Consolidation of human motor cortical neuroplasticity by D-cycloserine. Neuropsychopharmacology. 2004;29(8):1573-8.

16. Caulfield KA, Indahlastari A, Nissim NR, Lopez JW, Fleischmann HH, Woods AJ, et al. Electric field strength from prefrontal transcranial direct current stimulation determines degree of working memory response: a potential application of reverse-calculation modeling? Neuromodulation. 2022;25(4):578-87.

17. Suen PJC, Doll S, Batistuzzo MC, Busatto G, Razza LB, Padberg F, et al. Association between tDCS computational modeling and clinical outcomes in depression: data from the ELECT-TDCS trial. Eur Arch Psychiatry Clin Neurosci. 2021;271(1):101-10.

18. Razza LB. Efeitos da combinação de técnicas de estimulação transcraniana não-invasivas sobre o córtex pré-frontal: um estudo fatorial, randomizado, duplo-cego, placebo-controlado [tese]. São Paulo: Universidade de São Paulo; 2021.

19. Klomjai W, Katz R, Lackmy-Vallée A. Basic principles of transcranial magnetic stimulation (TMS) and repetitive TMS (rTMS). Ann Phys Rehabil Med. 2015;58(4):208-13.

20. Huang YZ, Edwards MJ, Rounis E, Bhatia KP, Rothwell JC. Theta burst stimulation of the human motor cortex. Neuron. 2005;45(2):201-6.

21. Suppa A, Huang YZ, Funke K, Ridding MC, Cheeran B, Di Lazzaro V, et al. Ten years of theta burst stimulation in humans: established knowledge, unknowns and prospects. Brain Stimul. 2016;9(3):323-35.

22. Lu M, Ueno S. Comparison of the induced fields using different coil configurations during deep transcranial magnetic stimulation. PLoS One. 2017;12(6):e0178422.

23. Samoudi AM, Tanghe E, Martens L, Joseph W. Deep transcranial magnetic stimulation: improved coil design and assessment of the induced fields using MIDA model. Biomed Res Int. 2018;2018:7061420.

24. Fitzgerald PB, Daskalakis ZJ. An introduction to the basic principles of TMS and rTMS. In: Fitzgerald PB, Daskalakis ZJ, editors. Repetitive transcranial magnetic stimulation treatment for depressive disorders: a practical guide. Berlin: Springer; 2013. p. 1-6.

25. Merton PA, Morton HB. Stimulation of the cerebral cortex in the intact human subject. Nature. 1980;285(5762):227.

26. Jared Cooney Horvath, Jason D. Forte, Olivia Carter. Evidence that transcranial direct current stimulation (tDCS) generates little-to-no reliable neurophysiologic effect beyond MEP amplitude modulation in healthy human subjects: a systematic review. Neuropsychologia. 2015;66:213-36.

27. Chen R, Classen J, Gerloff C, Celnik P, Wassermann EM, Hallett M, et al. Depression of motor cortex excitability by low-frequency transcranial magnetic stimulation. Neurology. 1997;48(5):1398-403.

28. Maeda F, Keenan JP, Tormos JM, Topka H, Pascual-Leone A. Modulation of corticospinal excitability by repetitive transcranial magnetic stimulation. Clin Neurophysiol. 2000;111(5):800-5.

29. Levkovitz Y, Marx J, Grisaru N, Segal M. Long-term effects of transcranial magnetic stimulation on hippocampal reactivity to afferent stimulation. J Neurosci. 1999;19(8):3198-203.

30. Brown TH, Zhao Y, Leung V. Hebbian plasticity. In: Squire LR, editor. Encyclopedia of neuroscience. Amsteradm: Elsevier; 2009. p. 1049-56.

31. Huganir RL, Nicoll RA. AMPARs and synaptic plasticity: the last 25 years. Neuron. 2013;80(3):704-17.

32. Goldwasser SM. Sam's TMS Coils [Internet]. 2019 [capturado em 31 ago]. 2023. Disponível em: https://www.repairfaq.org/sam/other/sgtms1/sgcoils.htm.

33. Stagg CJ, Wylezinska M, Matthews PM, Johansen-Berg H, Jezzard P, Rothwell C, et al. Neurochemical effects of theta burst stimulation as assessed by magnetic resonance spectroscopy. J. Neurophysiol. 2009;101(6):2872-7.

4 NEUROMODULAÇÃO NÃO INVASIVA EM TRANSTORNOS DO HUMOR

Sofia Cid de Azevedo
Eduardo Tedeschi
Marco Antonio Caldieraro

O termo "transtornos do humor" abrange transtornos de dois grupos diagnósticos de acordo com a 5ª edição revisada do *Manual diagnóstico e estatístico de transtornos mentais* (DSM-5-TR), sendo eles: a) transtornos depressivos e b) transtorno bipolar e transtornos relacionados.[1] Eles estão entre as principais causas de incapacidade ao redor do mundo. Globalmente, a prevalência em 12 meses do transtorno depressivo maior (TDM) é de aproximadamente 5% em adultos, chegando a 5,7% em indivíduos com mais de 60 anos.[2] A prevalência do TDM ao longo da vida é de 16,2% na população norte-americana, com dados semelhantes em amostras brasileiras.[3,4] Ao mesmo tempo, cerca de 2,8% dos adultos norte-americanos apresentam transtorno bipolar (TB). Em 2019, estimou-se que aproximadamente 49 milhões de pessoas apresentavam diagnóstico de TB no mundo.[5]

Apesar da alta prevalência e dos estudos constantes acerca dos mecanismos fisiopatológicos e de novos tratamentos, estima-se que cerca de um terço dos indivíduos com transtornos do humor apresente resistência aos tratamentos usuais,[6,7] sendo que as opções terapêuticas de primeira linha para o TDM continuam sendo as abordagens farmacológicas e psicoterápicas. No entanto, em torno de 30% dos pacientes são resistentes a esses tratamentos iniciais.[8]

As técnicas de neuromodulação podem ser uma alternativa eficaz para aqueles que não respondem aos tratamentos iniciais ou para indivíduos com intolerância às opções farmacológicas de primeira linha. A estimulação magnética transcraniana (EMT) e a estimulação transcraniana por corrente contínua (ETCC) são técnicas seguras, que podem ser utilizadas isoladamente ou em combinação com fármacos e outras abordagens terapêuticas.

ESTIMULAÇÃO MAGNÉTICA TRANSCRANIANA NOS TRANSTORNOS DO HUMOR

■ MECANISMOS DE AÇÃO

A EMT é um método neurofisiológico que permite a estimulação cerebral de maneira não invasiva, induzindo correntes elétricas no cérebro por meio do princípio de Faraday. De maneira simplificada, esse princípio diz que um campo magnético enviado por uma bobina gera uma corrente elétrica.[9] Essas correntes elétricas, agindo sobre os neurônios, podem modular seu potencial de membrana e desencadear potenciais de ação. Na EMT, as correntes elétricas fluem de maneira paralela à superfície cortical do cérebro, modulando o potencial de membrana. Diferentes efeitos biológicos podem ser induzidos, dependendo das estratégias de estimulação e das regiões estimuladas.[10] Essas estratégias de estimulação envolvem diversos parâmetros, como estabelecimento de limiar motor, intensidade, frequência, local de aplicação, *train* ou série, duração da série, intervalo entre séries e número de séries por sessão.

Entre as diferentes formas de EMT, a estimulação magnética transcraniana repetitiva (EMTr) se tornou uma das mais utilizadas nos transtornos do humor. Com a EMTr, é possível induzir estímulos de alta frequência (maiores que 10 Hz), que podem aumentar a excitabilidade do córtex-alvo, ou de baixa frequência (menores que 1 Hz), que resultam em um efeito inibitório.[11] As bobinas mais frequentemente empregadas para a EMTr geram campos magnéticos com penetração limitada, atingindo apenas regiões mais externas do córtex, logo abaixo do local do estímulo. Entretanto, o entendimento de um funcionamento cerebral organizado em rede, em que uma interação dinâmica entre áreas distintas pode gerar alterações no comportamento e no humor, embasa a hipótese de que alterações produzidas pela EMTr em regiões corticais próximas ao local do estímulo podem gerar modificações em áreas distantes e não diretamente afetadas pelos pulsos magnéticos.[12] Uma das dificuldades do uso da EMTr é a necessidade de aplicação de estímulos diários que duram entre 18 e 30 minutos por até 6 semanas consecutivas, o que incentivou estudos em busca de protocolos mais rápidos e com menos necessidade de visitas a centros de saúde.[13]

Um desses protocolos de EMT é a estimulação por *theta-burst* (TBS, do inglês *theta burst stimulation*). Diferentemente da EMTr, que entrega geralmente entre 1 e 10 Hz de frequência, a TBS tenta imitar os perfis dos ritmos *theta* endógenos, com o potencial de melhorar o perfil excitatório em longo prazo nas sinapses. Na TBS, a padronização intermitente (iTBS) entrega 600 pulsos em apenas 3 minutos, igualando ou até superando o efeito excitatório da estimulação convencional. Vários estudos têm mostrado que o efeito clínico dessa forma de estimulação não é inferior às sessões de 10 Hz de 37,5 minutos. Esse fato melhoraria a aplicabilidade clínica sem perda de eficácia[13,14] (ver **Quadro 4.1**).

Outra forma de estimulação é a estimulação magnética transcraniana acelerada (EMTa). Essa estratégia consiste em aplicar duas ou mais sessões de EMT em um

■ Quadro 4.1
Estratégias terapêuticas de estimulação magnética

1. Estimulação magnética transcraniana repetitiva (EMTr)
2. Estimulação *theta-burst* (TBS)
3. Estimulação magnética transcraniana acelerada (EMTa)
4. Stanford Accelerated Intelligent Neuromodulation Therapy for Treatment--Resistant Depression (SAINT)

único dia, o que gera a liberação do mesmo número de pulsos de uma estimulação cerebral convencional (6 semanas) em uma única semana, teoricamente acelerando o tempo de resposta. Diferentes combinações de parâmetros, como o número de pulsos e o número de sessões por dia, podem afetar a eficácia.[15] Em 2020, Cole e colaboradores[16] apresentaram um protocolo de iTBS acelerada (Stanford Accelerated Intelligent Neuromodulation Therapy for Treatment-Resistant Depression — SAINT), no qual foram realizadas 10 sessões por dia, com intervalos de 50 minutos, durante 5 dias consecutivos. Em cada sessão, foram aplicados 1.800 pulsos. Apesar dos achados promissores, estudos em amostras maiores de pacientes ainda são necessários para confirmar sua eficácia. Além disso, o protocolo SAINT exige a realização de um exame de ressonância magnética funcional (fMRI), a fim de coletar informações sobre o funcionamento cerebral do paciente para definir parâmetros personalizados de estimulação. A necessidade desse exame como parte do protocolo ainda limita seu uso na prática clínica diária[16] (ver **Fig. 4.1**).

■ EFEITOS ADVERSOS

A EMT, ao utilizar campos magnéticos para estimular a atividade cerebral, pode gerar algumas dúvidas sobre sua segurança e possíveis efeitos colaterais. Atualmente, diversos estudos têm demonstrado que, quando usado com parâmetros estabelecidos, o procedimento é seguro e apresenta efeitos colaterais leves e transitórios.[17] Entre os efeitos colaterais mais prevalentes, podemos citar:

1 Dor de cabeça e dor no pescoço: esses sintomas foram relatados em aproximadamente 20 a 40% dos pacientes. A intensidade da dor varia conforme o limiar álgico de cada indivíduo, o *design* na bobina e alguns parâmetros de estimulação.[18] Uma dúvida é se a dor é gerada pela estimulação ou pela postura do indivíduo em protocolos mais longos. Como medida de alívio, pode ser recomendada uma dose única de algum analgésico comum, como acetaminofeno ou aspirina.[19]

2 Desconforto acústico: durante o procedimento, a bobina de EMT produz um ruído de clique de aproximadamente 120 a 140 decibéis (Db). Quando o indivíduo é exposto repetidamente a esse ruído, ele pode acarretar alterações no limiar auditivo.[20] Visando prevenir esse desconforto, recomenda-se o uso de protetores auriculares durante as

sessões. Sugere-se encaminhar para avaliação otorrinolaringológica indivíduos que se queixam de zumbido ou perda auditiva após o término do ciclo de estimulação.[21]

3   Síncope: a síncope durante a EMT pode ocorrer por diversos fatores, como ansiedade, desconforto físico e/ou psicológico. Existem poucos relatos sobre esse efeito, e sua frequência real é pouco conhecida. É recomendado que os pacientes sejam monitorados durante a sessão e que, em caso de qualquer desconforto, ela seja interrompida, oferecendo-se suporte adequado.

4   Alterações de humor: quadros de mania induzida por EMT durante o curso de tratamento para episódios depressivos têm sido relatados, no entanto, sua prevalência é baixa.[22] Além dos quadros de mania, sintomas de ansiedade, agitação psicomotora e insônia também foram relatados por alguns pacientes. Caso ocorram mudanças agudas de humor, o protocolo deve ser revisto e a estimulação suspensa até reavaliação e estabilização do quadro.[23]

5   Convulsão: a indução de convulsões, embora rara, é o efeito mais preocupante do uso de EMT. Teoricamente, a EMT pode gerar convulsões em dois momentos distintos: durante ou imediatamente após os trains e após a estimulação, devido à modulação da excitabilidade cortical. Com base nos estudos desenvolvidos até o momento, o risco de convulsão é de aproximadamente 1 para cada 1.000 aplicações. Devido a esse risco, é importante ter um plano de segurança previamente estabelecido para o manejo da crise convulsiva.[24]

Embora potencialmente presentes, esses efeitos colaterais são limitados, e o uso de parâmetros validados em ambiente seguro torna o procedimento uma ferramenta importante e segura no manejo dos transtornos do humor.

■ ESTIMULAÇÃO MAGNÉTICA TRANSCRANIANA NA DEPRESSÃO MAIOR

Devido à significativa taxa de resistência e intolerância aos psicofármacos no tratamento do TDM, abordagens como a EMT – considerada segura e eficaz para transtornos depressivos – são de extrema importância, pois ampliam as opções de tratamento.[25] Em

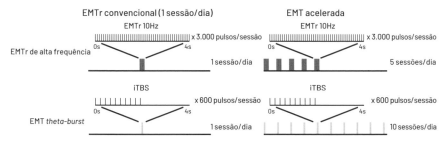

■ **Figura 4.1**
Comparação de diferentes protocolos de EMT.
Fonte: Adaptada de Caulfield e colaboradores.[17]

2008, os primeiros protocolos foram instituídos e validados, e, ao longo dos anos, foram introduzidas diversas inovações na aplicação da técnica. A constatação de que a estimulação repetitiva (EMTr) do córtex motor provoca modificações no humor de pacientes saudáveis, assim como evidências oriundas de estudos de neurofisiologia que apontam para uma disfunção no córtex pré-frontal dorsolateral (CPFDL) esquerdo em indivíduos com TDM, direcionaram os estudos sobre o uso da estimulação magnética no tratamento da depressão para essa região cerebral.[26] Além da modulação da atividade elétrica dos neurônios, sugere-se que mudanças na atividade de neurotransmissores potencialmente envolvidos na fisiopatologia da depressão também sejam provocadas pela estimulação.[27] Atualmente, diversas diretrizes já orientam o uso da EMTr como tratamento de primeira linha para pacientes com TDM que falharam em pelo menos um antidepressivo ou que tiveram resposta positiva a um tratamento anterior com EMTr.[28,29]

A eficácia da estimulação de alta frequência no CPFDL tem sido demonstrada em diversos estudos e é o protocolo de primeira escolha quando se usa a EMT para tratamento de quadros depressivos. Estratégias alternativas, como EMTr de baixa frequência no CPFDL direito e a estimulação do córtex pré-frontal dorsomedial (CPFDM), também apresentam evidência de efeito antidepressivo.[30]

■ ESTIMULAÇÃO MAGNÉTICA TRANSCRANIANA NO TRANSTORNO BIPOLAR

O TB é uma causa frequente de mortalidade e morbidade, sendo caracterizado por episódios depressivos e maníacos que acarretam prejuízos na qualidade de vida, nas relações sociais e no desempenho no trabalho. O transtorno geralmente surge no início da vida adulta, sendo a idade média em torno de 25 anos, embora alguns grupos possam apresentar sintomas mais precoces ou tardios em relação a essa "idade base".[31] A abordagem farmacológica no TB tende a ser ineficaz em uma porcentagem considerável dos pacientes, tornando-se necessárias várias outras abordagens não farmacológicas, como a eletroconvulsoterapia (ECT).[32]

Com as evidências dando suporte ao uso da EMT em pacientes com depressão resistente, naturalmente ocorreu uma progressão na avaliação desse método em pacientes com TB, a princípio nos episódios depressivos e, posteriormente, em outros estados de humor.

■ ESTIMULAÇÃO MAGNÉTICA TRANSCRANIANA NA DEPRESSÃO BIPOLAR

Muitos estudos têm avaliado a aplicação da EMT na depressão bipolar, com foco na EMTr. O crescente interesse visa preencher uma lacuna no tratamento de não respondedores às intervenções de primeira linha.[33] No entanto, revisões recentes têm gerado dados conflitantes em relação aos benefícios da EMT em pacientes com depressão bipolar.

Pesquisas iniciais avaliaram o efeito da EMTr em episódios depressivos em populações mistas, ou seja, tanto participantes com TB quanto participantes com TDM. Esses estudos sugeriram que tanto a EMTr de alta frequência no CPFDL esquerdo quanto a EMTr de baixa frequência no CPFDL direito teriam eficácia antidepressiva.[34] Contudo, uma metanálise recente que avaliou esses protocolos sugere que, apesar das respostas em ambos os CPFDL, apenas a estimulação de alta frequência à esquerda tem eficácia estabelecida.[35]

Outros estudos avaliaram pacientes que receberam estimulação de EMTr bilateralmente (CPFDL direito — baixa frequência, seguido de CPFDL esquerdo — alta frequência) *versus* EMTr unilateral (direito ou esquerdo), encontrando uma proporção de respondedores maior no grupo bilateral.[36]

A TBS apresenta resultados controversos nos estudos em depressão do TB, apesar do seu grande apelo clínico devido à redução no tempo de aplicação dos estímulos. Estudos recentes não têm demonstrado superioridade da iTBS em relação às formas clássicas de EMTr, e atualmente seu uso não é consistentemente recomendado.[37]

No tratamento farmacológico da depressão bipolar, as viradas maníacas e hipomaníacas devem ser consideradas como possíveis efeitos adversos, o que também ocorre com a EMT. De acordo com uma metanálise publicada em 2021, que avaliou 21 ensaios clínicos randomizados duplos-cegos e quatro ensaios clínicos com cegamento simples, todos comparados com protocolo *sham*, não foi observado risco significativo de viradas maníacas.[38] Apesar desses achados seguros na estimulação do CPFDL com alta frequência, as variações de protocolos e medidas preventivas devem levar em consideração esse possível efeito adverso.

▦ ESTIMULAÇÃO MAGNÉTICA TRANSCRANIANA NO EPISÓDIO MANÍACO

Episódios maníacos são caracterizados por um período prolongado de humor anormalmente elevado, expansivo ou irritável, com aumento de energia, euforia, hiperatividade e ideias ou delírios de grandiosidade. Esses episódios podem afetar significativamente os funcionamentos pessoal, social e profissional dos indivíduos. Há ainda menos estudos avaliando o efeito da EMT nos episódios maníacos, em comparação ao número de estudos em episódios depressivos do TB. Ainda assim, a EMT já foi testada como tratamento de mania, geralmente como estratégia adjuvante aos tratamentos farmacológicos.

A característica de "hiperativação" durante a mania tem sido o foco da maioria dos estudos de EMT, sendo o CPFDL direito o alvo da estimulação com EMTr de alta frequência. Essa estimulação é oposta àquela usada nos episódios depressivos, nos quais se utiliza estímulo de alta frequência no CPFDL esquerdo ou baixa frequência no CPFDL direito. Embora alguns estudos indiquem que esse protocolo de EMT pode ser útil no manejo dos episódios maníacos, são todos ensaios abertos ou ensaios clínicos randomizados pequenos. Assim, a eficácia da EMTr para mania ainda não está adequadamente estabelecida.[32,39]

É importante ressaltar que o tratamento de episódios maníacos geralmente envolve uma abordagem multimodal, que pode incluir medicamentos, terapia psicossocial e medidas de suporte. A EMTr pode ser considerada uma opção complementar, sobretudo para pacientes que não respondem adequadamente aos tratamentos convencionais ou apresentam efeitos colaterais significativos.[39]

ESTIMULAÇÃO MAGNÉTICA TRANSCRANIANA EM ESTADOS MISTOS

Os estados mistos nas doenças bipolares são caracterizados pela presença simultânea de sintomas maníacos e depressivos. Nesses estados, os pacientes podem experimentar humor deprimido, desesperança, perda de interesse e prazer, com agitação, inquietação e impulsividade. Essa combinação de sintomas torna os estados mistos particularmente desafiadores para diagnóstico e tratamento.[40]

Há um número limitado de estudos disponíveis até o momento no campo da pesquisa sobre o tratamento com EMT em estados mistos das doenças bipolares. Embora alguns deles tenham resultados promissores, o uso de EMT em estados mistos ainda deve ser mais bem avaliado em grupos maiores e considerando diferentes protocolos, a fim de estabelecer qual forma de EMT tem mais potencial de benefício nesses episódios.[41]

CONCLUSÕES

A EMT tem se mostrado promissora nos transtornos do humor, oferecendo uma alternativa não invasiva aos tratamentos convencionais. Diferentes estratégias de estimulação, como a EMTr e a TBS, têm demonstrado eficácia antidepressiva, com resultados mais consistentes demonstrados para a EMTr de alta frequência no CPFDL esquerdo. O protocolo SAINT apresentou resultado superior às técnicas anteriores de EMT, mas esses achados precisam ser replicados em novos estudos. Além disso, a necessidade de uma fMRI como parte do protocolo limita a disseminação do seu uso.

A EMTr de alta frequência no CPFDL esquerdo também se mostrou efetiva no tratamento da depressão bipolar. A eficácia de outras técnicas de EMT ainda precisa ser mais bem estudada nesses quadros. Embora alguns estudos indiquem um potencial terapêutico para a EMT nos episódios maníacos e mistos do TB, ainda se trata de pequenos ensaios clínicos randomizados ou ensaios abertos. Logo, a EMT não está indicada como monoterapia nesses episódios. Seu uso como tratamento adjuvante pode ser considerado. A contínua investigação e refinamento dos protocolos de EMT são essenciais para otimizar sua eficácia e contribuir para uma abordagem mais personalizada no tratamento dos transtornos do humor.

ESTIMULAÇÃO TRANSCRANIANA POR CORRENTE CONTÍNUA EM TRANSTORNOS DO HUMOR

■ MECANISMOS DE AÇÃO

Assim como outros transtornos psiquiátricos, o TDM é multicausal e multifatorial, sendo associado com diversas alterações no sistema nervoso central (SNC) e com funções endócrinas, metabólicas, imunológicas e inflamatórias. Apesar de não ter uma fisiopatologia completamente elucidada, diferentes teorias buscam explicar a ocorrência do TDM. A teoria do desbalanço inter-hemisférico, que associa sintomas depressivos com a hipoativação funcional do CFPDL esquerdo e concomitante hiperativação do CFPDL direito, é o principal racional implicando a ETCC no tratamento da depressão.[42] Ao posicionar o estímulo anódico sobre a região hipoativada (posição F3 no sistema eletroencefalográfico 10-20), espera-se modular o potencial de membrana dos neurônios visando aumentar a probabilidade de despolarização neuronal na região. Já a estimulação catódica, de caráter inibitório, costuma ser posicionada em região contralateral ao ânodo, no CPFDL direito, em F4 ou F8.[43]

Mais do que apenas corrigir um desequilíbrio elétrico em regiões corticais, as alterações de excitabilidade do potencial de membrana neuronal associadas com a ETCC podem levar à indução de neuroplasticidade, modulando mecanismos de potenciação de longo prazo (PLP; em inglês *long-term potentiation* [LTP]), em que ocorre aumento de produção e transmissão sináptica, e depressão de longo prazo (DLP; em inglês *long-term depression* [LTD]), em que ocorre o decréscimo no potencial de transmissão sináptica.[44] Ambos os mecanismos são mediados por vias glutamatérgicas e GABAérgicas, também implicadas na fisiopatologia da depressão e modificadas por outros tratamentos antidepressivos. Atuando principalmente na PLP, o uso repetido da ETCC pode favorecer a plasticidade sináptica mediada por neurotrofinas como o BDNF (do inglês *brain-derived neurotrophic fator*).[45] Os efeitos diretos da passagem da corrente elétrica da ETCC estão limitados a regiões superficiais do córtex. Entretanto, o CPFDL tem conexões diretas com regiões mais profundas do cérebro. Assim, acredita-se que os efeitos exercidos pela ETCC nessa região também participam da modulação de redes neuronais subcorticais, atingindo estruturas mais profundas envolvidas na depressão, como o hipotálamo e a amígdala.[43]

Medicamentos frequentemente usados para tratamento dos transtornos do humor podem interagir de forma sinérgica ou antagônica ao efeito da ETCC. Vias dopaminérgicas, serotoninérgicas e noradrenérgicas de grande relevância para transtornos do humor também são implicadas nos efeitos excitatórios e inibitórios da ETCC. A administração de antidepressivos pode intensificar e prolongar os efeitos excitatórios da estimulação em indivíduos saudáveis, além de potencializar o efeito do tratamento em pacientes deprimidos.[46,47] Anticonvulsivantes e benzodiazepínicos podem interferir e até mesmo bloquear o efeito excitatório da estimulação anódica.[48]

Experimentos *in vitro*, em modelo animal e em indivíduos saudáveis também encontraram outras vias moduladas pelo efeito da ETCC. Além de atuar nos neurônios, acredita-se que a ETCC também possa estimular células da glia, aumentando a ativação de astrócitos por meio da sinalização de cálcio.[49] Ainda sem um mecanismo de ação claro, também se sabe que a ETCC pode aumentar o fluxo sanguíneo e as concentrações de óxido nítrico nas regiões estimuladas, aumentando a permeabilidade da barreira hematoencefálica, também favorecendo a plasticidade sináptica em todo o SNC.[45]

■ PARÂMETROS DA ESTIMULAÇÃO TRANSCRANIANA POR CORRENTE CONTÍNUA

A maioria dos ensaios clínicos de ETCC para depressão unipolar e bipolar utilizam parâmetros similares de estimulação. Priorizando o estímulo excitatório no CPFDL esquerdo, o ânodo é posicionado sobre F3 (de acordo com o sistema eletroencefalográfico 10-20). A posição do cátodo é mais variável, com a maioria dos estudos direcionando o estímulo inibitório para o CPFDL direito (F4 ou F8).[50] Os eletrodos de 25 cm^2 a 35 cm^2 são cobertos por esponjas e embebidos em solução salina (soro fisiológico 0,9%) e fixados com auxílio de faixa ou touca de material não condutor.[51] A fixação adequada é essencial para que a corrente atinja as estruturas-alvo da estimulação. Quanto menor a distância entre os eletrodos, maior será o *shunt* da corrente através do couro cabeludo. Consequentemente, acredita-se que distâncias maiores favorecem a condução da corrente por estruturas mais profundas associadas à depressão, como o córtex cingulado anterior, a ínsula e os gânglios da base. Dessa forma, também há estudos validando o posicionamento do cátodo em região extracefálica (braço direito), com o racional de promover maior estimulação no sistema límbico.[52]

Tanto na depressão unipolar quanto na bipolar, são usadas correntes de 1 miliampère (mA) a 2 mA, com duração de sessões entre 20 e 30 minutos, 1 ou 2 vezes por dia. A quantidade de sessões varia de acordo com o protocolo, sendo que a maioria dos estudos utilizou ao menos 10 sessões.[53] O efeito cumulativo da estimulação sugere que protocolos mais longos podem ter maior impacto sobre os sintomas, porém ainda não há evidências indicando qual seria a melhor opção.[54] Acredita-se que protocolos de estimulação que incluem sessões mais espaçadas de manutenção do tratamento após o término da fase aguda possam prolongar os efeitos da estimulação.[55]

■ EFEITOS ADVERSOS

A ETCC é considerada uma das técnicas de neuromodulação mais seguras e bem-toleradas. Uma revisão avaliando mais de 33.200 sessões de ETCC em mil indivíduos não identificou efeitos adversos graves ou lesões irreversíveis com causalidade comprovada com a técnica.[56] Em uma metanálise que avaliou 1.851 pacientes submetidos à ETCC, os efeitos adversos mais comuns foram coceira (39,3%), formigamento (22,2%), cefaleia (14,8%), desconforto local (10,4%) e queimação (8,7%). Também foi reportada a

Neuromodulação não invasiva em transtornos do humor 45

ocorrência de eritema local, fadiga e sonolência.[57] Esses efeitos adversos são, em sua maioria, autolimitados e de curta duração, não exigindo qualquer medida terapêutica específica.

Buscando avaliar o risco de indução de mania/hipomania associado à ETCC, uma metanálise com 731 pacientes submetidos à estimulação (ETCC ativa: 367; ETCC *sham*: 364) identificou prevalência de 3,3% no grupo ativo e 0,27% no grupo *sham*. Com um *odds ratio* (OR) de 5,01 (IC 95% [1,37–18,26], p = 0,015), o risco de indução de mania/hipomania após ETCC foi considerado baixo, similar ao risco existente com a introdução de antidepressivos.[58]

A literatura atual indica que, agudamente, a ETCC é bastante segura. Entretanto, uma técnica capaz de modular a atividade cerebral tem o potencial de modificar essa atividade de forma a causar ou agravar sintomas. Portanto, o uso clínico ou em pesquisa, empregando parâmetros de estimulação diferentes dos aplicados nos ensaios clínicos, deve considerar esse risco.

■ APLICAÇÕES CLÍNICAS DA ESTIMULAÇÃO TRANSCRANIANA POR CORRENTE CONTÍNUA NOS TRANSTORNOS DO HUMOR

Entre os transtornos do humor, o TDM concentra a maior quantidade de ensaios clínicos com ETCC. Entre as metanálises mais recentes compilando esses estudos, Moffa e colaboradores[53] (n = 572) encontraram maiores taxas de resposta (OR = 1,96, IC 95% [1,30–2,95], NNT = 9) e remissão (OR = 1,94 [1,19 –3,16], NNT = 13) para a ETCC ativa em relação ao *sham*, com tamanho de efeito β = 0,31 e melhora contínua de sintomas mesmo após o fim da intervenção aguda. Wang e colaboradores[59] (n = 455) identificaram que as taxas de resposta eram maiores em pacientes com TDM que estavam em uso de medicação durante a aplicação da ETCC ativa (g de Hedges –0,855, IC 95% –1,234 a –0,475, p < 0,001). Ambas as metanálises encontraram taxas de abandono similares para ETCC ativa e *sham*, sugerindo que a intervenção é bem tolerada e aceita pelos pacientes. De acordo com a diretriz mais recente para uso de ETCC em transtornos neurológicos e psiquiátricos, a ETCC anodal em CPFDM esquerdo apresenta recomendação nível A no tratamento do TDM.[60]

Considerando mecanismos fisiopatológicos análogos em episódios depressivos unipolares e bipolares, há diversos ensaios clínicos que unem os dois diagnósticos em suas amostras de pacientes com sintomas depressivos. Razza e colaboradores[50] compilaram 23 desses estudos em uma metanálise (n = 1.092), também encontrando superioridade da ETCC ativa sobre o *sham* (g = 0,46, 95% 0,22–0,70), com maiores taxas de resposta (OR = 2,28 [1,52 –3,42], NNT = 6) e remissão (OR = 2,12 [1,42 –3,16], NNT = 10,7). Outra metanálise (n = 576), avaliando dados individuais de pacientes, encontrou que os maiores tamanhos de efeito da ETCC se concentram 6 semanas após o início da intervenção, sugerindo que o benefício se prolonga após o término do tratamento agudo.

O diagnóstico de TB foi preditor de maior resposta à ETCC, porém com maiores taxas de recaída após o final do tratamento.[54]

Estudos avaliando o efeito da ETCC especificamente em amostras com TB ainda apresentam resultados preliminares. A única metanálise até o momento identificou tamanho de efeito moderado (tamanho de efeito 0,71 [0,25-1,18], p = 0,003), porém avaliou apenas 46 pacientes.[52] Sampaio-Júnior e colaboradores[61] publicaram, em 2018, os resultados de um ensaio clínico avaliando o efeito da ETCC em depressão bipolar, com 30 pacientes no grupo ativo e 29 no grupo *sham*, todos em uso concomitante de medicação. Nesse estudo, a ETCC ativa apresentou maior efeito antidepressivo que o *sham* (β = −1,68; NNT = 5,8; IC 95% [3,3-25,8], p = 0,01). Ainda que o foco da aplicação da ETCC em TB seja o tratamento de sintomas depressivos, há relatos de ensaios pequenos em pacientes eutímicos, com resultados positivos para o efeito da ETCC em melhora de função executiva, memória visuoespacial e qualidade do sono.[35] Apenas um relato de caso cita a utilização de ETCC em episódio maníaco, com resultado favorável após estimulação catódica em F3.[62]

Em função do efeito neuroplástico da ETCC, é possível que intervenções psicoterápicas apresentem eficácia aumentada durante o período da estimulação cerebral. O efeito sinérgico entre ETCC e intervenções psicológicas no tratamento da depressão foi testado em alguns estudos. Uma revisão recente da literatura não encontrou evidência de eficácia dessa combinação.[63] Entretanto, os estudos realizados até o momento apresentam limitações significativas do ponto de vista metodológico. A mesma revisão observou que características individuais, como o estado de ativação cerebral durante a estimulação, podem impactar nos resultados da combinação desses tratamentos.

■ CONCLUSÕES

O uso da ETCC na depressão unipolar, com estimulação anódica em CPFDL esquerdo, é considerado eficaz para a redução dos sintomas. Entretanto, a alta variabilidade de metodologias entre as pesquisas não permite inferir qual seria o protocolo ideal para o tratamento. Mais estudos avaliando parâmetros da estimulação, duração e quantidade de sessões, uso concomitante de medicamentos e fatores específicos dos pacientes são necessários para otimização dos efeitos da técnica e indicação mais personalizada ao tratamento. Já no TB, a ETCC é considerada uma técnica promissora, relativamente segura e bem tolerada. No entanto, dados atuais sobre a eficácia da estimulação nessa população ainda são insuficientes para que seja formalmente recomendada como opção de tratamento para esses pacientes.

REFERÊNCIAS

1. American Psychiatric Association. Diagnostic and statistical manual of mental disorders: DSM-5-TR. 5. ed. Washington: APA; 2022.

2. Evans-Lacko S, Aguilar-Gaxiola S, Al-Hamzawi A, Alonso J, Benjet C, Bruffaerts R, et al. Socio-economic variations in the mental health treatment gap for people with anxiety, mood, and substance use disorders: results from the WHO World Mental Health (WMH) surveys. Psychol Med. 2018;48(9):1560-71.

3. Kessler RC, Berglund P, Demler O, Jin R, Koretz D, Merikangas KR, et al. The epidemiology of major depressive disorder: results from the National Comorbidity Survey Replication (NCS-R). JAMA. 2003;289(23):3095-105.

4. Andrade L, Walters EE, Gentil V, Laurenti R. Prevalence of ICD-10 mental disorders in a catchment area in the city of São Paulo, Brazil. Soc Psychiatry Psychiatr Epidemiol. 2002;37(7):316-25.

5. Charlson F, van Ommeren M, Flaxman A, Cornett J, Saxena S. New WHO prevalence estimates of mental disorders in conflict settings: a systematic review and meta-analysis. Lancet. 2019;394(10194):240-8.

6. Rush AJ, Bobby JS. Clinical implications of the STAR*D trial. In: Macaluso M, Preskorn SH, editors. Antidepressants: from biogenic amines to new mechanisms of action. Cham: Springer; 2019. p. 51-99.

7. Fountoulakis KN, Yatham LN, Grunze H, Vieta E, Young AH, Blier P, et al. The CINP guidelines on the definition and evidence-based interventions for treatment-resistant bipolar disorder. Int J Neuropsychopharmacol. 2020;23(4):230-56.

8. Möller HJ. Therapy resistance to antidepressants. Definition, prevalence, predictors, and interventional possibilities. Nervenarzt. 2004;75(5):499-517.

9. Cao X, Deng C, Su X, Guo Y. Response and remission rates following high-frequency vs. low-frequency repetitive transcranial magnetic stimulation (rTMS) over right DLPFC for treating major depressive disorder (MDD): a meta-analysis of randomized, double-blind trials. Front Psychiatry. 2018;9:413.

10. Heath A, Lindberg DR, Makowiecki K, Gray A, Asp AJ, Rodger J, et al. Medium- and high-intensity rTMS reduces psychomotor agitation with distinct neurobiologic mechanisms. Transl Psychiatry. 2018;8(1):126.

11. Lefaucheur J-P, Aleman A, Baeken C, Benninger DH, Brunelin J, Lazzaro VD, et al. Evidence-based guidelines on the therapeutic use of repetitive transcranial magnetic stimulation (rTMS): an update (2014-2018). Clin Neurophysiol. 2020;131(2):474-528.

12. Beynel L, Powers JP, Appelbaum LG. Effects of repetitive transcranial magnetic stimulation on resting-state connectivity: a systematic review. Neuroimage. 2020;211:116596.

13. Voigt JD, Leuchter AF, Carpenter LL. Theta burst stimulation for the acute treatment of major depressive disorder: a systematic review and meta-analysis. Transl Psychiatry. 2021;11(1):330.

14. Blumberger DM, Vila-Rodriguez F, Thorpe KE, Feffer K, Noda Y, Giacobbe P, et al. Effectiveness of theta burst versus high-frequency repetitive transcranial magnetic stimulation in patients with depression (THREE-D): a randomised non-inferiority trial. Lancet. 2018;391(10131):1683-92.

15. Chen L, Thomas EHX, Kaewpijit P, Miljevic A, Hughes R, Hahn L, et al. Accelerated theta burst stimulation for the treatment of depression: a randomised controlled trial. Brain Stimul. 2021;14(5):1095-105.

16. Cole EJ, Stimpson KH, Bentzley BS, Gulser M, Cherian K, Tischler C, et al. Stanford accelerated intelligent neuromodulation therapy for treatment-resistant depression. Am J Psychiatry. 2020;177(8):716-26.

17. Caulfield KA, Fleischmann HH, George MS, McTeague LM, et al. A transdiagnostic review of safety, efficacy, and parameter space in accelerated transcranial magnetic stimulation. J Psychiatr Res. 2022;152:384-96.

18. Coarkin PE, Wall CA, King JD, Kozel FA, Daskalakis ZJ. Pain during transcranial magnetic stimulation in youth. Innov Clin Neurosci. 2011;8(12):18-23.

19. Rossi S, Hallett M, Rossini PM, Pascual-Leone A. Safety, ethical considerations, and application guidelines for the use of transcranial magnetic stimulation in clinical practice and research. Clin Neurophysiol. 2009;120(12):2008-39.

20. Tringali S, Perrot X, Collet L, Moulin A. Repetitive transcranial magnetic stimulation: hearing safety considerations. Brain Stimul. 2012;5(3):354-63.

21. Pascual-Leone A, Cohen LG, Shotland LI, Dang N, Pikus A, Wassermann EM, et al. No evidence of hearing loss in humans due to transcranial magnetic stimulation. Neurology. 1992;42(3 Pt 1):647-51.

22. Esteves-Sousa D, Facucho-Oliveira J, Moura N, Fraga AM, Albuquerque M, Mendonça L, et al. Manic switch during transcranial magnetic stimulation for bipolar depression. Prim Care Companion CNS Disord. 2021;23(6):21cr02942.

23. Singh H, Neil LA. Incidence of side effects in patients receiving repetitive transcranial magnetic stimulation (rTMS). Brain Stimul. 2020;13(6):1847-8.

24. Stultz DJ, Osburn S, Burns T, Pawlowska-Wajswol S, Walton R. Transcranial magnetic stimulation (TMS) safety with respect to seizures: a literature review. Neuropsychiatr Dis Treat. 2020;16:2989-3000.

25. Sonmez AI, Camsari DD, Nandakumar AL, Voort JLV, Kung S, Lewis CP, et al. Accelerated TMS for depression: a systematic review and meta-analysis. Psychiatry Res. 2019;273:770-81.

26. Miron JP, Jodoin VD, Lespérance P, Blumberger DM. Repetitive transcranial magnetic stimulation for major depressive disorder: basic principles and future directions. Ther Adv Psychopharmacol. 2021;11:20451253211042696.

27. Zangen A, Hyodo K. Transcranial magnetic stimulation induces increases in extracellular levels of dopamine and glutamate in the nucleus accumbens. Neuroreport. 2002;13(18):2401-5.

28. Depression in adults: treatment and management. London: NICE; 2022.

29. Yatham LN, Kennedy SH, Parikh SV, Schaffer A, Bond DJ, Frey BN, et al. Canadian Network for Mood and Anxiety Treatments (CANMAT) and International Society for Bipolar Disorders (ISBD) 2018 guidelines for the management of patients with bipolar disorder. Bipolar Disord. 2018;20(2):97-170.

30. Cheng CM, Li CT, Tsai SJ. Current updates on newer forms of transcranial magnetic stimulation in major depression. Adv Exp Med Biol. 2021;1305:333-49.

31. Goldwaser EL, Daddario K, Aaronson ST. A retrospective analysis of bipolar depression treated with transcranial magnetic stimulation. Brain Behav. 2020;10(12):e01805.

32. Gold AK, Ornelas AC, Cirillo P, Caldieraro MA, Nardi AE, Nierenberg AA, et al. Clinical applications of transcranial magnetic stimulation in bipolar disorder. Brain Behav. 2019;9(10):e01419.

33. Hu SH, Lai JB, Xu DR, Qi HL, Peterson BS, Bao AM, et al. Efficacy of repetitive transcranial magnetic stimulation with quetiapine in treating bipolar II depression: a randomized, double-blinded, control study. Sci Rep. 2016;6:30537.

34. Klein E, Kreinin I, Chistyakov A, Koren D, Mecz L, Marmur S, et al. Therapeutic efficacy of right prefrontal slow repetitive transcranial magnetic stimulation in major depression: a double-blind controlled study. Arch Gen Psychiatry. 1999;56(4):315-20.

35. Mutz J. Brain stimulation treatment for bipolar disorder. Bipolar Disord. 2023;25(1):9-24.

36. Kazemi R, Rostami R, Khomami S, Baghdadi G, Rezaei M, Hata M, et al. Bilateral transcranial magnetic stimulation on DLPFC changes resting state networks and cognitive function in patients with bipolar depression. Front Hum Neurosci. 2018;12:356.

37. McGirr A, Vila-Rodriguez F, Cole J, Torres IJ, Arumugham SS, Keramatian K, et al. Efficacy of active vs sham intermittent theta burst transcranial magnetic stimulation for patients with bipolar depression: a randomized clinical trial. JAMA Netw Open. 2021;4(3):e210963.

38. Miuli A, Sepede G, Stigliano G, Mosca A, Di Carlo F, d'Andrea G, et al. Hypomanic/manic switch after transcranial magnetic stimulation in mood disorders: a systematic review and meta-analysis. World J Psychiatry. 2021;11(8):477-90.

39. Konstantinou G, Hui J, Ortiz A, Kaster TS, Downar J, Blumberger DM, et al. Repetitive transcranial magnetic stimulation (rTMS) in bipolar disorder: a systematic review. Bipolar Disord. 2022;24(1):10-26.

40. Pacchiarotti I. Mixed states: diagnostic and therapeutic implications. Int Clin Psychopharmacol. 2012;28:e22.

41. Hett D, Marwaha S. Repetitive transcranial magnetic stimulation in the treatment of bipolar disorder. Ther Adv Psychopharmacol. 2020;10:2045125320973790.

42. Cho H, Razza LB, Borrione L, Bikson M, Charvet L, Dennis-Tiwary TA, et al. Transcranial electrical stimulation for psychiatric disorders in adults: a primer. Focus. 2022;20(1):19-31.

43. Woodham R, Rimmer RM, Mutz J, Fu CHY. Is tDCS a potential first line treatment for major depression? Int Rev Psychiatry. 2021;33(3):250-65.

44. Kenney-Jung DL, Blacker CJ, Camsari DD, Lee JC, Lewis CP. Transcranial direct current stimulation: mechanisms and psychiatric applications. Child Adolesc Psychiatr Clin N Am. 2019;28(1):53-60.

45. D'Urso G, Toscano E, Barone A, Palermo M, Dell'Osso B, Di Lorenzo G, et al. Transcranial direct current stimulation for bipolar depression: systematic reviews of clinical evidence and biological underpinnings. Prog Neuropsychopharmacol Biol Psychiatry. 2023;121:110672.

46. McLaren ME, Nissim NR, Woods AJ. The effects of medication use in transcranial direct current stimulation: a brief review. Brain Stimul. 2018;11(1):52-8.

47. Brunoni AR, Valiengo L, Baccaro A, Zanão TA, Oliveira JF, Goulart A, et al. The sertraline vs. electrical current therapy for treating depression clinical study: results from a factorial, randomized, controlled trial. JAMA Psychiatry. 2013;70(4):383-91.

48. Brunoni AR, Ferrucci R, Bortolomasi M, Scelzo E, Boggio PS, Fregni F, et al. Interactions between transcranial direct current stimulation (tDCS) and pharmacological interventions in the major depressive episode: findings from a naturalistic study. Eur Psychiatry. 2013;28(6):356-61.

49. Monai H, Hirase H. Astrocytes as a target of transcranial direct current stimulation (tDCS) to treat depression. Neurosci Res. 2018;126:15-21.

50. Razza LB, Palumbo P, Moffa AH, Carvalho AF, Solmi M, Loo CK, et al. A systematic review and meta-analysis on the effects of transcranial direct current stimulation in depressive episodes. Depress Anxiety. 2020;37(7):594-608.

51. Woods AJ, Antal A, Bikson M, Boggio PS, Brunoni AR, Celnik P, et al. A technical guide to tDCS, and related non-invasive brain stimulation tools. Clin Neurophysiol. 2016;127(2):1031-48.

52. Dondé C, Amad A, Nieto I, Brunoni AR, Neufeld NH, Bellivier F, et al. Transcranial direct-current stimulation (tDCS) for bipolar depression: a systematic review and meta-analysis. Prog Neuropsychopharmacol Biol Psychiatry. 2017;78:123-31.

53. Moffa AH, Martin D, Alonzo A, Bennabi D, Blumberger DM, Benseñor IM, et al. Efficacy and acceptability of transcranial direct current stimulation (tDCS) for major depressive disorder: an individual patient data meta-analysis. Prog Neuropsychopharmacol Biol Psychiatry. 2020;99:109836.

54. Nikolin S, Moffa A, Razza L, Martin D, Brunoni A, Palm U, et al. Time-course of the tDCS antidepressant effect: an individual participant data meta-analysis. Prog Neuropsychopharmacol Biol Psychiatry. 2023;125:110752.

55. Razza LB, De Smet S, Moffa A, Sudbrack-Oliveira P, Vanderhasselt MA, Brunoni AR. Follow-up effects of transcranial direct current stimulation (tDCS) for the major depressive episode: a systematic review and meta-analysis. Psychiatry Res. 2021;302:114024.

56. Bikson M, Grossman P, Thomas C, Zannou AL, Jiang J, Adnan T, et al. Safety of transcranial direct current stimulation: evidence based update 2016. Brain Stimul. 2016;9(5):641-61.

57. Brunoni AR, Amadera J, Berbel B, Volz MS, Rizzerio BG, Fregni F. A systematic review on reporting and assessment of adverse effects associated with transcranial direct current stimulation. Int J Neuropsychopharmacol. 2011;14(8):1133-45.

58. Berlow YA, Zandvakili A, Carpenter LL, Philip NS. Transcranial direct current stimulation for unipolar depression and risk of treatment emergent mania: an updated meta-analysis. Brain Stimul. 2019;12(4):1066-8.

59. Wang J, Luo H, Schülke R, Geng X, Sahakian BJ, Wang S. Is transcranial direct current stimulation, alone or in combination with antidepressant medications or psychotherapies, effective in treating major depressive disorder? A systematic review and meta-analysis. BMC Med. 2021;19(1):319.

60. Fregni F, El-Hagrassy MM, Pacheco-Barrios K, Carvalho S, Leite J, Simis M, et al. Evidence-based guidelines and secondary meta-analysis for the use of transcranial direct current stimulation in neurological and psychiatric disorders. Int J Neuropsychopharmacol. 2021;24(4):256-313.

61. Sampaio-Junior B, Tortella G, Borrione L, Moffa AH, Machado-Vieira R, Cretaz E, et al. Efficacy and safety of transcranial direct current stimulation as an add-on treatment for bipolar depression: a randomized clinical trial. JAMA Psychiatry. 2018;75(2):158-66.

62. Schestatsky P, Janovik N, Lobato MI, Belmonte-de-Abreu P, Schestatsky S, Shiozawa P, et al. Rapid therapeutic response to anodal tDCS of right dorsolateral prefrontal cortex in acute mania. Brain Stimul. 2013;6(4):701-3.

63. Dedoncker J, Baeken C, De Raedt R, Vanderhasselt MA. Combined transcranial direct current stimulation and psychological interventions: state of the art and promising perspectives for clinical psychology. Biol Psychol. 2021;158:107991.

5 NEUROMODULAÇÃO NÃO INVASIVA NA ESQUIZOFRENIA

Paulo Belmonte-de-Abreu

Apesar de todos os avanços observados em estudos genéticos, neurofisiológicos, de neuroimagem e de bioquímica da esquizofrenia, a taxa de resposta a tratamentos segue muito próxima da "regra dos terços" do início do século XX. Isto é, um terço melhora, um terço tem um curso muito desfavorável e um terço tem um curso de múltiplos episódios e resposta incompleta. Perto de um terço não responde a dois ou mais tratamentos farmacológicos completos com antipsicóticos, e, deste um terço, 60% melhoram com clozapina. Para os 40% do terço que não melhoram com clozapina, há uma necessidade urgente de novos tratamentos. Essa necessidade não atendida de tratamentos mais eficazes estimulou o desenvolvimento de intervenções não farmacológicas no cérebro, como as de neuromodulação não invasiva.[1] Essas novas categorias de procedimentos são caracterizadas por intervenção cerebral (ou neuromodulação), sendo divididas em duas subcategorias: não invasiva (ECNI) e invasiva (ECI). Seu desenvolvimento, padronização e teste foram facilitados pelo aumento do conhecimento a respeito dos circuitos neurais subjacentes à esquizofrenia e do efeito persistente de intervenção sobre diferentes circuitos disfuncionais e diferentes regiões-alvo. Na esquizofrenia, as modalidades mais estudadas foram a estimulação elétrica transcraniana de alta e baixa potência (eletroconvulsoterapia [ECT] e estimulação transcraniana de corrente contínua [ETCC], de corrente alternada [ETCA] e de ruído aleatório, respectivamente), a estimulação magnética transcraniana repetitiva (EMTr) e, mais recentemente, magnetoconvulsoterapia (MST). Cada uma dessas modalidades tem vantagens e desvantagens na esquizofrenia, de acordo com o desfecho de interesse.

A neuromodulação em esquizofrenia ocupa o segundo lugar entre os desfechos mais estudados e mostra aumento de frequência especialmente a partir da década de 1990. Com a introdução dessas técnicas, passou a ser possível documentar alívio de diferentes sintomas e melhora de problemas de pensamento e raciocínio, além de redução de alucinações verbais auditivas resistentes a medicamentos,[2] sintomas negativos, funcionamento cognitivo e *insight*. Entretanto, vários estudos mostram resultados negativos e evidenciam a alta variabilidade de resposta às técnicas de ECNI. Em esquizofrenia, os estímulos em geral são posicionados em áreas do córtex pré-frontal dorsolateral (CPFDL) e junção temporoparietal (JTP). Uma vez que essas regiões do cérebro também estão envolvidas no *insight*, alguns grupos estudaram o efeito da ECNI sobre o *insight* e como potencialização de clozapina em esquizofrenia resistente.

Para a avaliação e descrição abrangente dessas técnicas em esquizofrenia, foi feita, em 9 de maio de 2023, uma busca em Medline com os termos ("Schizophrenia" OR "Schizophrenic Spectrum Disorders") AND ("rTMS" OR "repetitive transcranial magnetic stimulation" OR "transcranial magnetic stimulation" OR "TBS" OR "theta burst stimulation" OR "transcranial direct current stimulation" OR "tDCS" OR "HD-tDCS" OR "tACS" OR "transcranial alternating current stimulation" OR "tRNS" OR "transcranial random noise stimulation" OR "tES" OR "transcranial electrical stimulation" OR "ECT" OR "electroconvulsive therapy") em inglês, nos últimos 5 anos, localizando 65 estudos. Após, foi feita uma busca de capítulos de livros. Por fim, foi coletado um número razoável de evidências de efeito positivo sobre sintomas em esquizofrenia, ao mesmo tempo sendo detectada presença de alta variabilidade de parâmetros de estimulação que podem explicar a ausência de efeito de alguns estudos.

De todas as técnicas usadas no tratamento da esquizofrenia, a Eletroconvulsoterapia (ECT) é a que tem maior evidência de benefício, especialmente para sintomas positivos,[3] com número necessário para tratar (NNT) de 6 para ECT em esquizofrenia refratária ao tratamento. Algumas evidências também sugerem um possível efeito sobre sintomas negativos e psicopatologia geral, embora esse achado não seja consistente entre todos os estudos.

ELETROCONVULSOTERAPIA (ECT)

A ECT tem evidências de benefício em esquizofrenia e outros transtornos psicóticos resistentes a tratamento, particularmente para a regulação de sintomas positivos. Ainsworth e colaboradores[4] identificaram metanálises datando de 2006 que já mostravam efeito em esquizofrenia refratária ao tratamento, junto com algumas evidências de efeito sobre sintomas negativos e sintomas gerais. Depois disso, o uso da ECT aumentou, essencialmente como adjuvante no tratamento da esquizofrenia. Progressivamente, foi reforçada sua segurança e sua eficácia nesses pacientes. No entanto, apesar de evidências de efeito e de segurança, a ECT ainda não está incluída nas recomendações oficiais de órgãos reguladores como a Food and Drug Administration (FDA) e ainda não foi incorporada à tecnologia de saúde do Sistema Único de Saúde (SUS) no

Brasil. Ainda não se sabe de forma muito clara quais são as interações da ECT com a medicação-padrão na esquizofrenia refratária ao tratamento, a clozapina, e também com outros medicamentos comumente empregados nos casos resistentes, como os anticonvulsivantes. Além disso, tem sido apontada a necessidade de definição mais clara dos parâmetros de aplicação da técnica, como posicionamento de eletrodos, e características do estímulo – largura de onda, frequência, amplitude, duração e carga total para sua maior disseminação.

Historicamente, a prática da ECT em esquizofrenia usa os mesmos parâmetros de tratamento da depressão maior, sem definição clara de validade, apesar de hoje ser conhecida a diferença eletrofisiológica e de conectividade entre as duas condições. Ainsworth e colaboradores[4] estudaram os parâmetros de tratamento nos sintomas psicóticos resistentes em um serviço terciário especializado em psicose resistente ao tratamento na Columbia Britânica, no Canadá, com definição de parâmetros diferentes dos usados para depressão. Nesse estudo, foram realizadas 20 sessões de ECT, com eletrodos bifrontais em 70% dos casos, sendo, destes, perto de 1/3, bitemporal em, 1/3 27%, e 2,5% unilateral direita. A dose elétrica média foi de 224,7 mC, e a duração média da crise em EEG foi de 48,3 segundos. A ECT mostra um efeito claramente significativo quando empregada em pacientes em uso de clozapina, comparada com pacientes usando outros antipsicóticos (que não a clozapina). A ECT em pacientes utilizando anticonvulsivante também foi associada à necessidade de carga mais elevada, mas também a maior mudança comparada com pacientes que fizeram ECT e que não estavam em uso de clozapina nem de anticonvulsivante. Ainda, a ECT feita em pacientes recebendo clozapina junto com um anticonvulsivante foi associada a melhora mais acentuada comparada com pacientes que fizeram ECT sem estar usando clozapina, com ECT sem estar usando anticonvulsivante, pacientes com combinação desses medicamentos que não fizeram ECT, pacientes usando clozapina sem ECT nem anticonvulsivante ou com o tratamento de esquizofrenia sem nenhum dos três (clozapina, anticonvulsivante e ECT). Em relação a subgrupos de sintomas, o mesmo estudo mostrou resultado superior na redução dos sintomas positivos da esquizofrenia quando a ECT foi feita em pacientes com uso de clozapina, mostrando que ECT com clozapina produziu resultado superior sobre sintomas positivos do que o uso de clozapina de forma isolada. Curiosamente, a aplicação de ECT em pacientes com esquizofrenia e que não estavam utilizando clozapina não trouxe benefício adicional, sugerindo um efeito adicional da combinação ECT-clozapina em pacientes altamente refratários. Com relação ao resultado sobre sintomas psiquiátricos gerais (em geral medidos pelo subescore geral da PANSS [Positive and Negative Syndrome Scale]) e dos sintomas totais (medido pelo escore total da PANSS), o efeito da combinação ECT com clozapina mostrou-se superior ao observado em cada um deles isoladamente.

A análise de efeitos sobre sintomas positivos de acordo com a posição de eletrodos mostrou que os pacientes que receberam ECT bifrontal tiveram mudança semelhante aos que receberam bitemporal nos escores de sintomas positivos, detectando um efeito maior com colocação bifrontal. Adicionalmente, não houve ganho de efeito naqueles pacientes que usavam clozapina e receberam colocação bitemporal. Em suma, podemos entender que a combinação ECT-clozapina somente foi vantajosa nos pacientes que receberam estímulo de eletrodos bifrontais, sugerindo que essa pode ser benéfica no controle de sintomas positivos em pacientes com psicose resistente em uso de clozapina. Por sua vez, o posicionamento bitemporal teve um efeito maior sobre a redução nos sintomas negativos somente dentro do subgrupo de pacientes com sintomas depressivos, sugerindo que pacientes com predomínio de sintomas negativos podem ser mais bem ajudados pela ECT bitemporal quando têm, concomitantemente, sintomas depressivos. Além disso, ressalta-se a dificuldade clínica de diferenciar sintomas negativos de sintomas depressivos.

Quanto às características das convulsões, a colocação de eletrodos bifrontais foi associada à necessidade de doses elétricas mais baixas a fim de induzir crise efetiva nos pacientes que estavam em uso de anticonvulsivante, sugerindo que essa pode ser uma estratégia para otimizar a administração de ECT quando é preciso manter o uso de anticonvulsivantes por razões clínicas. Ainda em relação à colocação de eletrodos, foi visto que sua colocação bifrontal provoca menos efeitos cognitivos com doses elétricas mais baixas. Ao todo, esses achados apontam para uma consideração especial do uso da colocação bifrontal em casos de pacientes com combinação de farmacoterapia com antipsicóticos e anticonvulsivantes, especialmente porque essa população, em geral, já vem para tratamento com prejuízo cognitivo. De modo geral, o estudo de Ainsworth e colaboradores[4] forneceram evidências da eficácia clínica da combinação ECT-clozapina em pacientes com psicose altamente refratária, sugerindo que a colocação do eletrodo bifrontal não é inferior à colocação bitemporal para a melhora dos sintomas positivos, podendo exigir doses elétricas mais baixas para atingir convulsões adequadas quando o pacientes está em uso de anticonvulsivantes, enquanto a colocação bitemporal mostra superioridade na redução de sintomas negativos misturados com depressivos. Por fim, foi visto que a continuação dos anticonvulsivantes durante a ECT não resultou em declínio inaceitável na adequação das crises, enquanto o efeito da clozapina no aumento da duração das crises foi modesto.

Sinclair e colaboradores[5] estudaram a interação da ECT com diferentes medicamentos e em diferentes estados mentais em 15 ensaios clínicos randomizados (ECRs) envolvendo 1.285 participantes com diagnóstico de esquizofrenia resistente ao tratamento (1.264 concluíram), com idade média entre 18 e 46 anos, e verificou diferentes desfechos (resposta clínica, mudança no funcionamento cognitivo, abandono precoce, alteração do estado mental geral, alteração no funcionamento geral, número de internações e óbito). Entre os pacientes, 14 de 15 (93,3%) tinham alto risco de viés devido a questões de cegamento. Foram utilizados para 4 comparações: 1) ECT em pessoas com tratamento-padrão comparada com ECT simulada em pessoas com tratamento-padrão; 2) ECT em pessoas com tratamento-padrão comparada com pessoas com antipsicótico adicionado ao tratamento-padrão; 3) ECT em pessoas com tratamento-padrão em comparação com pessoas somente com tratamento-padrão; e 4) ECT sozinha em comparação com antipsicótico sozinho. Para a comparação ECT mais tratamento-padrão com ECT-placebo mais tratamento-padrão, não houve diferença no escore final da Brief Psychiatric Rating Scale (BPRS). No ECT junto com tratamento-padrão com mais tratamento-padrão, não houve diferença de resposta clínica em médio prazo, porém houve efeito positivo da ECT em curto prazo. Quando tratamento-padrão junto com ECT foi comparado com o tratamento-padrão sem ECT, o grupo de tratamento-padrão junto com ECT teve uma resposta clinicamente superior em médio prazo. Quanto à deterioração da memória, o tratamento-padrão junto com ECT mostrou maior prejuízo de memória em curto prazo. Não foi encontrada diferença clara entre os dois grupos citados quanto ao grau de satisfação e de aceitação do tratamento, definido pelo abandono precoce do estudo em médio prazo. A ECT teve efeito superior em médio prazo sobre o estado mental (medido pela BPRS) e sobre o funcionamento geral (medido pela CGI/Avaliação Global de Funcionamento).

Em contraste com a farta publicação de estudos com adultos e idosos, algumas revisões sistemáticas têm também reforçado a utilidade da ECT como um tratamento seguro e eficaz para outros grupos etários, incluindo crianças e adolescentes. Em relação a crianças e adultos jovens, Camsari e colaboradores[6] observaram ganho significativo na redução de sintomas positivos e negativos medidos pela PANSS e CGI em curto e longo prazos (6 meses). O estudo do efeito sobre o *insight* foi impulsionado principalmente por evidências clínicas de aumento na "noção da necessidade de tratamento" relatada em paciente com diagnóstico de esquizofrenia, com alucinações auditivas verbais resistentes a medicamentos, que recebeu ECT bilateral aplicada 3 vezes por semana (pulso de 1 milissegundo; frequência de 60 Hz; duração de 6,0 segundos com carga de 576 mC utilizando propofol e succinilcolina, com variação de tempo de convulsão de 27 a 59 segundos).[7]

Quando comparada a ECT isolada com tratamento com antipsicótico (flupentixol) isolado, não houve diferença de estado mental entre os grupos seja na BPRS ou no funcionamento geral. Na comparação com tratamento-padrão, a ECT mostra resposta clínica superior especialmente no subgrupo de doença resistente ao tratamento. No entanto, não há vantagem ou desvantagem clara e convincente para justificar a adoção do ECT como parte do tratamento-padrão da esquizofrenia, nem de indicar seu uso sem medicação antipsicótica. Desse modo, existe a necessidade de mais evidências de boa qualidade para esse tipo de conclusão.

ESTIMULAÇÃO TRANSCRANIANA DE CORRENTE CONTÍNUA (ETCC)

A ETCC tem a grande vantagem por ser portátil e poder ser utilizada em diferentes locais (ambulatórios, postos de saúde, residenciais terapêuticos, Centros de Atendimento Psicossocial [CAPS] e domicílios), com baixo custo. Contudo, seu uso segue limitado a serviços especializados em intervenções psiquiátricas não invasivas. Em contrapartida, existem vários estudos controlados e metanálises (**Tab. 5.1**) que a consolidam como método seguro e tolerado, com efeitos colaterais leves e transitórios (formigamento e vermelhidão no local da posição dos eletrodos e leve eritema cutâneo; as lesões de pele que podem ocorrer debaixo dos eletrodos são raras e potencialmente tratáveis com a preparação adequada do eletrodo).

■ Tabela 5.1

Revisões sistemáticas e metanálises sobre ETCC, EMT e ECT em esquizofrenia de 2018-2023

Autor	Ano	RS	MA	ETCC	EMT	ECT	Métodos	Tamanho de efeito ES	IC	p
Aleman e colaboradores[8]	2018		x	x	x		EMTr + ETCC EMTr ETCC	0,61 0,64 0,50	0,33 a 0,89 0,32 a 0,96 -0,07 a 1,07	
Blay e colaboradores[2]	2021	x		x	x		X			
Camacho-Conde e colaboradores[9]	2023	x		x	x		EMTr ETCC Sx+/- ETCC Sx- ETCC Cogn	0,64 0,31 0,49	0,41 a 1,04	< 0,0001 < 0,05 < 0,04
Camsari e colaboradores[6]	2018	x		x	x		EMTr CPFDL 10X20 Hz JTPE 10X1 Hz ETCC cogn BL AA (-) ETCC AA (-)			
Cheng e colaboradores[10]	2020	x	x	x			Sx+ Sx(-) Sx(-) AA:	0,17 0,43 0,57 0,36	0,001 a 0,33 0,11 a 0,75 0,14 a 1,00 0,02 a 0,70	
Cho e colaboradores[1]	2022	x		x			Sx(+) Sx(-)	0,17 N.Evid = B	0,001 a 0,33 0,11 a 0,75	

(Continua)

■ **Tabela 5.1**
Revisões sistemáticas e metanálises sobre ETCC, EMT e ECT em esquizofrenia de 2018-2023 *(Continuação)*

Autor	Ano	RS	MA	ETCC	EMT	ECT	Métodos	Tamanho de efeito ES	IC	p
Goh e colaboradores[11]	2022		x		x		Sx G	-1,30	-1,54 a -0,30	< 0,001
							PPG	-0,58	-2,03 a -0,56	0,04
							Sx(+)	0,08	-1,15 a -0,01	0,73
									-0,35 a 0,51	
Gupta e colaboradores[12]	2018	x		x			2 x dia	EFEITO S+Sx/-		
							1 x dia	SEM EFEITO		
Guttesen e colaboradores[7]	2021	x	x	x			ETCC	-0,20	-0,43 a 0,02	0,08
							EMTr	-0,39	-1,04 a 0,25	0,23
Homan e colaboradores[13]	2021		x	x	x		Variabilidade Est	0,32	0,21 a 0,42	
Hyde e colaboradores[14]	2022	x	x	x	x		EMTr			
							Sx+	-0,11	-0,33 a 0,11	
							Sx-	-0,49	-0,73 a -0,26	
							Sx G	-0,50	-0,66 a -0,33	
							AA	-0,19	-0,36 a -0,02	
							E+TUD	-1,46	-3,35 a 0,42	
							ETCC			
							Sx+	-0,12	-0,33 a 0,08	
							Sx G	-0,63	-1,03 a -0,23	
							AA	-0,42	-0,81 a -0,02	
							TUS	-0,73	-1,00 a -0,46	

(Continua)

Neuromodulação não invasiva na esquizofrenia 57

■ Tabela 5.1

Revisões sistemáticas e metanálises sobre ETCC, EMT e ECT em esquizofrenia de 2018-2023 *(Continuação)*

Autor	Ano	RS	MA	ETCC	EMT	ECT	Métodos	Tamanho de efeito ES	IC	p
Kennedy e colaboradores[15]	2018		x	x	x		ETCC			
							ALUC	0,28	0,38 a 77,11	
							Sx+	0,10	0,59 a 42,30	
							Sx-	0,63	0,02 a 69,70	
							Sx TOTAL	0,48	0,12 a 72,94	
							EMTr			
							AA	0,51	0,0001 a 58,81	
							Sx+	0,28	0,13 a 87,87	
							Sx-	0,49	0,01 a 86,60	
							Sx TOTAL	0,29	0,06 a 78,63	
Kallei e colaboradores[16]	2016	x		x						
Jiang e colaboradores[17]	2022		x	x						
Johnstone e colaboradores[18]	2022	x		x	x					
Kekic e colaboradores[19]	2016	x		x						
Kedzior e colaboradores[20]	2016	x			x		DTMS			

(Continua)

■ **Tabela 5.1**

Revisões sistemáticas e metanálises sobre ETCC, EMT e ECT em esquizofrenia de 2018-2023 *(Continuação)*

Autor	Ano	RS	MA	ETCC	EMT	ECT	Métodos	Tamanho de efeito ES	IC	p
Kim e colaboradores[21]	2019		x	x			AA pptg AA 2 x dia AA >=10 X Sx+ Sx- Sx- ≥10 X	0,501 0,009 0,03 0,27 0,41	0,4 a 0,86 -0,09 a -1,09 0,20 a -1,89 0,22 a -1,51 -0,24 a -0,31 -0,09 a -0,62 0,01 a -0,81	0,10 0,81 0,02 0,14 0,04
Kostova[22]	2020		x	x			COGNIÇÃO	0,49		
Lee e colaboradores[23]	2018	x	x	x			AA	-0,26	-0,70 a 0,18	
Lee e colaboradores[24,25]	2022	x	x	x			PPG PÓS PPG 1 mês	0,31 0,15	0,05, 0,57 -0,12, 0,42	
Li e colaboradores[26]	2020		x		x		AA 2 mA ETCC CPFDLE/JTP	(+)		

(Continua)

■ Tabela 5.1

Revisões sistemáticas e metanálises sobre ETCC, EMT e ECT em esquizofrenia de 2018-2023 *(Continuação)*

Autor	Ano	RS	MA	ETCC	EMT	ECT	Métodos	Tamanho de efeito ES	IC	p
Liu e colaboradores[27]	2021	x	x	x			Freq AA F(1,20)	3,001		0,044*
							Realidade AA F(1,20)	0,126		0,724
							Sofrimento com AA F(1,20)	0,155		0,720
							Altura AA F(1,20)	0,711		0,030*
							Número AA F(1,20)	5,532		0,033*
							Extensão AA F(1,20	3,845		0,169
							Saliência At AA F(1,20)	0,712		0,423
							Sx+ F(1,23)	0,789		0,424
							Sx- F(1,23)	0,779		0,420
							Sx PG F(1,23)	0,709		0,040
							Sx Total F(1,23)	4,169		0,569
							AA F(1,23)	0,796		0,615
							CGI-S Gravidade F(1, 27)	0,260		0,605
							CGI-S Melhor F(1,23)	0,28		
Limori e colaboradores[28]	2019	x								
Mehta e colaboradores[29]	2019		x				AA	0,34	0,29 a 0,51	
							Sx- WM		0,49 a 0,64	
Marzouk e colaboradores[30]	2020	x			x				Sx =	
Moffa e colaboradores[31]	2018	x		x						
Mondino e colaboradores[32]	2018	x		x			AA			

(Continua)

■ Tabela 5.1

Revisões sistemáticas e metanálises sobre ETCC, EMT e ECT em esquizofrenia de 2018-2023 *(Continuação)*

Autor	Ano	RS	MA	ETCC	EMT	ECT	Métodos	Tamanho de efeito ES	IC	p
Narita e colaboradores[33]	2020	x	x	x			COGNIÇÃO			
							WM	0,49	0,16 a 0,83	0,27
							Vel Proc	0,29	-0,22 a 0,81	0,24
							Atenção/Vig	0,23	-0,15 a 0,61	0,11
							Aprend Verbal	0,29	-0,06 a 0,62	0,38
							Aprend Visual	0,16	-0,20 a 0,52	0,77
							Solu. Problema	0,05	-0,29 a 0,39	
Osegawa e colaboradores[34]	2018	x	x	x	x		Sx-			
							EMTr	0,19	0,07 a 0,32	
							ETCC	0,5	0,02 a 0,97	
Phelan e Sigala[35]	2022	x	x		x		*Insight*	1,153	0,61 a 1,70	
Rosson e colaboradores[36]	2022						ECT	0,88	0,31 a 1,45	
							EMTr	0,42	0,06 a 0,78	
							ETCC	0,45	0,06 a 0,84	
Shishkovskaia e colaboradores[37]	2022	x		x			LING			
Sinclair e colaboradores[5]	2019	x	x			x	ERT			
Siskind e colaboradores[38]	2018	x	x				CZ			
Siskind e colaboradores[39]	2019	x	x		x		CZ			

(Continua)

■ **Tabela 5.1**

Revisões sistemáticas e metanálises sobre ETCC, EMT e ECT em esquizofrenia de 2018-2023 (*Continuação*)

Autor	Ano	RS	MA	ETCC	EMT	ECT	Métodos	Tamanho de efeito ES	IC	p
Sloan e colaboradores[40]	2021		x	x	x		MEM EMT	0,112 a 0,080	-0,082 a 0,305	0,257
							MEM tES	0,233	-0,117 a 0,277	0,427
							W.MEM EMTr	-0,016	-0,212 a 0,678	0,305
							W.MEM tES		-0,204 a 0,173	0,871
Sun e colaboradores[41]	2021		x	x	x		ETCC WM	0,34	0,03 a 0,65	0,03
							ETCC PPIG	-0,29	-0,61 a 0,03	0,07
							ETCC QQ	0,80	0,39 a 1,66	0,56
Tseng e colaboradores[42]	2022	x	x	x	x		Sx- TRN	-2,19	-3,36 a -1,02	
							Sx- iTBS	-1,32	-1,88 a -0,76	
							Sx- ETCC ANODAL	-1,28	-2,55 a -0,02	
							Sx- EMTr AF	-0,43	-0,68 a -0,18	
							Sx- EMTr MAF	-0,45	-0,79 a -0,12	
Wang e colaboradores[43]	2018		x			x	CZ	-0,88	-1,33 a -0,44	0,0001
							Av. Final	-1,44	-2,05 a -0,84	< 0, 0001
							ECT	1,94 a 1,66	1,59 a 2,36	< 0,0001
							Av. Final	3,28	1,38 a 1,99	< 0,0001
							Rem Pós-ECT	1,80	1,80 a 5,99	0,0001
							Final	16,10	1,39 a 2,35	< 0,001
							Mm.A-RE	4,03	4,53 a 57,26	0,005
							CEFALEIA		1,54 a 10,56	
Ward e colaboradores[44]	2018	x				x	MAN			
Yamada e colaboradores[45]	2022	x		x			REC.EM			

(*Continua*)

■ **Tabela 5.1**

Revisões sistemáticas e metanálises sobre ETCC, EMT e ECT em esquizofrenia de 2018-2023 *(Continuação)*

Autor	Ano	RS	MA	ETCC	EMT	ECT	Métodos	Tamanho de efeito ES	IC	p
Yang e colaboradores[46]	2018		x	x			AA ToM	0,12	-0,15 a 0,40	0,010
							Inibitório	0,03	-0,27 a 0,33	0,012
							Excitatório	0,58*	0,05 a 1,10	0,539
							JTP	0,26	-0,04 a 0,56	0,003
							CPFDL	-0,09	-0,71 a 0,53	0,04
							CPFDM	0,992	-0,44 a 0,52	0,875
							False-belief	0,10	-0,21 a 0,41	0,010
							Atr. Intenção	-0,10	-0,57 a 0,37	0,912
							Compreensão de Ação	0,82*	0,34 a 1,30	0,611
							JTP	-0,14	-0,74 a 0,46	0,001
							CPFDL(+GFI)	0,28	-0,35 a 0,91	0,716
							CPFDM R. em	0,22	-0,07 a 0,52	0,004
							faux-pas	0,32	-0,06 a 0,69	0,950
								-0,08	-0,50 a 0,35	
Yang e colaboradores[47]	2019		x	x			AA Total	1,33		0,18
							AA Só FP	0,19		0,007
Yu e colaboradores[48]	2020	x	x	x			Sx-	-0,14	-0,33 a 0,05	
							HF,2xd	-0,31	-0,58 a -0,05	
							PREJ COGN	-0,21	-0,46 a 0,04	
Yeh e colaboradores[49]	2023	x	x				PPG ECT	-4,32	-5,43 a -3.,1	
							EMTr –	0,90	-1,69 a -0,12	
							Sx+ ECT –	5,18	-5,86 a -4,49	

Siglas: AA: alucinações auditivas; CPFDL: córtex pré-frontal dorsolateral; CPFDM: córtex pré-frontal dorsomedial; ECT: eletroconvulsoterapia; EMTr: estimulação magnética transcraniana repetitiva; ERT: esquizofrenia refratária ao tratamento; ETCC: estimulação transcraniana de corrente contínua; GFI: giro frontal interno; HF: alta frequência; JTPE: junção temporoparietal esquerda; LING: linguagem; PPG: psicopatologia geral; WM: memória de trabalho (*working memory*); Sx+: sintomas positivos; Sx-: sintomas negativos.

Os efeitos da ETCC foram medidos em diferentes desfechos no tratamento da esquizofrenia, descritos a seguir.

EFEITO SOBRE PSICOPATOLOGIA GERAL

Uma metanálise de Li e colaboradores[50] identificou, em 2022, melhora de sintomas positivos e negativos em 26 estudos com um total de 28 pacientes com o diagnóstico de esquizofrenia. Nos mesmos 26 estudos foi colocado o eletrodo estimulador (ânodo) na região frontal esquerda (CPFDLE/F3), ou em um ponto intermediário entre frontal e frontopolar (F3 e FP1), e o cátodo no hemisfério direito (junção ou frontopolar/FP2, ou região orbital superior contralateral direita). Em 20 de 28 estudos foram utilizados eletrodos de 25-35 cm². A intensidade da corrente em 26 estudos foi de 2 mA e, nos demais, 1 mA. A duração da estimulação foi de 20 minutos/sessão em 26 estudos, 30 minutos em 1 estudo e 15 minutos em 1 estudo. Quase todos os estudos adotaram múltiplas sessões de estimulação (de 5 a 20 sessões), e apenas 2 utilizaram uma única sessão de ETCC. Ficou evidente que um número maior de sessões de ETCC trouxe melhor efeito sobre os sintomas, indicando que a aplicação repetida seria uma estratégia terapêutica superior (os estudos clínicos de sessão única de ETCC que tiveram efeito utilizaram 2 mA). Em suma, sessões múltiplas de 2 mA com ânodo em CPFDLE ou junção temporoparietal esquerda mostraram maior efeito sobre os sintomas em pacientes com esquizofrenia.

ETCC PARA SINTOMAS POSITIVOS

Os estudos que aplicaram pelo menos 2 sessões por dia com 10 ou mais sessões com o ânodo em F3 e o cátodo em TP3 mostraram efeito clínico sobre sintomas positivos de alucinações verbais.[1] Por sua vez, ECRs que aplicaram ETCC bilateral ou ETCC com eletrodos em lobos frontais, com ânodo à esquerda (F3) e cátodo à direita (F4 ou Fp2), não mostraram resultados significativos tanto sobre sintomas positivos quanto para sintomas negativos. Igualmente, o posicionamento de ânodo em frontal esquerdo (F3) e o cátodo sobre o córtex temporoparietal esquerdo (TP3) não reduziu a gravidade dos sintomas positivos. Entretanto, essa falta de efeito pode ser atribuída à limitação de frequência baixa (uma única sessão por dia), uma vez que o uso de 2 sessões diárias produziu efeito. De forma geral, existe evidência de metanálise[7] de necessidade de um número maior de ECRs envolvendo maior tamanho de amostra, maior dose, maior número de sessões de estimulação (2 ou mais vezes por dia), e maior tempo de seguimento para melhor avaliação da relação dose-efeito e dose-duração de efeito.

No que toca ao local de colocação de eletrodos, diferentes metanálises[7,10,51] apontam para o posicionamento do ânodo no CPFDL e do cátodo na JTP, com corrente de 2 mA aplicada por 20 minutos ou mais, 2 ou mais vezes por dia e por 10 ou mais sessões para a indução de efeito sobre sintomas positivos, incluindo as alucinações auditivas.

Esse efeito extensamente demonstrado em adultos não foi repetido em adolescentes com esquizofrenia de início na infância,[6] apesar de demonstrar boa tolerabilidade.

Quanto ao número maior de sessões por dia, nos últimos anos sua importância aumentou, sendo demonstrada por novas metanálises envolvendo mais de 15 ECRs com grande número de participantes, a maioria mostrando efeito sobre alucinações verbais auditivas com 2 sessões diárias por 10 ou mais sessões, e sugerindo possíveis efeitos sobre grupos maiores de sintomas, como sintomas negativos e positivos, além de alucinações. A questão de dose-efeito também foi estudada em maior detalhe, mostrando que a dose de cada sessão não seria tão importante quanto o número de sessões por dia e o número de sessões ao todo.[51] Quando aplicada 2 ou mais vezes ao dia e/ou por 10 ou mais sessões, houve efeito positivo, e quando feita 1 sessão ao dia e/ou 10 ou menos sessões de estimulação, não houve efeito.

Quanto ao tipo sintomas positivos modificados, foi observado que a ETCC reduziu tanto o volume quanto o número de vozes diferentes. Entretanto não modificou a frequência, a duração, a realidade, a saliência da atenção e o nível de sofrimento com as vozes. No que toca à duração do efeito, foi visto que aqueles que melhoraram ao final da série frequente mantiveram o efeito no acompanhamento de 1 semana, 1 mês e de 3 meses. Hansbauer e colaboradores[52] avaliaram o efeito da ETCC em catatonia utilizando estímulo em CPFDL, concluindo que ela pode ser benéfica naqueles pacientes que não responderam previamente a benzodiazepínicos.

Com base nesses achados, a diretriz atual especifica o uso da ETCC com o ânodo sobre F3 e o cátodo sobre JTP como a montagem que provavelmente é eficaz (nível B de evidência) para reduzir sintomas positivos. Apesar do baixo nível de evidência, a ETCC não deve ser abandonada no tratamento de alucinações verbais auditivas resistentes ao tratamento, uma vez que mostrou eficácia nos protocolos mais intensivos e com número maior de sessões nas posições anteriormente citadas.

■ SINTOMAS NEGATIVOS

A ETCC mostrou efeito significativo sobre sintomas negativos quando envolvendo 2 ou mais sessões por dia por 10 ou mais sessões,[8,10,15] 10 com ânodo e cátodo em F3 e TP3, com manutenção do efeito por até 12 semanas.

■ SINTOMAS COGNITIVOS

Existe evidência conflitiva de efeitos de ETCC sobre prejuízo cognitivo. Em mais de 30 estudos identificados verificando seu efeito sobre memória de trabalho, função executiva, cognição social e aprendizagem, em geral com estimulação anodal de regiões frontais, o tamanho de efeito médio foi de 0,49, sem evidência de viés. Apesar de sugerir eficácia potencial da ETCC para prejuízo cognitivo, várias questões importantes precisam ser consideradas na avaliação desses achados. Em primeiro lugar, perto de um terço desses estudos relata ausência de mudança na cognição de pacientes com esquizofrenia. Apesar de diferir consideravelmente no desenho experimental e nos protocolos de estimulação, não foi identificado nenhum parâmetro específico de ação clara sobre o funcionamento cognitivo. Uma possibilidade para essa ausência de parâmetro específico seria ligada à questão de estado do sujeito durante a estimulação, e também variáveis clínicas (estágio da doença, medicação).

Embora alguns estudos tenham sugerido que a ETCC em córtex pré-frontal pode melhorar a cognição em pacientes com esquizofrenia, uma metanálise de Cheng e colaboradores[10] mostrou ausência de efeito desse protocolo sobre a cognição, a memória de trabalho e os erros de monitoramento.[22]

■ APRENDIZAGEM

Os efeitos da ETCC na aprendizagem produziram resultados conflitantes. Kostova e colaboradores[22] identificaram estudos sobre o aprendizado de probabilidade com estímulo de 2 mA anodais sobre o CPFDLE e não encontrou diferença significativa entre ETCC anodal e placebo, enquanto o estudo do efeito sobre a aprendizagem baseada em *feedback* com estimulação anodal de 1,5 mA sobre o córtex frontal medial mostrou melhora na precisão da memória, no tempo de reação e no aprendizado verbal.

■ CONTROLE COGNITIVO E ATENÇÃO

Oito estudos localizados por Kostova e colaboradores[22] examinaram os efeitos da ETCC na atenção. Dois estudos utilizaram estimulação anodal no CPFDLE, e os demais no córtex parietal posterior direito (CPPD) e córtex frontal medial, com o catódico no córtex temporal bilateral. A estimulação anodal nessas montagens reduziu erros antissacádicos e o tempo de reação no teste de Stroop, mas não melhorou a atenção visual, o escore total do teste de Stroop, nem os escores do teste das trilhas (trail test/TT). Outro estudo de estimulação anodal[53] de córtex frontal medial (CFM) aplicado junto com uma tarefa visual aumento a precisão e o tempo de reação. Curiosamente, a estimulação tanto catódica quanto anodal em córtex temporal melhorou escore de teste de reconhecimento de emoções. Estudos adicionais com estimulação anodal sobre o CPFDL mostraram ganhos no reconhecimento de emoção em fotografias de faces. Nenhum estudo demonstrou efeito significativo sobre a cognição social (seja com ânodo ou cátodo aplicado em F3), porém a estimulação catódica sobre o CPFDLE produziu ganho significativo na capacidade de distinção de gestos de pessoas.

■ QUESTÕES PRESENTES EM RELAÇÃO À ETCC PARA EFEITO SOBRE A COGNIÇÃO EM ESQUIZOFRENIA

Na comparação entre estudos que relataram achados positivos e os que não os relataram, foi detectada diferença na intensidade do estímulo utilizado, no delineamento do estudo, no número de participantes e/ou no número de sessões, com algumas sugestões de explicação:

a Número de sessões: os protocolos de múltiplas sessões por dia mostraram superioridade em relação aos de sessão única, especialmente no efeito sobre aprendizagem e memória. Múltiplas sessões por dia produzem efeitos mais benéficos do que intervenções com intervalos de mais de 24 horas, sugerindo que existe um efeito cumulativo de "dose" na redução de alucinações auditivas e de outros sintomas positivos. Esse efeito cumulativo pode explicar a variabilidade encontrada entre diferentes estudos da eficácia de ETCC sobre alucinações e outros sintomas positivos. Esse efeito poderia ser testado com protocolos que comparassem diferentes doses de corrente, amplitude e frequência de estímulo tanto sobre sintomas positivos quanto negativos.

b Áreas-alvo de estimulação: Apesar de a maioria dos estudos ter utilizado estímulo anodal em áreas frontais, não está claro que isso seja mais eficaz do que estímulo em outros locais. Embora já esteja bem definido que na esquizofrenia existem déficits de ativação de córtex frontal,[54] sabe-se também que os prejuízos de algumas dimensões, como a memória de trabalho, não se encontram confinados às regiões frontais, estendendo-se também a prejuízo em áreas sensoriais, por exemplo.[55] Consequentemente, é possível que haja uma variação entre o melhor local de estimulação em esquizofrenia. Uma questão que deve ser revista envolve o uso exclusivo da estimulação anodal, empregada com a premissa da necessidade de aumento da excitabilidade neuronal, na esquizofrenia.[56] Evidências mais recentes mostram que na esquizofrenia ocorre um desequilíbrio entre estimulação e inibição[57] que se modifica ao longo dos estágios da doença. Existem evidências de que em estágios iniciais da doença há um aumento da excitabilidade das redes cerebrais, ocorrendo o oposto nas fases tardias. Dessa forma é possível que os parâmetros de estimulação e de modulação devam ser modificados de acordo com a fase da doença.

■ EFEITOS DA ETCC NO *INSIGHT* CLÍNICO

Os estudos de ETCC sobre o *insight* se concentraram em dois subtipos de *insight*: o clínico e o cognitivo. O *insight* clínico se refere à consciência que a pessoa tem de ter uma doença mental grave, sendo capaz de atribuir seus sintomas à doença, aceitar a necessidade de tratamento e estar ciente das consequências negativas de seu transtorno sobre o funcionamento social e ocupacional. Já o *insight* cognitivo se refere à capacidade de avaliar intelectualmente suas próprias experiências anômalas e de corrigir suas crenças e interpretações errôneas. O *insight* clínico envolve dois subcomponentes: a capacidade de autorreflexão e a capacidade de resistir à tendência de ter certeza excessiva sobre as próprias crenças. A maioria dos estudos sobre *insight* utilizou a montagem de estímulo anodal em córtex pré-frontal esquerdo com o cátodo na junção temporoparietal esquerda, com sessões de 20 minutos realizadas 2 vezes ao dia, durante 5 dias, em um total de 10 sessões. Esses estímulos melhoraram a consciência de ter doença, a consciência de ter sintomas positivos e negativos e a consciência da necessidade de tratamento, com evidência de um efeito global sobre o *insight* clínico.

Blay e colaboradores[2] fizeram uma revisão sistemática dos diferentes testes de aferição de *insight* clínico e *insight* cognitivo, mostrando uma multiplicidade de formas de medir *insight*.

O *insight* clínico foi determinado por pelo menos 6 escalas diferentes: 3 estudos utilizaram a Escala de Avaliação de Falta de Noção de Doença Mental (Scale for Assessment of Unawareness of Mental Disorder/SUMD), 3 estudos usaram a Escala de *Insight* de Birchwood (Birchwood Insight Scale/BIS), 2 empregaram a Escala de Avaliação de *Insight* (Schedule for Assessment of Insight/SAI), 2 utilizaram o Questionário de Noção de Doença (Self-Appraisal of Illness Questionnaire/SAIQ) e outros 2 usaram a Escala de *Insight* de Psicose de VAGUS em 2 formatos (de avaliação pelo clínico/clinician rate/CR e de autorrelato/ self report/SR). Dois estudos utilizaram o item G12 da Escala PANSS ("lack of judgement and insight"). Ao todo foram localizados 5 ECRs, 2 ensaios clínicos abertos e 2 relatos de caso de efeito da ETCC em *insight* clínico. A maioria utilizou estímulo de 2 mA por 20 minutos, somando 10 sessões, 2 vezes ao dia, separadas por pelo menos 2 horas, em 5 dias consecutivos. Dos 5 ECRs, 3 utilizaram a mesma amostra de pacientes, com o relato de diferentes escalas, todos utilizando o ânodo sobre o córtex pré-frontal dorsolateral esquerdo (CFDLE) entre as posições F3 e FP1 do sistema EEG internacional 10/20 e o cátodo sobre a junção temporoparietal esquerda (definida pela metade da distância entre T3 e P3). Foi identificada uma melhora significativa na consciência da doença e na consciência dos sintomas positivos da SUMD a partir do dia 5, mantida no primeiro mês, mas perdida ao longo de 3 meses. Ocorreu também aumento da noção de necessidade de tratamento e da noção de presença e de efeitos da doença a partir do dia 5, com redução progressiva do efeito do primeiro ao terceiro mês. Houve também melhora na noção de ter prejuízo de julgamento e de *insight* (medida pelo do item da PANSS-G12). Entretanto, essa mudança perdeu significância estatística após o ajuste para múltiplas comparações, para duração da doença e para gravidade basal da depressão. Também foi observada melhora do *insight* clínico junto com melhora de alucinações auditivas em 2 relatos de caso com estímulo frontotemporal e em 2 ensaios clínicos abertos. Dois ECRs utilizaram eletrodos de forma inversa, estimulando hemisfério direito e inibindo hemisfério esquerdo, sendo um biparietal (ânodo e cátodo em P4 e P3, respectivamente),[21] e outro bifrontal (ânodo e cátodo em F4 e F3, respectivamente), sendo que nenhum mostrou efeito significativo. Outro ECR explorou estimulação bilateral com múltiplos eletrodos,[58] sendo 2 ânodos entre F3 e Fp1 e entre F4 e Fp2, e 2 cátodos extracefálicos em antebraços, com melhora significativa do *insight* clínico no dia 5 na "consciência dos sintomas positivos" do SUMD, mantido por 3 meses. Já o item "consciência da doença" foi mantido por 1 mês, mas perdido em 3 meses, e o item "consciência de sintomas negativos" perdeu efeito já no primeiro mês. Não foi detectado efeito significativo no *insight* autorrelatado, avaliado pelo SAIQ. Finalmente, um ensaio clínico aberto que utilizou um tipo novo de eletrodos de alta definição (high-definition/HD-ETCC) com posicionamento mais complexo também detectou melhora significativa do *insight* clínico medido pelo clínico na escala VAGUS-CR após 10 sessões de 2 mA por 20 minutos, 2 vezes ao dia, por 5 dias.

Esse estudo utilizou eletrodos em formato de anel de 4 × 1 cm na junção temporoparietal esquerda e eletrodos de retorno colocados ao redor em frontocentral esquerdo/FC3, frontotemporal esquerdo/FT7, parieto-occipital esquerdo/PO7 e parietal esquerdo/P1. A melhora no *insight* observada após o protocolo de alta definição (HD-ETCC) foi associada a melhora nos sintomas depressivos avaliados pela Escala de Depressão de Montgomery-Åsberg (MADRS).

O *insight* cognitivo foi medido pela Escala Beck de *Insight* Cognitivo (Beck Cognitive Insight Scale, BCIS) em 3 ECRs. Um deles, de Chang e colaboradores,[58] mostrou efeito de tamanho moderado da estimulação frontotemporal (metade da distância entre frontal esquerdo e junção temporoparietal/F3-JTP) no BCIS com 10 sessões, 2 vezes por dia, com perda de efeito no primeiro mês. A mudança no *insight* cognitivo foi positivamente correlacionada com a mudança na capacidade de planejamento medida pelo teste da Torre de Londres. Por sua vez, a estimulação bifrontal não trouxe efeito significativo sobre o *insight* cognitivo, independentemente do número de sessões.

■ DISCUSSÃO DE EVIDÊNCIAS DE ETCC

Os resultados das diferentes metanálises sugerem que a ETCC melhora sintomas positivos e negativos e *insight* quando aplicada 2 ou mais vezes por dia com estimulação à esquerda (anodo frontal F3 ou FP1 e cátodo em junção temporoparietal esquerda). Esse efeito em geral é observado no primeiro mês, mas se perde após 1 a 3 meses. Existe grande variabilidade de sintomas-alvo, incluindo uma ampla gama de comportamentos que afetam a funcionalidade dos indivíduos, como, por exemplo, baixo *insight*, ansiedade, preocupações somáticas e retardo motor, podendo estar associados a diferentes mecanismos e circuitos neurais, afetando diferentes regiões corticais. Isso faz com que o estímulo de uma área afete outras áreas e resulte em efeitos sobre diferentes sintomas, independentemente do efeito sobre o sintoma-alvo de interesse. Assim, o impacto da ETCC também pode variar de acordo com diferentes aglomerados de sintomas (i. e., diferenças individuais), fazendo com que diferenças individuais basais nos sintomas e/ou grupos de sintomas modifiquem a eficácia dos tratamentos de estimulação cerebral.

Uma consideração adicional se refere à possibilidade de subnotificação de estudos com resultados nulos, o que aumentaria a chance de inclusão de estudos positivos em uma metanálise, mesmo com os cuidados estatísticos de ajuste para viés de publicação, além do problema do chamado "viés de publicação",[59] pela baixa análise de um perfil mais detalhado de sintomas, e dos usualmente estudados de alucinações e de sintomas negativos, devido ao baixo interesse no estudo dos sintomas gerais de psicopatologia como alvos de tratamento.

Por fim, é preciso considerar que, embora a ETCC seja uma ferramenta promissora para modificar sintomas clínicos da esquizofrenia, seus efeitos se mostram temporários e parecem necessitar de algum grau de continuidade após a série intensiva de 2 sessões por dia. Essa situação não é diferente dos efeitos dos tratamentos farmacológicos, que também não são permanentes e, na maioria das vezes, necessitam manutenção da mesma dose para persistência do efeito clínico. Assim como na farmacoterapia, parece haver evidência de necessidade de manutenção de estimulação, apesar de não estar claro se a manutenção deve ser feita nas mesmas dose, potência ou frequência utilizadas na indução do efeito. Também é importante considerar a existência de diferenças individuais na resposta à estimulação cerebral para personalizar os tratamentos, seja na diferença de circuitos cerebrais, de sintomas e de estágio de doença. Ainda são necessários mais estudos para esclarecer a dosagem ideal para indução e manutenção, a localização ideal da estimulação, e a definição de diferenças individuais na resposta à ETCC.

ESTIMULAÇÃO MAGNÉTICA TRANSCRANIANA REPETITIVA (EMTr)

A EMTr convencional pode aumentar ou diminuir a atividade cortical, dependendo da frequência usada para administrar pulsos magnéticos. Em alta frequência (10 ou 20 Hz), aumenta a atividade cortical, e, em baixa frequência (1 Hz), a reduz. Diferentemente do seu uso na depressão, que iniciou em pessoas com ausência de resposta a um único tratamento com medicação, a estimulação magnética na esquizofrenia foi inicialmente estudada em pacientes com sintomas difíceis de tratar,[60] como em casos de alucinações auditivas persistentes, sintomas negativos e prejuízos cognitivos, devido ao esgotamento e à limitação de tratamentos para essas condições. A pressuposição era a mesma dos quadros depressivos, em que a estimulação repetida provocava um efeito neuromodulador que levava a mudança comportamental de acordo com o local e o padrão de estimulação. Assim, a escolha dos locais e parâmetros de estímulo (potência, frequência, duração) na esquizofrenia se deu levando em conta o conhecimento da neurobiologia desses sintomas. Inicialmente foi estudada no controle de alucinações auditivas resistentes, sendo depois estendida para o tratamento de outros sintomas positivos, como delírios e desorganização do curso de pensamento, e, por fim, na remediação de sintomas de déficit e prejuízo em diferentes dimensões, como *insight*, noção de doença, iniciativa, habilidade de interação social e cognição. O conhecimento inicial de que as regiões cerebrais de processamento de fala e os lobos temporais bilaterais estão hiperativados durante alucinações auditivas contínuas levou aos primeiros estudos com uso de baixas frequências (1 Hz) a fim de reduzir a atividade cortical exagerada dessas regiões e, possivelmente, as alucinações.

De forma geral, o método mais comum, e talvez o que se mostrou mais eficaz entre todos os protocolos de estimulação para esquizofrenia, foi o da estimulação de baixa frequência (1 Hz) sobre o córtex temporoparietal esquerdo. Esse protocolo, no entanto, mostrou efeito limitado sobre outros sintomas psicóticos que não as alucinações auditivas, além de mostrar duração de efeito limitada, em geral de 4 a 6 semanas. Isso levou à consideração adicional de manutenção de tratamento, seja com a mesma estimulação, seja com estimulação diferente da inicial (como protocolos de estímulo de manutenção com corrente elétrica) ou, mais comumente, com antipsicóticos. No caso de sintomas psicóticos ainda não está claro o benefício do tratamento de manutenção com EMTR, tampouco está claro se os parâmetros de manutenção devem ser os mesmos ou diferentes daqueles usados nas sessões de indução de efeito. Sabe-se que pacientes mais jovens, do sexo feminino, utilizando doses mais altas de antipsicóticos, com crânio mais fino, com menor distância entre couro cabeludo e córtex temporal e apresentando maior fluxo sanguíneo cerebral no local de estimulação no início do tratamento apresentam resposta em tempo mais curto (menos do que 3 semanas). Pacientes com alucinações com alta saliência emocional também têm melhor resposta à estimulação com baixa frequência (1 Hz) no lado direito. Embora algumas dessas evidências sejam plausíveis do ponto de vista neurofisiológico, outras, como, por exemplo, maior resposta a tratamentos curtos do que a tratamentos longos, são de fato contraintuitivas, exigindo uma investigação mais sistemática. De qualquer forma, os resultados inicias da EMTr em esquizofrenia são promissores e abriram caminho para a exploração de pelo menos 6 diferentes formas para aumentar a eficácia e a durabilidade de seus efeitos: a) estímulos de alta frequência (20 Hz) no lado esquerdo (córtex temporoparietal); b) estímulos de baixa frequência (1 Hz) com preparação prévia (*priming*) de alta frequência; c) neuronavegação integrando ressonância magnética estrutural e funcional para escolha de alvo; d) estimulação em rajadas (*theta burst*) contínuas ou intermitentes; e) estímulo bilateral; f) estímulo com bobinas especiais para maior penetração de campos magnéticos. Essas diferentes formas de tratamento têm apresentado resultados mistos e ainda não estão adequadamente padronizadas para uso clínico generalizado.

Efeitos em subgrupos de sintomas: A EMTr já mostrou tamanho de efeito médio nos sintomas negativos,[14] apesar de evidências dos estudos mostrarem variabilidade e heterogeneidade. Nos sintomas positivos, em particular nas alucinações auditivas, mostrou efeito mais homogêneo, sendo que nos demais sintomas positivos teve efeito mais variado, em alguns casos com piora de até 35% de gravidade. Entretanto, protocolos modificados, como o de estimulação teta intermitente adjuvante aos antipsicóticos/iTBS, produziram efeito sobre alucinações auditivas[11] (8 estudos, 315 pacientes, SMD = -0,92, 95% CI [-1,54, -0,30], p = 0,004, I 2 = 84%) e sobre psicopatologia geral (7 estudos, 305 pacientes, SMD = -0,58, 95% CI [-1,15, -0,01], p = 0,04, EU2 = 82%).

Parâmetros de estimulação na esquizofrenia: Nos 30 estudos da metanálise de Kennedy, os locais de estímulo mais comuns foram a JTP (n = 17) e o CPFDL (n = 11). Os parâmetros de frequência de pulso em esquizofrenia variaram de 1 a 50 Hz, e o número de sessões de 4 a 30, com duração de 2 a 28 dias. O uso do *priming* (estimulação com alta frequência [6-8 Hz] precedendo a aplicação com baixa frequência [1 Hz]) não mostrou vantagem no controle de alucinações.[61] O estímulo bilateral[62] demonstrou diminuição significativa nas alucinações.

Fatores associados a mudança com EMT: Houve uma pequena redução na resposta global com o aumento da idade (p 0,03) e da dose do antipsicótico (p 0,03). Nos sintomas negativos, a resposta foi mais alta com frequência de pulso mais alta (> 10 Hz), maior intensidade de estímulo (100-110% do limiar motor) e posicionamento sobre região cortical pré-frontal esquerda. Paradoxalmente, o maior efeito sobre sintomas

Neuromodulação não invasiva na esquizofrenia 71

negativos trouxe piora dos sintomas positivos (todos p < 0,03), especialmente se usada frequência acima de 20 Hz (p 0,0008), intensidade acima de 110% do limiar motor (p 0,001), duração superior a 3 semanas (p 0,01) e estimulação em córtex pré-frontal (p = 0,006). Um achado curioso é que os estudos mais recentes com amostras maiores mostram tamanho de efeito menor7 do que os relatados em análises anteriores com amostras menores com efeitos maiores,[63,64] tamanho de efeito perto de 0,8).

Subgrupos especiais de pacientes: A maior parte dos estudos tem sido feita na esquizofrenia resistente ao tratamento, ou esquizofrenia refratária, na qual os tratamentos usuais têm pouco efeito. Por sua vez, a EMTr tem sido pouco estudada nos casos iniciais da doença (ainda não definida se refratária ou não), em esquizofrenia infantil e em pacientes grávidas, bem como nos casos de manutenção.

Apesar de tamanho limitado de efeito, a melhora de altura e frequência pode ter efeito importante sobre a qualidade de vida dos pacientes com esquizofrenia, mesmo que a remissão completa não seja obtida depois do tratamento. Além disso, a EMT apresenta segurança e bom perfil de tolerabilidade.

Efeito sobre sintomas cognitivos: Os resultados da análise combinada de parâmetros cognitivos (fluência verbal, *span* de dígitos para a frente e para trás, teste de trilhas A e B, teste de Stroop e teste de memória de trabalho) não mostraram efeito significativo em nenhum parâmetro cognitivo como adjuvante ao tratamento antipsicótico.

■ DISCUSSÃO DE EMTR EM ESQUIZOFRENIA

De maneira geral, existe evidência de que os protocolos de EMT para alucinações auditivas em esquizofrenia tipicamente empregaram estimulação de baixa frequência sobre a JTP esquerda, enquanto aqueles que visam a redução de sintomas negativos geralmente utilizaram estimulação de alta frequência em CPFDLE. A idade pode ser um fator de redução de efeito, mas ainda não foi estudada adequadamente. Nenhuma associação foi observada em relação a diferenças de gênero ou outros possíveis fatores de confusão, como volume do cérebro, idade de início da doença, duração da doença e duração do uso de antipsicóticos. Em resumo, os resultados das metanálises sugerem o uso de 2 ou mais sessões por dia, em número de 10 ou mais, para indução de efeitos na esquizofrenia.

EFEITO DE OUTRAS TERAPIAS NEUROMODULADORAS EM ESQUIZOFRENIA

Outras técnicas de estimulação não invasiva, como estimulação magnética transcraniana profunda (EMTp), terapia convulsiva magnética/MST, terapia de pulso magnético acelerado de Stanford (SNT), terapia acelerada inteligente de Stanford (Stanford accelerated intelligent neuromodulation therapy; SAINT), estimulação transcraniana de corrente alternada (ETCA), eletroterapia craniana (CES) e estimulação transcraniana de ruído aleatório (tRNS), têm sido menos estudadas, sendo que somente a ETCA é descrita por ter recebido uma metanálise.

Estimulação transcraniana de corrente alternada/ETCA: Essa modalidade é baseada no conhecimento de que a corrente elétrica alternada altera de forma persistente a conectividade cortical entre diferentes regiões corticais. Farcas e Iftene[65] encontraram 8 estudos com ETCA no tratamento da esquizofrenia, com frequências que variam de *theta* (4,5 e 6 Hz) a gama (40 Hz), usando 2 ou 3 eletrodos colocados, principalmente, no CPFDL, em geral em relaxamento, com duração de 20 minutos, de 1 a 20 sessões, 3 vezes ao dia, por 1 semana. Mellin e colaboradores[66] utilizaram 10 Hz com posicionamento em F3 e JTP, 2 vezes ao dia, por 20 minutos, por 5 dias consecutivos, mostrando efeito de 15% sobre alucinações auditivas, sem diferença significativa, talvez pelo pequeno tamanho de amostra (n = 22). Em outro estudo, Ahn e Kim[67] aplicaram 10 Hz ETCA, 2 vezes ao dia, e observou redução de alucinações auditivas.

Em suma, os principais achados dos tratamentos com ETCA foram: (1) diminuição das alucinações auditivas; (2) diminuição de sintomas negativos; (3) melhora cognitiva. Entretanto, todos os estudos tinham pequeno tamanho de amostra, e nenhum teve diferença estatisticamente significativa em relação a placebo. Essa evidência sugestiva de efeito pequeno a moderado sobre sintomas positivos e negativos, adjuvante a antipsicóticos, recomenda estudos mais extensos, com maior tempo de acompanhamento, comparando as diferentes frequências (*theta*, alfa e gama).

CONSIDERAÇÕES FINAIS

Todas as modalidades de neuromodulação estudadas em esquizofrenia – ECT, ETCC, EMTR e ETCA – apresentaram tamanho de efeito leve a moderado no tratamento da esquizofrenia, o que foi evidenciado por metanálises. Todas foram estudadas como complementares ao uso de antipsicóticos, especialmente clozapina, na maioria em pacientes refratários. As modalidades mais leves e portáteis são a ETCC e a ETCA, que podem ser administradas a domicílio, sob supervisão presencial ou remota, ou em ambulatórios, com o uso de equipamento de baixo custo. A técnica com custo e dificuldade intermediária é a EMT, e a mais cara e complicada é a ECT, que deve ser reservada para uso em ambiente hospitalar, com sedação segura e acompanhamento pós-intervenção. Paradoxalmente, a ECT é a técnica de maior efeito sobre sintomas resistentes e a que encontra maiores obstáculos para sua disseminação devido a custo do equipamento, complexidade de seu uso e resistência do setor não médico da área de saúde mental devido a associação à tortura de presos políticos em meados do século XX. É a que possui maior evidência e maior resistência para extensão. Já a EMT tem evidência moderada, já presente em diferentes diretrizes de tratamento de depressão uni ou bipolar, para alucinações auditivas resistente a tratamento e para melhora de sintomas negativos. Sua desvantagem é a necessidade de deslocamento do paciente e de planejamento (colocação de bobinas). As outras duas modalidades envolvem equipamento leve e de baixo custo, mas com menor tamanho.

Neuromodulação não invasiva na esquizofrenia 73

REFERÊNCIAS

1. Cho H, Razza LB, Borrione L, Bikson M, Charvet L, Dennis-Tiwary TA, et al. Transcranial electrical stimulation for psychiatric disorders in adults: a primer. Focus. 2022;20(1):19-31.

2. Blay M, Adam O, Bation R, Galvão F, Brunelin J, Mondino M. Improvement of insight with non-invasive brain stimulation in patients with schizophrenia: a systematic review. J Clin Med. 2021;11(1):40.

3. Elias GJB, Boutet A, Parmar R, Wong EHY, Germann J, Loh A, et al. Neuromodulatory treatments for psychiatric disease: a comprehensive survey of the clinical trial landscape. Brain Stimul. 2021.14(5):1393-403.

4. Ainsworth NJ, Avina-Galindo AM, White RF, Zhan D, Gregory EC, Honer WG, et al. Impact of medications, mood state, and electrode placement on ECT outcomes in treatment-refractory psychosis. Brain Stimul. 2022;15(5):1184-91.

5. Sinclair DJ, Zhao S, Qi F, Nyakyoma K, Kwong JS, Adams CE. Electroconvulsive therapy for treatment-resistant schizophrenia. Cochrane Database Syst Rev. 2019;3(3):CD011847.

6. Camsari DD, Kirkovski M, Croarkin PE. Therapeutic applications of noninvasive neuromodulation in children and adolescents. Psychiatr Clin North Am. 2018;41(3):465-77.

7. Guttesen LL, Albert N, Nordentoft M, Hjorthøj C. Repetitive transcranial magnetic stimulation and transcranial direct current stimulation for auditory hallucinations in schizophrenia: systematic review and meta-analysis. J Psychiatr Res. 2021;143:163-75.

8. Aleman A, Enriquez-Geppert S, Knegtering H, Dlabac-de Lange JJ. Moderate effects of noninvasive brain stimulation of the frontal cortex for improving negative symptoms in schizophrenia: meta-analysis of 2022 controlled trials. Neurosci Biobehav Rev. 2018; 89:111-8.

9. Camacho-Conde JA, Gonzalez-Bermudez MDR, Carretero-Rey M, Khan ZU. Therapeutic potential of brain stimulation techniques in the treatment of mental, psychiatric, and cognitive disorders. CNS Neurosci Ther. 2023;29(1):8-23.

10. Cheng PWC, Louie LLC, Wong YL, Wong SMC, Leung WY, Nitsche MA, et al. The effects of transcranial direct current stimulation (ETCC) on clinical symptoms in schizophrenia: a systematic review and meta-analysis. Asian J Psychiatr. 2020;53:102392.

11. Goh KK, Chen CH, Wu TH, Chiu YH, Lu ML. Efficacy and safety of intermittent theta-burst stimulation in patients with schizophrenia: a meta-analysis of randomized sham-controlled trials. Front Pharmacol. 2022;13:944437.

12. Gupta T, Kelley NJ, Pelletier-Baldelli A, Mittal VA. Transcranial direct current stimulation, symptomatology, and cognition in psychosis: a qualitative review. Front Behav Neurosci. 2018;12:94.

13. Homan S, Muscat W, Joanlanne A, Marousis N, Cecere G, Hofmann L, et al. Treatment effect variability in brain stimulation across psychiatric disorders: a meta-analysis of variance. Neurosci Biobehav Rev. 2021;124:54-62.

14. Hyde J, Carr H, Kelley N, Seneviratne R, Reed C, Parlatini V, et al. Efficacy of neurostimulation across mental disorders: systematic review and meta-analysis of 208 randomized controlled trials. Mol Psychiatry. 2022;27(6):2709-19.

15. Kennedy NI, Lee WH, Frangou S. Efficacy of non-invasive brain stimulation on the symptom dimensions of schizophrenia: a meta-analysis of randomized controlled trials. Eur Psychiatry. 2018;49:69-77.

16. Kallel L, Mondino M, Brunelin J. Effects of theta-rhythm transcranial alternating current stimulation (4.5 Hz-tACS) in patients with clozapine-resistant negative symptoms of schizophrenia: a case series. J Neural Transm. 2016;123(10):1213-7.

17. Jiang WL, Cai DB, Sun CH, Yin F, Goerigk S, Brunoni AR, et al. Adjunctive ETCC for treatment-refractory auditory hallucinations in schizophrenia: a meta-analysis of randomized, double-blinded, sham-controlled studies. Asian J Psychiatr. 2022;73:103100.

18. Johnstone S, Sorkhou M, Al-Saghir N, Lowe DJE, Steele VR, Pearlson GD, et al. Neuromodulation to treat substance use disorders in people with schizophrenia and other psychoses: a systematic review. Front Psychiatry. 2022;13:793938.

19. Kekic M, Boysen E, Campbell IC, Schmidt U. A systematic review of the clinical efficacy of transcranial direct current stimulation (tDCS) in psychiatric disorders. J Psychiatr Res. 2016;74:70-86.

20. Kedzior KK, Gierke L, Gellersen HM, Berlim MT. Cognitive functioning and deep transcranial magnetic stimulation (DTMS) in major psychiatric disorders: a systematic review. J Psychiatr Res. 2016;75:107-15.

21. Kim J, Iwata Y, Plitman E, Caravaggio F, Chung JK, Shah P, et al. A meta-analysis of transcranial direct current stimulation for schizophrenia: "is more better?". J Psychiatr Res. 2019;110:117-26.

22. Kostova R, Cecere R, Thut G, Uhlhaas PJ. Targeting cognition in schizophrenia through transcranial direct current stimulation: a systematic review and perspective. Schizophr Res. 2020;220:300-10.

23. Lee EHM, Chan PY, Law EYL, Lin JJX, Hui CLM, Chang WC, et al. Efficacy of transcranial direct current stimulation (ETCC) as a treatment for persistent hallucinations in patients with schizophrenia: a systematic review and meta-analysis. Schizophr Res. 2018;202:423-5.

24. Lee HS, Rast C, Shenoy S, Dean D, Woodman GF, Park S. A meta-analytic review of transcranial direct current stimulation (ETCC) on general psychopathology symptoms of schizophrenia; immediate improvement followed by a return to baseline. Psychiatry Res. 2022;310:114471.

25. Lee ARYB, Yau CE, Mai AS, Tan WA, Ong BSY, Yam NE, et al. Transcranial alternating current stimulation and its effects on cognition and the treatment of psychiatric disorders: a systematic review and meta-analysis. Ther Adv Chronic Dis. 2022;13:20406223221140390.

26. Li J, Cao X, Liu S, Li X, Xu Y. Efficacy of repetitive transcranial magnetic stimulation on auditory hallucinations in schizophrenia: a meta-analysis. Psychiatry Res. 2020;290:113141.

27. Liu Y, Gu N, Cao X, Zhu Y, Wang J, Smith RC, et al. Effects of transcranial electrical stimulation on working memory in patients with schizophrenia: a systematic review and meta-analysis. Psychiatry Res. 2021;296:113656.

28. Limori T, Nakajima S, Miyazaki T, Tarumi R, Ogyu K, Wada M, et al. Effectiveness of the prefrontal repetitive transcranial magnetic stimulation on cognitive profiles in depression, schizophrenia, and Alzheimer's disease: a systematic review. Prog Neuropsychopharmacol Biol Psychiatry. 2019;88:31-40.

29. Mehta UM, Naik SS, Thanki MV, Thirthalli J. Investigational and therapeutic applications of transcranial magnetic stimulation in schizophrenia. Curr Psychiatry Rep. 2019;21(9):89.

30. Marzouk T, Winkelbeiner S, Azizi H, Malhotra AK, Homan P. Transcranial magnetic stimulation for positive symptoms in schizophrenia: a systematic review. Neuropsychobiology. 2020;79(6):384-96.

31. Moffa AH, Brunoni AR, Nikolin S, Loo CK. Transcranial direct current stimulation in psychiatric disorders: a comprehensive review. Psychiatr Clin North Am. 2018;41(3):447-63.

32. Mondino M, Sauvanaud F, Brunelin J. A review of the effects of transcranial direct current stimulation for the treatment of hallucinations in patients with schizophrenia. J ECT. 2018;34(3):164-71.

33. Narita Z, Stickley A, DeVylder J, Yokoi Y, Inagawa T, Yamada Y, et al. Effect of multi-session prefrontal transcranial direct current stimulation on cognition in schizophrenia: a systematic review and meta-analysis. Schizophr Res. 2020;216:367-73.

34. Osoegawa C, Gomes JS, Grigolon RB, Brietzke E, Gadelha A, Lacerda ALT, et al. Non-invasive brain stimulation for negative symptoms in schizophrenia: an updated systematic review and meta-analysis. Schizophr Res. 2018;197:34-44.

35. Phelan S, Sigala N. The effect of treatment on insight in psychotic disorders: a systematic review and meta-analysis. Schizophr Res. 2022;244:126-33.

36. Rosson S, Filippis R, Croatto G, Collantoni E, Pallottino S, Guinart D, et al. Brain stimulation and other biological non-pharmacological interventions in mental disorders: an umbrella review. Neurosci Biobehav Rev. 2022;139:104743

37. Shishkovskaia TI, Gayduk AJ, Smirnova D. Does TMS influence verbal function and treat the language decline in schizophrenia? Finding answers via systematic review of current research. Psychiatr Danub. 2022;34(Suppl 8):170-8.

38. Siskind DJ, Lee M, Ravindran A, Zhang Q, Ma E, Motamarri B, et al. Augmentation strategies for clozapine refractory schizophrenia: a systematic review and meta-analysis. Aust N Z J Psychiatry. 2018;52(8):751-67.

39. Siskind D, Honarparvar F, Hasan A, Wagner E, Sinha S, Orr S, et al. rTMS for clozapine refractory schizophrenia: a systematic review and pairwise meta-analysis. Schizophr Res. 2019;211:113-4.

40. Sloan NP, Byrne LK, Enticott PG, Lum JAG. Non-invasive brain stimulation does not improve working memory in schizophrenia: a meta-analysis of randomised controlled trials. Neuropsychol Rev. 2021;31(1):115-38.

Neuromodulação não invasiva na esquizofrenia

41. Sun CH, Jiang WL, Cai DB, Wang ZM, Sim K, Ungvari GS, et al. Adjunctive multi-session transcranial direct current stimulation for neurocognitive dysfunction in schizophrenia: a meta-analysis. Asian J Psychiatr. 2021;66:102887.

42. Tseng PT, Zeng BS, Hung CM, Liang CS, Stubbs B, Carvalho AF, et al. Assessment of noninvasive brain stimulation interventions for negative symptoms of schizophrenia: a systematic review and network meta-analysis. JAMA Psychiatry. 2022;79(8):770-9.

43. Wang G, Zheng W, Li XB, Wang SB, Cai DB, Yang XH, et al. ECT augmentation of clozapine for clozapine-resistant schizophrenia: A meta-analysis of randomized controlled trials. J Psychiatr Res. 2018;105:23-32.

44. Ward HB, Szabo ST, Rakesh G. Maintenance ECT in schizophrenia: a systematic review. Psychiatry Res. 2018;264:131-42.

45. Yamada Y, Inagawa T, Hirabayashi N, Sumiyoshi T. Emotion recognition deficits in psychiatric disorders as a target of non-invasive neuromodulation: a systematic review. Clin EEG Neurosci. 2022;53(6):506-12.

46. Yang CC, Khalifa N, Völlm B. The effects of repetitive transcranial magnetic stimulation on empathy: a systematic review and meta-analysis. Psychol Med. 2018;48(5):737-50.

47. Yang F, Fang X, Tang W, Hui L, Chen Y, Zhang C, et al. Effects and potential mechanisms of transcranial direct current stimulation (ETCC) on auditory hallucinations: a meta-analysis. Psychiatry Res. 2019;273:343-9.

48. Yu L, Fang X, Chen Y, Wang Y, Wang D, Zhang C. Efficacy of transcranial direct current stimulation in ameliorating negative symptoms and cognitive impairments in schizophrenia: a systematic review and meta-analysis. Schizophr Res. 2020;224:2-10.

49. Yeh TC, Correll CU, Yang FC, Chen MH, Tseng PT, Hsu CW, et al. Pharmacological and nonpharmacological augmentation treatments for clozapine-resistant schizophrenia: a systematic review and network meta-analysis with normalized entropy assessment. Asian J Psychiatr. 2023;79:103375.

50. Li K, Fu Y, Liu C, Meng Z. Transcranial direct current stimulation of the dorsolateral prefrontal cortex for treatment of neuropsychiatric disorders. Front Behav Neurosci. 2022;16:893955.

51. Jiang Y, Duan M, He H, Yao D, Luo C. Structural and functional MRI brain changes in patients with schizophrenia following electroconvulsive therapy: a systematic review. Curr Neuropharmacol. 2022;20(6):1241-52.

52. Hansbauer M, Wagner E, Strube W, Röh A, Padberg F, Keeser D, et al. rTMS and tDCS for the treatment of catatonia: a systematic review. Schizophr Res. 2020;222:73-78.

53. Reinhart RMG, Park S, Woodman GF. Localization and elimination of attentional dysfunction in schizophrenia during visual search. Schizophr Bull. 2019;45(1):96-105.

54. Berman 1998 trocar por Meyer-Lindenberg AS, Olsen RK, Kohn PD, Brown T, Egan MF, Weinberger DR, Berman KF. Regionally specific disturbance of dorsolateral prefrontal-hippocampal functional connectivity in schizophrenia. Arch Gen Psychiatry. 2005;62(4):379-86.

55. Tang Y, Cao F, Wang L, Tan L. Multivoxel pattern analysis of schizophrenia by resting-state functional magnetic resonance imaging. 2013;38(1):26-30.

56. Stagg CJ, Antal A, Nitsche MA. Physiology of transcranial direct current stimulation. J ECT. 2018;34(3):144-52.

57. Uhlhaas PJ, Singer W. Oscillations and neuronal dynamics in schizophrenia: the search for basic symptoms and translational opportunities. Biol Psychiatry. 2015;77(12):1001-9.

58. Chang B, Mei J, Xiong C, Chen P, Jiang M, Niu C. Bilateral Globus Pallidus Interna Combined With Subthalamic Nucleus Variable Frequency Deep Brain Stimulation in the Treatment of Young-Onset Parkinson's Disease With Refractory Dyskinesia: A Case Report. Frot Neurosci. 221;15:1-5.

59. Rosenthal R. The file drawer problem and tolerance for null results. Psychological Bulletin. 1979;86(3):638-41.

60. Mehta UM, Thanki MV, Padmanabhan J, Pascual-Leone A, Keshavan MS. Motor cortical plasticity in schizophrenia: a meta-analysis of transcranial magnetic stimulation: electromyography studies. Schizophr Res. 2019;207:37-47.

61. Slotema CW, Blom JD, Weijer AD, Diederen KM, Goekoop R, Looijestijn J, et al. Can low-frequency repetitive transcranial magnetic stimulation really relieve medication-resistant auditory verbal hallucinations? Negative results from a large randomized controlled trial. Biol Psychiatry. 2011;69(5):450-6.

62. Brunelin J, Poulet E, Bediou B, Kallel L, Dalery J, D'amato T, et al. Low frequency repetitive transcranial magnetic stimulation improves source monitoring deficit in hallucinating patients with schizophrenia. Schizophr Res. 2006;81(1):41-5.

63. Hoffman RE, Gueorguieva R, Hawkins KA, Varanko M, Boutros NN, Wu Y, et al. Temporoparietal transcranial magnetic stimulation for auditory hallucinations: safety, efficacy and moderators in a fifty patient sample. Biol Psychiatry. 2005 Jul;58(2):97-104.

64. Hoffman RE, Wu K, Pittman B, Cahill JD, Hawkins KA, Fernandez T, et al. Transcranial magnetic stimulation of wernicke's and right homologous sites to curtail "voices": a randomized trial. Biol Psychiatry. 2013;73(10):1008-14.

65. Farcas A, Iftene F. Findings, limitations and new directions in tACS studies in schizophrenia research: a scoping review. J Psychiatr Res. 2022;151:291-8.

66. Mellin JM, Alagapan S, Lustenberger C, Lugo CE, Alexander ML, Gilmore JH, et al. Randomized trial of transcranial alternating current stimulation for treatment of auditory hallucinations in schizophrenia. Eur Psychiatry. 2018;51:25-33.

67. Ahn HC, Kim KT. Case report: improved behavioral and psychiatric symptoms with repetitive transcranial magnetic stimulation at the bilateral DLPFC combined with cognitive and behavioral therapy in a patient with unilateral thalamic hemorrhage. Front Neurol. 2022;13:880161.

LEITURAS RECOMENDADAS

Adam O, Blay M, Brunoni AR, Chang HA, Gomes JS, Javitt DC, et al. Efficacy of transcranial direct current stimulation to improve insight in patients with schizophrenia: a systematic review and meta-analysis of randomized controlled trials. Schizophr Bull. 2022;48(6):1284-94.

Cicek M, McCall WV, Yao Z, Sackeim HA, Rosenquist P, Youssef NA. Is there evidence that stimulus parameters and electrode placement affect the cognitive side effects of electroconvulsive therapy in patients with schizophrenia and schizoaffective disorder? A systematic review. J ECT. 2021;37(2):133-9.

di Hou M, Santoro V, Biondi A, Shergill SS, Premoli I. A systematic review of TMS and neurophysiological biometrics in patients with schizophrenia. J Psychiatry Neurosci. 2021;46(6):E675-701.

Døssing E, Pagsberg AK. Electroconvulsive therapy in children and adolescents: a systematic review of current literature and guidelines. J ECT. 2021;37(3):158-70.

Escelsior A, Murri MB, Calcagno P, Cervetti A, Caruso R, Croce E, et al. Effectiveness of cerebellar circuitry modulation in schizophrenia: a systematic review. J Nerv Ment Dis. 2019;207(11):977-86.

Grover S, Sarkar S, Sahoo S. Augmentation strategies for clozapine resistance: a systematic review and meta-analysis. Acta Neuropsychiatr. 2023;35(2):65-75.

Iimori T, Nakajima S, Miyazaki T, Tarumi R, Ogyu K, Wada M, et al. Effectiveness of the prefrontal repetitive transcranial magnetic stimulation on cognitive profiles in depression, schizophrenia, and Alzheimer's disease: a systematic review. Prog Neuropsychopharmacol Biol Psychiatry. 2019;88:31-40.

6 DOR CRÔNICA

Wolnei Caumo

A dor crônica é aquela que perdura além de três meses, de modo contínuo ou intermitente. Pode ser primária, quando é o problema de saúde em si, ou secundária, quando é o sintoma de outra condição. A dor crônica primária é mal-adaptativa, constituindo uma doença em si.

A sensibilização periférica refere-se à ampliação da resposta e/ou à redução do limiar dos receptores sensoriais primários em resposta ao dano tecidual (nociceptores). Isso pode ocorrer, por exemplo, como resultado da exposição a um processo inflamatório persistente. Esse fenômeno desempenha um papel fundamental na dor crônica primária, caracterizada pela persistência da dor ao longo do tempo. Por sua vez, a sensibilização central envolve o aumento da excitabilidade e/ou da eficiência sináptica, bem como a redução da inibição nos neurônios das vias nociceptivas que se encontram na medula espinal e em regiões supramedulares do sistema nervoso central (SNC). Esse processo constitui a síndrome de sensibilização central (SSC), que pode ocorrer tanto nas dores crônicas primárias quanto nas secundárias. Ambos os processos desempenham papéis cruciais nas dores crônicas primárias e secundárias.

Por definição, a dor é uma experiência que envolve aspectos sensoriais, cognitivos, avaliativos e sociais, ou seja, é um fenômeno biopsicossocial. Portanto, os avanços no estudo de moléculas, sinapses, circuitos e sistemas neurobiológicos envolvidos na dor crônica devem ser integrados ao contexto do paciente, permitindo, assim, a otimização do diagnóstico e do plano terapêutico.

Este capítulo visa contribuir para um entendimento prático da dor crônica como uma doença. Inicialmente, discorre-se sobre conceitos e informações fisiopatológicas relacionados à dor crônica. Em seguida, são apresentados instrumentos e estratégias que auxiliam no diagnóstico, incluindo o fenômeno da SSC, bem como os critérios diagnósticos para dores crônicas primárias, tendo como protótipo a fibromialgia, e para dores crônicas secundárias, como a neuropática e a nociceptiva. Por fim, é apresentada a estimulação transcraniana por corrente contínua (ETCC) como uma estratégia terapêutica. Discute-se o objetivo da abordagem, que passa a ser a reabilitação e a melhora da qualidade de vida, em vez de a busca pela cura.

FISIOPATOLOGIA DA DOR NOCICEPTIVA

Nas últimas duas décadas, temos testemunhado um considerável avanço na elucidação dos mecanismos envolvidos na gênese e na manutenção da dor, tanto na área de experimentação animal quanto em estudos clínicos. Embora os experimentos em animais permitam avaliar a atividade nociceptiva neuronal e as respostas comportamentais, a avaliação da dor em si envolve aspectos multidimensionais e subjetivos, resultantes da ativação da neuromatriz da dor, que compreende múltiplas áreas cerebrais relacionadas às respostas afetivas, cognitivas, avaliativas e sociais à dor.

■ NOCICEPÇÃO

A nocicepção é o processo sensorial que constitui o componente sensório-discriminatório da dor, representando o primeiro estágio na conversão de um estímulo nocivo (térmico, químico, mecânico ou elétrico), detectado por terminações periféricas (como mecanotermorreceptores e receptores polimodais), em um potencial de membrana. Esse impulso nervoso é, então, conduzido até o encéfalo.[1] Os nociceptores são terminações nervosas livres localizadas nos gânglios das raízes dorsais dos nervos espinais e nos gânglios trigeminais.

Os nervos periféricos são compostos por grupos de fibras distintos: as fibras A-α e A-β, e as fibras A-δ e C, que conduzem as sinalizações nociceptivas. As fibras A-α e A-β, que são mielinizadas e de grosso calibre, têm uma condução rápida de estímulos e um baixo limiar de excitabilidade, sendo principalmente responsáveis pelo tato e pela propriocepção. Embora não estejam normalmente envolvidas na percepção nociceptiva regulatória da dor, em condições anormais, essas fibras podem ser recrutadas e transmitir sinais percebidos como dor.[1]

Por sua vez, as fibras A-δ, que também são mielinizadas, apresentam uma condução mais lenta e estão associadas à primeira sensação de dor, geralmente intensa e localizada. Elas transmitem sinais nociceptivos principalmente para neurônios nas lâminas I e II da medula espinal (**Fig. 6.1A**). Essas fibras se dividem em dois tipos: aquelas com alto limiar de excitabilidade, que respondem a estímulos mecânicos, e aquelas que respondem ao calor, tanto a temperaturas nociceptivas quanto a temperaturas inócuas.

Por fim, temos as fibras C, que são fibras mielinizadas de pequeno calibre e conduzem o sinal de forma mais lenta. Elas transmitem sinais nociceptivos principalmente para neurônios nas lâminas I e II do corno dorsal da medula.[2] A maioria dessas fibras

Dor crônica

está envolvida na percepção da "segunda dor", que apresenta características difusas e é mal localizada. Essas fibras conduzem estímulos captados por receptores polimodais e mecanotermorreceptores, sendo capazes de responder a estímulos nociceptivos mecânicos, térmicos e químicos.

Os corpos celulares dos primeiros neurônios dessas fibras sensoriais estão localizados nos gânglios da raiz dorsal (GRD) e nos gânglios trigeminais. Essas fibras transmitem informações sobre estímulos nociceptivos ao corno dorsal da medula e ao tronco encefálico, onde a informação nociceptiva é recebida, processada e modulada pelo sistema descendente.[3] A **Figura 6.1** identifica e compara os diferentes axônios aferentes primários.

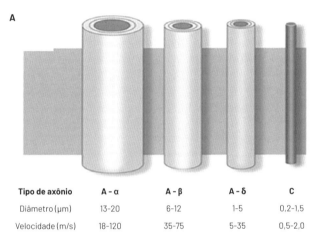

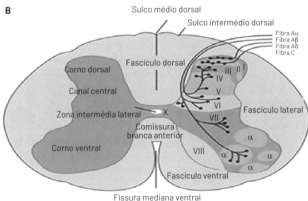

- **Figura 6.1**
  A) Tipos de fibras e velocidade de condução. **B)** Neurônios da lâmina I e II do corno posterior da medula.
  Fonte: Elaborada com base em Feher.[4]

◼ MECANISMOS PERIFÉRICOS DA DOR

Os mecanismos periféricos da dor envolvem os neurônios aferentes primários, conhecidos como nociceptores, bem como as substâncias sensibilizadoras. Os aferentes primários consistem em projeções periféricas (axônios) de neurônios somáticos, autonômicos e sensoriais. Os corpos neuronais dos aferentes primários, ou seja, os primeiros neurônios, estão localizados nos GRD e conectados ao SNC por meio das raízes ventral e dorsal.

Os nociceptores dos aferentes primários são frequentemente as estruturas iniciais envolvidas no processo nociceptivo, convertendo estímulos agressivos em potenciais de ação. Esses nociceptores estão presentes em praticamente todos os órgãos, com as fibras A-δ e C nos nervos periféricos e terminações nervosas livres nos órgãos inervados. Relacionadas à transmissão da informação nociceptiva, as fibras A-δ e C transmitem informações provenientes de receptores polimodais. As fibras A-δ são mielinizadas e transmitem a primeira dor, que é rápida. Elas podem ser classificadas em subtipos A-δ1 e A-δ2. As fibras A-δ1 respondem a temperaturas em torno de 50 °C e a estímulos mecânicos e químicos, sendo sensíveis a receptores TRPV2 (*transient receptor potential vanilloid 2*) e insensíveis à capsaicina. As fibras A-δ2, em contrapartida, são sensíveis a temperaturas em torno de 40 °C e à capsaicina, ativando canais catiônicos não seletivos permeáveis ao cálcio por meio do receptor TRPV1 (*transient receptor potential vanilloid 1*). O TRPV1 é uma molécula-chave na nocicepção e é expresso apenas em nociceptores. Esse canal iônico permanece fechado, mas pode ser aberto por vários estímulos, incluindo temperaturas acima de 43 °C, capsaicina e etanol. Além disso, o TRPV1 pode ser indiretamente sensibilizado por mediadores inflamatórios, como bradicinina, prostaglandina E2, ATP extracelular, glutamato e proteases, bem como pelo fator de crescimento nervoso (NGF), que desempenha papel fundamental na biologia dos nociceptores. A expressão aumentada do TRPV1 na membrana, a fosforilação por proteínas quinases e a desinibição do TRPV1 pelo fosfatidil-inositol-4,5-bifosfato contribuem para a sensibilização em nível celular. Isso resulta na diminuição do limiar de abertura do receptor, a ponto de a temperatura corporal normal ser capaz de ativar os nociceptores e desencadear potenciais de ação.

O significado funcional de outros receptores é incerto e complexo, e a inferência de seu envolvimento na nocicepção é baseada na sensibilidade a irritantes, a mediadores inflamatórios ou no aumento da regulação em condições inflamatórias.

As fibras C, que são amielínicas, transmitem a dor secundária, mais lenta. Elas podem ser classificadas em C1 e C2. As fibras C1 respondem à capsaicina e aos prótons, são peptidérgicas (liberam substância P e peptídeo relacionado ao gene da calcitonina [CGRP]) e expressam receptores tirosina quinase A para o NGF. Já as fibras C2 expressam receptores purinérgicos P2X3 para adenosina e carboidratos de superfície, como α-D-galactose, com capacidade de ligação à lecitina IB-4 e sensibilidade a prótons.

Dor crônica 81

Os receptores purinérgicos P2X2 e P2X3 são ativados pelo ATP e funcionam como canais de cálcio de ligação fechados. O ATP pode ser liberado por células lesadas ou pelos queratinócitos da pele inflamada. A ativação do P2X está envolvida no processo de hiperalgesia inflamatória.

◼ DOR E SENSIBILIZAÇÃO PERIFÉRICA

Os nociceptores convertem estímulos mecânicos, térmicos e químicos em potenciais de ação despolarizantes. Quando o estímulo atinge um limiar suficiente, os canais de sódio dependentes de voltagem são ativados, desempenhando um papel essencial na geração e na condução dos potenciais de ação. Esses potenciais de ação são, então, transmitidos para o corno dorsal da medula espinal e para o tronco encefálico, desencadeando uma resposta inflamatória neurogênica que envolve a liberação de substância P, neurocinina A e CGRP.

A inflamação sensibiliza os receptores polimodais, tornando os estímulos anteriormente inócuos perceptíveis como nocivos e amplificando as respostas a estímulos nocivos. Além disso, a inflamação ativa os chamados "receptores silenciosos", que são fibras C recrutadas apenas durante o processo inflamatório. A liberação dessas substâncias neurotransmissoras provoca uma mudança na excitabilidade das fibras sensoriais e autonômicas, resultando em vasodilatação local e extravasamento de proteínas plasmáticas.

Simultaneamente, substância P, neurocinina A e CGRP agem nas células inflamatórias para desencadear a liberação de mediadores químicos teciduais da inflamação, incluindo bradicinina, histamina, potássio, adenosina, prostaglandinas, leucotrienos, citocinas (que podem promover efeitos excitatórios duradouros), substância P e óxido nítrico (NO). Os canais de potássio e cálcio desempenham um papel crucial na regulação da excitabilidade neuronal.

Essas substâncias e mediadores afetam a excitabilidade dos terminais aferentes, resultando em descargas espontâneas, redução do limiar de ativação dos nociceptores e aumento das descargas em resposta a estímulos supralimiares. Esses fatores contribuem para a somatória espacial e temporal da condução nociceptiva em direção ao SNC, o que é denominado sensibilização periférica.

Durante o processo de sensibilização, as propriedades dos canais iônicos são modificadas pelos mediadores inflamatórios, que atuam nos receptores metabotrópicos de membrana, ativando os sistemas de segundos mensageiros. Os sinais gerados por esse sistema especializado são transmitidos aos neurônios do corno dorsal da medula espinal, onde a informação é modulada por sistemas pertencentes aos mecanismos centrais da dor, como sistemas descendentes facilitatórios ou inibitórios e interneurônios locais.

A sensibilização periférica induz a hiperexcitabilidade dos neurônios nociceptivos do SNC, contribuindo para o desenvolvimento da sensibilização central. Esses processos estão apresentados na **Figura 6.2**.

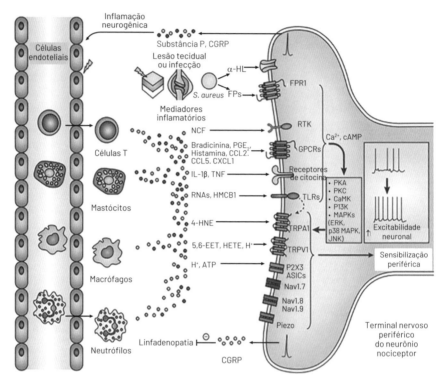

- **Figura 6.2**
Processo inflamatório promovendo dor e sensibilização periférica.
Fonte: Elaborada com base em Ji e colaboradores.[5]

FENÔMENO DA TRANSDUÇÃO

O complexo processo de transdução nos neurônios nociceptivos primários envolve a ativação de receptores específicos que permitem que a célula integre informações e responda a complexas alterações no ambiente. O conceito de que diferentes classes de fibras nervosas periféricas conduzem sinais dolorosos foi formulado pela primeira vez por Charles Sherrington em 1906 e, desde então, várias delas foram descritas. As duas principais classes de nociceptores incluem fibras de médio diâmetro, mielinizadas (Aδ), que mediam a dor aguda e bem localizada, conhecida como "primeira dor", e pequenas fibras não mielinizadas do tipo C, que respondem a estímulos variados, têm condução mais lenta e transmitem a dor surda e prolongada, chamada "segunda dor".

Ambas as classes de fibras são heterogêneas. As fibras A-δ, por exemplo, podem ser divididas em dois subtipos: tipo I, que respondem a estímulos mecânicos e químicos, têm limiares relativamente altos para o calor (> 50 °C) e latência breve; e tipo II, que

Dor crônica 83

têm limiar térmico mais baixo e alto limiar mecânico. A atividade das fibras A-δ do tipo I é responsável pela primeira dor aguda em resposta a estímulos térmicos. A maioria das fibras C também é classificada como polimodal, o que significa que respondem a estímulos variados ou desenvolvem a capacidade de resposta dependendo do contexto (como dano tecidual). Essas informações refletem a complexidade do sistema de transdução da dor.[6]

A caracterização neuroanatômica desses nociceptores confirma a heterogeneidade especialmente das fibras C, que podem ser subdivididas em peptidérgicas (que liberam peptídeos como a substância P) e não peptidérgicas (que expressam receptores específicos de neurotrofinas e purinas). Além disso, os nociceptores são diferenciados com base na expressão de canais que conferem sensibilidade ao calor (TRPV1), ao frio (*cold and menthol receptor 8* [TRPV8]), ao meio ácido (*acid-sensing ion channel 2* [ASICs]) e a irritantes químicos (*transient receptor potential ankyrin 1* [TRPA1]).

Essa heterogeneidade funcional e molecular dos nociceptores está associada à detecção de diferentes modalidades de dor. A identificação molecular do receptor para capsaicina, composto picante encontrado na pimenta que produz a sensação de dor em queimação ao despolarizar subtipos de nociceptores C e A-δ por meio da ativação de receptores específicos TRPV1, representou um avanço significativo no entendimento da transdução térmica da dor. O fato de o TRPV1 ser expresso na maioria dos nociceptores termossensíveis apoia a hipótese de que ele é um transdutor endógeno do estímulo térmico doloroso. No entanto, outros subtipos de canais TRPV, como TRPV2, TRPV3 e TRPV4, acompanharam a atividade dos TRPV1 e são candidatos a transdutores de outras intensidades de estímulos térmicos, como temperaturas acima de 50 °C e abaixo de 30 °C.

Essa diversidade de receptores explica, em parte, a ativação diferencial que um mesmo estímulo, em intensidades diferentes, pode provocar. Isso é particularmente notado em estímulos térmicos ascendentes, nos quais a velocidade de aquecimento determina qual tipo de fibra será ativado. Quando a temperatura sobe rapidamente (a uma taxa de 6,5 °C por segundo), ocorre uma ativação preferencial das fibras A-δ, resultando na sensação de dor aguda que ocorre em menos de 0,4 segundos após o estímulo ("primeira dor"). Em contraste, quando a velocidade de aumento da temperatura é mais lenta (1 °C por segundo), ocorre uma ativação preferencial das fibras C, resultando na sensação de dor prolongada ("segunda dor"). A dor provocada por estímulos de intensidade superior ao limiar é mediada por fibras nociceptivas C e A-δ, enquanto, provavelmente, apenas as fibras C são estimuladas quando o estímulo está no limiar, devido ao seu limiar de ativação menor em comparação com as fibras A-δ.

As projeções dessas fibras nociceptivas primárias no corno dorsal da medula espinal estão organizadas em lâminas distintas, sendo que as lâminas I e V são as principais vias ascendentes que conduzem informações ao tálamo e ao tronco encefálico, respectivamente. Essas regiões, antes consideradas apenas vias de passagem para o estímulo, agora são reconhecidas como alvos de importantes sistemas modulatórios. No entanto, é importante notar que é apenas quando o estímulo alcança o córtex cerebral que ocorre a experiência definitiva da dor. Portanto, o termo "nocicepção" difere da palavra "dor", que engloba a complexa rede cortical e subcortical de vários centros que compõem a neuromatriz, ativada após a lesão. Essa denominação não se refere a uma região estática, mas a um substrato ativamente modulado por várias regiões cerebrais, que é responsável pela maioria das experiências dolorosas. Mais do que atribuir rótulos a regiões específicas, o objetivo é compreender como a ativação ocorre de forma diferencial em cada indivíduo (assinatura da dor).

■ VIAS AFERENTES E TRATOS

Os tratos ascendentes (aferentes) são vias neurais sensoriais que percorrem a substância branca da medula espinal, conduzindo estímulos relacionados a dor, temperatura e tato protopático do sistema nervoso periférico (SNP) para o SNC. Essas vias transportam informações gerais e não específicas, devido à anatomia das fibras envolvidas, como descrito anteriormente. A dor aguda e localizada utiliza a via espinotalâmica lateral, enquanto a dor crônica segue a via espinal retículo-talâmica. A **Figura 6.3** ilustra a representação esquemática do circuito de modulação da dor e das vias de transmissão da dor.

- **Via neoespinotalâmica:** consiste principalmente no trato espinotalâmico lateral e transporta sensações de dor e temperatura. Através dessa via, impulsos originários de receptores térmicos e dolorosos situados no tronco e nos membros do lado oposto chegam ao córtex cerebral. A via é somatotópica, o que significa que a representação das diferentes partes do corpo pode ser identificada em seus núcleos e tratos, bem como na área de projeção cortical. Ela envolve três neurônios:
  - 1º neurônio: localiza-se nos gânglios espinais nas raízes dorsais. O prolongamento periférico de cada um desses neurônios conecta-se aos receptores através dos nervos espinais. O prolongamento central penetra na medula e termina na coluna posterior, onde faz sinapse com o 2º neurônio.
  - 2º neurônio: chamado de neurônio comissural da substância gelatinosa. Os axônios desses neurônios cruzam o plano mediano através da comissura branca, alcançam o funículo lateral do lado oposto e projetam-se cranialmente para formar o trato espinotalâmico lateral. Nas proximidades da ponte, as fibras desse trato se unem com as do espinotalâmico anterior para formar o lemnisco espinal, que termina no tálamo, onde faz sinapse com o 3º neurônio.
  - 3º neurônio: localiza-se no núcleo ventral posterolateral do tálamo. Seus axônios formam radiações talâmicas que, passando pela cápsula interna e pela coroa radiada, chegam à área somatossensorial do córtex cerebral, especificamente no giro pós-central (áreas 3, 2 e 1 de Brodmann).

As vias da dor iniciam-se com neurônios periféricos de primeira ordem situados nos gânglios espinais nas raízes dorsais, cujos axônios fazem sinapse com os

Dor crônica 85

neurônios de segunda ordem no corno posterior da medula. As fibras dos neurônios de segunda ordem sofrem decussação em algum ponto, geralmente a nível de 2-3 segmentos espinais ipsilaterais, formando o trato anterolateral, também conhecido como lemnisco espinal. A partir daí, essas fibras ascendem até o tálamo, onde se localizam os neurônios de terceira ordem. Esses neurônios projetam-se para o córtex somatossensorial primário.

- **Via paleoespinotalâmica:** corresponde ao trato espinorreticular e às fibras retículo-talâmicas (via espino-retículo-talâmica). O trato espinorreticular influencia os níveis de consciência e percorre a coluna lateral da substância branca da medula espinal sem cruzar. Ele termina na formação reticular do tronco cerebral. Essa via não possui organização somatotópica, sendo responsável por um tipo de dor menos localizada, conhecida como dor profunda e crônica, frequentemente descrita como dor em queimação. Além disso, alguns dos neurônios de terceira ordem da via paleoespinotalâmica, localizados na formação reticular, projetam-se para a amígdala, contribuindo para o componente afetivo da dor.

Os neurônios de primeira ordem da via paleoespinotalâmica estão localizados nos gânglios espinais, e seus axônios penetram na medula de maneira semelhante aos das vias de dor e temperatura descritas anteriormente. Os neurônios de segunda ordem encontram-se na coluna posterior, e seus axônios dirigem-se ao funículo lateral do mesmo lado e do lado oposto. Posteriormente, eles se curvam cranialmente para formar o trato espinorreticular. Esse trato sobe na medula, próximo ao trato espinotalâmico lateral, e faz sinapses com neurônios de terceira ordem em vários níveis da formação reticular. Muitas dessas fibras não cruzam. Os neurônios de terceira ordem estão localizados na formação reticular e dão origem às fibras retículo-talâmicas, que terminam nos núcleos do grupo medial do tálamo, especialmente nos núcleos intralaminares (neurônios de quarta ordem). Esses núcleos intralaminares projetam-se para amplas áreas do córtex cerebral. No entanto, essas projeções estão mais relacionadas à ativação cortical do que à sensação de dor, uma vez que a percepção consciente da dor ocorre em nível talâmico.

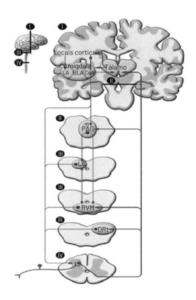

- **Figura 6.3**
Representação esquemática do circuito de modulação da dor. Entrada da aferência nociceptiva no corno dorsal da medula mediante fibras aferentes primárias que fazem sinapse em neurônios de transmissão. As fibras de projeção sobem pelo trato espinotalâmico contralateral. Projeções ascendentes têm como alvo o tálamo, e as projeções colaterais também têm como alvo os núcleos mesencefálicos, incluindo o núcleo reticular dorsal (DRt), a medula rostroventral medial (RVM) e a substância cinzenta periaquedutal (PAG) do mesencéfalo.
As projeções descendentes do DRt são um componente crítico da via de controle inibitório difuso (DNIC). As projeções rostrais do tálamo visam áreas que incluem locais corticais e a amígdala. A parte capsular lateral da CeA ("amígdala nociceptiva") recebe entradas nociceptivas do tronco encefálico e da medula espinal. Entradas do tálamo e do córtex entram pelas amígdalas lateral (LA, do inglês *lateral amygdala*) e basolateral (BLA, do inglês *basolateral amygdala*). A CeA envia saídas para os locais corticais e o tálamo, nos quais as funções cognitivas e percepções conscientes de dor são integradas. A modulação descendente da dor é mediada por projeções para a PAG, que também recebe entradas de outros locais, incluindo o hipotálamo (dados não mostrados na figura), e se comunica com a RVM, bem como com outros núcleos medulares que enviam projeções descendentes para o corno dorsal da coluna através do funículo dorsolateral.
O *locus coeruleus* (LC) recebe aferências noradrenérgicas da PAG, comunica-se com a RVM e envia projeções noradrenérgicas descendentes inibitórias para a medula espinal. As projeções antinociceptivas e pronociceptivas da RVM modulam de maneira positiva e negativa as entradas nociceptivas e constituem o sistema regulatório endógeno da dor. Os tratos ascendentes (à direita) e descendente (à esquerda) são apresentados esquematicamente. As áreas rotuladas de I a IV correspondem ao segmento das vias da dor.
Fonte: Ossipov e colaboradores.[7]

Dor crônica

SISTEMA MODULATÓRIO DESCENDENTE DA DOR

O sistema modulatório descendente da dor (SMDD) desempenha um papel fundamental no controle da sensibilização central. Ele tem origem em diversas áreas do cérebro, conforme indicado na **Figura 6.4**, e envia projeções descendentes para o corno dorsal da medula espinal por meio de vias que incluem neurotransmissores como serotonina, ácido gama-aminobutírico (GABA), adenosina, opioides, noradrenalina e canabinoides, exercendo sua influência na modulação da transmissão do sinal doloroso.

A substância cinzenta periaquedutal (PAG), localizada no tronco encefálico, representa a primeira região cerebral a ativar o SMDD. Ela recebe estímulos de centros cerebrais superiores, como a região ventrolateral do córtex frontal, córtex cingulado anterior (ACC, do inglês *anterior cingulated cortex*), ínsula posterior (pINS), amígdala e córtex motor primário (M1). A ativação dessas áreas envolve os neurotransmissores noradrenalina (NA) e serotonina (5-HT). Em seguida, as vias se conectam ao núcleo rostral ventrome-dial do bulbo, mais especificamente ao núcleo magno da rafe (NMR), de onde partem fibras serotoninérgicas e noradrenérgicas pelo funículo dorsolateral em direção ao corno dorsal da medula espinal, afetando as lâminas i, ii e v. Essa ação resulta na inibição dos neurônios nociceptivos, interneurônios e tratos ascendentes, incluindo os espinotalâmi-co, espinorreticular e espinomesencefálico. Vale mencionar que essas estruturas podem exercer influências tanto excitatórias quanto inibitórias na transmissão da dor.

A PAG também desempenha importante papel na modulação da dor por meio de *inputs* nociceptivos mediados por opioides, conectando-se ao núcleo parabraquial, além de receber informações de regiões corticais, como o ACC, que está provavelmente envolvido na inibição endógena do controle descendente. A PAG envia projeções para os núcleos pontinos noradrenérgicos e para a RVM, resultando em inibição no nível medular por meio da liberação de noradrenalina e serotonina. A RVM, que se comunica com o LC – principal produtor de noradrenalina do SNC –, bem como com o tálamo, que também envia informações à amígdala, é considerada o local final da modulação descendente dos *inputs* nociceptivos.

É importante destacar que a modulação da dor é resultado de um equilíbrio dinâmico entre inibição e facilitação, influenciado tanto por fatores ascendentes (*bottom-up*), como o sistema imunológico e fatores químicos, quanto por fatores descendentes (*top-down*), como hipervigilância, catastrofização da dor, depressão e ansiedade. Além disso, a percepção da dor pode estar relacionada à maior ativação de áreas associadas a aspectos afetivos do processamento da dor, como o córtex insular contralateral, o córtex pré-frontal (PFC, do inglês *prefrontal cortex*) e o tálamo, particularmente no sexo feminino, o que pode resultar em maior percepção da dor.

Embora se acredite que os efeitos inibitórios típicos sejam mediados por uma alça espino-bulboespinal, ou seja, envolvendo a PAG e a RVM, evidências sugerem que regiões cerebrais adicionais estão associadas à eficiência do SMDD. Estudos de neu-roimagem em indivíduos saudáveis têm demonstrado relações entre a eficiência do mecanismo de inibição condicionada (CPM) e a conectividade funcional em estado de repouso (rsFC) de pontos de referência moduladores da dor, como o ACC e o PFC.[8]

A **Figura 6.4** ilustra o estímulo chegando ao corno dorsal da medula através do aferente primário e ascendendo em direção ao tálamo e áreas corticais após enviar informações para o núcleo dorsal reticular, RVM, LC e PAG. Em resumo, a PAG estabelece conexões diretas e indiretas com os componentes somatossensoriais e afetivo-atenção relacionados à dor,[9] assim como projeções descendentes que influenciam os neurônios do corno dorsal da medula espinal para modular a transmissão das informações relacionadas à dor.[10]

O controle inibitório difuso nociceptivo (DNIC, do inglês *diffuse noxious inhibitory controls*) é um fenômeno fisiológico que foi inicialmente estudado em animais sedados, demonstrando que estímulos dolorosos podem exercer efeitos inibitórios sobre outros estímulos por meio do sistema inibitório descendente. Em seres humanos conscientes, quando aplicados estímulos dolorosos, também ocorre a ativação de outros mecanismos de modulação da dor, como a distração. Portanto, foi proposto um novo termo para descrever esse fenômeno mais abrangente, chamado de modulação condicionada da dor (CPM, do inglês *conditioned pain modulation*). A CPM engloba o DNIC e outros processos envolvidos na regulação da dor.

O teste de CPM é usado para avaliar a resposta das vias endógenas descendentes inibitórias da dor. Isso é feito por meio de testes psicofísicos que envolvem diferentes estímulos condicionantes, como estímulos térmicos, elétricos e isquêmicos. A **Figura 6.5** ilustra a aplicação de um teste de CPM usando um Teste Quantitativo

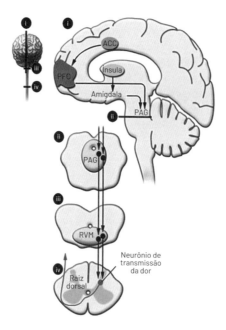

- **Figura 6.4**
  Sistema modulatório descendente.
  Fonte: Elaborada com base em Ossipov e colaboradores.[7]

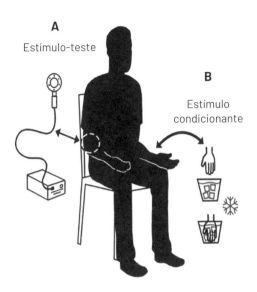

■ **Figura 6.5**
Teste de modulação condicionada da dor. Avaliação da função do sistema modulatório descendente da dor (SMDD) com uso do Teste Quantitativo Sensitivo (QST). **A)** Exemplo de estímulo-teste – QST. **B)** Exemplo de estímulo condicionante – estímulo térmico ao frio.
Fonte: Elaborada com base em Carvalho e colaboradores.[11]

Sensitivo (Quantitative Sensory Testing [QST]), como realizado no serviço do autor. Valores iguais a zero ou superiores indicam uma falha no SMDD, o que pode ser um marcador de sensibilização central. Esses conceitos são essenciais para compreender a regulação da dor e podem ser úteis em contextos clínicos e de pesquisa.

A compreensão desses mecanismos ascendentes e descendentes de sensibilização central pode auxiliar no entendimento das escolhas terapêuticas. A função do SMDD pode ser potencializada por fármacos de ação central, como antidepressivos com efeito dual ou tricíclicos, que atuam no sistema monoaminérgico.[12] O sistema pode ser modulado "de cima para baixo" por meio de abordagens que estimulam as áreas cerebrais envolvidas na via modulatória descendente da dor. Exemplos incluem terapia comportamental, ETCC e estimulação magnética transcraniana (TMS, do inglês *transcranial magnetic stimulation*). Alternativamente, o sistema pode ser modulado de forma "ascendente" por meio de estimulação nervosa periférica, como acupuntura, eletroacupuntura e estimulação elétrica nervosa transcutânea (TENS, do inglês *transcutaneous electrical nerve stimulation*). Ressalta-se também que o uso abusivo de analgésicos opioides pode desencadear ou potencializar a disfunção desse sistema.[13]

■ MECANISMOS ASCENDENTES E DESCENDENTES DE SENSIBILIZAÇÃO CENTRAL

Os mecanismos de sensibilização central podem ser categorizados em dois tipos: ascendentes, relacionados a estímulos periféricos contínuos, e descendentes, originados a partir de estruturas supramedulares. Os mecanismos ascendentes exigem a redução do impulso nociceptivo periférico, enquanto os descendentes requerem terapias direcionadas ao SNC. A **Figura 6.6** descreve os subtipos desses mecanismos e seus fatores predisponentes.[14]

■ QUESTÕES EMOCIONAIS

Os estudos de neuroimagem têm desempenhado papel crucial na compreensão das conexões neurobiológicas entre dor e emoção. Em pacientes diagnosticados com sín-

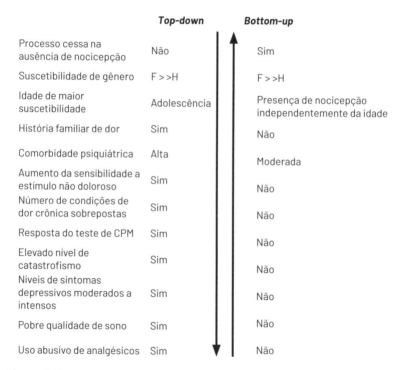

■ **Figura 6.6**
Sistema de modulação da dor – ascendente e descendente. Diferenças entre as formas de sensibilização central com mecanismos causais com efeitos *top-down* e *bottom-up*.
Fonte: Elaborada com base em Ossipov e colaboradores.[7]

Dor crônica

91

drome do intestino irritável, a indução da dor por meio da distensão do reto mostrou ativação do ACC. Além disso, essa ativação demonstrou correlação positiva com níveis de ansiedade, estresse na vida diária e histórico de abuso.[15] É interessante notar que a terapia psicológica levou a melhora tanto na dor quanto na ansiedade, acompanhadas por uma redução na atividade do córtex cingulado e no giro para-hipocampal.[16] Estudos adicionais revelaram que tanto sentir dor quanto observar lesões dolorosas em outras pessoas ativam o ACC e a ínsula anterior. Essas respostas estão correlacionadas com a intensidade da dor percebida. Surpreendentemente, praticantes de meditação transcendental de longa data demonstraram ter 40 a 50% menos atividade no tálamo e em todo o cérebro em resposta à dor experimental em comparação com controles.[17]

É importante destacar que o medo e a ansiedade desempenham papéis distintos na influência da dor, afetando o organismo de maneiras diferentes. O medo, que é desencadeado por uma ameaça iminente ou presente, motiva respostas defensivas ativas. Em contrapartida, a ansiedade, que surge da antecipação de uma ameaça, leva a hipervigilância e respostas defensivas passivas. O medo pode, de fato, inibir a dor por meio da ativação de opioides endógenos, enquanto a ansiedade tende a aumentar a percepção da dor. É importante notar que experiências repetidas de medo podem contribuir para a ansiedade antecipatória, o que, por sua vez, pode agravar a dor persistente. Além disso, estudos têm demonstrado um fenômeno conhecido como "efeito nocebo", no qual as pessoas experimentam maior sensibilidade à dor quando esperam senti-la.

As emoções negativas também desempenham um papel importante nas vias inibitórias descendentes da dor. A disfunção do DNIC é comum em pacientes que sofrem de dor e depressão, enquanto estados emocionais positivos geralmente têm um efeito redutor na percepção da dor. Um estudo conduzido por nosso laboratório demonstrou que a disfunção do SMDD tem relação com o ônus emocional associado à gravidade (p. ex., sintomas depressivos, número de diagnósticos psiquiátricos, catastrofização da dor e incapacidade devido à dor).[18] Conforme a literatura, a gravidade dos sintomas psicológicos está relacionada à gravidade da dor crônica, e foi demonstrado que pode ser um fator preditivo da resposta ao tratamento.[19]

Há uma crescente evidência de que o trauma emocional pode estar relacionado à persistência da dor e ser um fator predisponente para a dor crônica. Estudos têm demonstrado uma associação entre adversidades na infância, como divórcio dos pais, conflito familiar, abuso sexual e abuso físico, e o desenvolvimento de dor crônica na vida adulta.[20-22] No entanto, é importante considerar que alguns estudos podem estar sujeitos a vieses, como o viés de recordação, que se concentra na atenção dada a eventos passados, e o viés de seleção, que pode ocorrer quando pacientes que buscam tratamento têm níveis mais elevados de estresse. Além disso, a dor persistente pode aumentar a exposição a eventos estressantes adicionais, como perda de emprego e separação conjugal, complicando a interpretação dos resultados.[23]

Por fim, a catastrofização da dor pode ser medida usando a Escala de Catastrofização da Dor,[24] que inclui três dimensões: ruminação (pensamentos repetidos sobre a dor), ampliação (exagero da gravidade e importância da dor) e desamparo (sentimento geral de impotência diante do sofrimento relacionado à dor). Níveis elevados de catastrofização da dor são um forte indicador de resultados negativos relacionados à dor em geral[25] e estão associados a distúrbios do sono[26] e a índices de sensibilização central.[27]

Pacientes com dor crônica apresentam pelo menos duas vezes maior risco de comportamentos suicidas ou suicídio, portanto, esse risco deve ser avaliado. Outros potenciais fatores de risco para suicídio devem ser identificados, como os citados a seguir:[28]

- **Características sociodemográficas:** Estar desempregado ou receber indenização por invalidez.
- **Hábitos de consumo e uso de medicamentos:** Tabagismo, abuso de álcool, drogas ilícitas (devendo ser realizada uma avaliação de segurança antes da prescrição de antidepressivos, antiepilépticos e opioides).
- **Descrição dos fatores de risco relacionados à dor:**
  - *Categorias de dor crônica*: todas as condições de dor crônica;
  - *Características da dor crônica:* frequência de dor intermitente (p. ex., enxaqueca);
  - *Fatores físicos:* problemas de sono;
  - *Qualidade de vida relacionada à saúde:* percepção ruim da condição de saúde mental;
  - *Fatores psicossociais:* catastrofização da dor (ampliação e desamparo), desesperança, sensação de fracasso, sobrecarga emocional.

■ QUESTÕES SOCIAIS

O apoio social é frequentemente destacado como um dos fatores mais influentes nos desfechos relacionados à saúde. Um conjunto substancial de evidências acumuladas corrobora a ideia de que conexões sociais sólidas e a sensação de ser cuidado por outras pessoas estão positivamente associadas com saúde mental, saúde física e expectativa de vida.

No contexto da síndrome do intestino irritável, a relação entre apoio social e manejo da doença não é direta. As evidências sugerem que o tipo de suporte oferecido aos pacientes com dor está relacionado à redução do sofrimento, percepção menos intensa da dor e melhora na capacidade de adaptação.[29,30] A ideia de reforço positivo, ou seja, a crença de que a dor vai melhorar, pode contribuir para a supressão da dor, um fenômeno conhecido como "analgesia afetiva".[31]

É importante ressaltar que os resultados nesse campo são por vezes contraditórios, mostrando que maior apoio social pode estar associado a relatos de dor mais intensa e a estratégias disfuncionais de enfrentamento. Uma explicação-chave para essa aparente contradição é o tipo específico de apoio social fornecido. Em estudos que relatam efeitos prejudiciais do apoio social, muitas vezes ele é caracterizado como excessivamente atencioso e complacente, o que pode reforçar os sintomas e os comportamentos relacionados à dor.[32] Portanto, uma análise mais abrangente da literatura sugere que é a assistência adequada de outras pessoas que pode, de fato, contribuir para o controle da dor.

Em contrapartida, problemas relacionados à carreira profissional também desempenham papel significativo no prognóstico da síndrome do intestino irritável. A ausência

Dor crônica

de apoio social no ambiente profissional ou a percepção de falta desse apoio são fatores que podem ter um impacto negativo no retorno ao trabalho. Um estudo prospectivo identificou um risco quatro vezes maior de desenvolvimento de fibromialgia entre trabalhadores expostos a assédio moral no local de trabalho e um risco duas vezes maior entre aqueles que enfrentavam alta demanda e baixa capacidade de tomada de decisão.[33]

MODELO DA CARGA ALOSTÁTICA

A alostase é um processo que busca a estabilidade, semelhante à homeostase, por meio de adaptações fisiológicas mediadas pelo eixo hipotalâmico-hipofisário-suprarrenal (HHS), pelo sistema nervoso autônomo e por respostas psicocomportamentais, incluindo interações sociais. Essas adaptações, embora geralmente eficazes em curto prazo, podem não ser apropriadas em longo prazo, seja devido ao custo acumulado de mantê-las (conhecido como carga alostática), seja devido a disfunções nos mecanismos de moderação. Quando a capacidade de adaptação dos sistemas é excedida, isso pode resultar em doença.

A **Figura 6.7** ilustra a integração dos mecanismos que contribuem para a carga alostática, os moderadores desses mecanismos e as possíveis consequências de desajustes em cadeia. Indivíduos que enfrentam condições de pobreza, com maior predisposição para doenças (o que se traduz em maior carga alostática) e que também têm menor nível educacional, rede de apoio insuficiente e/ou acesso limitado aos sistemas de assistência, apresentam dupla desvantagem.[34]

PRINCIPAIS SINTOMAS DE DOR CRÔNICA COM SENSIBILIZAÇÃO CENTRAL

Os sintomas mais comuns associados à dor crônica com sensibilização central englobam transtornos do humor, falta de concentração, problemas de memória, problemas relacionados ao sono e fadiga.[35] Além disso, outros sintomas estão estreitamente ligados a estratégias disfuncionais de enfrentamento, que envolvem aspectos cognitivos, emocionais e comportamentais. Tanto o medo de sentir dor durante o movimento, levando a um comportamento de imobilidade, quanto o estresse emocional diante da limitação funcional que impede a graduação das atividades (*pacing*, em inglês), mesmo em face de dor intensa, têm prognósticos desfavoráveis quando se trata de dor crônica.

A catastrofização, que envolve uma série de pensamentos negativos exagerados em resposta a experiências dolorosas reais ou previstas, é um fator de mau prognóstico não apenas para dor crônica mas também para uma ampla gama de condições dolorosas.[36] Além disso, há condições de saúde frequentemente associadas, referidas como "condições de dor crônica sobrepostas", termo cunhado pelo National Institutes of Health (NIH), nos Estados Unidos. Essas condições de dor crônica comuns compartilham a sensibilização central como um processo subjacente. Entre elas, destacam-se síndromes como dor miofascial, síndrome de fadiga crônica, síndrome do cólon irritável, síndrome de dor regional complexa, cefaleia tensional, enxaqueca, cistite intersticial,

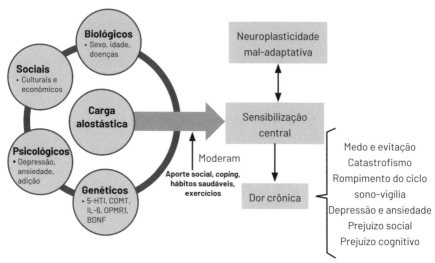

- **Figura 6.7**
  Modelo integrativo do processo saúde-doença. Modelo que integra o efeito da carga alostática como fator desencadeante ou mediador dos quadros de dor crônica.
  Fonte: Elaborada com base em Caumo e colaboradores.[34]

refluxo gastroesofágico, dor temporomandibular inespecífica, dor lombar inespecífica e hipersensibilidade química múltipla.

As condições de dor crônica incluídas conforme a ACTTION-APS Pain Taxonomy (AAPT) estão listadas no **Quadro 6.1**.

- **Quadro 6.1**
Condições de dor crônica segundo a ACTTION-APS Pain Taxonomy

DORES CRÔNICAS PRIMÁRIAS
Fibromialgia
Síndrome do cólon irritável
Síndromes complexas regionais dos tipos I e II
DORES CRÔNICAS SECUNDÁRIAS
Sistema nervoso central e periférico
Dor neuropática periférica
Dor neuropática central

(Continua)

Dor crônica

■ Quadro 6.1
Condições de dor crônica segundo a ACTTION-APS Pain Taxonomy (Continuação)

Dor do sistema musculoesquelético (nociceptiva)
Osteoartrites
Artrites (reumatoide, gota, doenças do tecido conjuntivo)
Dor lombar baixa
Dor miofascial, dor crônica difusa
Outras dores musculoesqueléticas
Dor craniofacial
Cefaleia
Dor cervicomandibular
Dor orofacial
Dor visceral, dor pélvica e urogenital
Dor visceral, abdominal, pélvica e urogenital
Dor associada a outras doenças não classificadas
Dor associada ao câncer, anemia falciforme, doença de Lyme

Fonte: Baseado em Kent e colaboradores.[37]

DIAGNÓSTICO AMPLIADO

A perspectiva do diagnóstico ampliado da dor crônica reconhece a complexidade dessa condição e busca uma abordagem mais abrangente e holística para compreendê-la e tratá-la. Em contraste com abordagens tradicionais que podem se concentrar principalmente na causa física da dor, o diagnóstico ampliado considera uma variedade de fatores que influenciam a experiência da dor e sua gestão. Algumas das principais perspectivas desse diagnóstico ampliado incluem:

1 **Identificação da dor além da causa física:** aborda a complexidade dessa condição, considerando os aspectos biológicos, psicossociais e multidimensionais que a envolvem.
2 **Abordagem mais completa e eficaz:** voltada para o tratamento da dor crônica, visando a melhora da qualidade de vida do paciente.

O objetivo primordial do diagnóstico clínico é proporcionar uma explicação válida que integre os sinais e sintomas para guiar o tratamento e fornecer informações sobre o prognóstico. No entanto, apesar dos avanços consideráveis nas ferramentas diagnósticas ao longo das últimas décadas, os sistemas de classificação da dor mais amplamente usados muitas vezes falham em alcançar de forma eficaz essa finalidade principal de orientação do tratamento. Considerar as diferenças individuais e as variações no processamento dos sinais nociceptivos ao longo do tempo é fundamental, pois a fraca associação entre medidas de lesão tecidual e a gravidade dos sintomas é um fator que complica a abordagem da dor crônica.

Além disso, a abordagem tradicional da dor crônica, que enfoca a capacitação, a reabilitação funcional e a melhora da qualidade de vida, requer uma avaliação abrangente dos componentes motores, neurovegetativos e psicossociais da dor. No entanto, muitos dos sistemas de classificação mais comuns concentram-se principalmente em aspectos sensíveis e neurobiológicos, deixando de lado esses elementos essenciais para a compreensão completa e eficaz do quadro.

A International Association for the Study of Pain (IASP), em colaboração com a Organização Mundial da Saúde (OMS), trabalhou no desenvolvimento de um sistema de classificação para a dor crônica na 11ª edição da *Classificação internacional de doenças* (CID-11). Esse sistema adota uma perspectiva biopsicossocial e classifica a dor crônica em sete grupos principais: primária, musculoesquelética, relacionada ao câncer, pós--traumática e/ou pós-operatória, visceral, cefaleia e/ou orofacial, e neuropática.[38] Além disso, ele atribui códigos de extensão ou especificadores úteis para monitorar a condição.

Simultaneamente, a iniciativa da Analgesic, Anesthetic, and Addiction Clinical Trial Translations, Innovations, Opportunities, and Networks (ACTTION), em parceria com a United States Association for the Study of Pain (USASP), preconiza a padronização de critérios de classificação para condições dolorosas específicas. A sistematização da AAPT é baseada em diversas dimensões, incluindo critérios diagnósticos centrais (como sintomas, sinais e testes complementares característicos de uma doença ou de um grupo de doenças), padrão de dor (abrangendo circunstâncias, localização, descritores e evolução), consequências (considerando aspectos neurobiológicos, psicossociais e funcionais), comorbidades (como depressão maior e doenças metabólicas) e fatores de risco ou proteção (incluindo sensibilização central, disfunção do sistema inibitório descendente da dor, sexo e idade) (**Fig. 6.8**).[39]

■ TIPOS DE DOR

As dores nociceptivas, nociplásticas e neuropáticas são três categorias diferentes de dor, cada uma com características distintas. A dor nociceptiva é a mais comum e ocorre como resultado da ativação dos nociceptores, que são receptores de dor especializados, devido a danos reais ou potenciais nos tecidos do corpo, os quais podem ser causados por lesões, inflamações, infecções, queimaduras, cortes, entre outros. Em geral, é descrita como uma dor aguda, afiada e bem localizada, e serve como um aviso de que há algo errado nos tecidos do corpo. Queimar o dedo, por exemplo, causa dor nociceptiva.

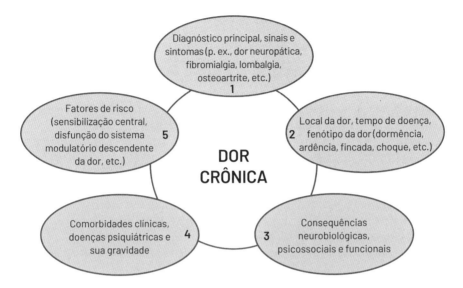

■ **Figura 6.8**
Perspectiva biopsicossocial da abordagem diagnóstica. A abordagem multidimensional é baseada em evidências para classificar as condições de dor crônica.

A dor nociplástica ocorre devido a alterações no processamento da dor no sistema nervoso, em decorrência de danos teciduais contínuos ou inflamação em curso, que podem torná-lo mais sensível à dor, levando a respostas exacerbadas a estímulos normais. Muitas vezes, é descrita como uma dor difusa, crônica e de difícil localização. Não serve necessariamente como um aviso de lesão nos tecidos, e sua intensidade pode variar amplamente. A fibromialgia é um exemplo de condição de dor nociplástica.

A dor neuropática é causada por danos ou disfunção no sistema nervoso, em particular nas vias nervosas que transmitem sinais de dor, o que pode ser resultado de lesões nervosas diretas, doenças do SNC ou doenças do SNP, como neuropatia diabética ou compressão de nervos. É frequentemente descrita como queimação, formigamento, choque elétrico ou "agulhadas". Esse tipo de dor pode ser constante ou intermitente e é, muitas vezes, acompanhado de sensações anormais na área afetada. Um exemplo de dor neuropática é a neuralgia do trigêmeo.

DORES NOCIPLÁSTICAS

As dores nociplásticas fazem parte das dores crônicas primárias, caracterizadas por uma etiologia não claramente definida e cursando com uma importante carga emocional. Pode ser desafiador diagnosticar e tratar esse tipo de dor, pois pode não estar associado a anormalidades estruturais claras ou inflamações identificáveis por meio de exames de imagem ou testes laboratoriais. Condições como fibromialgia e algumas formas de dor crônica generalizada são exemplos de dor nociplástica.

Critérios diagnósticos para fibromialgia

A fibromialgia é uma síndrome caracterizada por dor musculoesquelética generalizada e sintomas que fazem parte da SSC, incluindo fadiga, sono não reparador, alterações cognitivas, sintomas depressivos e outros sinais associados à disfunção autonômica, como a síndrome do cólon irritável e o tenesmo vesical. É importante observar que uma neuropatia de fibras nervosas finas é encontrada em uma porcentagem significativa dos pacientes, o que pode explicar sensações de formigamento, queimação e alodinia.[40]

A classificação clínica da fibromialgia pode ser realizada com base nos critérios recomendados pelo American College of Rheumatology (ACR)[41] ou pela classificação da AAPT.[42] Esses critérios ajudam na identificação e no diagnóstico da doença, permitindo um tratamento mais eficaz e direcionado para os pacientes afetados por essa condição.

Para determinar o grau de generalização da dor e a gravidade dos sintomas da fibromialgia, são usados dois critérios principais segundo a ACR-2016:[41]

- **Índice de Dor Generalizada (WPI, do inglês Widespread Pain Index):** é obtido pela contagem simples de regiões corporais afetadas pela dor nos últimos sete dias. São consideradas sete regiões bilaterais (mandíbula, ombros, braços, antebraços, quadris, coxas e pernas) e cinco regiões centrais (cervical, dorso, tórax, lombar e abdome). O valor varia de 0 a 19.
- **Escala de Gravidade de Sintomas (SSS, do inglês Symptom Severity Scale):** é a soma dos escores de gravidade dos sintomas avaliados, que variam de 0 a 12, incluindo fadiga, qualidade do sono (reparador ou não) e sintomas cognitivos (como problemas de memória e raciocínio). Além disso, podem ser somadas outras queixas, como cefaleia, dor abdominal baixa ou depressão nos últimos seis meses, cada uma atribuindo 1 ponto.

Para atender aos critérios diagnósticos de fibromialgia, deve-se observar a presença de dor generalizada em pelo menos quatro das cinco regiões corporais especificadas (axial, região superior esquerda, região superior direita, região inferior esquerda e região inferior direita) e a persistência dos sintomas por pelo menos três meses.

Já os critérios diagnósticos de fibromialgia segundo a APPT requerem as seguintes condições:[42]

- Dor multissítio (*multisite pain*, em inglês), definida como presente em pelo menos seis de nove regiões (membros superiores e inferiores de cada lado, cabeça, tórax, dorso, abdome e lombar, incluindo glúteo).
- Problemas de sono ou fadiga moderados a severos.
- Sintomas presentes há pelo menos três meses.

Dor crônica 99

DORES NOCICEPTIVAS

As dores nociceptivas cursam com dor de localização relacionada ao processo subjacente, apresentam certa proporcionalidade à lesão tecidual e à natureza anatômica, intermitente e exacerbada pela movimentação. Também podem apresentar associação com outros achados inflamatórios e desaparecer com o processo de cicatrização. São condições dessa categoria a osteoartrite e a artrite reumatoide, entre outras.

DORES NEUROPÁTICAS

As dores neuropáticas, segundo a IASP, têm origem ou são causadas por uma lesão primária ou disfunção do sistema nervoso. Podem resultar de danos em qualquer ponto ao longo do neuroeixo, abrangendo o SNP, o sistema nervoso espinal ou o sistema nervoso supraespinal. Características distintivas da dor neuropática em comparação com outros tipos de dor incluem a persistência da dor e dos sinais sensoriais além do período de recuperação.

Em humanos, é caracterizada por sintomas como dor espontânea, alodinia (experiência de dor em resposta a estímulos não nocivos) e causalgia (dor persistente em queimação). A dor espontânea pode apresentar-se como sensações de "agulhadas", queimação, choque, pontada e dor paroxística (súbita), muitas vezes acompanhada de disestesias (sensações anormais) e parestesias (sensações de formigamento). Esses sintomas não apenas afetam a percepção da dor, mas também o bem-estar, o humor, a atenção e o pensamento do paciente.

A dor neuropática pode ser composta por sintomas "negativos", como perda sensorial, e sintomas "positivos", como parestesias e aumento da sensação de dor. Ela pode originar-se devido a danos neurais tanto periféricos quanto centrais. Existem diversos mecanismos fisiopatológicos subjacentes à dor neuropática:

- Atividade patológica em nociceptores ou axônios, que desencadeia mudanças secundárias no processamento central de neurônios localizados em regiões espinais ou supraespinais.
- Perda persistente ou redução de impulsos aferentes que podem alterar a modulação segmentar e descendente, resultando em hiperexcitabilidade de neurônios de segunda ordem e dor, apesar da perda de atividade.
- Reações inflamatórias em raízes nervosas que induzem atividade ectópica em nociceptores aferentes primários, podendo ser a causa de alodinia e dor espontânea.
- Aumento da atividade do sistema nervoso simpático, levando a uma maior liberação de noradrenalina dos terminais simpáticos e à expressão de novos receptores no neurônio aferente, resultando na exacerbação da atividade de nociceptores sensibilizados e na manutenção de dor e alodinia.

Características fenotípicas

O diagnóstico é realizado por meio da história de lesão ou doença do sistema nervoso, e a localização da dor tem correspondência anatomicamente relacionada ao dano, que pode ser no trajeto neural, na área de representação cortical ou de vias de processamento da dor. Os sintomas negativos incluem diminuição ou perda de sensibilidade, e os positivos incluem alodinia e hiperalgesia. Esses critérios se aplicam a todas as entidades de diagnóstico de dor neuropática crônica (DNC).[43] A dor neuropática pode resultar de disfunções etiologicamente diversas que afetam o SNP ou o SNC e geralmente é crônica, ou seja, persiste continuamente ou manifesta-se com episódios dolorosos recorrentes que se estendem além de três meses.[44] Sua origem pode ser metabólica, como na neuropatia diabética, neurodegenerativa, vascular, autoimune, tumoral, traumática, infecciosa, induzida por toxinas ou por doença hereditária. Pode ser devida a fatores traumáticos ou compressivos, ou consequência do efeito neurotóxico de fármacos, como os quimioterápicos. Além disso, existem as DNCs de etiologia desconhecida.[43] Na prática clínica, as diferenças entre os fenótipos de DNC e outros tipos de dor oferecem uma oportunidade para caracterizá-las e distingui-las.

São descritores fenotípicos da DNC sintomas do tipo "agulhada", queimação, hipoestesia, anestesia, choque, alodinia e hiperpatia. As investigações neurofisiológicas podem revelar algumas pistas mecanistas, como aumento de fibras nervosas somatossensitivas ou alterações no controle endógeno da dor. No entanto, a falta de testes não invasivos geralmente impede uma avaliação aprofundada dos mecanismos da DNC no cenário clínico. Embora estudos de imagem e testes quantitativos sensoriais ajudem a elucidar a fisiopatologia, o conhecimento atual dos mecanismos de dor neuropática baseia-se majoritariamente em modelos pré-clínicos.

A suspeita diagnóstica de dor neuropática requer investigações para verificar sinais de irradiação em trajetos neurais e sinais que indicam alterações sensoriais (disestesia, hipoestesia, hiperalgesia, alodinia). O diagnóstico definitivo requer demonstração de causa, como testes neurofisiológicos que confirmam uma neuropatia ou resultados de imagem mostrando o envolvimento de tratos somatossensoriais após lesão medular ou lesões centrais, por exemplo, após acidente vascular cerebral (AVC). A intensidade da dor pode apresentar grande variação diante da mesma causa.

Diagnóstico da dor neuropática crônica

O diagnóstico clínico de DNC depende dos seguintes critérios:

1 Dor com distribuição anatômica plausível, isto é, correspondência topográfica à área do nervo periférico lesado ou de sua representação no SNC.
2 História sugestiva de lesão ou doença relevante que afete o sistema somatossensorial central ou periférico, ou seja, com relação temporal entre o evento neurológico e o início da dor.
3 Demonstração de distribuição anatômica plausível em pelo menos um teste confirmatório, incluindo dados do exame neurológico e presença de sinais positivos (alodinia, hiperalgesia, parestesias, queimação, fisgadas, choques elétricos, etc.) ou negativos (déficits sensitivos variados).

Dor crônica

4 Demonstração de lesão ou doença relevante em pelo menos um teste confirmatório (eletroneuromiografia, exames de imagem, etc.).

Conforme os critérios mencionados, o diagnóstico é classificado da seguinte forma: definitivo (critérios de 1 a 4), provável (critérios 1 e 2 com confirmação pela presença dos critérios 3 ou 4) ou possível (critérios 1 e 2 sem confirmação dos critérios 3 ou 4). O fluxo diagnóstico das dores neuropáticas está apresentado na **Figura 6.9**.

Quando há suspeita do diagnóstico, é importante avaliar algumas modalidades somatossensoriais, como o toque, a vibração e a temperatura. Técnicas para quantificá-las incluem o uso de filamentos de Von Frey, vibrametria e equipamentos para verificar a percepção térmica de calor e frio, como o QST. A resposta positiva a um tratamento com fármacos de manejo de dor neuropática também pode auxiliar no diagnóstico.

■ AVALIAÇÃO E ACOMPANHAMENTO DE DOR CRÔNICA

Três instrumentos foram validados para português do Brasil para avaliar os componentes multidimensionais da dor crônica: o Perfil de Dor Crônica, o Brief Pain

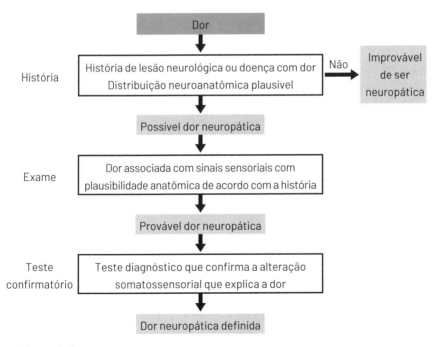

■ **Figura 6.9**
Critérios diagnósticos da dor neuropática segundo a IASP.
Fonte: Elaborada com base em Finnerup e colaboradores.[45]

Inventory (BPI) e a Escala Graduada em Dor Crônica. Cada um deles oferece uma abordagem diferente para entender a experiência da dor crônica (ver a página do livro em www.lojagrupoa.com.br para acessar os instrumentos).

O Perfil de Dor Crônica é um instrumento composto por 15 itens, conhecido como "Inventário para Rastreamento do Perfil de Dor Crônica".[46] Engloba três domínios principais: intensidade da dor (com quatro itens e pontuação que varia de 0 a 32), interferência da dor nas atividades diárias (com seis itens e pontuação de 0 a 36) e carga emocional associada à dor (com cinco itens e pontuação de 0 a 25). A importância dessas três dimensões foi enfatizada pela Iniciativa sobre Métodos, Aferição e Avaliação da Dor em Ensaios Clínicos.[47]

O BPI é um questionário de 15 itens que avalia vários aspectos da dor crônica, como localização, intensidade, interferência nas atividades diárias, no humor, no prazer de viver, no sono e em relacionamentos pessoais, além de explorar o efeito das estratégias terapêuticas.[48] É amplamente utilizado internacionalmente e tem versões validadas em mais de 10 idiomas.

A Escala Graduada em Dor Crônica, orientada para a Atenção Primária à Saúde, avalia a dor crônica com base em sua intensidade e seu impacto na funcionalidade (limitação das atividades diárias).[49] Recentemente, foi feita uma revisão do instrumento, que calcula a gravidade da dor pela média simples dos valores relacionados à intensidade usual da dor, à interferência nas atividades gerais e à interferência na qualidade de vida (aproveitamento da vida) em uma escala de 0 a 10.[50]

Além dessas ferramentas, existe o Inventário de Sensibilização Central (CSI, do inglês Central Sensitization Inventory), validado para português do Brasil.[27] O CSI avalia sintomas psicológicos, como ansiedade, depressão, pânico, transtorno de estresse pós-traumático e trauma na infância, além de síndromes clínicas relacionadas à sensibilização central, como dor pélvica idiopática e cistite intersticial. Pode ser usado como um critério clínico para avaliar a sensibilização central em pacientes cuja experiência de dor parece desproporcional.[51] Esse instrumento correlaciona-se com a extensão da dor, sua intensidade, a limitação funcional e o prognóstico, além de refletir a resposta ao tratamento.[52]

Integrar ao diagnóstico ampliado da SSC uma medida que avalie o enfrentamento da doença também pode ser útil. A Escala de Catastrofização de Dor (PCS, do inglês Pain Catastrophizing Scale), validada para uso no Brasil,[53] examina o enfrentamento da dor em três subescalas: desamparo, magnificação e ruminação.

Esses instrumentos fornecem uma abordagem abrangente e multidimensional para avaliar a dor crônica, levando em consideração seus diferentes aspectos físicos, emocionais e psicossociais. Eles desempenham um papel importante no diagnóstico e no acompanhamento do tratamento de pacientes com dor crônica, permitindo uma compreensão mais completa de sua experiência e ajudando a orientar intervenções terapêuticas apropriadas. O **Quadro 6.2** mostra aspectos da avaliação especificados com códigos de extensão na classificação da CID-11.

Dor crônica

■ Quadro 6.2
Especificadores conforme a *Classificação internacional de doenças* (CID-11)

Gravidade da dor

A intensidade da dor pode ser avaliada verbalmente ou em uma escala de avaliação numérica, ou análogo visual. Para a codificação da gravidade, solicita-se ao paciente que relate a intensidade média da dor na última semana em uma escala de avaliação numérica de 11 pontos (NRS, do inglês *Numeric Rating Scale*) (variando de 0 – "sem dor" – a 10 – "pior dor imaginável") ou uma escala visual analógica de 100 mm (VAS, do inglês *Visual Analog Scale*):

- Dor leve – NRS: 1-3; VAS: 31 mm
- Dor moderada – NRS: 4-6; VAS: 31-54 mm
- Dor intensa – NRS: 7-10; VAS: 55-100 mm

O sofrimento relacionado à dor pode ser avaliado solicitando-se ao paciente que classifique o sofrimento relacionado à dor que experimentou na última semana (experiência emocional desagradável, multifatorial de natureza cognitiva, comportamental, emocional, social ou espiritual devido à experiência persistente ou recorrente de dor) em uma escala de avaliação numérica de 11 pontos ou uma VAS de "não sofrimento relacionado à dor" até "sofrimento relacionado à dor extrema" (termômetro de sofrimento).

- Dor leve – NRS: 1-3; VAS: 31 mm
- Dor moderada – NRS: 4-6; VAS: 31-54 mm
- Dor intensa – NRS: 7-10; VAS: 55-100 mm

Interferência relacionada à dor na semana anterior, conforme classificado pelo paciente na NRS de 11 pontos (de 0 – "sem interferência" – a 10 – "incapaz de realizar atividades") ou na VAS (0 mm – "sem interferência" – a 100 mm – "incapaz de realizar atividades").

- Código 0 – sem interferência
- Código 1 – interferência leve; NRS: 1-3; VAS: 31 mm
- Código 2 – interferência moderada; NRS: 4-6; VAS: 31-54 mm
- Código 3 – interferência severa; NRS: 7-10; VAS: 55-100 mm

A gravidade geral combina as classificações de intensidade, angústia e incapacidade usando um código de 3 dígitos. Por exemplo: um paciente com intensidade de dor moderada, angústia grave e incapacidade leve receberá o código "231". O código de gravidade é opcional.

Características temporais da dor

O curso temporal da dor pode ser codificado como "contínuo" (a dor está sempre presente), "episódica ou recorrente" (há ataques de dor recorrentes com intervalos sem dor) e "contínuo com ataques de dor" (há ataques de dor recorrentes, como exacerbações de dor contínua subjacente).

(Continua)

104   Psiquiatria Intervencionista

■ Quadro 6.2
Especificadores conforme a *Classificação internacional de doenças* **(CID-11)**
(Continuação)

Presença de fatores psicossociais
Esse código de extensão permite codificar fatores problemáticos que acompanham a dor crônica: cognitivos (catastrofização, preocupação excessiva); emocionais (medo, raiva); comportamentais (evasão) e/ou sociais (trabalho, relacionamentos). O código de extensão é apropriado se houver evidência positiva de que fatores psicossociais contribuem para a causa, a manutenção e/ou a exacerbação da dor e/ou incapacidade associada e/ou quando a dor crônica resulta em consequências psicocomportamentais negativas (p. ex., desmoralização, desesperança, evitação, abstinência).

Fonte: Elaborado com base em Scholz e colaboradores.[43]

USO TERAPÊUTICO DA CORRENTE ELÉTRICA TRANSCRANIANA

A evolução do uso de corrente elétrica no tratamento da dor ao longo da história apresenta marcos significativos. Embora o registro do uso dessa abordagem remonte às primeiras décadas da era cristã, quando descobriu-se acidentalmente que o choque elétrico causado por um peixe torpedo era capaz de aliviar a dor da gota, seu uso no contexto científico começou a se consolidar em 1780, ano em que Luigi Galvani demonstrou a contração elétrica do músculo da rã, estabelecendo uma conexão entre eletricidade e resposta muscular.[54]

Décadas depois, em experimentos com cães, Fritsch e Hitzig demonstraram que o estímulo do córtex motor poderia produzir movimento nos membros. A documentação da primeira estimulação elétrica do cérebro humano em um indivíduo acordado ocorreu em 1874, durante um procedimento de desbridamento em uma área do couro cabeludo. Foi observada contração muscular em resposta à estimulação elétrica, mas não à estimulação mecânica.[55]

No início do século XX, surgiu o primeiro estimulador elétrico projetado especificamente para aliviar a dor, marcando um avanço significativo. Posteriormente, foram desenvolvidos a TENS e procedimentos estereotáxicos. No final da década de 1940, a estimulação elétrica foi aplicada no tratamento da dor crônica por meio de eletrodos implantados, com a observação de que a alteração da frequência de estimulação poderia aumentar a inibição e reduzir a facilitação.[55]

A definição das frequências baixas (6 a 60 Hz) e altas (50 a 100 Hz) como parte importante do tratamento da dor foi um marco. Em 1982, foi feita a primeira publicação sobre a estimulação computadorizada do tálamo humano. No campo da pesquisa, o uso da estimulação elétrica no hipocampo em estudos pré-clínicos levou à hipótese de

Dor crônica 105

que as áreas relacionadas ao prazer e à dor estão interconectadas, o que ganhou mais credibilidade quando demonstrou-se que a estimulação da zona do septo do hipocampo aliviava a dor em um paciente com câncer.[56]

No entanto, houve um período em que o uso da neuromodulação para o tratamento da dor foi contestado. Em 1977, a Food and Drug Administration (FDA), dos Estados Unidos, patrocinou um simpósio sobre a segurança e a eficácia dessas técnicas. Embora o uso da neuromodulação para dor crônica tivesse sido documentado, as empresas responsáveis pelos sistemas de estimulação cerebral profunda não haviam conduzido os estudos solicitados pelo órgão, levando à desautorização do uso de dispositivos para estimulação cerebral profunda no tratamento da dor.[57]

Nas décadas seguintes, a pesquisa em neuromodulação ganhou um novo ímpeto, à medida que o conhecimento sobre a neuroplasticidade da dor crônica avançou. A teoria do portão de Melzack e Wall, introduzida em 1965, e os estudos sobre a liberação de endorfinas com a estimulação cerebral aumentaram o interesse por essa abordagem. Em 1991, Tsubokawa e colaboradores[58] relataram resultados promissores ao usar a estimulação do córtex motor para aliviar a dor central. Posteriormente, em 1995, Migita e colaboradores[59] exploraram a estimulação magnética extracraniana do córtex motor como uma estratégia para produzir analgesia. Esses estudos pioneiros sinalizaram o potencial da neuromodulação no tratamento da dor crônica.

Nas últimas três décadas, testemunhamos um renovado interesse na aplicação da estimulação cerebral não invasiva como uma abordagem terapêutica para a dor crônica. Ao longo da história, o uso de estímulos elétricos para o alívio da dor foi inicialmente limitado e considerado uma técnica paralela. Com o avanço das terapias farmacológicas, incluindo antidepressivos, anticonvulsivantes e opioides, pesquisas sobre técnicas de estímulo elétrico foram subestimadas.

Com o tempo, tornou-se cada vez mais evidente que as terapias farmacológicas apresentavam limitações, como eficácia limitada e efeitos colaterais significativos, o que foi agravado pela escassez de novas moléculas terapêuticas e pelo surgimento de problemas de tolerância e dependência associados ao uso contínuo de opioides. A preocupação com o uso indiscriminado dessas substâncias, que se refletiu no aumento alarmante das prescrições entre 2002 e 2012 e na epidemia de *overdose* de opioides que vitimou mais de 40 mil estadunidenses em 2016, estimulou um crescente interesse nas abordagens de neuromodulação para o tratamento da dor crônica. Além disso, o avanço no conhecimento sobre os processos de neuroplasticidade relacionados à dor crônica, que envolvem desde disfunções até a reorganização das áreas corticais de representação sensorial, trouxe uma nova perspectiva para o papel da neuromodulação.

O M1 destacou-se como um alvo fundamental para a aplicação de corrente elétrica transcraniana no tratamento da dor devido à sua influência sobre o sistema somatossensorial. Além de seu papel terapêutico, ele também se estabeleceu como uma ferramenta de diagnóstico, permitindo a avaliação das disfunções dos sistemas neurobiológicos corticais e da via corticoespinal. No contexto terapêutico, a técnica envolve a aplicação de corrente anodal de baixa intensidade (1-2 mA) diretamente no couro cabeludo, utilizando dois eletrodos, o cátodo e o ânodo, seguindo as diretrizes e recomendações estabelecidas na literatura.[60] Essa corrente de baixa intensidade se dispersa de maneira eficaz por meio de esponjas embebidas em solução fisiológica com 35 cm².

A maioria dos estudos se concentrou na estimulação do M1 no hemisfério dominante, embora a estimulação do córtex pré-frontal dorsolateral (DLPFC, do inglês *dorsolateral prefrontal cortex*) esquerdo também tenha demonstrado efeitos benéficos.[13] Estudos recentes mostraram que sessões de ETCC (em quantidade variando de 20 a 60) autoaplicadas em domicílio no DLPFC esquerdo levaram a melhora nos níveis de dor, na capacidade funcional para atividades da vida diária e na redução do uso de analgésicos.[61,62]

■ MECANISMOS NEUROBIOLÓGICOS

O mecanismo de ação da ETCC é multifatorial, induz alterações fisiológicas em diferentes sistemas próximos à área da estimulação e pode até atingir redes neurais distantes da área estimulada por um efeito do tipo *default*. Seus efeitos dependem da polaridade – a estimulação anódica induz excitabilidade cortical, e a estimulação catódica a reduz – e são explicados pela modulação do potencial da membrana neuronal vinculado à área estimulada. A redução da excitabilidade neuronal ocorre pela redução da atividade espontânea celular, e esse efeito perdura mesmo após o término da estimulação. A duração das alterações depende do tempo e da intensidade de estimulação e estima-se que seja aditiva à repetição dos cursos de estimulação. O efeito duradouro da ETCC é mediado por processos de potenciação de longo prazo (LTP, do inglês *long-term potentiation*) e depressão de longo prazo (LTD, *long-term depression*). As mudanças de longa duração na excitabilidade se assemelham à potenciação ou à depressão da intensidade das sinapses glutamatérgicas. Evidências sugerem que a aplicação da ETCC no M1 modula a dor por meio de efeitos corticais diretos nos núcleos talâmicos anterior e ventrolateral, no tálamo medial, no giro cingulado anterior e no tronco.

A ETCC é baseada na aplicação direta de corrente fraca (1 a 2 mA), contínua, por eletrodos aplicados no escalpo de forma não invasiva, simples e indolor. Outras vantagens incluem o baixo custo, a possibilidade de um placebo confiável e a segurança (os estudos têm demonstrado efeitos adversos leves e transitórios).[63,64] Os efeitos são polaridades dependentes e, de forma geral, a estimulação do ânodo induz aumento da excitabilidade cortical, e a estimulação do cátodo a reduz.[64]

A estimulação anodal hiperpolariza a membrana e promove maior liberação de neurotransmissores por meio do aumento do cálcio intracelular. Por sua vez, a liberação de neurotransmissores e o acoplamento de vesículas sinápticas aumentam mais pela ativação da quinase de receptor de tropomiosina (Trk), sugerindo um papel do fator neurotrófico derivado do cérebro (BDNF , do inglês *brain-derived neurotrophic factor*). A liberação de neurotransmissores facilita a abertura de canais ácido α-amino-3-hidróxi-5-metil-4-isoxazolepropiônico (AMPA) e, indiretamente, N-metil-D-aspartato (NMDA), com respostas de LTP. Uma vez ativado, o receptor de Trk produz a LTP de fase tardia (L-LTP), favorecendo a abertura dos receptores NMDA; o oposto ocorre

Dor crônica

com a ETCC catódica, com promoção de LTD[65] (**Fig. 6.2**). Também altera o limiar da membrana para gerar potenciais de ação na área estimulada e para contrarregular os processos disfuncionais causados pela doença em questão.[65] Porém, quando o tempo de estimulação no ânodo é aumentado, pode haver redução da excitabilidade e, quando a intensidade é aumentada no cátodo, pode haver aumento da excitabilidade. A técnica é, portanto, neuromodulatória, buscando homeostase,[65] mudando a excitabilidade de *inputs* sinápticos e a frequência de disparos espontâneos. Ela modifica o microambiente sináptico, alterando a força sináptica por meio dos receptores NMDA ou da atividade GABAérgica.[65,66] Modula neurônios intracorticais e corticoespinais e tem efeitos não sinápticos por mudanças transitórias na densidade dos canais de proteína.[65] A ETCC induz alterações da excitabilidade cortical promovendo efeitos duradouros por aumentar a atividade espontânea, levando a um aumento do *input* pré-sináptico e da regulação do tônus sináptico mediado pelo NMDA. Esses efeitos duradouros também são dependentes da síntese de proteína e acompanhados por modificações no AMP cíclico intracelular e nos níveis de cálcio. Também relaciona-se à promoção de neuroplasticidade dependente do uso, com mudanças de longo prazo semelhantes aos fenômenos de LTP e LTD das sinapses glutamatérgicas, como já citado.[65] Os efeitos também podem ser explicados pelo aumento da eficiência sináptica,[67] que promove mudanças neuroquímicas prolongadas, modulando a condução na medula espinal e vias reflexas segmentares e oscilações neuronais espontâneas, alterando potenciais evocados motores (MEPs), potenciais evocados somatossensoriais (SSPEs) e potencias evocados visuais (VEPs). A eletrotaxia gerada pelos campos elétricos contribui para a neuromodulação, assim como mudanças na expressão do BDNF. A orientação dos axônios no campo elétrico também é importante para a ocorrência dos efeitos.[66]

Outra maneira pela qual ocorre a melhora da dor por meio da ETCC do ânodo é por sua capacidade de restaurar o sistema inibitório GABAérgico, que frequentemente se encontra deficitário em pacientes com dor crônica. Há evidências de que a ETCC possa atingir estruturas mais profundas, como o núcleo rubro e o fascículo longitudinal medial, embora ainda não esteja claro se isso ocorre por efeito direto ou por meio do aumento da excitabilidade em áreas relevantes. Além disso, a ETCC demonstrou sua capacidade modulatória em processos inflamatórios, na liberação de fatores neurotróficos, no crescimento e na orientação dos dendritos, bem como no aumento da densidade sináptica, conferindo-lhe propriedades neuroprotetoras e neurorrestauradoras. Diversos neurotransmissores estão envolvidos na promoção da neuroplasticidade induzida pela ETCC.[65]

É importante destacar que a técnica influencia vários tecidos diferentes e atua em múltiplas estruturas celulares, incluindo componentes não neuronais do SNC.[68] Esse amplo espectro de influência é fundamental para sua eficácia em diversos contextos terapêuticos.

Dessa forma, a ETCC se mostra promissora ao agir por meio de uma variedade de mecanismos para modificar a excitabilidade cortical, promover a neuroplasticidade e, assim, oferecer potenciais benefícios terapêuticos a uma ampla gama de indivíduos com diferentes condições clínicas. Suas aplicações vão além do âmbito neural e têm o potencial de impactar positivamente a saúde e o bem-estar dos pacientes.

EFEITOS NEUROFISIOLÓGICOS NEURONAIS E NAS CÉLULAS GLIAIS DA ESTIMULAÇÃO TRANSCRANIANA POR CORRENTE CONTÍNUA

A ETCC anódica, com intensidade de 1-2 mA, por si só não é suficiente para atingir o limiar de disparo dos neurônios e gerar potenciais de ação, mas aumenta a suscetibilidade ao disparo espontâneo e a excitabilidade dos neurônios.[69,70] Já em relação à estimulação catódica, acredita-se que reduza o potencial de repouso da membrana, tornando mais difícil para os neurônios se despolarizarem, o que diminui a excitabilidade neuronal e a taxa de disparos.[69,70] É importante ressaltar que esses efeitos dependem da área-alvo, da intensidade e da duração da estimulação[69] e do campo elétrico.[71]

A excitabilidade aumentada de neurônios locais pela estimulação anódica também está relacionada ao aumento do fluxo sanguíneo na região estimulada, induzindo alterações metabólicas subsequentes. Especificamente, as mudanças no fluxo sanguíneo durante a ETCC no PFC foram medidas por espectroscopia de infravermelho próximo funcional (fNIRS, do inglês *functional near-infrared spectroscopy*).[72] Nesse estudo, observou-se que o aumento da oxigenação das concentrações de hemoglobina sob o eletrodo anódico foi significativamente maior do que aquele observado para o cátodo, o que sugere que essas mudanças reflitam a capacidade da estimulação anódica de induzir modificações na comunicação entre neurônios.[72]

O efeito de longo prazo da ETCC está vinculado à LTP, que envolve a melhoria contínua da transdução de sinais entre os neurônios. Inicialmente, os potenciais de ação dos neurônios pré-sinápticos são convertidos em sinais químicos nas membranas pré-sinápticas, o que leva ao aumento da liberação de neurotransmissores na fenda sináptica (como glutamato, GABA, dopamina, serotonina, acetilcolina, etc.). O processo pelo qual esses neurotransmissores transmitem os sinais dos terminais pré-sinápticos para os neurônios pós-sinápticos é denominado cascata de transdução de sinal. Nessa cascata, vários neurotransmissores podem ativar ou inibir cascatas de transdução de sinal ligadas a proteínas G, ou canais iônicos, resultando na fosforilação da proteína de ligação ao elemento responsivo a AMP cíclico (CREB, do inglês *cAMP-response element binding protein*) e na ativação de genes nos núcleos dos neurônios. Além disso, a cascata de transdução de sinal mediada pelo BDNF pode desempenhar um papel ao ativar várias enzimas quinase.[73]

Essas cascatas de transdução de sinal aumentam a síntese de diversas proteínas, incluindo neurotransmissores, receptores, canais iônicos e proteínas sinalizadoras intracelulares. A ação facilitadora dessas proteínas na regulação da eficiência das neurotransmissões nos circuitos cerebrais corticais pode explicar a capacidade da ETCC de induzir a LTP. Além disso, o BDNF também pode mediar o desenvolvimento da LTP.[74] Em estudos que utilizaram sessões de estimulação anódica no DLPFC, observou-se melhora nos sintomas de humor sem alterações significativas nas concentrações de BDNF no sangue de pacientes com transtorno depressivo maior.[75] No entanto, os níveis de BDNF basais têm sido relacionados com a magnitude do efeito da ETCC no tratamento da dor.[61]

As células gliais, incluindo os astrócitos, têm sido relacionadas ao efeito da ETCC.[77] Essas células desempenham um papel na regulação das concentrações de substâncias químicas e neurotransmissores no espaço extracelular, e os mecanismos pelos quais a ETCC melhora os sintomas clínicos podem envolver modalidades além das ações diretas nas células neuronais. Estudos em animais, por exemplo, sugerem a participação da LTP e das células gliais.

Em estudos com ratos, foi observado que a estimulação anódica com ETCC nas sinapses CA3-CA1 do hipocampo induziu LTP.[78] Além disso, a ETCC aumentou o acúmulo de AMP cíclico no córtex polarizado e alterou a expressão do mRNA, levando ao aumento da densidade de espinhas dendríticas em indivíduos que sofreram AVCs.[79]

Mishima e colaboradores[80] relataram que a ETCC aumentou a noradrenalina, bem como as concentrações intracelulares de íons de cálcio, por meio da estimulação de receptores α1 adrenérgicos em astrócitos de camundongos geneticamente modifica-

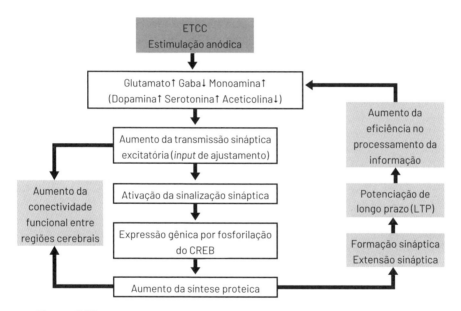

■ **Figura 6.10**
Mecanismos envolvidos no aumento da potenciação de longo prazo (LTP) pela estimulação transcraniana de corrente contínua (ETCC). Vários neurotransmissores ativam/inibem cascatas de transdução ligadas a proteínas G ou canais iônicos, levando à fosforilação da proteína de ligação do elemento responsivo ao AMP cíclico (CREB) e à ativação de genes no núcleo dos neurônios. Essas cascatas de transdução de sinal aumentam a síntese de várias proteínas, como sintases de neurotransmissores, receptores, canais iônicos e proteínas de sinal intracelular. Ações facilitadoras dessas proteínas que regulam a eficiência das neurotransmissões no circuito do córtex cerebral podem explicar a capacidade da ETCC de induzir LTP.
Fonte: Elaborada com base em Yamada e Sumiyoshi.[76]

dos. Também foi observado um aumento nas concentrações intracelulares de íons de cálcio em células humanas,[81] sugerindo o envolvimento dos astrócitos na capacidade da ETCC de induzir LTP. Estudos pré-clínicos têm demonstrado que o BDNF desempenha um papel crucial nesses processos, pois se liga aos receptores TrkB, que regulam o crescimento e a atividade sináptica dos neurônios. Também acredita-se que estejam envolvidos na formação da LTP.[73] Por exemplo, a ETCC anódica induz plasticidade sináptica *in vitro*, que é dependente do aumento da secreção de BDNF e da ativação de TrkB.[82] Além disso, Podda e colaboradores[83] relataram que camundongos submetidos à ETCC anódica exibiram LTP hipocampal e melhora na aprendizagem e na memória. Esses efeitos foram associados ao aumento da acetilação do promotor BDNF I, expressão dos éxons I e IX do BDNF e níveis de proteína do BDNF.[83] O hipocampo de camundongos que receberam ETCC também exibiu fosforilação aprimorada do CREB e do CREB em Ser133 (pCREB133), que se liga ao promotor BDNF I e recruta proteínas de ligação ao CREB. Esses achados sugerem que a ETCC anódica aumenta a LTP hipocampal e a memória por meio de mecanismos relacionados aos genes do BDNF.[83,84]

■ EFETIVIDADE DA ESTIMULAÇÃO TRANSCRANIANA POR CORRENTE CONTÍNUA NO TRATAMENTO DA DOR

Ensaios clínicos que avaliaram o efeito durante e imediatamente após o curso do tratamento têm demonstrado que a ETCC anodal do M1 é eficaz no tratamento de síndromes dolorosas crônicas, como fibromialgia, lesão medular e dor pélvica crônica. A ETCC é uma técnica neuromodulatória não invasiva[60] que pode ser útil no tratamento de dores crônicas, mesmo quando refratárias a tratamentos médicos.[85-87] Seu efeito parece atuar na regulação da neuroplasticidade mal-adaptativa que sustenta os quadros de dores crônicas.[88] Segundo uma revisão recente da Cochrane sobre dor crônica, a ETCC foi mais efetiva do que a ETCC simulada na redução da intensidade da dor, com uma diferença média de 0,82 pontos a favor do grupo de tratamento ativo.[63] É importante ressaltar que um aspecto enfatizado na metanálise foi a predominância de estudos de pequeno porte e a presença de grande heterogeneidade entre os protocolos de pesquisa, cujo efeito pode variar conforme o tipo de dor.

DOR NEUROPÁTICA

Em relação aos estudos com sessões repetidas de ETCC, todos, exceto um deles, de classe II, mostraram diminuição significativa da dor após a aplicação de ETCC anodal em M1 no lado oposto à dor. O único estudo com resultados divergentes[89] abordou dor neuropática no membro superior e utilizou metade da intensidade de corrente (1 mA) das outras pesquisas.

O primeiro estudo em humanos sobre dor com ETCC abordou dor decorrente de lesão na medula espinal[90] e mostrou que ETCC anodal em M1 melhorou a dor cumulativamente da 2ª à 5ª sessão, embora o efeito não fosse mais significativo no

Dor crônica   111

acompanhamento. Os ensaios de lesão na medula espinal que se seguiram tiveram resultados mistos, mas foram geralmente consistentes com efeitos analgésicos cumulativos.[91-93]

Já a ETCC combinada com uma ilusão visual que incentivava os participantes a "se verem" caminhando reduziu a intensidade geral da dor, bem como a dor contínua e paroxística;[94] o grupo combinado teve uma duração mais curta dos níveis de dor em comparação com os demais. Por sua vez, a ETCC domiciliar não apresentou benefícios em pacientes com dor neurogênica central/periférica unilateral resistente a medicamentos que tinham recebido estimulação magnética transcraniana repetitiva (EMTr),[95] não tendo atingido a diferença mínima clinicamente importante (DMCI). Notavelmente, não houve relação entre os respondedores à EMTr anterior e os respondedores à ETCC, destacando-se potenciais diferenças mecanicistas entre as duas técnicas. Da mesma forma, um ensaio clínico randomizado (ECR) sobre dor radiculopática constatou que EMTr a 10 Hz diminuiu a dor significativamente mais do que a ETCC.[96] Por fim, a ETCC reduziu a dor pós-AVC,[97] e um ECR de sessão única constatou que participantes com dor no braço de origem neurológica tiveram mais do que o dobro da redução da dor (36,5 *versus* 15,5%) após uma sessão de ETCC combinada com a TENS em comparação com a ETCC isolada.[98]

Em um ensaio clínico que incluiu indivíduos diagnosticados com dor neuropática provável ou definitiva segundo os critérios da IASP, após avaliações clínicas e instrumentais no Centro de Dor, e que apresentaram resistência ou intolerância aos tratamentos farmacológicos de primeira e segunda linhas para dor neuropática em doses completas por um período mínimo de um ano, os participantes que obtiveram uma redução superior a 15% na escala visual analógica e/ou uma melhoria positiva em um questionário de 3 itens (dor/medicação/qualidade de vida) foram alocados aleatoriamente em um dos três grupos de tratamento do estudo. O tratamento prosseguiu por duas semanas, uma vez ao dia, com as seguintes opções: 1) terapia de espelho; 2) terapia de espelho e ETCC simulada; ou 3) terapia de espelho e ETCC. As avaliações foram realizadas antes do início do tratamento, ao final das semanas 1 e 2 de tratamento, e uma semana, um mês e três meses após o término do tratamento. Após três meses, o grupo que recebeu terapia combinada de espelho e ETCC mostrou uma redução significativa na intensidade da dor em comparação com os outros dois grupos.[99]

Em outro estudo, com indivíduos que sofriam de dor crônica após amputação traumática dos membros inferiores, os participantes foram divididos em quatro grupos de tratamento: terapia de espelho, ETCC ativa, ETCC simulada e uma combinação de ETCC ativa com terapia de espelho. O tratamento foi realizado ao longo de quatro semanas, com sessões diárias. Notavelmente, apenas a ETCC apresentou alterações significativas na plasticidade do mapeamento cortical, embora as mudanças não tenham se traduzido em redução da dor no membro fantasma. Não foi observada interação sinérgica entre a ETCC e a terapia de espelho, uma vez que ambos os grupos de terapia de espelho, com ou sem ETCC simulada, apresentaram efeitos semelhantes na dor do membro fantasma.[100]

As diferenças entre esses estudos podem ser atribuídas à natureza da dor dos pacientes, com um grupo envolvendo dor neuropática resistente a tratamentos convencionais e o outro relacionado a amputações traumáticas com menor sensibilização à dor.

FIBROMIALGIA

A ETCC com ânodo no M1 é considerada provavelmente eficaz na redução da dor da fibromialgia, de acordo com diretrizes baseadas em evidências que atribuíram a essa abordagem um grau de recomendação B, indicando sua eficácia como provável. Uma análise quantitativa de cinco estudos revela um tamanho de efeito de magnitude moderada de -0,62 (intervalo de confiança [IC] de 95% = -1,23, -0,01) a favor da ETCC, sendo influenciada principalmente pelos resultados favoráveis de um deles.[101]

A ETCC anódica aplicada na área do M1 demonstrou reduzir a dor em todos os ECRs de classe II com sessões repetidas. No entanto, outras configurações de ETCC tiveram resultados mistos. Por exemplo, em um estudo inicial sobre fibromialgia, cinco sessões consecutivas de ETCC no M1 causaram uma redução de pequena magnitude, mas significativa, da dor,[102] e, em um estudo maior, os benefícios foram observados até 30 dias após o tratamento.[103] Além disso, em uma pesquisa que envolveu 10 sessões de ETCC com densidade de corrente mais alta, houve redução da dor de 40 a 49% ao longo de duas semanas.[104] Outro ECR comparou quatro grupos de tratamento nos quais a ETCC foi aplicada em diferentes áreas (M1, DLPFC esquerdo, córtex opercular-insular [OIC] e ETCC simulada). Cada grupo recebeu 15 sessões de 20 minutos de ETCC com intensidade de 2 mA sobre o hemisfério esquerdo. O estudo não encontrou evidências de superioridade da ETCC ativa em diferentes regiões em relação à ETCC simulada no que diz respeito à melhora da dor clínica, quando comparada com o grupo-placebo. Na comparação entre os alvos de estimulação (M1, DLPFC, OIC e placebo), não foi identificada eficácia superior em nenhum deles para os principais sintomas da fibromialgia – todos os pacientes apresentaram melhora após o tratamento, independentemente do grupo ao qual foram designados. Apenas no que se refere ao humor (ansiedade e depressão), o estudo constatou melhora após a aplicação da ETCC ativa, independentemente do alvo escolhido, mas não observou a mesma melhora no grupo que recebeu ETCC simulada.[105]

Estudos subsequentes encontraram benefícios na combinação da ETCC no M1 com reabilitação ou exercícios aeróbicos.[87,106] Uma metanálise que englobou 16 ECRs, dos quais seis apresentaram alto risco de viés, constatou redução significativa nas pontuações dos escores de dor relacionados à fibromialgia (diferença média padronizada = 1,22, IC 95% = 0,80 a 1,65). Esses resultados sugerem um efeito analgésico da ETCC no tratamento da fibromialgia. Além disso, a metanálise indica que protocolos de ETCC com duração de quatro semanas ou mais podem estar associados a tamanhos de efeito maiores.[107]

Uma pesquisa com modelagem computacional enfatiza a importância dos parâmetros de estimulação e do fluxo de corrente. Em um ECR de sessão única, utilizando uma

Dor crônica 113

densidade de corrente mais alta e um eletrodo de retorno na junção cervicotorácica, constatou-se que a ETCC no M1 (fluxo de corrente temporoparietal) não foi eficaz. No entanto, a dor diminuiu significativamente após a estimulação anódica e catódica do PFC direito (fluxo de corrente anterior do PFC).[108]

Por sua vez, uma única sessão de ETCC de alta definição (HD-ETCC) usando uma configuração de anel 4x1 resultou em alívio da dor (tamanho do efeito 0,36 *versus* 0,30) com a estimulação no centro do ânodo (corrente interna) em comparação com a estimulação no centro do cátodo (corrente externa), mas esta última teve efeitos mais imediatos.[109] A ETCC bioccipital realizada duas vezes por semana melhorou significativamente a dor, mas não a fadiga (ao contrário da estimulação invasiva do nervo occipital), enquanto a ETCC no DLPFC melhorou tanto a dor quanto a fadiga, possivelmente fornecendo regulação de cima para baixo das vias tálamo-cingulares na região do mesencéfalo.[110]

MIGRÂNEA, SÍNDROME DE DOR MIOFASCIAL, DOR PÓS-OPERATÓRIA AGUDA E DOR LOMBAR

A ETCC em áreas específicas do cérebro tem sido objeto de estudos clínicos em várias condições de dor, incluindo enxaquecas, síndrome de dor miofascial, dor pós-operatória aguda relacionada à dor crônica pós-cirúrgica e dor lombar. A seguir, estão os principais resultados encontrados por essas pesquisas.

A ETCC anódica aplicada na área do M1 demonstrou redução significativa da intensidade da dor migrânea em dois estudos de classe II. No entanto, um deles observou que a redução da dor só se tornou significativa na quarta semana de acompanhamento; porém, houve redução na duração das crises de enxaqueca.[111] Outro estudo comparou a ETCC no DLPFC esquerdo com a ETCC no M1 e constatou que a redução da dor foi maior com a estimulação do DLPFC esquerdo.[112] A recomendação é que a ETCC anódica no M1 provavelmente seja eficaz na redução da dor de enxaqueca (nível B).

Os estudos de classe II sobre a ETCC anódica no M1 para síndrome de dor miofascial tiveram resultados mistos, com diferentes terapias concomitantes. A combinação da terapia padrão para a condição com a ETCC anódica no M1 acelerou a redução da dor, mas houve um efeito teto após 2 a 4 semanas. Outro estudo usou injeções de pontos-gatilho em combinação com a ETCC no DLPFC esquerdo, observando uma redução da dor nos dias 2-5 após a sessão de ETCC.[113] No entanto, após a última sessão, todos os grupos (DLPFC, M1 e ETCC simulada) apresentaram melhoras semelhantes. Considerando as evidências atuais, há um provável benefício no uso da ETCC anódica no M1 para o tratamento da síndrome de dor miofascial. A indicação, contudo, deve ser individualizada, pois não há evidências suficientes para fazer uma recomendação definitiva (nível B).

Na dor aguda pós-operatória após cirurgia relacionada à dor crônica, a ETCC anódica no M1 demonstrou redução na utilização de analgesia controlada pelo paciente (PCA, do inglês *patient-controlled analgesia*) em todos os estudos de classe II e um estudo de classe I. A dor também diminuiu em dois estudos de classe II e em um estudo de classe I.

A localização do eletrodo M1 variou conforme o tipo de cirurgia. Uma pesquisa mostrou diminuição significativa no uso de morfina por demanda na dor após cirurgia de joanete,[115] enquanto outros estudos em cirurgia de joelho observaram redução no uso de PCA com densidades de corrente mais altas.[104,115] Em cirurgia de coluna lombar, a ETCC anódica no M1 também levou a uma redução significativa no uso de analgésicos. A recomendação é que a ETCC anódica no M1 após cirurgia provavelmente seja eficaz na redução de PCA e da dor (nível B).

Na dor lombar crônica, os resultados são mistos no que concerne ao efeito da ETCC anódica no M1. Um estudo de classe I e outro de classe II não encontraram redução significativa da dor após a combinação da ETCC anódica no M1 com terapia cognitivo-comportamental (TCC).[116] Em contrapartida, outra pesquisa revelou melhora significativa da dor após um programa de exercícios em grupo seguido de uma semana de ETCC anódica no M1.[117] Um estudo que usou ETCC catódica no ACC dorsal esquerdo demonstrou melhora nos aspectos afetivos, mas não na intensidade da dor. Assim, não há evidências suficientes para fazer uma recomendação definitiva (nível B).

Em resumo, a ETCC anódica no M1 mostrou-se promissora na redução da dor em condições como enxaqueca, dor pós-operatória aguda relacionada à dor crônica e síndrome de dor miofascial. No entanto, são necessários estudos adicionais com amostras maiores e resultados em longo prazo para determinar a real eficácia da ETCC em diferentes condições de dor. A escolha dos parâmetros de estimulação também pode influenciar os resultados, e uma seleção cuidadosa dos desfechos é crucial para avaliar seus benefícios clínicos e experimentais.

Devido à variabilidade nos parâmetros dos estudos, não é possível fazer uma recomendação definitiva de "eficácia inequívoca". A ETCC anódica pós-operatória no M1 provavelmente demonstra eficácia na redução da utilização de PCA e no alívio da dor com provável benefício (nível B). A análise quantitativa de três estudos revelou um tamanho de efeito significativo de -0,70 (IC 95% = -1,09, -0,30) a favor dos efeitos da ETCC na dor, devido aos resultados favoráveis em dois dos três estudos.[114,115]

Quanto à ETCC aplicada à dor lombar, as pesquisas que envolveram ETCC anódica no M1, incluindo um estudo de classe I e outro de classe II, apresentaram resultados mistos. A combinação de ETCC anódica no M1 com TCC presencial não resultou em redução significativa da dor nos dois principais pontos de referência, medidos após uma semana de ETCC e quatro semanas de TCC, respectivamente.[118] No entanto, é importante observar que o desenho do ECR foi baseado em um estudo-piloto de sessão única que demonstrou resultados negativos em relação à dor experimental.[119] Além disso, se o efeito máximo da ETCC ocorreu durante as quatro semanas de TCC, isso não foi avaliado, pois os dois grupos apresentaram melhora semelhante após a TCC.

Em outro estudo, que envolveu dez sessões de exercícios em grupo após uma semana de ETCC, observou-se melhora significativa na dor, mantida até o acompanhamento de um mês. Contudo, o grupo que recebeu exercícios em conjunto com ETCC simulada não apresentou melhora significativa em nenhum momento.[116] Em contrapartida, a ETCC catódica direcionada para o ACC dorsal esquerdo pode ter melhorado as dimen-

Dor crônica 115

sões afetivas, mas não teve impacto significativo na intensidade da dor.[117] Portanto, a recomendação para a aplicação de ETCC na dor lombar é "nenhuma".

Em suma, a ETCC anódica no M1 provavelmente oferece benefícios para o tratamento de dor neuropática, fibromialgia, enxaqueca e dor pós-operatória, bem como para a redução do uso de PCA após cirurgias. A análise quantitativa de 18 estudos nessas áreas demonstrou um tamanho de efeito significativo e moderado de -0,47 (IC 95% = -0,71, -0,23) favorável aos efeitos da ETCC na dor.

Conforme a revisão Cochrane de 2018,[63] as pesquisas frequentemente empregam estratégias terapêuticas heterogêneas, ressaltando a necessidade de ECRs com amostras maiores e avaliação de desfechos clinicamente relevantes em longo prazo. A escolha criteriosa dos desfechos é essencial, considerando que diferentes parâmetros de estimulação podem influenciar o início do alívio da dor (ou limiar de dor), sua intensidade, sua duração e sua localização, bem como ter efeitos distintos na dor clínica em comparação com a dor experimental. A Declaração de Consenso IMMPACT é uma ferramenta valiosa nesse contexto.

Além disso, em relação à enxaqueca, uma metanálise que incluiu estudos sobre estimulação não invasiva do cérebro (incluindo ETCC e EMTr) demonstrou um tamanho de efeito considerável na redução da intensidade (-0,94, IC 95% = -1,28, -0,59) e da frequência (-0,88, IC 95% = -1,38, -0,38) das dores de cabeça migranosas.[120] Uma revisão integrativa recente e uma metanálise sobre ETCC na dor crônica não relacionada ao câncer[14] constataram que a ETCC ativa, em comparação com o placebo, resultou em melhora da dor, com uma média padronizada agrupada significativa de -0,66 (IC 95% = -0,91, -0,41). Além disso, os resultados parecem mais favoráveis para a ETCC anódica no M1 (0,68, IC 95% = -1,00, -0,35) em comparação com a ETCC anódica no DLPFC (-0,54, IC 95% = -0,91, -0,16), embora haja poucos estudos disponíveis para o DLPFC. Ambas as medidas são superiores aos resultados combinados em nossa análise da dor neuropática, que obteve um tamanho de efeito de -0,47, embora os intervalos de confiança se sobreponham (IC 95% = -0,71, -0,23).

Em suma, a literatura sugere de forma consistente que a ETCC ativa pode proporcionar alívio da dor, em geral com um tamanho de efeito moderado, sendo a ETCC anódica no M1 particularmente eficaz. No entanto, são necessárias pesquisas adicionais para otimizar as estratégias de tratamento para cada tipo de dor.

■ ESTIMULAÇÃO TRANSCRANIANA POR CORRENTE CONTÍNUA APLICADA EM NÍVEL DOMICILIAR

Em ECRs envolvendo pacientes com fibromialgia, a ETCC emergiu como uma intervenção promissora. Os estudos examinaram diferentes protocolos de ETCC e observaram melhoras notáveis em múltiplos domínios. No primeiro deles, a ETCC direcionada ao DLPFC foi comparada com a ETCC simulada, e os resultados revelaram que a ETCC ativa produziu melhoras significativas nas funções cognitivas, incluindo atenção executiva, atenção dividida, memória de trabalho e flexibilidade cognitiva. Os tamanhos de efeito foram substanciais, evidenciando melhora notável.[121] Outro estudo focou a redução da dor em pacientes com fibromialgia. Após 20 sessões de ETCC ativa, as pontuações de dor diminuíram consideravelmente em comparação com o grupo de ETCC simulada. O tratamento prolongado com 60 sessões resultou em uma redução ainda mais substancial das pontuações de dor, com um tamanho de efeito considerável de 1,59. Além disso, a ETCC ativa reduziu significativamente o risco de uso de analgésicos, destacando seu potencial como alternativa terapêutica eficaz.[61]

A terceira investigação concentrou-se na ETCC anódica aplicada ao DLPFC esquerdo, com o cátodo no DLPFC direito, demonstrando impactos moderados, mas perceptíveis, na redução da catastrofização da dor e na melhora da capacidade funcional. Além disso, explorou-se o efeito da ETCC em desfechos secundários, como sintomas depressivos, qualidade do sono e limiar de dor ao calor, destacando seu potencial benefício abrangente.[122] Por fim, um estudo adicional avaliou a ETCC anódica no DLPFC esquerdo e a aplicação no M1. Ambos os grupos experimentais observaram reduções significativas nas pontuações de dor. A ETCC no M1 proporcionou melhora significativa na capacidade funcional; no DLPFC, embora menos substancial, também resultou em melhora. A aplicação de ETCC no M1 aumentou o limiar de dor ao calor e melhorou a função do sistema inibitório da dor descendente, indicando um potencial benefício na modulação da dor.[62]

Em conjunto, esses estudos destacam o potencial terapêutico da ETCC e a eficácia de sua intervenção para pacientes com fibromialgia, pois demonstrou melhoras cognitivas, redução da dor, aumento da capacidade funcional e impactos positivos em diversos desfechos relacionados à qualidade de vida. No entanto, é importante considerar que a escolha do protocolo de ETCC e a duração do tratamento podem influenciar os resultados, ressaltando-se a necessidade de abordagens personalizadas e mais investigações clínicas para otimizar ainda mais essa intervenção promissora.

DOR NEUROPÁTICA

Em um ensaio duplo-cego controlado por placebo em pacientes com dor neuropática refratária ao tratamento padrão com medicamentos, cada paciente recebeu treinamento inicial no hospital, um *kit* de estimulação e acesso a um espaço na *web* protegido por senha, e completou sessões diárias de ETCC ao longo de cinco semanas, usando uma conexão Bluetooth entre o estimulador e um minilaptop. Cada sessão foi validada e controlada pela equipe hospitalar via internet. Avaliações diárias da dor foram obtidas durante 11 semanas consecutivas e, posteriormente, por meio de visitas iterativas ou contatos telefônicos. Vinte procedimentos completos foram realizados consecutivamente em 12 pacientes, totalizando 500 sessões diárias de ETCC, incluindo 20% de sessões de simulação. Não foram registrados efeitos adversos graves. Seis dos 12 pacientes alcançaram alívio satisfatório em uma escala que combinou pontuações de dor, consumo de medicamentos e qualidade de vida. Os relatórios diários de dor correlacionaram-se com essa avaliação combinada e diferenciaram os respondedores dos

Dor crônica

não respondedores sem sobreposição. A melhora clínica nos respondedores pôde durar até seis meses. Cinco pacientes pediram para repetir todo o procedimento quando a dor retornou, com resultados comparáveis. A estimulação do córtex motor por corrente transcraniana domiciliar, de longa duração, demonstrou ser segura e tecnicamente viável, proporcionando alívio duradouro em 50% de uma pequena amostra de pacientes com dor neuropática resistente a medicamentos.[105]

▨ DIFICULDADES DE USO DA ESTIMULAÇÃO TRANSCRANIANA POR CORRENTE CONTÍNUA E ADESÃO EM LONGO PRAZO

Ao analisarmos as evidências da última década sobre ETCC, podemos observar que a maioria dos protocolos utilizou menos de 20 sessões e o tratamento foi administrado em um centro especializado.[123] Na prática, os pacientes que recebem esse tipo de terapia enfrentam muitas dificuldades, pois frequentemente sofrem de dores refratárias e/ou apresentam transtornos psiquiátricos ou neurológicos graves.

O efeito da ETCC é cumulativo, exigindo sessões consecutivas por longos períodos. Assim, deve-se considerar que as sessões repetidas são uma característica intrínseca desse tipo de tratamento, conforme um vasto conjunto de evidências. Uma resposta clínica geralmente requer sessões repetidas de estimulação durante períodos prolongados. Por isso, a ETCC tornou-se uma alternativa viável para uso domiciliar, em função de ser uma técnica de baixo custo, com poucos efeitos adversos e de fácil manuseio. A realização domiciliar permite que tratamentos de longo prazo possam ser feitos em ambiente assistencial ou de pesquisa. Além disso, é possível manter o benefício observado em estudos com uso frequente e supervisionado realizado em centros de atendimento. Ainda, o uso domiciliar possibilita o desenho de estudos de longo prazo para avaliar o efeito cumulativo da estimulação com amostras maiores e distintas, como método único ou combinado com técnicas de reabilitação, tratamentos farmacológicos, tarefas cognitivas ou funções físicas.

Alguns estudos que exploram a viabilidade da aplicação domiciliar de ETCC propõem um processo geral que envolve várias etapas:[62,122,124-126]

1 Avaliação inicial, incluindo treinamento da aplicação da técnica no centro aplicador.
2 Uma ou duas visitas do paciente ao centro para treinamento adicional.
3 Assistência remota instantânea, na qual o participante entra em contato com o centro aplicador via internet em tempo real (usando um computador fornecido pela pesquisa) e recebe um código para liberar a sessão de ETCC.
4 Avaliação final e devolução do equipamento.

Um desses estudos, liderado por um grupo norte-americano, opta por fornecer assistência remota de forma síncrona, o que pode representar uma barreira significativa para tratamentos em larga escala, especialmente durante períodos prolongados. Para a realidade de grande parte dos brasileiros, manter uma intervenção de longo prazo pode ser inviável se o paciente for o operador responsável pelo controle remoto do dispositivo, uma vez que isso requer que esteja conectado a uma plataforma de videoconferência simultaneamente.[127]

Para superar algumas dessas barreiras, é preciso considerar o uso de dispositivos programáveis, com sistemas de bloqueio para evitar uso indevido, registrando o horário e a qualidade das sessões a fim de monitorar a adesão. Além disso, é fundamental que os pacientes tenham autonomia para agendar as sessões de acordo com sua rotina e que haja um meio de contato rápido com a equipe de pesquisa 24 horas por dia, caso surjam dúvidas ou problemas durante o tratamento. Também é importante que os pacientes sejam orientados a relatar quaisquer efeitos adversos que possam experimentar durante o tratamento.

REFERÊNCIAS

1. Arcourt A, Gorham L, Dhandapani R, Prato V, Taberner FJ, Wende H, et al. Touch receptor-derived sensory information alleviates acute pain signaling and fine-tunes nociceptive reflex coordination. Neuron. 2017;93(1):179-93.

2. Yaksh TL. Calcium channels as therapeutic targets in neuropathic pain. J Pain. 2006;7(1 Suppl 1):S13-30.

3. Sandkühler J. Central sensitization versus synaptic long-term potentiation (LTP): a critical comment. J Pain. 2010;11(8):798-800.

4. Feher J. Cutaneous sensory systems. In: Feher J. Quantitative human physiology: an Introduction. 2nd ed. London: Academic; 2012. p. 389-99.

5. Ji RR, Xu ZZ, Gao YJ. Emerging targets in neuroinflammationdriven chronic pain. Nat Rev Drug Discov. 2014;13(7):533-48.

6. Julius D, Basbaum AI. Molecular mechanisms of nociception. Nature. 2001;413(6852):203-10.

7. Ossipov MH, Dussor GO, Porreca F. Central modulation of pain. J Clin Invest. 2010;120(11):3779-87.

8. Huynh V, Lütolf R, Rosner J, Luechinger R, Curt A, Kollias S, et al. Descending pain modulatory efficiency in healthy subjects is related to structure and resting connectivity of brain regions. Neuroimage. 2022;247:118742.

9. Coulombe MA, Lawrence KS, Moulin DE, Morley-Forster P, Shokouhi M, Nielson WR, et al. Lower functional connectivity of the periaqueductal gray is related to negative affect and clinical manifestations of fibromyalgia. Front Neuroanat. 2017;11:47.

10. Coulombe MA, Erpelding N, Kucyi A, Davis KD. Intrinsic functional connectivity of periaqueductal gray subregions in humans. Hum Brain Mapp. 2016;37(4):1514-30.

11. Carvalho F, Pedrazzoli M, Gasparin A, Santos F, Zortea1 M, Souza A, et al. PER3 variable number tandem repeat (VNTR) polymorphism modulates the circadian variation of the descending pain modulatory system in healthy subjects. Scientific RepoRts. 2019;9:1-11.

12. Pertovaara A. Noradrenergic pain modulation. Prog Neurobiol. 2006;80(2):53-83.

13. Zortea M, Ramalho L, Alves RL, Alves CFS, Braulio G, Torres ILS, et al. Transcranial direct current stimulation to improve the dysfunction of descending pain modulatory system related to opioids in chronic non-cancer pain: an integrative review of neurobiology and meta-analysis. Front Neurosci. 2019;13:1218.

14. Harte SE, Harris RE, Clauw DJ. The neurobiology of central sensitization. J Appl Biobehav Res. 2018;23(2):e12137

15. Ringel Y, Drossman DA, Leserman JL, Suyenobu BY, Wilber K, Lin W, et al. Effect of abuse history on pain reports and brain responses to aversive visceral stimulation: an FMRI study. Gastroenterology. 2008;134(2):396-404.

16. Lackner JM, Lou Coad M, Mertz HR, Wack DS, Katz LA, Krasner SS, et al. Cognitive therapy for irritable bowel syndrome is associated with reduced limbic activity, GI symptoms, and anxiety. Behav Res Ther. 2006;44(5):621-38.

17. Orme-Johnson DW, Schneider RH, Son YD, Nidich S, Cho ZH. Neuroimaging of meditation's effect on brain reactivity to pain. Neuroreport. 2006;17(12):1359-63.

18. Soldatelli MD, Siepmann T, Illigens BMW, Santos VS, Torres IL, Fregni F, et al. Mapping of predictors of the disengagement of the descending inhibitory pain modulation system in fibromyalgia: an exploratory study. Br J Pain. 2021;15(2):221-33.

19. Schreiber KL, Loggia ML, Kim J, Cahalan CM, Napadow V, Edwards RR. Painful after-sensations in fibromyalgia are linked to catastrophizing and differences in brain response in the medial temporal lobe. J Pain. 2017;18(7):855-67.

20. Chandan JS, Thomas T, Bradbury-Jones C, Taylor J, Bandyopadhyay S, Nirantharakumar K. Intimate partner violence and temporomandibular joint disorder. J Dent. 2019;82:98-100.

21. Jiao J, Vincent A, Cha SS, Luedtke CA, Oh TH. Association of abuse history with symptom severity and quality of life in patients with fibromyalgia. Rheumatol Int. 2015;35(3):547-53.

22. Häuser W, Kosseva M, Uceyler N, Klose P, Sommer C. Emotional, physical, and sexual abuse in fibromyalgia syndrome: a systematic review with meta-analysis. Arthritis Care Res. 2011;63(6):808-20.

23. Schoth DE, Radhakrishnan K, Liossi C. A systematic review with subset meta-analysis of studies exploring memory recall biases for pain-related information in adults with chronic pain. Pain Rep. 2020;5(2):e816.

24. Galambos A, Szabó E, Nagy Z, Édes AE, Kocsel N, Juhász G, et al. A systematic review of structural and functional MRI studies on pain catastrophizing. J Pain Res. 2019;12:1155-78.

25. Campbell CM, Edwards RR. Mind-body interactions in pain: the neurophysiology of anxious and catastrophic pain-related thoughts. Transl Res J Lab Clin Med. 2009;153(3):97-101.

26. Buenaver LF, Quartana PJ, Grace EG, Sarlani E, Simango M, Edwards RR, et al. Evidence for indirect effects of pain catastrophizing on clinical pain among myofascial temporomandibular disorder participants: the mediating role of sleep disturbance. Pain. 2012;153(6):1159-66.

27. Caumo W, Antunes LC, Elkfury JL, Herbstrith EG, Sipmann RB, Souza A, et al. The central sensitization inventory validated and adapted for a Brazilian population: psychometric properties and its relationship with brain-derived neurotrophic factor. J Pain Res. 2017;10:2109-22.

28. Racine M. Chronic pain and suicide risk: a comprehensive review. Prog Neuropsychopharmacol Biol Psychiatry. 2018;87(Pt B):269-80.

29. López-Martínez AE, Esteve-Zarazaga R, Ramírez-Maestre C. Perceived social support and coping responses are independent variables explaining pain adjustment among chronic pain patients. J Pain. 2008;9(4):373-9.

30. Lackner JM, Brasel AM, Quigley BM, Keefer L, Krasner SS, Powell C, et al. The ties that bind: perceived social support, stress, and IBS in severely affected patients. Neurogastroenterol Motil. 2010;22(8):893-900.

31. Franklin KB. Analgesia and abuse potential: an accidental association or a common substrate? Pharmacol Biochem Behav. 1998;59(4):993-1002.

32. Romano JM, Jensen MP, Turner JA, Good AB, Hops H. Chronic pain patient-partner interactions: Further support for a behavioral model of chronic pain. Behav Ther. 2000;31(3):415-40.

33. Kivimäki M, Leino-Arjas P, Virtanen M, Elovainio M, Keltikangas-Järvinen L, Puttonen S, et al. Work stress and incidence of newly diagnosed fibromyalgia: prospective cohort study. J Psychosom Res. 2004;57(5):417-22.

34. Caumo W, Segabinazi JD, Stefani LPC. Reply: allostatic load as an approach to support the theoretical assumptions of the Brief Measure of Emotional Preoperative Stress (B-MEPS). Br J Anaesth. 2017;118(4):638-40.

35. Davis KD, Flor H, Greely HT, Iannetti GD, Mackey S, Ploner M, et al. Brain imaging tests for chronic pain: medical, legal and ethical issues and recommendations. Nat Rev Neurol. 2017;13(10):624-38.

36. Wertli MM, Eugster R, Held U, Steurer J, Kofmehl R, Weiser S. Catastrophizing-a prognostic factor for outcome in patients with low back pain: a systematic review. Spine J. 2014;14(11):2639-57.

37. Kent ML, Tighe PJ, Belfer I, Brennan TJ, Bruehl S, Brummett CM, et al. The ACTTION-APS-AAPM Pain Taxonomy (AAAPT) multidimensional approach to classifying acute pain conditions. J Pain. 2017;18(5):479-89.

38. Treede RD, Rief W, Barke A, Aziz Q, Bennett MI, Benoliel R, et al. Chronic pain as a symptom or a disease: the IASP Classification of Chronic Pain for the International Classification of Diseases (ICD-11). Pain. 2019;160(1):19-27.

39. Fillingim RB, Bruehl S, Dworkin RH, Dworkin SF, Loeser JD, Turk DC, et al. The ACTTION-American Pain Society Pain Taxonomy (AAPT): an evidence-based and multi-dimensional approach to classifying chronic pain conditions. J Pain. 2014;15(3):241-9.

40. Koroschetz J, Rehm SE, Gockel U, Brosz M, Freynhagen R, Tölle TR, et al. Fibromyalgia and neuropathic pain: differences and similarities: a comparison of 3057 patients with diabetic painful neuropathy and fibromyalgia. BMC Neurol. 2011;11:55.

41. Wolfe F, Clauw DJ, Fitzcharles MA, Goldenberg DL, Häuser W, Katz RL, et al. 2016 revisions to the 2010/2011 fibromyalgia diagnostic criteria. Semin Arthritis Rheum. 2016;46(3):319-29.

42. Arnold LM, Bennett RM, Crofford LJ, Dean LE, Clauw DJ, Goldenberg DL, et al. AAPT diagnostic criteria for fibromyalgia. J Pain. 2019;20(6):611-28.

43. Scholz J, Finnerup NB, Attal N, Aziz Q, Baron R, Bennett MI, et al. The IASP classification of chronic pain for ICD-11: chronic neuropathic pain. Pain. 2019;160(1):53-9.

44. Torrance N, Smith BH, Bennett MI, Lee AJ. The epidemiology of chronic pain of predominantly neuropathic origin. Results from a general population survey. J Pain. 2006;7(4):281-9.

45. Finnerup NB, Haroutounian S, Kamerman P, Baron R, Bennett DLH, Bouhassira D, et al. Neuropathic pain: an updated grading system for research and clinical practice. Pain. 2016;157(8):1599-606.

46. Caumo W, Ruehlman LS, Karoly P, Sehn F, Vidor LP, Dall-Ágnol L, et al. Cross-cultural adaptation and validation of the profile of chronic pain: screen for a Brazilian population. Pain Med Malden Mass. 2013;14(1):52-61.

47. Dworkin RH, Turk DC, Farrar JT, Haythornthwaite JA, Jensen MP, Katz NP, et al. Core outcome measures for chronic pain clinical trials: IMMPACT recommendations. Pain. 2005;113(1-2):9-19.

48. Ferreira KA, Teixeira MJ, Mendonza TR, Cleeland CS. Validation of brief pain inventory to Brazilian patients with pain. Support Care Cancer. 2011;19(4):505-11.

49. Bracher ESB. Adaptação e validação da versão em português da escala graduada de dor crônica para o contexto cultural brasileiro [tese]. São Paulo: Universidade de São Paulo; 2008.

50. Von Korff M, DeBar LL, Krebs EE, Kerns RD, Deyo RA, Keefe FJ. Graded chronic pain scale revised: mild, bothersome, and high-impact chronic pain. Pain. 2020;161(3):651-61.

51. Nijs J, Goubert D, Ickmans K. Recognition and treatment of central sensitization in chronic pain patients: not limited to specialized care. J Orthop Sports Phys Ther. 2016;46(12):1024-8.

52. Neblett R. The central sensitization inventory: a user's manual. J Appl Biobehav Res. 2018;23(2):e12123.

53. Sehn F, Chachamovich E, Vidor LP, Dall-Agnol L, Souza ICC, Torres ILS, et al. Cross-cultural adaptation and validation of the Brazilian Portuguese version of the pain catastrophizing scale. Pain Med Malden Mass. 2012;13(11):1425-35.

54. Sarmiento CI, San-Juan D, Prasath VBS. Brief history of transcranial direct current stimulation (tDCS): from electric fishes to microcontrollers. Psychol Med. 2016;46(15):3259-61.

55. Gross CG. The discovery of motor cortex and its background. J Hist Neurosci. 2007;16(3):320-31.

56. Casale R, Hansson P. The analgesic effect of localized vibration: a systematic review. Eur J Phys Rehabil Med. 2022;58(2):306-15.

57. Gardner J. A history of deep brain stimulation: technological innovation and the role of clinical assessment tools. Soc Stud Sci. 2013;43(5):707-28.

58. Tsubokawa T, Katayama Y, Yamamoto T, Hirayama T, Koyama S. Chronic motor cortex stimulation for the treatment of central pain. Acta Neurochir Suppl. 1991;52:137-9.

59. Migita K, Uozumi T, Arita K, Monden S. Transcranial magnetic coil stimulation of motor cortex in patients with central pain. Neurosurgery. 1995;36(5):1037-40.

60. Woods AJ, Antal A, Bikson M, Boggio PS, Brunoni AR, Celnik P, et al. A technical guide to tDCS, and related non-invasive brain stimulation tools. Clin Neurophysiol. 2016;127(2):1031-48.

Dor crônica

61. Brietzke AP, Zortea M, Carvalho F, Sanches PRS, Silva DPJ, Torres ILS, et al. Large treatment effect with extended home-based transcranial direct current stimulation over dorsolateral prefrontal cortex in fibromyalgia: a proof of concept sham-randomized clinical study. J Pain. 2020;21(1-2):212-24.

62. Caumo W, Lopes R, Vicunha P, Fernanda C, Medeiros L, Ramalho L, et al. Efficacy of home-based transcranial direct current stimulation over the primary motor cortex and dorsolateral prefrontal cortex in the disability due to pain in fibromyalgia: a factorial sham-randomized clinical study. J Pain. 2024;25(2):376-92.

63. O'Connell NE, Marston L, Spencer S, DeSouza LH, Wand BM. Non-invasive brain stimulation techniques for chronic pain. Cochrane Database Syst Rev. 2018;4(4):CD008208.

64. Nitsche MA, Müller-Dahlhaus F, Paulus W, Ziemann U. The pharmacology of neuroplasticity induced by non-invasive brain stimulation: building models for the clinical use of CNS active drugs. J Physiol. 2012;590(19):4641-62.

65. Pelletier SJ, Cicchetti F. Cellular and molecular mechanisms of action of transcranial direct current stimulation: evidence from in vitro and in vivo models. Int J Neuropsychopharmacol. 2015;18(2):pyu047.

66. Stagg CJ, O'Shea J, Kincses ZT, Woolrich M, Matthews PM, Johansen-Berg H. Modulation of movement-associated cortical activation by transcranial direct current stimulation. Eur J Neurosci. 2009;30(7):1412-23.

67. Nitsche MA, Cohen LG, Wassermann EM, Priori A, Lang N, Antal A, et al. Transcranial direct current stimulation: state of the art 2008. Brain Stimulat. 2008;1(3):206-23.

68. Brunoni AR, Nitsche MA, Bolognini N, Bikson M, Wagner T, Merabet L, et al. Clinical research with transcranial direct current stimulation (tDCS): challenges and future directions. Brain Stimulat. 2012;5(3):175-95.

69. Nitsche MA, Paulus W. Excitability changes induced in the human motor cortex by weak transcranial direct current stimulation. J Physiol. 2000;527(Pt 3):633-9.

70. Philip NS, Nelson BG, Frohlich F, Lim KO, Widge AS, Carpenter LL. Low-intensity transcranial current stimulation in psychiatry. Am J Psychiatry. 2017;174(7):628-39.

71. Seo H, Jun SC. Relation between the electric field and activation of cortical neurons in transcranial electrical stimulation. Brain Stimulat. 2019;12(2):275-89.

72. Merzagora AC, Foffani G, Panyavin I, Mordillo-Mateos L, Aguilar J, Onaral B, et al. Prefrontal hemodynamic changes produced by anodal direct current stimulation. NeuroImage. 2010;49(3):2304-10.

73. Vithlani M, Hines RM, Zhong P, Terunuma M, Hines DJ, Revilla-Sanchez R, et al. The ability of BDNF to modify neurogenesis and depressive-like behaviors is dependent upon phosphorylation of tyrosine residues 365/367 in the GABAA-receptor γ2 subunit. J Neurosci. 2013;33(39):15567-77.

74. Cocco S, Podda MV, Grassi C. Role of BDNF signaling in memory enhancement induced by transcranial direct current stimulation. Front Neurosci. 2018;12:427.

75. Brunoni AR, Moffa AH, Fregni F, Palm U, Padberg F, Blumberger DM, et al. Transcranial direct current stimulation for acute major depressive episodes: meta-analysis of individual patient data. Br J Psychiatry J Ment Sci. 2016;208(6):522-31.

76. Yamada Y, Sumiyoshi T. Neurobiological mechanisms of transcranial direct current stimulation for psychiatric disorders; neurophysiological, chemical, and anatomical considerations. Front Hum Neurosci. 2021;15:631838.

77. Ruohonen J, Karhu J. tDCS possibly stimulates glial cells. Clin Neurophysiol. 2012;123(10):2006-9.

78. Ranieri F, Podda MV, Riccardi E, Frisullo G, Dileone M, Profice P, et al. Modulation of LTP at rat hippocampal CA3-CA1 synapses by direct current stimulation. J Neurophysiol. 2012;107(7):1868-80.

79. Jiang T, Xu RX, Zhang AW, Di W, Xiao ZJ, Miao JY, et al. Effects of transcranial direct current stimulation on hemichannel pannexin-1 and neural plasticity in rat model of cerebral infarction. Neuroscience. 2012;226:421-6.

80. Mishima T, Nagai T, Yahagi K, Akther S, Oe Y, Monai H, et al. Transcranial direct current stimulation (tDCS) induces adrenergic receptor-dependent microglial morphological changes in mice. eNeuro. 2019;6(5):ENEURO.0204-19.2019.

81. Dubé J, Rochette-Drouin O, Lévesque P, Gauvin R, Roberge CJ, Auger FA, et al. Human keratinocytes respond to direct current stimulation by increasing intracellular calcium: preferential response of poorly differentiated cells. J Cell Physiol. 2012;227(6):2660-7.

82. Fritsch B, Reis J, Martinowich K, Schambra HM, Ji Y, Cohen LG, et al. Direct current stimulation promotes BDNF-dependent synaptic plasticity: potential implications for motor learning. Neuron. 2010;66(2):198-204.

83. Podda MV, Cocco S, Mastrodonato A, Fusco S, Leone L, Barbati SA, et al. Anodal transcranial direct current stimulation boosts synaptic plasticity and memory in mice via epigenetic regulation of Bdnf expression. Sci Rep. 2016;6:22180.

84. Yu TH, Wu YJ, Chien ME, Hsu KS. Transcranial direct current stimulation induces hippocampal metaplasticity mediated by brain-derived neurotrophic factor. Neuropharmacology. 2019;144:358-67.

85. Moreno-Duarte I, Morse LR, Alam M, Bikson M, Zafonte R, Fregni F. Targeted therapies using electrical and magnetic neural stimulation for the treatment of chronic pain in spinal cord injury. NeuroImage. 2014;85(Pt 3):1003-13.

86. Brietzke AP, Rozisky JR, Dussan-Sarria JA, Deitos A, Laste G, Hoppe PFT, et al. Neuroplastic effects of transcranial direct current stimulation on painful symptoms reduction in chronic hepatitis C: a phase II randomized, double blind, sham controlled trial. Front Neurosci. 2016;9:498.

87. Mendonca ME, Simis M, Grecco LC, Battistella LR, Baptista AF, Fregni F. Transcranial direct current stimulation combined with aerobic exercise to optimize analgesic responses in fibromyalgia: a randomized placebo-controlled clinical trial. Front Hum Neurosci. 2016;10:68.

88. Naro A, Milardi D, Russo M, Terranova C, Rizzo V, Cacciola A, et al. Non-invasive brain stimulation, a tool to revert maladaptive plasticity in neuropathic pain. Front Hum Neurosci. 2016;10:376.

89. Lewis GN, Rice DA, Kluger M, McNair PJ. Transcranial direct current stimulation for upper limb neuropathic pain: A double-blind randomized controlled trial. Eur J Pain Lond Engl. 2018;22(7):1312-20.

90. Fregni F, Boggio PS, Lima MC, Ferreira MJL, Wagner T, Rigonatti SP, et al. A sham-controlled, phase II trial of transcranial direct current stimulation for the treatment of central pain in traumatic spinal cord injury. Pain. 2006;122(1-2):197-209.

91. Jensen MP, Sherlin LH, Askew RL, Fregni F, Witkop G, Gianas A, et al. Effects of non-pharmacological pain treatments on brain states. Clin Neurophysiol. 2013;124(10):2016-24.

92. Wrigley PJ, Gustin SM, McIndoe LN, Chakiath RJ, Henderson LA, Siddall PJ. Longstanding neuropathic pain after spinal cord injury is refractory to transcranial direct current stimulation: a randomized controlled trial. Pain. 2013;154(10):2178-84.

93. Thibaut A, Carvalho S, Morse LR, Zafonte R, Fregni F. Delayed pain decrease following M1 tDCS in spinal cord injury: a randomized controlled clinical trial. Neurosci Lett. 2017;658:19-26.

94. Soler MD, Kumru H, Pelayo R, Vidal J, Tormos JM, Fregni F, et al. Effectiveness of transcranial direct current stimulation and visual illusion on neuropathic pain in spinal cord injury. Brain J Neurol. 2010;133(9):2565-77.

95. O'Neill F, Sacco P, Bowden E, Asher R, Burnside G, Cox T, et al. Patient-delivered tDCS on chronic neuropathic pain in prior responders to TMS (a randomized controlled pilot study). J Pain Res. 2018;11:3117-28.

96. Attal N, Ayache SS, Ciampi De Andrade D, Mhalla A, Baudic S, Jazat F, et al. Repetitive transcranial magnetic stimulation and transcranial direct-current stimulation in neuropathic pain due to radiculopathy: a randomized sham-controlled comparative study. Pain. 2016;157(6):1224-31.

97. Bae SH, Kim GD, Kim KY. Analgesic effect of transcranial direct current stimulation on central post-stroke pain. Tohoku J Exp Med. 2014;234(3):189-95.

98. Boggio PS, Amancio EJ, Correa CF, Cecilio S, Valasek C, Bajwa Z, et al. Transcranial DC stimulation coupled with TENS for the treatment of chronic pain: a preliminary study. Clin J Pain. 2009;25(8):691-5.

99. Segal N, Pud D, Amir H, Ratmansky M, Kuperman P, Honigman L, et al. Additive analgesic effect of transcranial direct current stimulation together with mirror therapy for the treatment of phantom pain. pain med malden mass. 2021;22(2):255-65.

100. Gunduz ME, Pacheco-Barrios K, Pinto CB, Duarte D, Vélez FGS, Gianlorenco ACL, et al. Effects of combined and alone transcranial motor cortex stimulation and mirror therapy in phantom limb pain: a randomized factorial trial. Neurorehabil Neural Repair. 2021;35(8):704-16.

101. Khedr EM, Sharkawy ESA, Attia AMA, Osman NMI, Sayed ZM. Role of transcranial direct current stimulation on reduction of postsurgical opioid consumption and pain in total knee arthroplasty: double randomized clinical trial. Eur J Pain Lond Engl. 2017;21(8):1355-65.

Dor crônica

102. Fregni F, Gimenes R, Valle AC, Ferreira MJL, Rocha RR, Natalle L, et al. A randomized, sham-controlled, proof of principle study of transcranial direct current stimulation for the treatment of pain in fibromyalgia. Arthritis Rheum. 2006;54(12):3988-98.

103. Fagerlund AJ, Hansen OA, Aslaksen PM. Transcranial direct current stimulation as a treatment for patients with fibromyalgia: a randomized controlled trial. Pain. 2015;156(1):62-71.

104. Khedr EM, Omran EAH, Ismail NM, El-Hammady DH, Goma SH, Kotb H, et al. Effects of transcranial direct current stimulation on pain, mood and serum endorphin level in the treatment of fibromyalgia: a double blinded, randomized clinical trial. Brain Stimulat. 2017;10(5):893-901.

105. Samartin-Veiga N, Pidal-Miranda M, González-Villar AJ, Bradley C, Garcia-Larrea L, O'Brien AT, et al. Transcranial direct current stimulation of 3 cortical targets is no more effective than placebo as treatment for fibromyalgia: a double-blind sham-controlled clinical trial. Pain. 2022;163(7):e850-61.

106. Riberto M, Alfieri FM, Pacheco KMB, Leite VD, Kaihami HN, Fregni F, et al. Efficacy of transcranial direct current stimulation coupled with a multidisciplinary rehabilitation program for the treatment of fibromyalgia. Open Rheumatol J. 2011;5:45-50.

107. Teixeira PEP, Pacheco-Barrios K, Branco LC, Melo PS, Marduy A, Caumo W, et al. The analgesic effect of transcranial direct current stimulation in fibromyalgia: a systematic review, meta-analysis, and meta-regression of potential influencers of clinical effect. Neuromodulation. 2023;26(4):715-27.

108. Mendonca ME, Santana MB, Baptista AF, Datta A, Bikson M, Fregni F, et al. Transcranial DC stimulation in fibromyalgia: optimized cortical target supported by high-resolution computational models. J Pain. 2011;12(5):610-7.

109. Villamar MF, Wivatvongvana P, Patumanond J, Bikson M, Truong DQ, Datta A, et al. Focal modulation of the primary motor cortex in fibromyalgia using 4×1-ring high-definition transcranial direct current stimulation (HD-tDCS): immediate and delayed analgesic effects of cathodal and anodal stimulation. J Pain. 2013;14(4):371-83.

110. To WT, James E, Ost J, Hart J, De Ridder D, Vanneste S. Differential effects of bifrontal and occipital nerve stimulation on pain and fatigue using transcranial direct current stimulation in fibromyalgia patients. J Neural Transm. 2017;124(7):799-808.

111. Dasilva AF, Mendonca ME, Zaghi S, Lopes M, Dossantos MF, Spierings EL, et al. tDCS-induced analgesia and electrical fields in pain-related neural networks in chronic migraine. Headache. 2012;52(8):1283-95.

112. Andrade SM, Aranha RELB, Oliveira EA, Mendonça CTPL, Martins WKN, Alves NT, et al. Transcranial direct current stimulation over the primary motor vs prefrontal cortex in refractory chronic migraine: a pilot randomized controlled trial. J Neurol Sci. 2017;378:225-32.

113. Choi YH, Jung SJ, Lee CH, Lee SU. Additional effects of transcranial direct-current stimulation and trigger-point injection for treatment of myofascial pain syndrome: a pilot study with randomized, single-blinded trial. J Altern Complement Med. 2014;20(9):698-704.

114. Ribeiro H, Sesterhenn RB, Souza A, Souza AC, Alves M, Machado JC, et al. Preoperative transcranial direct current stimulation: exploration of a novel strategy to enhance neuroplasticity before surgery to control postoperative pain: a randomized sham-controlled study. PloS One. 2017;12(11):e0187013.

115. Borckardt JJ, Reeves ST, Robinson SM, May JT, Epperson TI, Gunselman RJ, et al. Transcranial direct current stimulation (tDCS) reduces postsurgical opioid consumption in total knee arthroplasty (TKA). Clin J Pain. 2013;29(11):925-8.

116. Straudi S, Buja S, Baroni A, Pavarelli C, Pranovi G, Fregni F, et al. The effects of transcranial direct current stimulation (tDCS) combined with group exercise treatment in subjects with chronic low back pain: a pilot randomized control trial. Clin Rehabil. 2018;32(10):1348-56.

117. Mariano TY, Burgess FW, Bowker M, Kirschner J, Van't Wout-Frank M, Jones RN, et al. Transcranial direct current stimulation for affective symptoms and functioning in chronic low back pain: a pilot double-blinded, randomized, placebo-controlled trial. Pain Med Malden Mass. 2019;20(6):1166-77.

118. Luedtke K, Rushton A, Wright C, Jürgens T, Polzer A, Mueller G, et al. Effectiveness of transcranial direct current stimulation preceding cognitive behavioural management for chronic low back pain: sham controlled double blinded randomised controlled trial. BMJ. 2015;350:h1640.

119. Luedtke K, May A, Jürgens TP. No effect of a single session of transcranial direct current stimulation on experimentally induced pain in patients with chronic low back pain: an exploratory study. PloS One. 2012;7(11):e48857.

120. Feng Y, Zhang B, Zhang J, Yin Y. Effects of non-invasive brain stimulation on headache intensity and frequency of headache attacks in patients with migraine: a systematic review and meta-analysis. Headache. 2019;59(9):1436-47.

121. Serrano PV, Zortea M, Alves RL, Beltrán G, Bavaresco C, Ramalho L, et al. The effect of home-based transcranial direct current stimulation in cognitive performance in fibromyalgia: A randomized, double-blind sham-controlled trial. Front Hum Neurosci. 2022;16:992742.

122. Caumo W, Alves RL, Vicuña P, Alves CFS, Ramalho L, Sanches PRS, et al. Impact of bifrontal home-based transcranial direct current stimulation in pain catastrophizing and disability due to pain in fibromyalgia: a randomized, double-blind sham-controlled study. J Pain. 2022;23(4):641-56.

123. Moffa AH, Martin D, Alonzo A, Bennabi D, Blumberger DM, Benseñor IM, et al. Efficacy and acceptability of transcranial direct current stimulation (tDCS) for major depressive disorder: An individual patient data meta-analysis. Prog Neuropsychopharmacol Biol Psychiatry. 2020;99:109836.

124. Leffa DT, Grevet EH, Bau CHD, Schneider M, Ferrazza CP, Silva RF, et al. Transcranial direct current stimulation vs sham for the treatment of inattention in adults with attention-deficit/hyperactivity disorder: the TUNED randomized clinical trial. JAMA Psychiatry. 2022;79(9):847-56.

125. Mota SM, Castro LA, Riedel PG, Torres CM, Bragatti JA, Brondani R, et al. Home-based transcranial direct current stimulation for the treatment of symptoms of depression and anxiety in temporal lobe epilepsy: a randomized, double-blind, sham-controlled clinical trial. Front Integr Neurosci. 2021;15:753995.

126. Jornada MN, Antunes LC, Alves C, Torres ILS, Fregni F, Sanches PRS, et al. Impact of multiple-session home-based transcranial direct current stimulation (M-HB-tDCS) on eating behavior in fibromyalgia: a factorial randomized clinical trial. Brain Stimul. 2024;17(2):152-62.

127. Woodham RD, Rimmer RM, Young AH, Fu CHY. Adjunctive home-based transcranial direct current stimulation treatment for major depression with realtime remote supervision: an open-label, single-arm feasibility study with long term outcomes. J Psychiatr Res. 2022;153:197-205.

7 NEUROMODULAÇÃO NÃO INVASIVA NO TRANSTORNO OBSESSIVO-COMPULSIVO E TRANSTORNOS RELACIONADOS

João Vítor Ferrão
Renata de Melo Felipe da Silva
Ygor Arzeno Ferrão

O transtorno obsessivo-compulsivo (TOC) afeta cerca de 2% da população, sendo caracterizado pela presença de obsessões, fenômenos sensoriais e/ou compulsões, que consomem tempo, causam sofrimento significativo e/ou interferem em áreas importantes do funcionamento.[1,2] As obsessões são fenômenos cognitivos (pensamentos ou imagens) invasivos, indesejados e intermitentes que causam angústia e ansiedade; os fenômenos sensoriais são percepções ou sensações somáticas ou corporais desconfortáveis que precedem as compulsões — podem ser táteis, musculares, viscerais, sensação de "estar em ordem", de premência ("*urge*"), de incompletude, de energia crescente ou de "ter que";[3] e as compulsões são comportamentos repetitivos ou rituais mentais que visam neutralizar a angústia e a ansiedade.[1,2] A 5ª edição do *Manual diagnóstico e estatístico de transtornos mentais* (DSM-5) agrupou outros transtornos no mesmo capítulo do TOC, chamando-os de "transtornos relacionados", uma vez que têm características psicopatológicas semelhantes ao TOC, mas com suas especificidades, como o transtorno dismórfico corporal (TDC), o transtorno de acumulação (TAc), a tricotilomania e o transtorno de escoriação (TEsc).[1] Os tratamentos de primeira linha para o TOC e transtornos relacionados são a terapia cognitivo-comportamental (TCC) com prevenção de exposição e resposta (ERP) ou reversão de hábito e inibidores da recaptação de serotonina (IRSs), incluindo os seletivos (ISRSs) e os não seletivos, como a clomipramina. Estratégias de sinergismo (uso de dois IRSs, adição de neurolépticos ou benzodiazepínicos) também podem ter algum resultado.[4-6] Como entre 20 e 30% dos pacientes com TOC são refratários aos tratamentos, são necessárias terapias alternativas e/ou inovadoras, como as diversas técnicas de neuromodulação disponíveis: eletroconvulsoterapia (ECT), estimulação magnética transcraniana (EMT), estimulação transcraniana por corrente contínua (ETCC) e estimulação transcraniana por corrente alternada (ETCA).[7] Essas estratégias mostram alguma eficácia na melhora de sintomas do TOC na população refratária aos tratamentos convencionais. O entendimento da neurobiologia do TOC, especialmente das estruturas e conectividades entre as estruturas do circuito córtico-estriado-tálamo-cortical, facilita e encoraja o uso dessas alternativas terapêuticas.[8]

Este capítulo descreve as principais estratégias de neuromodulação não invasiva, apresentando as evidências de eficácia e os principais riscos de cada procedimento para tratar TOC e transtornos relacionados.

ELETROCONVULSOTERAPIA NO TRANSTORNO OBSESSIVO-COMPULSIVO

A ECT é usada como tratamento desde 1938, quando psiquiatras italianos empregaram corrente elétrica para induzir convulsões que serviam como tratamento para esquizofrenia. O seu uso ao longo do tempo levou ao aprimoramento da técnica, aumentando a eficácia e a tolerabilidade do método.[9] A ECT funciona utilizando corrente elétrica que induz uma convulsão enquanto o paciente está sob efeito de anestesia geral. Sua principal indicação é para depressão unipolar refratária, mas também pode ser usada para transtorno bipolar, esquizofrenia, transtorno esquizoafetivo, catatonia e síndrome neuroléptica maligna.[9]

O exato mecanismo de ação da ECT ainda não é conhecido. Diversas teorias são propostas, por exemplo, a *hipótese neuroendócrina*, que sugere que a ECT diminui os sintomas depressivos a partir da liberação de hormônios (prolactina, tireoestimulante [TSH], adrenocorticotrófico [ACTH], endorfinas) pelo hipotálamo e pela hipófise, e a *hipótese neurotrófica*, que afirma que a ECT induz neurogênese e aumenta a sinalização neurotrófica, revertendo fatores atróficos deletérios induzidos pela depressão severa e crônica.[9] Quanto ao TOC, acredita-se que o modelo neurobiológico da sua patogênese esteja ligado à hiperatividade do circuito córtico-estriado-tálamo-cortical com um papel central dos núcleos da base. Outras explicações desse modelo envolvem o córtex orbitofrontal, que junta informações emocionais a respostas comportamentais, e o córtex cingulado anterior, que está relacionado à motivação de comportamentos.[10] Tendo em vista a fisiopatologia, a etiologia e os neurocircuitos propostos no modelo neuropatogênico do TOC, a neuroestimulação pode ser considerada uma forma de atingir determinadas áreas do cérebro via ativação e inibição, modulando neurocircuitos e a neuroplasticidade. Todavia, as áreas que a ECT atinge não são específicas, visto que as convulsões abrangem todo o cérebro.[10] Embora ainda não existam informações precisas e um consenso acerca do real mecanismo de ação da ECT no TOC, estima-se que a convulsão module o funcionamento da serotonina, da dopamina e dos receptores GABA nos núcleos basais, reconfigurando seu funcionamento e reduzindo a gravidade do TOC e de alguns transtornos relacionados.[11]

Neuromodulação não invasiva no transtorno obsessivo-compulsivo...

A eficácia da ECT para tratamento do TOC ainda carece de evidências mais concretas. Atualmente, sua indicação não está prevista em diretrizes terapêuticas,[12] malgrado seu uso em casos de TOC refratário e grave que não respondem a outros tratamentos seja empregado em alguns centros especializados.[11] Um estudo com 1.001 pacientes com TOC mostrou que apenas 1,3% deles já havia sido submetido a esse tratamento, e esses pacientes apresentavam maior idade, maior gravidade e menor prevalência de sintomas de simetria/organização/arranjo e contaminação/limpeza/lavagem, além de apresentar maior suicidalidade e sintomas psicóticos.[13] Em outro estudo, Fontenelle e colaboradores,[12] ao revisarem 50 artigos (com 279 pacientes com TOC que haviam sido submetidos à ECT), encontraram que uma melhor resposta estaria associada à idade de início mais tardio e a não apresentar comorbidade com depressão.[13]

De acordo com a revisão sistemática de Acevedo e colaboradores,[10] alguns relatos de caso colocam uma melhora média de 79% nos sintomas dos pacientes, variando de 43 a 95%, porém, sabe-se que relatos de caso tendem a publicar unicamente casos de sucesso. Já um estudo retrospectivo com pacientes chineses indica que de 21 pacientes que passaram, em média, por sete sessões de ECT,[12] 57% obtiveram resposta positiva (resultado semelhante ao de Fontenelle e colaboradores,[12] que foi de aproximadamente 60%). Ademais, esse estudo afirma que a eficácia da ECT no tratamento do TOC é limitada, especialmente por ter sido realizado em pacientes com TOC refratário e pacientes com comorbidades (sobretudo esquizofrenia e depressão).[14] Fontenelle e colaboradores[12] sugerem que a ECT não tem papel rotineiro no tratamento do TOC, embora em casos específicos possa ser benéfica. O estudo descreve que, ao contrário do que muitos indicam, pacientes rotulados como refratários também estariam menos propensos a responder à ECT. Contudo, também destaca que, desses não respondedores, aqueles que não obtiveram nenhum grau de resultado prévio com antipsicóticos ou antidepressivos tiveram maior chance de resposta com ECT.[12]

A maior parte dos trabalhos (a não ser por relatos de caso) não descreve aspectos técnicos da ECT, como tipo de aparelho, intensidade de estímulos, posicionamento de eletrodos (uni ou bilateral), tempo de convulsão, se houve análise quantitativa de dados quantitativos ictais ou pós-ictais medidos por eletroencefalograma (EEG), entre outros. Da mesma forma que para quadros depressivos, recomenda-se que, para posicionamento bitemporal e bifrontal de eletrodos, a carga deva ser de 1,5 a 2 vezes o limiar convulsivo, enquanto para posicionamento unilateral, a carga pode equivaler a 6 vezes esse limiar.

Os efeitos colaterais observados em pacientes com TOC são semelhantes aos que ocorrem no tratamento da depressão: as alterações somáticas mais frequentemente encontradas são cefaleia, náusea e êmese, mas também são observadas arritmias cardíacas, dores musculares e fraturas; as alterações cognitivas imediatas incluem confusão mental e *delirium*, enquanto as mais prolongadas incluem prejuízo da memória anterógrada, que tende a melhorar progressivamente em algumas semanas após a realização da ECT.

ELETROCONVULSOTERAPIA NOS TRANSTORNOS RELACIONADOS AO TRANSTORNO OBSESSIVO--COMPULSIVO

Hossain e colaboradores[15] revisaram a literatura sobre tratamentos neuromodulatórios em transtornos relacionados ao TOC e encontraram sete artigos (incluindo relatos de caso) de ECT para TDC e um para tricotilomania.[15] Resposta positiva foi relatada em 73,4% dos casos (incluindo 44,0% de TDC e em 85,7% entre pacientes com algum comportamento autolesivo).[16] Para tricotilomania, apenas quatro relatos de caso foram encontrados, mas geralmente tinham alguma comorbidade que poderia por si só ter respondido à ECT, levando o comportamento de arrancar pelos a melhorar indiretamente.[17] Apesar da baixa evidência, os resultados foram promissores, especialmente no contexto de quadros depressivos graves. Nenhum estudo de ECT foi encontrado para TAc ou para TEsc.

ESTIMULAÇÃO MAGNÉTICA TRANSCRANIANA NO TRANSTORNO OBSESSIVO-COMPULSIVO

Há 25 anos, quando o primeiro estudo de EMT em TOC foi publicado, um promissor resultado fez com que muitos autores se dedicassem a encontrar o protocolo mais adequado para redução dos sintomas. Aprovada no Brasil desde 2012 (Resolução CFM nº 1.986/2012)[18] para uso em depressão resistente, alucinações auditivas residuais na esquizofrenia, zumbido crônico, dor crônica e recuperação de acidente vascular cerebral (AVC), a EMT ainda não apresenta evidências suficientes para uso autorizado no tratamento de TOC.

Uma metanálise de 2021[19] reuniu 22 ensaios clínicos que, em conjunto, analisaram a resposta da EMT em 365 indivíduos com TOC, em comparação com 333 pacientes que realizaram procedimentos placebo (controles). Um total de 335 (48,0%) eram do sexo feminino e a média de idade de toda a amostra foi de 34,1 anos. O número médio de sessões de tratamento foi 16, variando de 10 a 30. Os autores descreveram como principais alvos neuroanatômicos: 1) córtex pré-frontal dorsolateral (CPFDL), especialmente o direito; 2) área motora suplementar (AMS); 3) córtex orbitofrontal (COF); e 4) núcleo accumbens/córtex pré-frontal medial (**Fig. 7.1**).[19-21]

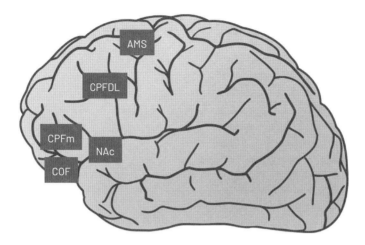

- **Figura 7.1**
Áreas corticais que são alvo da estimulação magnética transcraniana em pacientes com transtorno obsessivo-compulsivo. A localização das áreas na imagem é apenas aproximada.
CPFDL, córtex pré-frontal dorsolateral; AMS, área motora suplementar; COF, córtex orbitofrontal; CPFm/NAc, córtex pré-frontal medial/núcleo accumbens.

Os resultados clinicamente mais significativos foram encontrados com os seguintes parâmetros: cerca de 1.200 pulsos em sessão única, com frequência de 1 Hz (baixo) por 10 a 15 sessões em dias consecutivos. A porcentagem da capacidade do aparelho foi sempre superior a 100% do limiar motor. A maior parte dos estudos com bons resultados utilizou as bobinas em "figura de 8". O principal efeito colateral foi a cefaleia transitória logo após as sessões, sendo que poucos casos precisaram de tratamento. Nenhum paciente apresentou hipotensão ou convulsão devido aos estímulos magnéticos.[19] O efeito parece ter permanecido significativamente maior do que o efeito placebo mesmo após 4 a 12 semanas.[20,21] Contudo, não há descrição de comorbidades psiquiátricas ou clínicas e sobre quais medicamentos psicotrópicos estavam em uso na vigência das sessões de EMT. Nesse sentido, Rostami e colaboradores,[22] após mostrarem que 47% dos pacientes resistentes aos tratamentos convencionais tiveram seus escores na Escala Yale-Brown de Sintomas Obsessivo-compulsivos (Y-BOCS) reduzidos em pelo menos 30% (critério de resposta), encontraram que apenas a gravidade dos sintomas estava associada à resposta à EMT.

Wang e colaboradores[23] postularam que a EMT repetitiva (EMTr) de baixa frequência aplicada à AMS poderia melhorar os sintomas de TOC por meio da modulação dos níveis glutamatérgicos no estriado bilateral dos pacientes, uma vez que encontraram que o glutamato (Glu), no estriado bilateral, e os complexos de glutamato e glutamina (Glx), no estriado direito, do grupo de pacientes que responderam ao tratamento com EMTr aumentaram significativamente, correlacionando-se positivamente com a melhora, principalmente, da gravidade das compulsões após o tratamento.[23]

A melhora da ansiedade, mas não da intensidade dos sintomas depressivos, pode ser um dos moduladores da melhora dos sintomas obsessivo-compulsivos,[24] uma vez que possibilita ao indivíduo ter mais resistência às obsessões. Diferentemente da maior parte dos autores que relataram o efeito da EMT em pacientes com TOC resistente ou refratário aos tratamentos convencionais, Joshi e colaboradores[25] usaram a EMT como adjuvante ao escitalopram em pacientes que nunca tinham realizado o tratamento. Apesar do tamanho amostral reduzido, o tamanho de efeito foi grande após 20 sessões usando um protocolo padrão (1 Hz; 20 *trains* [80 pulsos/*train*]; 1.600 pulsos por sessão com 100% do limiar motor em repouso) na AMS.[25]

Uma proposta é que os pacientes com TOC que respondem à potencialização dos ISRSs com EMT sejam aqueles que apresentam polimorfismo genético da proteína transportadora de serotonina (SLC6A4/5-HTTLPR), especialmente os com o genótipo L/L (longo/longo),[26] mas isso ainda precisa ser comprovado em estudos com maiores tamanhos amostrais.

Outros aspectos psicopatológicos do TOC, como conteúdo de sintomas, presença de fenômenos sensoriais, idade de início e tempo de evolução e curso dos sintomas, precisam ser explorados nos ensaios clínicos para que se possa ter uma ideia de fatores preditivos de resposta tanto à EMT como monoterapia quanto de modo adjuvante aos tratamentos convencionais, incluindo os ISRSs e a TCC.

ESTIMULAÇÃO MAGNÉTICA TRANSCRANIANA NOS TRANSTORNOS RELACIONADOS AO TRANSTORNO OBSESSIVO-COMPULSIVO

Hossain e colaboradores[15] encontraram um artigo sobre EMT para TDC, um para TAc, dois para tricotilomania e um para TEsc. Ao compararem a aplicação de estimulação *theta-burst* intermitente (iTBS), uma forma de EMTr excitatória, em sete pacientes com TDC, em comparação com sete pacientes com uma aplicação placebo, Wong e colaboradores[27] descreveram uma melhora da percepção da imagem corporal, o que foi corroborado por alterações de conectividade captadas por ressonância magnética funcional (fMRI) na área visual dorsal. Os alvos da estimulação estavam nas regiões corticais parietais laterais esquerda e direita correspondentes a CP3 e CP4 do sistema EEG 10-10. A estimulação foi aplicada em 100% do limiar motor ativo para o grupo ativo e 10% do limiar motor ativo para o simulado.[27] Di Ponzio e colaboradores[28] trataram 14 pacientes (cinco homens e nove mulheres) com TAc e encontraram resultado significativo, com percentuais de redução de sintomas de acumulação de 20 a 50%, de acordo com a escala aplicada. Foi utilizada uma bobina em figura de 8 de 70 mm sobre o CPFDL esquerdo. Os parâmetros de estimulação foram 15 Hz, 2.400 pulsos/dia a 100% do limiar motor de repouso, uma vez ao dia, seis dias/semana durante quatro semanas (total de 24 sessões).[28] Esses autores aplicaram esse mesmo protocolo em 13 pacientes (quatro homens e nove mulheres) com TEsc com redução dos escores de gravidade, que variaram de 22 a 63%, de acordo com a escala utilizada.[28]

Já para tricotilomania, ao aplicarem o protocolo em 14 pacientes (dois homens e 12 mulheres), os resultados positivos variaram de 17 a 58% na redução da gravidade de sintomas.[28] Nos adultos mais velhos, a gravidade dos sintomas no acompanhamento piorou novamente, enquanto nos adultos jovens os resultados se mantiveram estáveis ao longo de três meses. Isso pode ser consequência de uma redução da plasticidade cerebral em indivíduos mais velhos. O interessante é que nenhum efeito adverso foi relatado por qualquer um dos 41 pacientes do estudo.[28] No estudo de Aydin e colaboradores,[29] três dos cinco pacientes com tricotilomania obtiveram um benefício substancial do tratamento, enquanto um paciente obteve uma redução parcial dos sintomas. Nesse estudo, foi utilizada bobina em "figura de 8", sobre a pré-AMS, com frequência de 1 Hz por 15 sessões de 20 minutos, com 1.200 pulsos por dia, com estímulo igual a 100% do limiar motor.[29]

Apesar das evidências ainda insuficientes, a EMTr parece ser uma alternativa promissora para tratar os transtornos relacionados ao TOC, embora estudos mais bem delineados, com tamanhos amostrais mais adequados, ainda sejam necessários.

ESTIMULAÇÃO TRANSCRANIANA POR CORRENTE DIRETA E ESTIMULAÇÃO TRANSCRANIANA POR CORRENTE ALTERNADA

■ TRANSTORNO OBSESSIVO-COMPULSIVO

A estimulação transcraniana por corrente direta (ETCD) é uma terapia neuromoduladora que aplica uma corrente direta e fraca conduzida pelo encéfalo por dois eletrodos (cátodo e ânodo). Enquanto o cátodo é tido como eletrodo que produz inibição, o ânodo é o eletrodo excitatório.[7]

A literatura ainda carece de convergência quanto ao protocolo mais satisfatório para a ETCD no tratamento para o TOC. De acordo com Kammen e colaboradores,[7] esse método geralmente é aplicado com campo elétrico de 1 a 2 miliampère (mA) por 20 a 30 minutos, sendo repetido de 10 a 20 vezes. Quanto à localização em que os eletrodos são posicionados, a revisão sistemática cita estudos em área motora pré-suplementar (pré-AMS) e AMS, córtex pré-frontal medial (CPFm), CPFDL e COF, sendo, assim, alvos de tratamentos similares aos da EMT.[7]

Acredita-se que a pré-AMS e a AMS sejam as que tenham mais potencial de tratamento.[30] Isso se deve à fisiopatologia do TOC: a disfunção dessa área leva a uma redução da inibição do estriado, resultando em uma disfunção inibitória que leva a pensamentos intrusivos e comportamentos ritualísticos.[10]

132   Psiquiatria Intervencionista

De acordo com metanálise conduzida por Pinto e colaboradores,[30] não foi encontrada diferença estatística entre ETCD e placebo. Isso possivelmente tem influência da heterogeneidade dos protocolos e populações estudadas. Todavia, o estudo demonstra que protocolos aplicados na pré-AMS pareceram ter maior potencial de tratamento. A metanálise contou com oito estudos (quatro ensaios clínicos randomizados e quatro ensaios clínicos abertos), com 241 pacientes (165 receberam tratamento ativo e 76 receberam intervenção placebo). Além disso, descreve que todos os artigos analisados usaram protocolos de 2 mA, com tempo entre 20 e 30 minutos. As análises de metarregressão não revelaram variáveis associadas ao desfecho primário (redução do escore da Y-BOCS).

Outra metodologia de neuroestimulação é a ETCA, que, em comparação com a ETCD, difere no tipo de corrente aplicada: enquanto a ETCD aplica corrente direta, a ETCA aplica corrente alternada. Apenas um relato de caso mostrou melhora de um paciente com TOC após o tratamento com ETCA.[31] Aplicando ondas senoidais com 0,6 mA em frequências estabelecidas, a ETCA ainda precisa de mais estudos com metodologia e tamanhos amostrais adequados.[7]

■ TRANSTORNOS RELACIONADOS AO TRANSTORNO OBSESSIVO-COMPULSIVO

Hossain e colaboradores[15] encontraram apenas um artigo sobre ETCD para TAc e se tratava de um único relato de caso, com resultado positivo.[32] Nenhum estudo foi encontrado com ETCD para TDC, TEsc ou tricotilomania. Nenhum artigo com ETCA foi encontrado para qualquer um dos transtornos relacionados ao TOC.

OUTRAS TÉCNICAS PROMISSORAS DE NEUROMODULAÇÃO AINDA SEM EVIDÊNCIA NO TRANSTORNO OBSESSIVO-COMPULSIVO OU NOS TRANSTORNOS RELACIONADOS

1 **Estimulação transcraniana com ultrassom (ETU).** A neuromodulação não invasiva com ultrassom está em um estágio muito anterior quando comparada à EMT ou à ETCD. A ultrassonografia diagnóstica normalmente usa ondas de alta frequência que não se movem muito bem através do crânio. No entanto, a neuromodulação não invasiva com intensidades mais baixas está recebendo atenção considerável. Quando os neurônios recebem pulsos com ultrassom de baixa intensidade, ocorre, por meio de um mecanismo ainda pouco claro, uma estimulação elétrica de resposta excitável ou inibitória.[33] Os efeitos neuromodulatórios da ETU são provavelmente derivados da interação cinética das ondas de ultrassom com as membranas neuronais e seus canais iônicos mecanossensíveis, para produzir mudanças de curto e longo prazos na excitabilidade neuronal e na taxa de disparo espontâneo. Uma vantagem do ultrassom

Neuromodulação não invasiva no transtorno obsessivo-compulsivo...

focalizado de baixa intensidade é que ele pode ser administrado profundamente no cérebro sem causar danos ou efeitos permanentes, o que possibilita que seja testado para tratamentos e/ou para mapeamento cerebral.[34] Indicações potenciais incluem sintomas agudos, como convulsões, bem como condições crônicas, como depressão, nas quais a plasticidade pode ser afetada. A principal desvantagem é que ainda há muito trabalho para entender o mecanismo e refinar os parâmetros para ativar ou inibir circuitos neuronais de maneira ideal.

2 **Neurofeedback.** Técnica que se utiliza do equipamento do EEG com *softwares* específicos que fazem a captação da atividade elétrica cortical e, a partir daí, um treinamento produz efeitos de modulação de inibição (desativação) ou estimulação (ativação) para tratamento complementar ou alternativo a alguns transtornos neuropsiquiátricos. Uma metanálise com sete estudos mostrou que o *neurofeedback* por EEG apresentou melhor efeito nos sintomas de transtorno de estresse pós-traumático (TEPT) do que na sintomatologia de ansiedade e na depressão.[35] Um estudo recente de revisão não mostrou eficácia em pacientes com transtorno de déficit de atenção/hiperatividade (TDAH).[36]

3 **Estimulação transcraniana por ruído randômico (ETRR).** Consiste na aplicação sobre o couro cabeludo de uma corrente fraca, tipo ruído branco, por meio de eletrodos com superfícies de vários cm^2, por uma duração que varia de segundos a minutos. Apesar de sua resolução espacial e temporal relativamente baixa, a ETRR tem efeitos bem definidos sobre a excitabilidade motora central, que depende especificamente de determinados parâmetros de estimulação. Esses efeitos parecem ser baseados principalmente nos canais de sódio da membrana neuronal e podem durar muito mais do que a própria estimulação. Ainda não há evidências de uso em transtornos psiquiátricos de modo geral.

4 **Magnetoconvulsoterapia (MST).** A MST é um tipo de tratamento convulsivo que usa campos magnéticos alternados no couro cabeludo para induzir uma corrente elétrica no córtex cerebral. A terapia envolve a indução de uma convulsão cujo foco e padrões de propagação podem ser controlados. Requer aproximadamente a mesma preparação e infraestrutura da ECT. Um dispositivo de EMT modificado é usado para administrar MST, que tem a propensão a ter uma saída mais alta em comparação com os dispositivos convencionais de EMT. Ao contrário da estimulação elétrica de eletrodo externo na ECT, a terapia se baseia na estimulação magnética para induzir uma convulsão. O procedimento de MST é realizado sob anestesia geral com um relaxante muscular. A MST parece ser eficaz em pacientes com depressão resistente ao tratamento com ideação suicida. Está associada a menos efeitos colaterais cognitivos do que a ECT, pois as convulsões produzidas são mais focais, e causa menos amnésia retrógrada e anterógrada do que a ECT. Há uma necessidade menor de relaxantes musculares, como a succinilcolina, do que na ECT, pois a intensidade das convulsões produzidas é menor, encurtando, assim, o período de paralisia e reduzindo as chances de depressão respiratória.[37]

CONSIDERAÇÕES FINAIS

Mesmo com o corpo de evidências existente, muitas questões permanecem em aberto. Talvez uma das mais proeminentes seja qual região cortical deve ser tratada para um paciente específico, dada a heterogeneidade psicopatológica do TOC e dos transtornos relacionados (tipos de sintomas predominantes, presença de fenômeno sensorial, gravidade de sintomas, idade de início e duração dos sintomas, entre outros), a disfunção dos circuitos neurais envolvidos, a gravidade e a presença de transtornos psiquiátricos comórbidos. Uma abordagem que pode melhorar os resultados do tratamento com neuromodulação é a seleção do alvo de estimulação cortical com base em perfil de sintomas e disfunção de neurocircuitos personalizados. Dessa forma, compreender mais precisamente o funcionamento das redes neurais que governam a fisiopatologia do TOC e dos transtornos relacionados é crucial para identificar os alvos ideais. As análises conectômicas têm procurado definir as redes funcionais e prever a resposta otimizada e personalizada ao tratamento visando componentes-alvo específicos dessas redes.

REFERÊNCIAS

1. American Psychiatric Association. Diagnostic and statistical manual of mental disorders: DSM-5. 5th ed. Washington: APA; 2013.

2. World Health Organization. International classification of diseases: ICD-11 [Internet]. 11th rev. Geneva: WHO; 2021 [capturado em 28 ago. 2023]. Disponível em: https://icd.who.int/browse11.

3. Ferrão YA, Shavitt RG, Prado H, Fontenelle LF, Malavazzi DM, Mathis MA, et al. Sensory phenomena associated with repetitive behaviors in obsessive-compulsive disorder: an exploratory study of 1001 patients. Psychiatry Res. 2012;197(3):253-8.

4. Ferrão YA, Shavitt RG, Bedin NR, Mathis ME, Lopes AC, Fontenelle LF, et al. Clinical features associated to refractory obsessive-compulsive disorder. J Affect Disord. 2006;94(1-3):199-209.

5. Franz AP, Paim M, Araújo RM, Rosa VO, Barbosa ÍM, Blaya C, et al. Treating refractory obsessive-compulsive disorder: what to do when conventional treatment fails? Trends Psychiatry Psychother. 2013;35(1):24-35.

6. Ferrão YA, Diniz JB, Lopes AC, Shavitt RG, Greenberg B, Miguel E. Resistance and refractoriness in obsessive-compulsive disorder. Braz J Psychiatry. 2007;29(suppl 2):S66-76.

7. Kammen A, Cavaleri J, Lam J, Frank AC, Mason X, Choi W, et al. Neuromodulation of OCD: a review of invasive and non-invasive methods. Front Neurol. 2022;13:909264.

8. Shephard E, Stern ER, van den Heuvel OA, Costa DLC, Batistuzzo MC, Godoy PBG, et al. Toward a neurocircuit-based taxonomy to guide treatment of obsessive-compulsive disorder. Mol Psychiatry. 2021;26(9):4583-604.

9. Espinoza RT, Kellner CH. Electroconvulsive Therapy. N Engl J Med. 2022;386(7):667-72.

10. Acevedo N, Bosanac P, Pikoos T, Rossell S, Castle D. Therapeutic neurostimulation in obsessive-compulsive and related disorders: a systematic review. Brain Sci. 2021;11(7):948.

11. Halder A, Panchami N, Pushpanathan. Eletroconvulsive therapy (ECT) in refractory obsessive-compulsive disorder (OCD): where do we stand? Paripex Indian J Res. 2021;10(11):61.

12. Fontenelle LF, Coutinho ES, Lins-Martins NM, Fitzgerald PB, Fujiwara H, Yücel M. Electroconvulsive therapy for obsessive-compulsive disorder: a systematic review. J Clin Psychiatry. 2015;76(7):949-57.

13. Santos-Ribeiro S, Lins-Martins NM, Frydman I, Rosário MC, Ferrão YA, Shavitt RG, et al. Prevalence and correlates of electroconvulsive therapy delivery in 1001 obsessive-compulsive disorder outpatients. Psychiatry Res. 2016;239:145-8.

Neuromodulação não invasiva no transtorno obsessivo-compulsivo... 135

14. Li K, Long J, Deng W, Cheng B, Wang J. Electroconvulsive therapy for obsessive-compulsive disorder: a retrospective study. Front Psychiatry. 2022;13:1040443.

15. Hossain R, Sinyor M, Nestor S, Richter MA, Lipsman N, Hamani C, et al. Mapping the future of interventional psychiatry for the obsessive-compulsive related disorders: a scoping review. Psychiatry Res. 2023;319:115007.

16. Santos-Ribeiro S, Andrade JBS, Quintas JN, Baptista KB, Moreira-de-Oliveira ME, Yücel M, et al. A systematic review of the utility of electroconvulsive therapy in broadly defined obsessive-compulsive-related disorders. Prim Care Companion CNS Disord. 2018;20(5):18r02342.

17. Fontenelle LF, Santos-Ribeiro S, Kalaf J, Yücel M. Electroconvulsive therapy for trichotillomania in a bipolar patient. Bull Menninger Clin. 2019;83(1):97-104.

18. Conselho Federal de Medicina. Resolução CFM nº 1.986/2012. Brasília: CFM; 2012.

19. Liang K, Li H, Bu X, Li X, Cao L, Liu J, et al. Efficacy and tolerability of repetitive transcranial magnetic stimulation for the treatment of obsessive-compulsive disorder in adults: a systematic review and network meta-analysis. Transl Psychiatry. 2021;11:332.

20. Perera MPN, Mallawaarachchi S, Miljevic A, Bailey NW, Herring SE, Fitzgerald PB. Repetitive transcranial magnetic stimulation for obsessive-compulsive disorder: a meta-analysis of randomized, sham-controlled trials. Biol Psychiatry Cogn Neurosci Neuroimaging. 2021;6(10):947-60.

21. Rehn S, Eslick GD, Brakoulias V. A meta-analysis of the effectiveness of different cortical targets used in repetitive transcranial magnetic stimulation (rTMS) for the treatment of obsessive-compulsive disorder (OCD). Psychiatr Q. 2018;89(3):645-65.

22. Rostami R, Kazemi R, Jabbari A, Madani AS, Rostami H, Taherpour MA, et al. Efficacy and clinical predictors of response to rTMS treatment in pharmacoresistant obsessive-compulsive disorder (OCD): a retrospective study BMC Psychiatry. 2020;20(1):372.

23. Wang J, Hua G, Wang S, Guo G, Quan D, Yao S, et al. Glutamatergic neurotransmission is affected by low-frequency repetitive transcranial magnetic stimulation over the supplemental motor cortex of patients with obsessive-compulsive disorder. J Affect Disord. 2023;325:762-9.

24. Thatikonda NS, Vinod P, Balachander S, Bhaskarpillai B, Arumugham SS, Reddy YCJ. Efficacy of repetitive transcranial magnetic stimulation on comorbid anxiety and depression symptoms in obsessive-compulsive disorder: a meta-analysis of randomized sham-controlled trials. Can J Psychiatry. 2023;68(6):407-17.

25. Joshi M, Kar SK, Dalal PK. Safety and efficacy of early augmentation with repetitive transcranial magnetic stimulation in the treatment of drug-free patients with obsessive-compulsive disorder. CNS Spectr. 2022;1-7.

26. Zhang K, Fan X, Yuan J, Yin J, Su H, Hashimoto K, et al. Impact of serotonin transporter gene on rTMS augmentation of SSRIs for obsessive compulsive disorder. Neuropsychiatr Dis Treat. 2019;15:1771-9.

27. Wong WW, Rangaprakash D, Larson MS, Diaz-Fong JP, Tadayonnejad R, Leuchter AF, et al. Can excitatory neuromodulation change distorted perception of one's appearance? Brain Stimul. 2021;14(5):1197-200.

28. Di Ponzio M, Makris N, Tenerini C, Grassi E, Ragone S, Pallanti S. rTMS investigation of resistant obsessive--compulsive related disorders: efficacy of targeting the reward system. Front Psychiatry. 2023;13:1035469.

29. Aydın EP, Kenar JG, Tutan A, Özer ÖA, Karamustafalıoğlu KO. Repetitive transcranial magnetic stimulation for treatment of trichotillomania: case series. Clin Psychopharmacol Neurosci. 2020;18(4):631-5.

30. Pinto BS, Cavendish BA, Silva PHR, Suen PJC, Marinho KAP, Valiengo LDCL, et al. The effects of transcranial direct current stimulation in obsessive-compulsive disorder symptoms: a meta-analysis and integrated electric fields modeling analysis. Biomedicines. 2022;11(1):80.

31. Klimke A, Nitsche MA, Maurer K, Voss U. Case report: successful treatment of therapy-resistant OCD with application of transcranial alternating current stimulation (tACS). Brain Stimul. 2016;9(3):463-5.

32. Handrack M, Voderholzer U, Schwartz C, Hasan A, Padberg F, Palm U. Prefrontal direct current stimulation in hoarding disorder: a case report. Brain Stimul. 2018;11(3):634-5.

33. Tufail Y, Matyushov A, Baldwin N, Tauchmann ML, Georges J, Yoshihiro A, et al. Transcranial pulsed ultrasound stimulates intact brain circuits. Neuron. 2010;66(5):681-94.

34. Darmani G, Bergmann TO, Pauly KB, Caskey CF, Lecea L, Fomenko A, et al. Non-invasive transcranial ultrasound stimulation for neuromodulation. Clin Neurophysiol. 2022;135:51-73.

35. Hong J, Park JH. Efficacy of neuro-feedback training for PTSD symptoms: a systematic review and meta-analysis. Int J Environ Res Public Health. 2022;19(20):13096.

36. Scholz L, Werle J, Philipsen A, Schulze M, Collonges J, Gensichen J. Effects and feasibility of psychological interventions to reduce inattention symptoms in adults with ADHD: a systematic review. J Ment Health. 2023;32(1):307-20.

37. Singh R, Sharma R, Prakash J, Chatterjee K. Magnetic seizure therapy. Ind Psychiatry J. 2021;30(Suppl 1):S320-1.

8 NEUROMODULAÇÃO NÃO INVASIVA EM NEUROPSIQUIATRIA

Lucas Borrione
Marcel Simis

As técnicas de neuromodulação não invasiva (NIBS, do inglês *noninvasive brain stimulation*) têm sido bastante estudadas em diversos quadros neuropsiquiátricos, com resultados, por vezes, promissores, mas ainda estão pleno desenvolvimento. Estudos recentes têm demonstrado uma convergência entre correlatos psicopatológicos de danos em circuitos neurais específicos e sintomas potencialmente moduláveis por técnicas de neuromodulação clínica.[1]

As técnicas de NIBS em neuropsiquiatria abrangem uma ampla variedade de métodos, incluindo estimulação magnética transcraniana (EMT), estimulação transcraniana por corrente contínua (ETCC) e estimulação transcraniana por corrente alternada (ETCA), entre outros.[2] Essas técnicas alteram padrões de atividade neuronal em regiões específicas do cérebro, oferecendo o potencial para restaurar circuitos neurais patológicos, reequilibrar sistemas de neurotransmissores e, em última instância, aliviar os sintomas associados a condições neuropsiquiátricas.[3]

Nessa exploração introdutória da NIBS em neuropsiquiatria, oferecemos um panorama das diversas técnicas, seus mecanismos subjacentes, aplicações clínicas e potencial que elas têm no avanço do tratamento multidisciplinar de diferentes transtornos. Eles têm distintos mecanismos fisiopatológicos e diferentes alterações anatomofuncionais. A compreensão desses mecanismos é de grande importância para guiar as técnicas de NIBS, com base em hipóteses biológicas plausíveis, e assim determinar os melhores parâmetros e locais de estimulação. Nesse contexto, as técnicas de neuroimagem, com estudos anatômicos e funcionais, além de outras técnicas, como a eletroencefalografia quantitativa e a EMT diagnóstica, têm contribuído significativamente para o desenvolvimento das técnicas de neuromodulação.

138   Psiquiatria Intervencionista

As técnicas de NIBS, em especial a EMT e a ETCC, tiveram importantes avanços nas últimas décadas, com indicações validadas para uso clínico, como na depressão. No entanto, para muitas das indicações abordadas neste capítulo, o nível de evidência é limitado e baseado em estudos majoritariamente de fase II. Elencamos aqui seis diferentes transtornos neuropsiquiátricos em relação aos quais se acredita que as pesquisas estão em fase mais avançada, com potencial para se tornarem mais bem consolidadas no arsenal terapêutico disponível.

Outro ponto de destaque é a segurança de técnicas como ETCC e EMT, consideradas seguras e de baixo risco para tratamento de condições psiquiátricas como a depressão, o que é corroborado, inclusive, por estudos fase IV, visto que a EMT é aprovada para tratamento de depressão nos Estados Unidos desde 2008 e, no Brasil, desde 2012. Diferentemente de intervenções farmacológicas tradicionais ou procedimentos cirúrgicos invasivos, as técnicas de NIBS estão associadas a um baixo índice de efeitos adversos sistêmicos e não requerem cirurgia e/ou anestesia.[4]

No entanto, é possível que existam riscos ainda não conhecidos para o uso da NIBS nas doenças aqui abordadas. Uma das razões para esse alerta é a ausência de evidência robusta sobre a segurança das técnicas de NIBS quando aplicadas em transtornos neuropsiquiátricos que envolvem etiologias como neoplasias, infecções, doenças autoimunes e alterações genéticas, por exemplo. Essa preocupação é ainda maior quando envolve a aplicação em crianças, visto que os efeitos da NIBS sobre o desenvolvimento cerebral ainda não são bem conhecidos.

TRANSTORNOS DO MOVIMENTO

O termo "transtornos (ou distúrbios) do movimento" refere-se a uma ampla gama de condições do sistema nervoso que resultam em alterações dos movimentos. De forma simplificada, podem ser classificados, conforme suas características, em hipocinéticos ou hipercinéticos. Ainda, pode haver a presença de movimentos regulares (como os tremores) ou irregulares (incluindo atetose, discinesias, balismo, coreia, mioclonia e tiques).[5,6]

Com base na anamnese, no exame físico e em exames complementares, são realizados os diagnósticos sindrômico, etiológico, topográfico e funcional dos distúrbios do movimento, sendo estes essenciais para o planejamento terapêutico. Entre as condições incluídas nesse grupo destacam-se doença de Parkinson, paralisia supranuclear progressiva, atrofia de múltiplos sistemas, doença de Wilson, síndrome de Tourette e doença de Huntington.

A compreensão da alteração anatomofuncional dos distúrbios do movimento é de grande importância para guiar o tratamento com as técnicas de NIBS. As estruturas acometidas são diferentes para cada condição neurológica, sendo comumente envolvidos o córtex motor, o trato corticoespinal, a área motora suplementar (AMS), o córtex pré-motor, os gânglios da base (núcleo caudado, putame, globo pálido, núcleo subtalâmico e substância negra), o tálamo e o cerebelo.

A doença de Parkinson é o distúrbio do movimento mais bem estudado com as técnicas de NIBS. Os principais sinais dessa doença são tremor de repouso, bradicinesia, rigidez e instabilidade postural. A EMT é a técnica com maior evidência na doença de Parkinson, sendo considerada com nível de evidência B (provável eficácia) a aplicação da estimulação magnética transcraniana repetitiva (EMTr) de alta frequência no córtex motor primário para tratamento dos sintomas motores, com melhora principalmente na rigidez e na bradicinesia.[6]

A estimulação do córtex motor primário para tratamento dos sintomas motores do Parkinson pode parecer contraintuitiva, visto que o mecanismo principal da doença é a degeneração da sustância negra da região do tronco cerebral. No entanto, a redução da dopamina resulta em uma cascata de alterações que impactam diferentes áreas relacionadas com o controle motor e a execução motora. Assim, a estimulação do córtex motor indiretamente modula áreas distantes relacionadas com essas disfunções, contrabalanceando os efeitos do déficit de dopamina. Outras áreas têm sido estudadas com potencial de atuarem nos sintomas motores do Parkinson, como córtex pré-motor, AMS, além da estimulação da medula espinal, no entanto, com menor evidência de eficácia.

Alguns estudos sugerem que a estimulação do córtex motor pode trazer proveito da função motora com duração de semanas até meses, podendo ter maior benefício quando associada com as técnicas de reabilitação convencional. Embora a duração dos efeitos ainda seja incerta, esse feito de longo prazo faz da EMT uma técnica com grande potencial de ser utilizada na prática clínica. A EMT tem também um bom nível de evidência de eficácia para o tratamento da depressão associada à doença de Parkinson, considerado um sintoma não motor comum da doença.[6]

A ETCC também tem sido estudada para sintomas motores e não motores (como cognição e depressão) da doença de Parkinson, no entanto, as evidências são mais limitadas, com resultados heterogêneos dos estudos, o que provavelmente está relacionado com a variação dos protocolos, parâmetros, população estudada, entre outros aspectos. Embora com resultados ainda duvidosos, a ETCC também tem grande potencial para uso clínico, especialmente pela possibilidade de ser realizado o tratamento domiciliar pelo próprio paciente, o que traria menor custo e maior acessibilidade.[5]

Para os demais distúrbios do movimento, há menos estudos, havendo relatos de melhora da cãibra do escrivão, da distonia cervical primária e da distonia generalizada com a aplicação da EMT no córtex pré-motor, no córtex motor primário e no cerebelo. Ainda, há melhora dos sintomas na síndrome de Tourette com a EMT aplicada na AMS, além de estudos menores com NIBS na ataxia espinocerebelar, doença de Huntington, degeneração corticobasal e paralisia supranuclear progressiva, no tremor essencial, entre outras.

TRAUMATISMO CRANIOENCEFÁLICO

No traumatismo cranioencefálico (TCE) ocorre uma lesão neuronal que incapacita a função encefálica de forma temporária ou permanente. As alterações estruturais e funcionais decorrentes do TCE variam dependendo do mecanismo e das forças envolvidas.

No TCE leve, ou concussão, ocorre uma alteração transitória e reversível no *status* mental, com sintomas como alteração de memória e confusão mental que duram segundos a minutos e, por definição, menos de 6 horas. Nesses casos, as lesões cerebrais estruturais são leves, no entanto, podem ocorrer sintomas com duração de semanas, como náuseas, cefaleia, tontura e distúrbios de memória e concentração. Nos casos de concussões recorrentes, pode haver a evolução para encefalopatia traumática crônica.

Nos casos de TCE mais graves podem ocorrer lesões abertas, com exposição do tecido neuronal, contusões, hematomas, lesão axonal difusa, entre outras alterações. As alterações funcionais dependem da região cerebral acometida, mas, nos casos graves, é comum que os pacientes apresentem déficit motor, alterações comportamentais, labilidade emocional, transtornos do humor, alterações cognitivas e distúrbios do sono. Ainda, o desenvolvimento de epilepsia pós-TCE é comum, sendo a incidência cumulativa nos primeiros três anos pós-TCE de aproximadamente 4% nos casos leves, 8% nos casos moderados e 14% nos casos graves. Além disso, também é comum, nos casos graves, a evolução com distúrbios de consciência em quadros como estado vegetativo ou estado minimamente consciente.

As técnicas de NIBS foram estudadas em diferentes condições pós-TCE, desde casos leves até casos de pacientes em coma. Estudos fase II mostraram potencial benefício para deficiências motoras, impulsividade, alterações cognitivas, depressão e nível de consciência de indivíduos em coma. Entre as indicações com melhor nível de evidência de eficácia está o uso da EMT no tratamento de depressão pós-concussão e cefaleia pós-concussão.[7-9]

Existem também estudos fase II para o tratamento de alterações cognitivas pós-TCE com a ETCC e com a EMT, sendo o córtex pré-frontal dorsolateral (CPFDL) a região cerebral mais testada nesse contexto. Embora a maioria dos estudos tenha tido resultado negativo, um estudo de metanálise combinando os estudos de EMT com ETCC encontrou resultados positivos na melhora da atenção, memória e função executiva, sugerindo que as técnicas devem continuar sendo estudadas na reabilitação cognitiva.[8]

EPILEPSIAS

A epilepsia é um grupo de doenças neurológicas caracterizada por crises epilépticas recorrentes que ocorrem pela descarga elétrica neuronal anormal, excessiva e sincronizada. As manifestações clínicas podem ser de diferentes formas, dependendo da região cerebral acometida, e ocorrem principalmente por alterações genéticas e por lesões cerebrais adquiridas, como acidente vascular cerebral (AVC) e TCE. Cerca de um terço dos pacientes não apresenta um controle adequado das crises com tratamento medicamentoso, o que incentiva a busca por novas intervenções terapêuticas, entre elas as técnicas de NIBS.

A classificação da epilepsia é complexa, sendo dividida em quatro níveis, segundo a International League Against Epilepsy (ILAE).[10] Uma forma é pelo tipo de epilepsia, sendo dividida em focal, generalizada e focal e generalizada combinadas, bem como um grupo de epilepsias desconhecidas. A epilepsia focal é o tipo mais bem estudado com a NIBS, sendo utilizadas as intervenções inibitórias sobre o foco epilético, com o cátodo da ETCC ou com a estimulação de baixa frequência no caso da EMT. Há estudos positivos com ambas as abordagens, sendo medidos pela redução da frequência das crises e da descarga epileptiforme interictal medida pelo eletroencefalograma (EEG).

O estudo que mais se destaca é o de Yang e colaboradores,[11] que evidenciou a redução da frequência das crises de pacientes com epilepsia focal refratária com a aplicação de ETCC por 14 dias. O interessante foi que o resultado com a aplicação de ETCC duas vezes por dia foi melhor do que uma vez por dia, tendo um efeito com duração de até 10 semanas.[11] Esse resultado sugere que a ETCC tem grande potencial para uso clínico para o tratamento de epilepsia refratária, sendo um passo importante na identificação dos melhores parâmetros e da frequência de uso.

TRANSTORNO DE DÉFICIT DE ATENÇÃO/ HIPERATIVIDADE NO ADULTO

O transtorno de déficit de atenção/hiperatividade (TDAH) é considerado um transtorno do neurodesenvolvimento, com início na infância (mais precisamente, antes dos 12 anos), que se manifesta com um padrão persistente de desatenção e/ou hiperatividade--impulsividade, com impacto significativo na funcionalidade e no desenvolvimento.[12] A prevalência mundial estimada desse transtorno está entre 5,2 e 7,2% em crianças em idade escolar e 2,5% em adultos.[13,14] Em crianças pré-escolares, a manifestação mais comum é a hiperatividade, enquanto em crianças escolares, adolescentes e adultos, a desatenção costuma ser mais comum, acompanhada ou não por inquietação e/ou im-pulsividade.[12] O TDAH está associado a vários desfechos adversos, como desempenho escolar insatisfatório, aumento de risco de acidentes, uso precoce de álcool e substâncias ilícitas, desemprego e queda em índices de qualidade de vida.[15]

A etiologia do TDAH é multifatorial, com alterações geneticamente mediadas em neurocircuitos relacionados à cognição e atrasos na maturação do córtex pré-frontal e núcleo estriado, que podem melhorar ao longo do desenvolvimento e da maturação, mas que frequentemente ainda estarão presentes na idade adulta, com graus variáveis de manifestação psicopatológica.[16]

Os tratamentos de primeira linha para o TDAH são os medicamentos psicoestimu-lantes (p. ex., metilfenidato e lisdexanfetamina), preferencialmente combinados com estratégias psicoterapêuticas voltadas para a faixa etária no momento do diagnóstico e no início do tratamento (p. ex., estratégias de treinamento parental e de habilidades sociais na infância e terapia comportamental mais abrangente na adolescência e na idade adulta).[17] Entretanto, a aderência à farmacoterapia com psicoestimulantes costu-ma ser baixa, principalmente devido à percepção de efeitos adversos,[17] e as estratégias comportamentais demonstram eficácia heterogênea em diversos estudos, com tamanho de efeito menor em relação aos psicoestimulantes.[15,18]

Nesse sentido, as técnicas de NIBS para o tratamento de TDAH têm sido estudadas, em especial na última década, visando-se à potencialização dos tratamentos de primeira linha ou à oferta de alternativas terapêuticas para os pacientes que não toleram os psicofármacos e/ou têm dificuldade de acesso às psicoterapias comportamentais. Para o TDAH, a EMT mostrou resultados primordialmente negativos, de modo que o principal foco tem recaído sobre a ETCC.

ESTIMULAÇÃO TRANSCRANIANA POR CORRENTE CONTÍNUA

Entre todas as técnicas de estimulação cerebral invasivas e não invasivas estudadas para o tratamento do TDAH avaliadas em uma revisão guarda-chuva recente, somente a ETCC foi considerada significativamente mais efetiva em comparação com intervenções placebo, apesar do tamanho de efeito moderado (diferença média padrão = 0,23, 95% IC = 0,05-0,41).[19]

Os efeitos da ETCC no TDAH estão provavelmente relacionados a aumento de controle inibitório no CPFDL, com repercussões maiores e mais rápidas no domínio da atenção e menores, mais tardias e controversas no domínio da hiperatividade.[20] Adicionalmente, esse efeito parece ser mais consistente em crianças e adolescentes,[21] provavelmente devido ao maior grau de neuroplasticidade nessa faixa etária, com efeitos persistentes em estudos de seguimento.[21] Nesse sentido, as montagens de ETCC avaliadas no TDAH têm focado nas regiões pré-frontais, inicialmente com a maior parte dos estudos colocando o ânodo no CPFDL esquerdo (localização F3 pelo sistema EEG 10-20), e o cátodo em localizações variáveis, porém ainda sem consenso quanto à melhor montagem.[20]

Entretanto, baseando-se em uma metanálise de achados de neuroimagem funcional no TDAH, onde foi observada hipoativação do CPFDL direito,[22] Leffa e colaboradores[23] avaliaram um protocolo de ETCC com ânodo sobre essa região (localização F4 pelo sistema EEG 10-20), em um ensaio clínico randomizado, placebo-controlado, em 64 pacientes com TDAH sem o uso concomitante de psicoestimulantes. Nesse estudo, os autores aplicaram 28 sessões consecutivas de ETCC anodal em F4 (2 miliampères [mA] por 30 minutos ao dia) e observaram melhora significativa na desatenção dos participantes do grupo ativo (Cohen's d = 1,23, 95% IC = 0,67-1,78).[23]

Uma das particularidades interessantes desse estudo foi sua realização supervisionada em ambiente domiciliar, o que, por sua vez, é capaz de reduzir o índice de descontinuação do tratamento devido a impedimentos logísticos (p. ex., idas diárias a centros de pesquisa para realização das sessões). Outro aspecto que merece destaque foi a realização do maior número de sessões documentado até hoje em ensaio clínico em participantes com TDAH, o que pode estar associado a uma resposta mais robusta.[21]

TRANSTORNO DO ESPECTRO AUTISTA NO ADULTO

O transtorno do espectro autista (TEA) se apresenta como um conjunto de alterações do neurodesenvolvimento, com início precoce e prejuízo variável em diversas esferas da vida.[12] No TEA, costumam ser observados déficits persistentes de comunicação e interação sociais em múltiplos contextos, além de padrões restritos e repetitivos de comportamento, interesses e atividades.[12] Estes últimos podem se expressar como movimentos estereotipados ou repetitivos, aderência inflexível a rotinas e reatividade neurossensorial atípica ao ambiente.[12] A adaptação e a funcionalidade dos indivíduos com TEA no seu meio biopsicossocial costumam ser heterogêneas, podendo estar associadas à deficiência intelectual em aproximadamente 45% dos casos.[24]

Com o aumento da conscientização da população geral sobre o TEA, junto à maior capacidade de diagnóstico das equipes de saúde mental, hoje estima-se que a prevalência mundial desse transtorno está em 1 a 2%, de forma similar entre crianças e adultos.[25] Adicionalmente, em torno de 70% dos indivíduos com TEA apresentam alguma comorbidade neuropsiquiátrica, como epilepsia, depressão, ansiedade, TDAH, além de possíveis alterações no ciclo do sono-vigília e autoagressividade.[24,26]

A compreensão neurobiológica atual sobre a etiologia do TEA é multifatorial, porém ainda incompleta. Em 5% dos casos há associação com alguma síndrome genética, mais comumente a síndrome do X frágil, de Rett ou de Down. Outros fatores de risco consistem em mutações genéticas variadas, idade parental avançada à concepção e meio urbano. Estudos de neuroimagem têm apontado alterações de vias neurais no TEA, desde a diminuição da conectividade fronto-occipital até aumento da conectividade parieto-occipital.

Os tratamentos com melhor nível de evidência para o TEA são diversas estratégias comportamentais, que objetivam melhorar a funcionalidade e a qualidade de vida desses indivíduos, fortalecendo-se a independência e a interação social. As medicações, de modo geral, têm tido um papel menor no tratamento do TEA.

Atualmente, a NIBS carece de indicação formal no tratamento do TEA, mas tem sido estudada com o intuito de modificação da neuroplasticidade, com efeitos sobre a cognição e o comportamento, sintomas nucleares e síndromes neuropsiquiátricas comórbidas.[27] A heterogeneidade das amostras de pacientes, a qualidade metodológica dos estudos e os parâmetros técnicos utilizados, além dos diferentes tipos de desfechos aferidos, dificultam a formulação de diretrizes clínicas. Nesse sentido, ressalta-se que as informações apresentadas aqui são de caráter experimental e devem ser mais bem estudadas em ensaios clínicos randomizados futuros.

■ ESTIMULAÇÃO TRANSCRANIANA POR CORRENTE CONTÍNUA

Os estudos com ETCC no TEA no adulto têm focado em dois alvos principais: o CPFDL e a junção temporoparietal (JTP).[28]

Em relação ao CPFDL, um estudo simples-cego com 12 pacientes diagnosticados com TEA avaliou duas diferentes montagens de ETCC com o objetivo de melhorar a memória de trabalho.[29] Todos os pacientes receberam 40 minutos (1,5 mA/25 cm^2) de estimulação anodal esquerda (ânodo: F3; cátodo: F4), estimulação anodal direita (ânodo: F4; cátodo: F3) e estimulação *sham*, em três dias separados.[29] Os resultados demonstraram melhora no desempenho da memória de trabalho com a estimulação anodal direita, em comparação com a estimulação *sham* (Cohen's d = 0,30), mas não em comparação com a estimulação anodal esquerda.[29]

Com o intuito de avaliar o efeito da ETCC nas competências sociais em indivíduos com TEA, um estudo randomizado, duplo-cego e placebo-controlado avaliou a montagem da ETCC anodal em JTP direita, em adultos com TEA e alta funcionalidade.[30] Cada participante recebeu primeiro uma sessão de estimulação simulada seguida de estimulação ativa, ou vice-versa.[30] Nas sessões de estimulação ativa, os participantes receberam ETCC sobre a JTP direita (ânodo: CP6; cátodo: deltoide ipsilateral; 2 mA) por 30 minutos, e o desfecho foi a mudança no escore de fluência verbal.[30] Nesse pequeno estudo piloto, foram encontradas diferenças significativas no teste de fluência verbal para categorias emocionais (tristeza, felicidade, medo, surpresa, repulsa e raiva), mas não para categorias semânticas.[30]

■ ESTIMULAÇÃO MAGNÉTICA TRANSCRANIANA

As evidências para uso da EMT na abordagem do TEA em adultos ainda são inconclusivas. Estudos de neuroimagem funcional têm apontado mecanismos glutamatérgicos relacionados à EMT excitatória, que poderiam estar associados aos seus possíveis efeitos terapêuticos em diversas esferas.[31]

Um estudo placebo-controlado com aplicação de EMT profunda no córtex pré--frontal dorsomedial foi realizado com adultos com TEA, observando-se redução de prejuízos nas habilidades sociais e também da ansiedade reativa em ambientes sociais.[32] Em contrapartida, diversos estudos com EMT na avaliação do aprimoramento das funções cognitivas no TEA foram realizados, com resultados majoritariamente negativos.[27]

Nos estudos de EMT para aprimoramento de alterações comportamentais no TEA, a maioria utilizou baixa frequência no CPFDL, observando-se melhora na sociabilidade, hiperatividade/desobediência, irritabilidade e comportamentos repetitivos e compulsivos.[27] Entretanto, a maior parte dos estudos envolveu amostras pequenas, apresentou risco de viés e recrutou participantes com melhor grau de funcionalidade, de modo que os resultados são de difícil generalização para a população expandida de pacientes adultos com TEA.

DEMÊNCIAS: DOENÇA DE ALZHEIMER

O transtorno neurocognitivo devido à doença de Alzheimer (DA) costuma se manifestar como um declínio, em comparação a um nível anterior de funcionalidade, em um ou mais domínios cognitivos, como atenção complexa, função executiva, aprendizagem e memória, linguagem, percepção e motricidade, e cognição social.[12] As alterações cognitivas comumente interferem na autonomia em atividades do cotidiano e têm início insidioso e gradual evolução.[12] No caso específico da DA, pode haver associação dos sintomas com mutações genéticas específicas (p. ex., no gene da apolipoproteína E4) e histórico familiar positivo para a doença.[12] O grau de comprometimento pode ser significativo (transtorno neurocognitivo maior) ou mais leve (transtorno neurocognitivo leve).

A DA constitui a causa mais comum de demência no mundo, compondo mais de 80% de todos os diagnósticos de síndromes demenciais.[33] As principais alterações neuronais são as placas amiloides e os emaranhados neurofibrilares, que estão associados à neurodegeneração, à perda sináptica e à atrofia cortical, achados característicos no exame anatomopatológico.[34]

Devido à escassez de alternativas terapêuticas para a DA, as técnicas de NIBS têm sido estudadas, demonstrando resultados positivos na melhora da memória de trabalho e da fluência verbal, que são funções neuropsíquicas comumente afetadas.[35] Do ponto de vista de melhora cognitiva geral, a EMT de alta frequência e a ETCC anodal no CPFDL foram superiores ao placebo em uma metanálise recente.[36] O CPFDL está comumente associado às funções cognitivas principais, como memória de trabalho e controle inibitório, além de também estar associado à volição e ao sistema de recompensa.[37] Entretanto, a associação de treino de controle cognitivo com a EMT ou a ETCC não esteve associada à potencialização da eficácia das técnicas, possivelmente por ausência de efeitos sinérgicos ou ação heterogênea em domínios cognitivos diversos.[36]

Os estudos com ETCC na DA focam em dois locais principais: o CPFDL (para aprimoramento do desempenho cognitivo) e a JTP (para aprimoramento de memória de reconhecimento verbal e visual).[38] Os ensaios clínicos que elegeram o CPFDL utilizaram a ETCC anodal majoritariamente, com medidas de desfecho neurocognitivo diversas e resultados heterogêneos.[38] Um dos maiores estudos avaliou o efeito da ETCC anodal no CPFDL esquerdo para melhorar a apatia associada à DA.[39] Nesse estudo, 40 pacientes com DA receberam ETCC ativa ou *sham* (2 mA, 20 minutos, seis sessões ao longo de duas semanas) e não houve diferença estatisticamente significativa entre os dois grupos.[39] Em outro ensaio clínico randomizado, 34 pacientes receberam ETCC anodal e catodal ativa, ou *sham*, no CPFDL esquerdo (2 mA, 25 minutos, 10 sessões ao longo de duas semanas), com melhora observada nas funções cognitivas e sustentada até dois meses do término do protocolo.[40]

Por fim, em uma metanálise recente sobre os efeitos da NIBS na DA e no transtorno cognitivo leve, a ETCC e a EMT estiveram associadas abaixo do índice de efeitos adversos e alta tolerabilidade.[36]

CONSIDERAÇÕES FINAIS

As técnicas de NIBS são promissoras para as indicações descritas, no entanto, necessitam de mais estudos para comprovar a eficácia e a validação do uso clínico. Apesar dessas limitações, têm sido propostas como tratamento *off-label* para diversas doenças neuropsiquiátricas. Dessa forma, cabe ao médico prescritor estar atento aos aspectos regulatórios, além de avaliar a relação risco-benefício.

REFERÊNCIAS

1. Siddiqi SH, Schaper FLWVJ, Horn A, Hsu J, Padmanabhan JL, Brodtmann A, et al. Brain stimulation and brain lesions converge on common causal circuits in neuropsychiatric disease. Nat Hum Behav. 2021;5(12):1707-16.

2. Brunoni AR, Sampaio-Junior B, Moffa AH, Aparicio LV, Gordon P, Klein I, et al. Noninvasive brain stimulation in psychiatric disorders: a primer. Braz J Psychiatry. 2019;41(1):70-81.

3. Borrione L, Bellini H, Razza LB, Avila AG, Baeken C, Brem AK, et al. Precision non-implantable neuromodulation therapies: a perspective for the depressed brain. Braz J Psychiatry. 2020;42(4):403-19.

4. Milev RV, Giacobbe P, Kennedy SH, Blumberger DM, Daskalakis ZJ, Downar J, et al. Canadian Network for Mood and Anxiety Treatments (CANMAT) 2016 clinical guidelines for the management of adults with major depressive disorder: section 4: neurostimulation treatments. Can J Psychiatry. 2016;61(9):561-75.

5. Fregni F, El-Hagrassy MM, Pacheco-Barrios K, Carvalho S, Leite J, Simis M, et al. Evidence-based guidelines and secondary meta-analysis for the use of transcranial direct current stimulation in neurological and psychiatric disorders. Int J Neuropsychopharmacol. 2021;24(4):256-313.

6. Lefaucheur JP, Aleman A, Baeken C, Benninger DH, Brunelin J, Di Lazzaro V, et al. Evidence-based guidelines on the therapeutic use of repetitive transcranial magnetic stimulation (rTMS): an update (2014-2018). Clin Neurophysiol. 2020;131(2):474-528.

7. Mollica A, Safavifar F, Fralick M, Giacobbe P, Lipsman N, Burke MJ. Transcranial magnetic stimulation for the treatment of concussion: a systematic review. Neuromodulation. 2021;24(5):803-12.

8. Tsai PY, Chen YC, Wang JY, Chung KH, Lai CH. Effect of repetitive transcranial magnetic stimulation on depression and cognition in individuals with traumatic brain injury: a systematic review and meta-analysis. Sci Rep. 2021;11(1):16940.

9. Zaninotto AL, El-Hagrassy MM, Green JR, Babo M, Paglioni VM, Benute GG, et al. Transcranial direct current stimulation (tDCS) effects on traumatic brain injury (TBI) recovery: a systematic review. Dement Neuropsychol. 2019;13(2):172-9.

10. Fisher RS, Acevedo C, Arzimanoglou A, Bogacz A, Cross JH, Elger CE, Engel J Jr, et al. ILAE Official Report: a practical clinical definition of epilepsy. Epilepsia. 2014;55(4):475-82.

11. Yang D, Wang Q, Xu C, Fang F, Fan J, Li L et al. Transcranial direct current stimulation reduces seizure frequency in patients with refractory focal epilepsy: a randomized, double-blind, sham-controlled, and three-arm parallel multicenter study. Brain Stimul. 2020;13(1):109-16.

12. American Psychiatric Association. Diagnostic and statistical manual of mental disorders: DSM-5-TR. 5th ed. Washington: APA; 2022.

13. Polanczyk G, Lima MS, Horta BL, Biederman J, Rohde LA. The worldwide prevalence of ADHD: a systematic review and metaregression analysis. Am J Psychiatry. 2007;164(6):942-8.

14. Simon V, Czobor P, Bálint S, Mészáros A, Bitter I. Prevalence and correlates of adult attention-deficit hyperactivity disorder: meta-analysis. Br J Psychiatry. 2009;194(3):204-11.

15. Caye A, Swanson JM, Coghill D, Rohde LA. Treatment strategies for ADHD: an evidence-based guide to select optimal treatment. Mol Psychiatry. 2019;24(3):390-408.

16. Shaw P, Lerch J, Greenstein D, Sharp W, Clasen L, Evans A, et al. Longitudinal mapping of cortical thickness and clinical outcome in children and adolescents with attention-deficit/hyperactivity disorder. Arch Gen Psychiatry. 2006;63(5):540-9.

17. Adler LD, Nierenberg AA. Review of medication adherence in children and adults with ADHD. Postgrad Med. 2010;122(1):184-91.

18. Sonuga-Barke EJS, Brandeis D, Cortese S, Daley D, Ferrin M, Holtmann M, et al. Nonpharmacological interventions for ADHD: systematic review and meta-analyses of randomized controlled trials of dietary and psychological treatments. Am J Psychiatry. 2013;170(3):275-89.

19. Rosson S, Filippis R, Croatto G, Collantoni E, Pallottino S, Guinart D, et al. Brain stimulation and other biological non-pharmacological interventions in mental disorders: an umbrella review. Neurosci Biobehav Rev. 2022;139:104743.

20. Salehinejad MA, Wischnewski M, Nejati V, Vicario CM, Nitsche MA. Transcranial direct current stimulation in attention-deficit hyperactivity disorder: a meta-analysis of neuropsychological deficits. PLoS One. 2019;14(4):e0215095.

21. Brauer H, Breitling-Ziegler C, Moliadze V, Galling B, Prehn-Kristensen A. Transcranial direct current stimulation in attention-deficit/hyperactivity disorder: a meta-analysis of clinical efficacy outcomes. Prog Brain Res. 2021;264:91-116.

22. Hart H, Radua J, Nakao T, Mataix-Cols D, Rubia K. Meta-analysis of functional magnetic resonance imaging studies of inhibition and attention in attention-deficit/hyperactivity disorder: exploring task-specific, stimulant medication, and age effects. JAMA Psychiatry. 2013;70(2):185-98.

23. Leffa DT, Grevet EH, Bau CHD, Schneider M, Ferrazza CP, Silva RF, et al. Transcranial direct current stimulation vs sham for the treatment of inattention in adults with attention-deficit/hyperactivity disorder: the TUNED randomized clinical trial. JAMA Psychiatry. 2022;79(9):847-56.

24. Lai MC, Lombardo MV, Baron-Cohen S. Autism. Lancet. 2014;383(9920):896-910.

25. Zeidan J, Fombonne E, Scorah J, Ibrahim A, Durkin MS, Saxena S, et al. Global prevalence of autism: a systematic review update. Autism Res. 2022;15(5):778-90.

26. World Health Organization. Autism [Internet]. Geneva: WHO; 2023 [capturado em 30 set. 2023]. Disponível em: https://www.who.int/news-room/fact-sheets/detail/autism-spectrum-disorders.

27. Khaleghi A, Zarafshan H, Vand SR, Mohammadi MR. Effects of non-invasive neurostimulation on autism spectrum disorder: a systematic review. Clin Psychopharmacol Neurosci. 2020;18(4):527-52.

28. Luckhardt C, Boxhoorn S, Schütz M, Fann N, Freitag CM. Brain stimulation by tDCS as treatment option in autism spectrum disorder: a systematic literature review. In: Kadosh RC, Zaehle T, Krauel K, editors. Progress in brain research. Amsterdam: Elsevier; 2021. p. 233-57.

29. van Steenburgh JJ, Varvaris M, Schretlen DJ, Vannorsdall TD, Gordon B. Balanced bifrontal transcranial direct current stimulation enhances working memory in adults with high-functioning autism: a sham-controlled crossover study. Mol Autism. 2017;8:40.

30. Wilson JE, Trumbo MC, Wilson JK, Tesche CD. Transcranial direct current stimulation (tDCS) over right temporoparietal junction (rTPJ) for social cognition and social skills in adults with autism spectrum disorder (ASD). J Neural Transm. 2018;125(12):1857-66.

31. Moxon-Emre I, Daskalakis ZJ, Blumberger DM, Croarkin PE, Lyon RE, Forde NJ, et al. Modulation of dorsolateral prefrontal cortex glutamate/glutamine levels following repetitive transcranial magnetic stimulation in young adults with autism. Front Neurosci. 2021;15:711542.

32. Enticott PG, Fitzgibbon BM, Kennedy HA, Arnold SL, Elliot D, Peachey A, et al. A double-blind, randomized trial of deep repetitive transcranial magnetic stimulation (rTMS) for autism spectrum disorder. Brain Stimul. 2014;7(2):206-11.

33. Weller J, Budson A. Current understanding of Alzheimer's disease diagnosis and treatment. F1000Res. 2018;7:F1000 Faculty Rev-1161.

34. Lane CA, Hardy J, Schott JM. Alzheimer's disease. Eur J Neurol. 2018;25(1):59-70.

35. Antal A, Luber B, Brem AK, Bikson M, Brunoni AR, Kadosh RC, et al. Non-invasive brain stimulation and neuroenhancement. Clin Neurophysiol Pract. 2022;7:146-65.

36. Chu CS, Li CT, Brunoni AR, Yang FC, Tseng PT, Tu YK, et al. Cognitive effects and acceptability of non-invasive brain stimulation on Alzheimer's disease and mild cognitive impairment: a component network meta-analysis. J Neurol Neurosurg Psychiatry. 2021;92(2):195-203.

37. Nejati V, Salehinejad MA, Nitsche MA. Interaction of the Left Dorsolateral Prefrontal Cortex (l-DLPFC) and Right Orbitofrontal Cortex (OFC) in hot and cold executive functions: evidence from Transcranial Direct Current Stimulation (tDCS). Neuroscience. 2018;369:109-23.

38. Lefaucheur JP, Antal A, Ayache SS, Benninger DH, Brunelin J, Cogiamanian F, et al. Evidence-based guidelines on the therapeutic use of transcranial direct current stimulation (tDCS). Clin Neurophysiol. 2017;128(1):56-92.

39. Suemoto CK, Apolinario D, Nakamura-Palacios EM, Lopes L, Leite REP, Sales MC, et al. Effects of a non-focal plasticity protocol on apathy in moderate Alzheimer's disease: a randomized, double-blind, sham-controlled trial. Brain Stimul. 2014;7(2):308-13.

40. Khedr EM, Gamal NFE, El-Fetoh NA, Khalifa H, Ahmed EM, Ali AM, et al. A double-blind randomized clinical trial on the efficacy of cortical direct current stimulation for the treatment of Alzheimer's disease. Front Aging Neurosci. 2014;6:275.

9 MECANISMO DE AÇÃO DA ELETROCONVULSO-TERAPIA

Rafael Bernardon
Débora Luciana Melzer-Ribeiro

Após quase 90 anos desde o primeiro uso da convulsoterapia e dos 85 anos de emprego da eletroconvulsoterapia (ECT) em psiquiatria, seu mecanismo de ação ainda não está totalmente elucidado. Os gregos já observavam que pacientes com transtornos mentais que convulsionavam espontaneamente melhoravam. O húngaro Ladislas von Meduna, neuropsiquiatra, observou diferenças histopatológicas no exame comparativo da glia entre indivíduos com essas patologias: "quase total abolição da função das células gliais na esquizofrenia e um aumento da proliferação na epilepsia".[1] Dessa forma, ele propôs uma teoria científica para a antiga suposição de antagonismo entre psicose e epilepsia, e passou a buscar uma forma de desencadear uma convulsão terapêutica.[2] Meduna desenvolveu, em 1934, a convulsoterapia com cânfora e seus derivados sintéticos, revolucionando o tratamento das doenças psiquiátricas. A partir de 1938, com os estudos dos italianos Ugo Cerletti e Lucio Bini, o desencadeamento de convulsões para tratamento de doenças psiquiátricas passou a ser feito com estímulo elétrico, surgindo a ECT.

Os mecanismos de ação da ECT são difíceis de serem isolados, dado o caráter inespecífico e generalizado da crise convulsiva induzida nas sessões de tratamento. A crise se inicia com o estímulo de corrente alternada atravessando o crânio a partir de dois eletrodos e rapidamente se generaliza, com a consequente ativação, por espraiamento, de estruturas corticais e subcorticais, envolvendo a liberação de inúmeros neurotransmissores. Assim, há uma grande dificuldade em particularizar ou delimitar o papel de cada hormônio, fator ou neurotransmissor envolvido. Além disso, seu uso e efetividade nos mais diversos transtornos neuropsiquiátricos, marcados por diferentes teorias sobre suas etiologias, seja no nível anatômico, imunológico, hodológico ou neuroquímico, reforçam seu caráter inespecífico e abrangente. O fato de a ECT bitemporal ter efeito mais rápido e, em alguns estudos, ser mais ativa que a ECT unilateral também sugere que a passagem da corrente por estruturas profundas do diencéfalo, e portanto sua estimulação direta, está implicada na melhora clínica, sugerindo que essas áreas estão envolvidas em seu mecanismo de ação, como o hipocampo e estruturas límbicas.[3] É muito provável que a interação e o sinergismo entre os diferentes mecanismos elucidados ao longo de anos de estudos sejam os responsáveis pela melhora alcançada pelo tratamento. A multiplicidade de ações deve estar intimamente relacionada ao seu sucesso.

Sem dúvidas, pode-se destacar que o desencadeamento de uma convulsão tônico-clônica generalizada é fator indispensável e necessário para o sucesso do tratamento, mas não suficiente *per se*. Concorrem fatores como intensidade da corrente elétrica (ampères), carga elétrica adequada em relação ao limiar convulsivo (medida em coulombs), largura de pulso escolhida (milissegundos), local de posicionamento dos eletrodos de estimulação e, em menor grau, tempo de crise.[4] Outras teorias se apoiam no fato de que, *a priori*, uma convulsão terapêutica ocorreu.

TEORIAS SOBRE O MECANISMO DE AÇÃO

■ HIPÓTESE NEUROENDÓCRINA

Desde a década de 1980, discutem-se os efeitos da ECT no hipotálamo, bem como no eixo hipotálamo-hipófise-suprarrenal (HHS).[3] Fink[1] já postulava que a liberação de hormônios pelo hipotálamo, por conta da convulsão, seria um dos mediadores da remissão do humor deprimido e da restauração do equilíbrio neuroendócrino e das funções vegetativas. É observada que a liberação de hormônios hipotalâmicos no líquido cerebrospinal ocorre após convulsões generalizadas.[3] Essa vertente se apoia nos achados de alterações no balanço do cortisol nos transtornos do humor, em geral quando em período de agudização. O aumento de cortisol e do tônus do eixo HHS em situações de estresse e sua desregulação durante a depressão, conforme demonstrado pelos níveis aumentados do hormônio e pela recorrente alteração no teste de supressão pela dexametasona (em 40 a 50% dos casos), apontam para a possibilidade de envolvimento do eixo na regulação do humor. Além disso, as monoaminas estão envolvidas na regulação da atividade hipotalâmica e da hipófise. Após curso efetivo de ECT em depressão, os níveis de cortisol e o teste de supressão pela dexametasona tendem a normalizar nos respondedores.[3]

A presença de sintomas vegetativos como alteração de apetite, sono e libido são preditores de melhor resposta – apontando para alterações neuro-hormonais em sua gênese. Essa hipótese da década de 1980 encontra respaldo em estudos de neuroimagem funcional que mostram ativação do hipotálamo como marcador de resposta, especialmente da porção anterior.[5] A elevação fugaz de hormônio adrenocorticotrófico (ACTH), cortisol

Mecanismo de ação da eletroconvulsoterapia 151

e prolactina após a ECT seria indício de sua ação nesse sistema. Embora o aumento de prolactina, da ordem de 10 a 50 vezes o basal, não tenha correlação com a intensidade da resposta, seu aumento é um marcador da ocorrência de crise e efeito da estimulação no hipotálamo.[3,6]

O perfil de cortisol nos meses que antecedem a ECT e sua variação podem ser um marcador de resposta, de acordo com um estudo que avaliou a trajetória da concentração de cortisol em fio de cabelo, verificando sua associação com a resposta ao tratamento.[7] Ao longo do período anterior ao início da ECT, o nível de cortisol dos respondedores tem uma tendência de aumento, enquanto o oposto ocorre com não respondedores. O estudo também encontrou relação entre o nível de cortisol e a gravidade do quadro melancólico. De forma interessante, a trajetória do cortisol se constituiu em um marcador de resposta à ECT isolado, independentemente da gravidade do quadro.[7] Fica em aberto a questão se este seria apenas um marcador de resposta ou um reforço na ideia de que a regulação do eixo HHS é parte importante do mecanismo de ação da ECT.

A ECT também é capaz de elevar endorfinas e prolactina e pode estar implicada em decréscimo dos níveis de hormônio do crescimento – todos os achados sem maior exploração ou evidência de correlação com a clínica.[6,8] A liberação de oxitocina pós-ECT, substância ligada à capacidade de interação e ligação social, tem algum grau de correlação com a melhora clínica.

■ ALTERAÇÕES EM FATORES NEUROTRÓFICOS

Estudos recentes têm identificado ação da ECT no aumento da presença do fator de crescimento derivado do cérebro (BDNF, do inglês *brain derived neurotrophic factor*), substância com capacidade de modulação do crescimento e morte neuronal, ativação de neuroplasticidade e plasticidade sináptica. Uma revisão de 207 casos em nove estudos encontrou evidência de liberação de BDNF depois da ECT.[9]

Esse fator está sabidamente alterado nos quadros depressivos e constitui um possível marcador da terapia medicamentosa antidepressiva.[10,11] Um modelo animal demonstrou que a ECT induz mudanças na expressão de BDNF nas áreas tegmental ventral (diminuição) e giro denteado (aumento), havendo relação com a melhora da depressão experimental, sendo a resposta antidepressiva mediada pela proteína CREB (intermediária da resposta ao monofosfato de adenosina [AMP] cíclico). Além dessas áreas, o modelo animal de ECT produz marcante aumento de BDNF-mRNA no septo, córtex cerebral, hipocampo, hipotálamo e corpo estriado.[12] A hipótese faz sentido quando se verifica que áreas como hipocampo, amígdala e córtex pré-frontal se encontram alteradas não apenas funcionalmente, mas com alterações volumétricas, colocando o simples desbalanço monoaminérgico ao lado de mudanças na neuroplasticidade como mecanismo subjacente à depressão.[11]

Um estudo clínico mostrou não apenas aumento de BDNF, mas também de fator de crescimento nervoso após ECT, sendo o aumento significativo e com correlação direta com diminuição dos escores na Escala de Depressão de Hamilton apenas para BDNF.[11]

152

Psiquiatria Intervencionista

Esse aumento, às vezes não tão evidente ao final da ECT, pode ocorrer até um mês após a sua conclusão.[13] Há, ainda, a hipótese de que o aumento de BDNF em pacientes depressivos seja mais significativo naqueles que atingem remissão em relação aos refratários – algo que pode justificar a variabilidade de achados entre os estudos, além do momento da dosagem.[14] Embora não haja estudos correlacionando a liberação de fatores neurotróficos durante a ECT e a melhora dos sintomas da esquizofrenia, supõe--se que os efeitos sobre plasticidade, proliferação sináptica e aqueles neuroprotetores tenham ação positiva sobre a psicose.[15]

Em pequena amostra brasileira de pacientes com esquizofrenia resistente ao tratamento, o aumento de BDNF logo após o tratamento não foi significativo.[16] Outro estudo do grupo, com amostra de pacientes com depressão refratária, também não evidenciou aumento significativo de BDNF após o ciclo de tratamento.[16]

Um artigo de revisão brasileiro também explorou o papel do BDNF, mas com uma perspectiva diferente, de um efeito modulatório da ECT na liberação de fator ativador de plasminogênio tecidual (tPA), que teria ação em múltiplas vias, inclusive no BDNF. Sugere-se que a ECT modula a liberação tPA por meio do aumento da expressão da glutamato descarboxilase 65 (uma das enzimas responsáveis pela produção de glutamato) em neurônios GABAérgicos e a proteína p1, que aumenta a expressão de receptores de serotonina 1B (5-HT1B) na superfície dos neurônios.[17] Essas vias estimuladas por tPA incluem ativação de BDNF e fator de crescimento endodelial vascular (VEGF, do inglês *vascular endothelial growth fator*), melhorando a sinalização dos receptores N-metil-D-aspartato (NMDA), aumentando a biodisponibilidade de zinco e liberação de purinas, aumentando a mobilidade dentrítica.[17] Os efeitos agudos da liberação de BDNF nos neurônios centrais incluiriam aumento da transmissão glutamatérgica (excitatória) e redução na liberação de ácido gama-aminobutírico (GABA; GABAérgico, inibitório), e seus efeitos crônicos induziriam a formação e a maturação das sinapses glutamatérgicas e GABAérgicas.[17]

Fato digno de nota, independentemente da explicação de seu mecanismo subjacente, é o aumento de arborização dendrítica e indução de formação celular em hipocampo após ECT, mostrando seu potente efeito sobre a neuroplasticidade.[4,18] A ECT parece induzir neurogênese nas áreas frontais, especialmente no estriado rostromedial, e a qualidade da crise tem relação com a liberação de BDNF.[9] Além da biogênese, outros processos plásticos foram verificados em modelo animal de ECT, incluindo sinais do sinaptogênese, dendrogênese, arborização dendrítica, gliogênese, angiogênese e brotamento de fibras musgosas (cerebelo).[19]

Outro fator implicado na neuroplasticidade e comumente diminuído na depressão é o neuropeptídio Y, cujos níveis aumentam com a ECT.[4] Sua secreção também está ligada à regulação pelo eixo HHS.

■ MODULAÇÃO IMUNOLÓGICA

Sendo a modulação da resposta imunológica atrelada, em grande parte, ao eixo HHS, é natural que se espere alteração da imunidade celular e dos fatores inflamatórios

Mecanismo de ação da eletroconvulsoterapia 153

durante o curso da ECT. A hipótese de influência de processos inflamatórios na patogênese dos transtornos do humor tem ganhado bastante atenção do meio científico. Por conta disso, os efeitos da ECT nas citocinas, nas células do sistema imunológico e nas atividades da microglia merecem atenção.[20] A literatura aponta para implicação de interleucina-6 (IL-6) e fator de necrose tumoral-α (TNF-α) na patogênese dos quadros depressivos uni e bipolar.[20]

Fluitman e colaboradores[21] reportaram aumento da atividade das células NK (do inglês *natural killers*), aumento dos níveis plasmáticos de IL-6 e interleucina 1ß, normalização dos níveis de TNF-α e diminuição de interferon-γ (IFN-γ) agudamente após ECT.[20,21] A ECT, portanto, parece ativar transitoriamente a resposta imunológica inata, a partir de aumento das citocinas pró-inflamatórias TNF-α e IL-6.[21]

Após o curso da ECT, a IL-6 e o TNF-α tendem a diminuir nos respondedores, apontando para um efeito final anti-inflamatório.[20] Mesmo a atividade dos macrófagos parece ser modulada, diminuindo após a ECT. Exceto o IFN-γ, todas as outras substâncias citadas também estão alteradas nas psicoses, também sendo citada a IL-4 como marcador de melhora na esquizofrenia após ECT.[15,20]

■ ALTERAÇÕES EM NEUROTRANSMISSORES

As monoaminas são substâncias frequentemente associadas aos quadros do humor. Durante as crises, nos transtornos do humor, e os episódios psicóticos, há evidências de mudanças tanto na biodisponibilidade de alguns neurotransmissores – seja por medida direta, seja por meio do aumento de seus metabólitos em líquor ou no soro, seja por meio de neuroimagem funcional – quanto na modulação da expressão de receptores pré e pós-sinápticos.[22]

A ECT é capaz de alterar a transmissão de diversos sistemas e redes. Pode modificar vias serotoninérgicas e a expressão de diversos de seus receptores, por exemplo.[6] Especificamente, o principal receptor inibitório de serotonina (5-HT1A), que regula a autoinibição pré-sináptica e a inibição serotoninérgica de neurônios glutamatérgicos e GABAérgicos pós-sinápticos, tem sido implicado na depressão.[22] Esse receptor está especialmente presente no hipocampo, no cíngulo, no córtex orbitofrontal, na ínsula, na amígdala e na rafe. Um estudo baseado em tomografia por emissão de pósitrons (PET-*scan*) demonstrou diminuição da capacidade de ligação do receptor 5-HT1A na amígdala, na ínsula, no cíngulo, no hipocampo e no córtex orbitofrontal, porém sem relação estatística com a melhora clínica, mas coincidente com efeitos dos antidepressivos inibidores da recaptação de serotonina.[22] Da mesma forma, há relatos de diminuição da capacidade de ligação dos receptores 5-HT2A no para-hipocampo e no córtex pré-frontal medial após a ECT, com significado clínico por definir.[15,22]

De acordo com o efeito esperado pela inibição (*downregulation*) dos receptores 5-HT1A, a transmissão GABAérgica medida na região occipital via espectroscopia por ressonância magnética se mostrou aumentada após ECT.[23] Esse achado também se correlaciona com a "teoria da inibição pós-ictal", segundo a qual o processo convulsivo autolimitado indicaria ativação de redes inibitórias necessárias para o efeito terapêutico. Estudos prévios haviam detectado diminuição da atividade GABAérgica nessa região nos quadros depressivos e nas epilepsias refratárias.[23] Esse efeito, consistente com o achado de diminuição do tempo de crise ao longo do tratamento com mesma carga e melhora das convulsões espontâneas em epilépticos, pode ser um dos mecanismos pelo qual a ECT modula a excitabilidade cortical. Respondedores têm diminuição da atividade frontotemporal e aumento da atividade no tálamo bilateralmente. Baixa atividade talâmica antes da ECT pode ser um preditor de resposta.[5]

O hipocampo e outras estruturas temporais mediais têm sido estudados tanto pelo papel na fisiologia das convulsões quanto por sua relação com a neurobiologia da depressão. Aumento da substância cinzenta hipocampal após ECT é um achado bastante replicado em diferentes estudos de neuroimagem.[5] Avaliações funcionais mais minuciosas mostram diferenças entre respondedores e não respondedores. Enquanto em não respondedores há aumento de fluxo cerebral bilateral no hipocampo anterior, maior que na amígdala, nos respondedores há aumento do fluxo sanguíneo no hipocampo medial direito e no hipocampo posterior esquerdo e aumento de substância cinzenta especificamente em amígdala direita e hipocampo anterior.[5] Os achados podem ser epifenômenos, mas sugerem papel da ECT na modulação da atividade dessas estruturas como explicação para os efeitos terapêuticos.

A ECT também pode modular e diminuir a transmissão dopaminérgica. Alguns modelos animais que se detiveram nos receptores dopaminérgicos da substância negra mesencefálica demonstraram aumento da capacidade de ligação dos receptores D1 após convulsoterapia em ratos.[24] Estudos em humanos apontam para potencialização global da transmissão dopaminérgica, mesmo que isso pareça um contrassenso diante da teoria dopaminérgica da esquizofrenia.[15] Uma das hipóteses é que a ECT aumente o *turnover* de dopamina, reduzindo a expressão de receptores pós-sinápticos e melhorando a psicose. A evidência para isso é o aumento de ácido homovanílico no líquor, catabólito da dopamina. Outra teoria defende que a ECT teria ação em múltiplos neurotransmissores, como os antipsicóticos atípicos.[15]

Na depressão grave (ou depressão psicótica), a ECT diminui os níveis plasmáticos de noradrenalina, efeito relacionado à melhora clínica.[6] Especula-se que esse efeito na noradrenalina leve à diminuição da atividade do *locus ceruleus*, que está hiperativo na depressão. Porém, outras vias noradrenérgicas podem ser potencializadas pela ECT.[18]

TEORIA DO MECANISMO DE *REWIRING*

A teoria do mecanismo de *rewiring* se baseia nos supostos efeitos disruptivos do estímulo elétrico e da convulsão na conectividade neuronal, bem como na liberação de fatores neurotróficos e na ativação da neuroplasticidade em longo prazo.[19] Com a progressão do tratamento e o passar do tempo, a neuroplasticidade ativada permitiria um rearranjo das conexões sinápticas (*rewire*) em padrão otimizado.

Mecanismo de ação da eletroconvulsoterapia

Na fase disruptiva, a conectividade basal no nível da circuitaria neural é reduzida, com reflexos funcionais negativos, como os efeitos colaterais cognitivos e a confusão pós-ictal. Essa desorganização permite que ocorra um rearranjo no sentido de um estado "saudável", não depressivo. Contudo, teoriza-se que um exagero desse efeito disruptivo pode impactar negativamente nos resultados. Portanto, de acordo com essa teoria, é necessário buscar o nível ótimo de disrupção e neuroplasticidade que produza robusto efeito antidepressivo com mínimos efeitos colaterais.[19]

Do ponto de vista morfológico, inúmeros estudos de neuroimagem mostram aumento volumétrico de substância cinzenta após a ECT, especialmente no lobo temporal, em estruturas como hipocampo e amígdala, da ordem de 4 a 6%.[19] Outras áreas de interesse comumente estudadas são córtex orbitofrontal, giro frontal inferior, cíngulo anterior, ínsula e estriado.

Estudos de neuroimagem funcional (PET e tomografia computadorizada por emissão de fóton único [SPECT]) mostram que na fase aguda há aumento da atividade no tálamo e no tronco cerebral superior.[5] Após o tratamento, ocorrem mudanças no fluxo sanguíneo em diversas estruturas da região centro-encefálica, sendo sugeridas as mudanças pós-ECT nas áreas talâmica (aumento), do cíngulo anterior (diminuição) e do córtex frontal medial (diminuição) como implicadas no mecanismo de ação da ECT.[25]

O aumento volumétrico tem relação direta com o número de ECTs, sendo detectável a partir de duas sessões. Esse aumento volumétrico é transitório, tende a regredir em três a 12 meses, talvez se correlacionando com a duração da resposta clínica, e parece ser global e não restrito a algumas estruturas. Estudos sugerem que, apesar de haver neurogênese, a maior contribuição é por aumento das células da glia.[19]

De forma semelhante, Leaver e colaboradores[5] postulam, por um mecanismo de "*reset*", que levaria a um rearranjo mais fisiológico da circuitaria envolvida no início, propagação e cessação da crise, que são circuitos também implicados na patogênese da depressão e das psicoses. A passagem de corrente pela cabeça leva ao início da convulsão em circuitos córtico-límbicos e no hipocampo anterior, com generalização através dos circuitos córtico-talâmicos.[5] A crise cessa por estímulo inibitório do tálamo e do cerebelo.[5] Ao longo do tempo, esse processo resultaria em um "*reset*" da disfunção córtico-límbica da depressão.

Nessa visão teórica, o sucesso do tratamento ocorre quando as redes de circuitos córtico-límbicos e hipocampo anterior são correta e eficazmente estimuladas, produzindo generalização da crise e sua subsequente inibição pelas vias tálamo-corticais e cerebelares. O insucesso do tratamento poderia ser explicado, dessa forma, pelo estímulo insuficiente dessas estruturas ou por haver subtipos de depressão que não têm relação com disfunção nesses circuitos.[5]

CONSIDERAÇÕES FINAIS

Estabelecer os mecanismos de ação que levam à manifestação dos robustos efeitos terapêuticos da ECT nos mais diversos transtornos psiquiátricos é tarefa bastante difícil, dada a sua característica abrangente. O mais provável é que venham a ser apurados, de maneira mais pormenorizada, os efeitos e as modificações funcionais em neurotransmissores, na rede sináptica e na neuroplasticidade, concluindo-se como um mecanismo complexo, multifatorial e sinérgico.

Evidentemente, está comprovada a eficácia do tratamento com a ECT, e provavelmente alguns dos mecanismos propostos agem em conjunto e contribuem para o sucesso e o amplo espectro de ação da terapia. A investigação não deve parar, até porque essas evidências tendem a ser transpostas para novas formas de neuromodulação e para a busca de moléculas que cheguem mais perto dos efeitos da ECT sem seus efeitos adversos.

REFERÊNCIAS

1. Fink M. Meduna and the origins of convulsive therapy. Am J Psychiatry. 1984;141(9):1034-41.

2. Gazdag G, Bitter I, Ungvari GS, Baran B, Fink M. Laszlo Meduna's pilot studies with camphor inductions of seizures: the first 11 patients. J ECT. 2009;25(1):3-11.

3. Haskett RF. Electroconvulsive therapy's mechanism of action: neuroendocrine hypotheses. J ECT. 2014;30(2):107-10.

4. Bolwig TG. How does electroconvulsive therapy work? Theories on its mechanism. Can J Psychiatry. 2011;56(1):13-8.

5. Leaver AM, Espinoza R, Wade B, Narr KL. Parsing the network mechanisms of electroconvulsive therapy. Biol Psychiatry. 2022;92(3):193-203.

6. Wahlund B, von Rosen D. ECT of major depressed patients in relation to biological and clinical variables: a brief overview. Neuropsychopharmacology. 2003;28(Suppl 1):S21-6.

7. Mickey BJ, Ginsburg Y, Sitzmann AF, Grayhack C, Sen S, Kirschbaum C, et al. Cortisol trajectory, melancholia, and response to electroconvulsive therapy. J Psychiatr Res. 2018;103:46-53.

8. Abrams R. Electroconvulsive therapy. 4th ed. New York: Oxford University; 2002.

9. Rocha RB, Dondossola ER, Grande AJ, Colonetti T, Ceretta LB, Passos IC, et al. Increased BDNF levels after electroconvulsive therapy in patients with major depressive disorder: a meta-analysis study. J Psychiatr Res. 2016;83:47-53.

10. Taliaz D, Nagaraj V, Haramati S, Chen A, Zangen A. Altered brain-derived neurotrophic factor expression in the ventral tegmental area, but not in the hippocampus, is essential for antidepressant-like effects of electroconvulsive therapy. Biol Psychiatry. 2013;74(4):305-12.

11. Bilgen AE, Zincir SB, Zincir S, Ozdemir B, Ak M, Aydemir E, et al. Effects of electroconvulsive therapy on serum levels of brain-derived neurotrophic factor and nerve growth factor in treatment resistant major depression. Brain Res Bull. 2014;104:82-7.

12. Martinotti G, Ricci V, Di Nicola M, Caltagirone C, Bria P, Angelucci F. Brain-derived neurotrophic factor and electroconvulsive therapy in a schizophrenic patient with treatment-resistant paranoid-hallucinatory symptoms. J ECT. 2011;27(1):e44-6.

13. Bocchio-Chiavetto L, Zanardini R, Bortolomasi M, Abate M, Segala M, Giacopuzzi M, et al. Electroconvulsive Therapy (ECT) increases serum Brain Derived Neurotrophic Factor (BDNF) in drug resistant depressed patients. Eur Neuropsychopharmacol. 2006;16(8):620-4.

14. Piccinni A, Del Debbio A, Medda P, Bianchi C, Roncaglia I, Veltri A, et al. Plasma brain-derived neurotrophic factor in treatment-resistant depressed patients receiving electroconvulsive therapy. Eur Neuropsychopharmacol. 2009;19(5):349-55.

15. Rosenquist PB, Miller B, Pillai A. The antipsychotic effects of ECT: a review of possible mechanisms. J ECT. 2014;30(2):125-31.

Mecanismo de ação da eletroconvulsoterapia

16. Fernandes BS, Massuda R, Torres M, Camargo D, Fries GR, Gama CS, et al. Improvement of schizophrenia with electroconvulsive therapy and serum brain-derived neurotrophic factor levels: Lack of association in a pilot study. Psychiatry Clin Neurosci. 2010;64(6):663-5.

17. Hoirisch-Clapauch S, Mezzasalma MA, Nardi AE. Pivotal role of tissue plasminogen activator in the mechanism of action of electroconvulsive therapy. J Psychopharmacol. 2014;28(2):99-105.

18. McCall WV, Andrade C, Sienaert P. Searching for the mechanism(s) of ECT's therapeutic effect. J ECT. 2014;30(2):87-9.

19. Ousdal OT, Brancati GE, Kessler U, Erchinger V, Dale AM, Abbott C, et al. The neurobiological effects of electroconvulsive therapy studied through magnetic resonance: what have we learned, and where do we go? Biol Psychiatry. 2022;91(6):540-9.

20. Rojas M, Ariza D, Ortega Á, Riaño-Garzón ME, Chávez-Castillo M, Pérez JL, et al. Electroconvulsive therapy in psychiatric disorders: a narrative review exploring neuroendocrine–immune therapeutic mechanisms and clinical implications. Int J Mol Sci. 2022;23(13):6918.

21. Fluitman SBAHA, Heijnen CJ, Denys DAJP, Nolen WA, Balk FJ, Westenberg HGM. Electroconvulsive therapy has acute immunological and neuroendocrine effects in patients with major depressive disorder. J Affect Disord. 2011;131(1-3):388-92.

22. Lanzenberger R, Baldinger P, Hahn A, Ungersboeck J, Mitterhauser M, Winkler D, et al. Global decrease of serotonin-1A receptor binding after electroconvulsive therapy in major depression measured by PET. Mol Psychiatry. 2013 Jan;18(1):93-100.

23. Sanacora G, Mason GF, Rothman DL, Hyder F, Ciarcia JJ, Ostroff RB, et al. Increased cortical GABA concentrations in depressed patients receiving ECT. Am J Psychiatry. 2003;160(3):577-9.

24. Fochtmann L. A mechanism for the efficacy of ECT in Parkinson's disease. J ECT. 1988;4(4):321-7.

25. Takano H, Motohashi N, Uema T, K Ogawa, T Ohnishi, M Nishikawa, et al. Changes in regional cerebral blood flow during acute electroconvulsive therapy in patients with depression: positron emission tomographic study. Br J Psychiatry. 2007;190:63-8.

10 CONVULSOTERAPIAS NOS TRANSTORNOS DO HUMOR

Eric Cretaz

As convulsoterapias são modalidades terapêuticas que consistem na indução de atividade epileptiforme generalizada com o intuito de atenuar sintomas neuropsiquiátricos. O uso de terapias convulsivas no manejo de transtornos psiquiátricos antecede a medicina moderna, com relatos de Paracelsus utilizando a cânfora (*Cinnamomum camphora*) via oral para o tratamento de alterações comportamentais no século XVI. Em 1785, ocorreu a primeira publicação de tratamento de mania por meio de convulsões provocadas, novamente, utilizando-se a cânfora, porém essa técnica entrou em declínio e desapareceu ao longo do século XIX.[1]

Contudo, esse quadro se reverteu. A convulsoterapia quimicamente induzida teve uma ressurgência e chegou ao apogeu no início do século XX. Na época, a investigação anatomopatológica guiava as teorias nosológicas e, nesse contexto, Ladislas von Meduna observou que o cérebro de pacientes epilépticos apresentava número aumentado de células gliais, enquanto o cérebro de indivíduos com esquizofrenia mostrava número reduzido dessas células. Após experimentos em animais, Meduna chegou ao extrato oleoso da cânfora administrado via intramuscular como substância de escolha para a indução de convulsões. Em 1934, baseando-se na premissa de que havia um antagonismo biológico entre epilepsia e esquizofrenia, Meduna induziu uma crise epiléptica em um paciente catatônico. Esse paciente estava em estupor há quatro anos e, dois dias após a quinta aplicação, voltou a falar e a se mover.[1]

Meduna seguiu seus estudos e logo substituiu o extrato de cânfora pelo pentametileno-tetrazol (cardiazol ou metrazol), um antagonista de receptores de ácido gama-aminobutírico (GABA) administrado via intravenosa, que tornou o método mais seguro e previsível. Em séries de estudos, Meduna observou melhora em muitos pacientes, apesar

Convulsoterapias nos transtornos do humor 159

dos graves efeitos colaterais do cardiazol e do temido "terror cardiazólico", sofrido com imenso desconforto pelos indivíduos submetidos a essa convulsoterapia.[2]

Na mesma época, Manfred Sackel introduziu o choque insulínico, em que uma grande quantidade do recém-descoberto hormônio era aplicada em um paciente psicótico. A hipoglicemia severa que se seguia em alguns casos causava convulsões, porém Sackel não atribuía importância clínica a esse fenômeno, acreditando que o coma hipoglicêmico era o fator fundamental para o sucesso do tratamento, que por sinal era bastante arriscado, com relatos de mortes e outras complicações graves.[1]

Em 1938, os italianos Ugo Cerletti e Lucio Bini utilizaram pela primeira vez eletricidade para induzir crises epilépticas controladas, introduzindo a eletroconvulsoterapia (ECT), que efetivamente substituiria os choques insulínico e cardiazólico. A eficácia terapêutica das crises epilépticas já era bem documentada, mas o mérito de Bini e Cerletti foi tornar o método mais seguro e controlável. Ao longo dos anos de 1940 e 1950, a ECT também se mostrou eficaz no tratamento dos quadros de humor.[2] O desenvolvimento da ECT efetivamente pôs fim à era da convulsoterapia química e abriu caminho para a neuromodulação moderna, mediada por estímulos físicos.

A despeito de sua eficácia, a ECT está associada a efeitos adversos significativos, principalmente prejuízos cognitivos após o tratamento, como déficits mnésicos. Outro fator que limita o seu uso é o estigma associado ao método, sendo frequentemente retratado na mídia leiga como brutal e arcaico.

O desenvolvimento de novas formas de convulsoterapia surge da tentativa de unir a efetividade da ECT com um perfil mais favorável de efeitos adversos. Os principais representantes dessas novas técnicas são a magnetoconvulsoterapia (MST) e a estimulação elétrica administrada focalmente (FEAST, do inglês *focal electrically-administered seizure therapy*). De forma semelhante à ECT, a MST busca induzir crises convulsivas de forma controlada, porém utilizando pulsos magnéticos em vez de estímulos elétricos. Em teoria, essa técnica permitiria maior controle sobre a área estimulada, preservando estruturas mais profundas associadas ao processamento de memórias. A FEAST, por sua vez, utiliza pulsos elétricos unidirecionais e eletrodos com diferentes formas e áreas, mantendo o estímulo em regiões mais superficiais do encéfalo e poupando regiões mesiais. Essas técnicas, contudo, ainda são consideradas experimentais, de modo que a ECT é a única forma de convulsoterapia clinicamente usada atualmente.

USO DA ELETROCONVULSOTERAPIA EM EPISÓDIOS DEPRESSIVOS

Estima-se que 264 milhões de pessoas sofram com episódios depressivos no mundo,[3] com um significativo número desses casos em países em desenvolvimento, onde sabidamente o acesso a recursos de saúde mental é escasso. Na cidade de São Paulo, a prevalência de depressão ao longo da vida é da ordem de 16,9%, e de transtornos do humor, em geral, chega a 19,1%.[4] Não apenas é uma condição comum, como também frequentemente de curso crônico; entre 26 e 38% dos indivíduos acometidos cursam com recaídas em um período de três anos após a remissão do episódio inicial.[5] Além disso, transtornos depressivos em geral estão associados a importantes prejuízos econômicos e sociais, representando a segunda causa mais comum de incapacidade.[6]

O tratamento da depressão é desafiador, em particular nos casos de resistência ao tratamento. Embora exista grande variedade de psicofármacos aprovados para o tratamento, com avanços notáveis nas últimas décadas, a taxa de resposta de um paciente ao primeiro antidepressivo testado é de cerca de 50%.[7] Mesmo após várias tentativas com múltiplos fármacos, é frequente a falha do tratamento. Um estudo avaliou que mesmo após um ano de tratamento com quatro medicamentos diferentes, apenas 67% dos pacientes apresentaram redução de 50% dos escores depressivos, e, após dois anos de acompanhamento, entre 10 e 20% dos pacientes permaneciam sintomáticos.[8]

As limitações do tratamento farmacológico da depressão, especialmente nos casos de pacientes resistentes ao tratamento e em casos particularmente graves, evidenciam a importância das técnicas de neuromodulação. Entre elas, a ECT continua sendo uma das ferramentas terapêuticas mais importantes da psiquiatria moderna, ainda que subutilizada e cercada de estigmas e polêmicas sem fundamento.

■ INDICAÇÕES

A indicação da ECT é frequentemente influenciada por fatores não clínicos, talvez mais do que qualquer outro tratamento médico.[9] Apesar de suas eficácia e segurança serem amplamente documentadas na literatura médica, muitos profissionais ainda hesitam em indicar esse tratamento a seus pacientes, influenciados muito mais por estigmas e preconceitos do que qualquer outro motivo.[10] Essa hesitação em indicar a ECT faz o tratamento ser visto como "último recurso" por alguns, o que pode levar a distorções, com consequências deletérias aos pacientes.[11]

Em primeiro lugar, a visão da ECT como o último recurso faz alguns pacientes serem encaminhados para esse tratamento sem uma indicação precisa – por exemplo, indivíduos com transtornos da personalidade, apenas porque o profissional que o acompanha sente que esgotou suas opções terapêuticas e busca na ECT uma "tábua de salvação". Nesses casos, o paciente é submetido a um tratamento invasivo, muitas vezes com resposta pobre.

Em segundo lugar, e certamente mais preocupante, é o fato de pacientes com indicações claras de ECT, como depressão com sintomas psicóticos ou com alto risco de suicídio, não serem encaminhados para ECT com a devida presteza. Não é raro que esses indivíduos passem por diversas tentativas infrutíferas de tratamento, prolongando seu sofrimento e aumentando custos, quando poderiam ter sido tratados com sucesso com a ECT. É digno de nota o fato de que a duração de um episódio de humor está relacionada ao prognóstico de resposta, de forma que o uso precoce da ECT, quando bem indicado, pode ser extremamente importante para a evolução do quadro.

A indicação mais comum de ECT no Ocidente é o tratamento de um episódio depressivo, tanto em casos de transtorno bipolar (TB) quanto de depressão unipolar.[12] Alguns autores ainda classificam a ECT como um tratamento de segunda linha para a

Convulsoterapias nos transtornos do humor 161

depressão maior de forma geral,[13] uma vez que, apesar de sabidamente efetiva, está associada a prejuízos cognitivos e por se tratar de um procedimento invasivo. No entanto, as principais diretrizes, concordam que, em determinadas situações, a ECT passa a ser considerada um tratamento de primeira linha, principalmente nos casos em que o quadro depressivo ameaça a integridade do paciente. O **Quadro 10.1** lista as principais indicações da ECT para depressão com os respectivos graus de evidência.

A ECT parece ser particularmente eficaz no controle da ideação suicida em pacientes deprimidos. Um trabalho que avaliou especificamente o subitem de ideação suicida da Escala de Depressão de Hamilton[14] encontrou taxas de remissão de ideação suicida de cerca de 15% após uma única sessão de ECT, 61% após seis sessões, atingindo 87% de remissão ao final do estudo. É importante frisar, contudo, que nem todas as situações em que o paciente apresenta ideação ou episódios de comportamento suicida constituem indicação de ECT, especialmente tratando-se de diagnósticos de transtornos da personalidade ou de transtornos relacionados ao uso de substâncias. Nesses casos, é preciso avaliar com cuidado a existência de comorbidade com um transtorno do humor e considerar os riscos e benefícios.

■ Quadro 10.1
Indicações de primeira linha da eletroconvulsoterapia para depressão

Situação	Nível de evidência
Risco importante de suicídio	Nível 1
Depressão com características psicóticas	Nível 1
Depressão resistente ao tratamento	Nível 1
Intolerância ao tratamento farmacológico	Nível 3
Sintomas catatoniformes	Nível 3
Resposta prévia à ECT	Nível 3
Deterioração da condição física	Nível 3
Depressão durante a gestação	Nível 3
Solicitação do paciente	Nível 4

Nível 1: metanálise com intervalo de confiança estreito ou pelo menos dois estudos clínicos randomizados com amostras adequadas; Nível 2: metanálise com intervalo de confiança largo ou pelo menos um estudo clínico randomizado com amostra adequada; Nível 3: estudos clínicos randomizados com amostras pequenas ou estudos clínicos não randomizados ou estudos prospectivos controlados ou séries de casos ou estudos retrospectivos de boa qualidade; Nível 4: opiniões de especialistas.

Fonte: Milev e colaboradores.[13]

Acerca das características psicóticas, entre 0,35 e 1% dos episódios depressivos podem cursar sintomas como delírios e alucinações, sendo essas características mais frequentes em pacientes com idade mais avançada e com TB.[15] Os sintomas psicóticos são, em geral, congruentes com o humor, de forma que os delírios frequentemente apresentam conteúdos de culpa, hipocondríacos, de ruína e niilistas. Uma forma extrema desse quadro pode ser observada na síndrome de Cotard, em que os indivíduos acometidos passam a acreditar que já estão mortos ou seus órgãos internos paralisados ou putrefatos.[16] Da mesma forma, as alucinações auditivas, quando presentes, costumam ser de natureza depreciativa e acusatória. Pacientes com características psicóticas têm ainda risco aumentado de suicídio comparados àqueles em que essas características estão ausentes, possivelmente em decorrência do intenso sofrimento por eles experimentado.[15] Trata-se, portanto, de uma condição que exige resposta rápida e eficaz.

A ECT demonstra excelentes resultados na depressão psicótica. Por sinal, conforme será discutido mais adiante, a presença de sintomas psicóticos é um preditor de boa resposta. Assim, na ausência de contraindicações para o procedimento, não há motivo para postergar o início do tratamento com ECT nesses pacientes.

Embora não exista, no momento, um consenso acerca da definição de depressão resistente ao tratamento (DRT), a maioria dos autores considera que a ausência de resposta (ou seja, redução de 50% dos escores depressivos utilizados) após dois tratamentos com diferentes antidepressivos de primeira linha, assumindo o uso de doses dentro da faixa terapêutica e por tempo adequado, pode ser considerado resistência.[17] Outros propõem esquemas mais complexos e estratificados, levando em consideração as famílias de antidepressivos utilizados e o uso de esquemas de potencialização.[18]

A causa da DRT é pouco clara e, assim como a própria etiologia da depressão, provavelmente emerge da articulação entre fatores ambientais, sociais, genéticos, metabólicos, inflamatórios e outros. Além disso, é preciso diferenciar a DRT de outros fatores, como má aderência, intolerância ao tratamento farmacológico, bem como considerar a presença de comorbidades clínicas e psiquiátricas que podem prejudicar a resposta ao tratamento.

Diversos esquemas foram testados para o tratamento da DRT, incluindo a troca de classe de antidepressivos, esquemas de potencialização (antipsicóticos de segunda geração, lítio, T3, estimulantes), cetamina, psicoterapia e técnicas de neuromodulação, com graus variados de sucesso. Entre esses tratamentos, as evidências sugerem que a ECT ocupe um lugar de destaque como uma das abordagens mais efetivas, senão a mais efetiva.[17]

É provável que a DRT seja, atualmente, a indicação mais comum para ECT na prática clínica.[19] Ironicamente, a mais frequente indicação de ECT pode estar relacionada a uma menor eficiência do tratamento. Diversos estudos que avaliaram fatores preditivos à resposta à ECT identificaram justamente a resistência ao tratamento farmacológico como um preditor de má resposta. Uma metanálise descreveu taxas de resposta de 70% em pacientes não resistentes contra 58% em indivíduos com DRT[20] – um resultado considerável, levando em conta que esses pacientes não responderam a diversos tratamentos anteriores.

Convulsoterapias nos transtornos do humor

Dessa forma, é aconselhável ponderar uma série de fatores ao indicar um paciente com hipótese diagnóstica de DRT para um ciclo de ECT. Em primeiro lugar, é importante investigar e, quando possível, abordar os motivos por trás da resistência ao tratamento, como comorbidades clínicas descompensadas, comorbidades psiquiátricas, aspectos farmacogenéticos, etc. Em segundo lugar, é preciso atentar para os fatores preditivos de boa e má resposta, que serão discutidos a seguir. Em terceiro lugar, é importante considerar os possíveis efeitos adversos do tratamento e o impacto que este trará à vida e à funcionalidade do paciente. Um indivíduo com DRT pode, mesmo que sintomático, permanecer razoavelmente funcional, exercendo atividades laborativas, etc. Para uma pessoa nessas circunstâncias, a relação custo-benefício da ECT pode ser desfavorável, enquanto outros tratamentos, como a estimulação magnética transcraniana (EMT), podem trazer benefícios consideráveis e com impacto menor.

Sintomas depressivos como inapetência e negligência de autocuidado podem se mostrar particularmente graves em alguns pacientes, chegando a níveis extremos como recusa alimentar e perda ponderal importante em alguns casos. Sempre que houver deterioração da condição física secundária ao quadro depressivo, a ECT está indicada.

Outra indicação importante, porém subutilizada, da ECT é o seu uso em pacientes que não toleram ou que não possam fazer uso de medicamentos psiquiátricos de primeira linha. Destacam-se, nesse grupo, idosos, pessoas particularmente sensíveis a efeitos adversos, gestantes, hepatopatas ou nefropatas, em que o manejo de psicofármacos é difícil, e indivíduos que façam uso de medicamentos com interações farmacológicas que limitem ou inviabilizem o uso de certos antidepressivos.[13]

Pacientes que apresentaram boa resposta à ECT em episódios depressivos passados tendem a mantê-la em episódios subsequentes. Dessa forma, é possível indicar ECT de forma precoce em caso de recaída, mesmo na ausência de outras indicações.

◼ EFICÁCIA EM EPISÓDIOS DEPRESSIVOS

A ECT tem eficácia amplamente documentada no tratamento da depressão. A maior revisão sistemática que abordou esse assunto demonstrou não apenas que a ECT é capaz de reduzir significativamente sintomas depressivos mas também é superior a outros tratamentos.[21] Estudos reportam que as taxas de resposta ao tratamento (redução de 50% na pontuação de escalas que avaliam a intensidade de sintomas depressivos) podem chegar a 70-80%, enquanto as taxas de remissão (redução à pontuação mínima necessária para caracterizar um episódio depressivo) podem chegar a 40-50% ou mais.[13]

Além disso, sua resposta tende a ser mais rápida do que outras formas de tratamento (com exceção ao uso de cetamina, cuja resposta é notoriamente rápida). Quando submetidos a três sessões semanais de ECT, aproximadamente metade dos pacientes de uma amostra de indivíduos deprimidos atingiu resposta ao tratamento após três sessões, ou seja, após uma semana de tratamento, enquanto um terço dos indivíduos atinge a remissão até a 6ª sessão e dois terços até a 10ª sessão.[22]

Na depressão, a eficácia da ECT pode variar de acordo com os parâmetros elétricos utilizados, a frequência e número de sessões, o posicionamento dos eletrodos, entre outros fatores.[23] Entre os parâmetros elétricos, a carga total é particularmente relevante, visto que cargas desnecessariamente elevadas podem causar prejuízos cognitivos, enquanto cargas muito próximas do limiar convulsivo podem prejudicar a eficácia antidepressiva. A melhor forma de determinar a carga a ser utilizada é a titulação, técnica embasada no limiar convulsivo do indivíduo (menor carga com a qual ocorre uma convulsão), que varia conforme as características do paciente e do tratamento. A ECT costuma ser efetiva a doses de 1,5-3,0 a 6,0 vezes o limiar convulsivo para as posições bilateral e unilateral, respectivamente.[24]

O uso do chamado pulso ultrabreve (p. ex., largura de onda entre 0,25 e 0,5 milissegundos [ms]) também é capaz de atenuar os efeitos colaterais cognitivos associados à ECT, embora alguns autores descrevam uma resposta um pouco mais lenta e, por vezes, menos efetiva,[25] em particular quando empregado com eletrodos bitemporais. Em um estudo com 90 indivíduos divididos em quatro grupos de acordo com o posicionamento dos eletrodos e a largura de onda do estímulo, a taxa de remissão final para o grupo da ECT bilateral com pulso breve de 1,5 ms foi maior (65%) do que para a ECT unilateral (59%). No entanto, quando comparados os indivíduos que receberam um estímulo com pulso ultrabreve, a taxa de remissão final para o grupo da ECT unilateral foi maior (73%) do que para a ECT bilateral (35%), sugerindo que o pulso ultrabreve é mais adequado quando utilizam-se eletrodos unilaterais.[23]

No que se refere aos aspectos técnicos, o número médio de tratamentos de ECT necessários para obtenção de resposta e/ou remissão na depressão varia entre 6 e 15.[13] Não há diferença significativa em termos de taxas de resposta ou remissão entre pacientes que recebem aplicações uma, duas ou três vezes por semana, embora a resposta tenda a ser mais rápida com três sessões semanais.[22] Quanto ao posicionamento dos eletrodos, a ECT bilateral parece ser mais eficaz do que a unilateral. Contudo, se aplicada em altas doses, a ECT unilateral pode ser tão eficaz quanto a bilateral, com o benefício de causar menos efeitos cognitivos adversos.[26]

■ FATORES PREDITORES DE RESPOSTA

Alguns aspectos do quadro clínico do paciente deprimido demonstram associação com a eficácia terapêutica da ECT. Características como presença de sintomas psicóticos, idade avançada, ideação suicida e lentificação psicomotora estão relacionadas a melhores índices de resposta e remissão de transtornos depressivos.[27] Outro fator preditor de resposta positiva é o desenvolvimento de uma resposta inicial precoce, normalmente em até três sessões. Além disso, pacientes que recebem o tratamento durante uma internação hospitalar tendem a apresentar melhores desfechos,[28] sugerindo que a ECT parece ser mais efetiva em pacientes mais graves. A influência de uma apresentação melancólica (lentificação psicomotora, tristeza e adinamia) e de um histórico de trans-

Convulsoterapias nos transtornos do humor   165

torno da personalidade permanece inconclusiva, possivelmente devido a discrepâncias entre os critérios de diferentes manuais diagnósticos.[27,29]

Em contrapartida, algumas características podem influenciar negativamente os resultados da ECT. É interessante notar que o preditor mais forte é o grau de refratariedade aos tratamentos anteriores, mesmo sendo este uma das mais frequentes indicações de ECT (**Quadro. 10.2**). Isso parece valer tanto para o número de tratamentos previamente utilizados quanto para a duração do episódio depressivo, sendo que, quanto mais longo o episódio atual, pior tende a ser a resposta. Em pacientes com maior número de tratamentos prévios malsucedidos, as taxas de resposta com ECT aproximam-se de 50%, em comparação com 65% em pacientes sem falha anterior ao tratamento.[30] De qualquer forma, é interessante notar que esses resultados são claramente superiores àqueles observados para psicotrópicos, em populações de igual gravidade.[31] A associação entre determinadas características de personalidade e a resposta à ECT já era observada há décadas. Evidências mostram que o transtorno da personalidade *borderline* está associado a menores taxas de resposta e remissão em pacientes com comorbidade recebendo ECT para o tratamento de um episódio depressivo.[32] É interessante, contudo, que isso não parece ser válido para outros transtornos da personalidade.[33]

▪ USO DA ELETROCONVULSOTERAPIA NO TRANSTORNO BIPOLAR

O TB é uma doença grave e muito recorrente, com frequência associada à deterioração cognitiva e funcional, que apresenta muitos desafios no tratamento. Apesar do crescente arsenal farmacológico, muitos pacientes com TB permanecem refratários ao tratamento, as recaídas são comuns e a morbidade e a mortalidade permanecem elevadas. Devido

▪ Quadro 10.2
Fatores clínicos preditivos de resposta à eletroconvulsoterapia

Boa resposta	Má resposta
Idade avançada	Comorbidade com transtorno da personalidade *borderline*
Sintomas psicomotores	Duração do episódio depressivo
Pensamentos suicidas	Maior número de episódios depressivos anteriores
Sintomas psicóticos	Histórico de resistência ao tratamento
Gravidade geral do quadro	
Resposta precoce ao tratamento	

à alta taxa de não resposta ao tratamento, o uso de polifarmácia complexa aumentou consideravelmente ao longo dos anos. A ECT tem um lugar único no arsenal terapêutico para o TB por se mostrar útil como tratamento agudo de estados depressivos, maníacos e mistos graves em pacientes com alto risco de suicídio, catatônicos e resistentes ao tratamento. No entanto, as principais diretrizes de tratamento para o TB sugerem que a ECT deve ser aplicada apenas em casos de resistência à farmacoterapia ou em casos muito graves, não sendo incluída como uma das opções de primeira linha de tratamento, seja para a fase maníaca ou para a fase depressiva, independentemente da gravidade ou da variedade da apresentação clínica.[34]

No entanto, na prática clínica, há um amplo consenso entre vários autores sobre o uso da ECT em pacientes com quadros particularmente graves, com frequência em situações de emergência, como tratamento de primeira linha. Porém, há uma variabilidade significativa entre os psiquiatras em relação ao momento de encaminhar pacientes afetados por transtornos do humor resistentes ao tratamento para a ECT. De forma similar ao que ocorre nos transtornos depressivos, a maioria dos profissionais considera essa opção apenas quando o paciente não respondeu a vários tratamentos farmacológicos, processo que pode durar meses ou anos, prolongando o sofrimento. No TB, a duração do episódio também parece estar correlacionada à resistência ao tratamento e ao resultado insatisfatório após a ECT – um ponto-chave para desencorajar o uso da ECT como "último recurso".[35]

■ EPISÓDIOS DEPRESSIVOS

Os episódios depressivos do TB são mais frequentes e mais duradouros do que os episódios maníacos, associados a maior prejuízo de qualidade de vida, sendo seu manejo particularmente complexo e desafiador.[36] É mais frequente a presença de sintomas psicóticos e de ideação suicida em comparação com a depressão unipolar. Não raramente, tratamentos de primeira linha não demonstram resposta eficaz, sendo necessárias diversas tentativas. O uso de antidepressivos é controverso e muitas vezes arriscado pelo risco de virada maníaca e indução de ciclagem rápida.[34]

A ECT é uma ferramenta útil, ainda que possivelmente subaproveitada, para o tratamento da depressão bipolar. É provável que isso se deva ao fato de que há poucos estudos controlados que foquem especificamente em indivíduos com esse diagnóstico. A maioria das pesquisas foca em depressão unipolar (não à toa, a principal indicação de ECT) e algumas utilizam amostras mistas, de forma que há uma carência de pesquisas nessa área.[35,37]

De forma geral, as indicações de ECT em episódios depressivos no TB são similares à depressão unipolar. Segundo o Canadian Network for Mood and Anxiety Treatments (CANMAT), a ECT seria um tratamento de segunda linha para a depressão bipolar,[34] embora em condições como risco de suicídio, presença de sintomas psicóticos, deterioração da condição clínica secundária ao quadro depressivo e características catatônicas, seu uso deva ser considerado de forma precoce.[35]

A favor da ECT pesa o fato de que as viradas maníacas durante o tratamento são raras, consideravelmente menos frequentes do que nos tratamentos com antidepressivos.

Convulsoterapias nos transtornos do humor

Além disso, a presença de características mistas e ciclagem rápida não contraindica seu uso e não interfere na resposta.[38]

Comparados aos indivíduos com depressão unipolar, pacientes com depressão bipolar tendem a necessitar de um menor número de sessões de ECT para obter resposta,[39] mantendo níveis semelhantes de recuperação sintomática.[37] Uma publicação recente mostrou taxas de resposta, em uma grande amostra de pacientes deprimidos, de 68%, com outros trabalhos apresentando taxas de remissão entre 50 e 70%.[35] Algumas evidências, contudo, sugerem que a eficácia parece ser um pouco inferior em episódios depressivos no TB tipo II.[37] Uma metanálise de seis estudos prospectivos e retrospectivos encontrou taxas de remissão de 50,9% (n = 402/790) em pacientes com depressão unipolar e 53,2% (n = 168/316) em pacientes com depressão bipolar, sugerindo eficácia semelhante em ambos os grupos.[40] Notavelmente, a maioria dos pacientes com TB estava mais gravemente doente.

Um ensaio randomizado controlado comparou a eficácia da ECT e do tratamento farmacológico em 73 indivíduos com depressão bipolar resistente. O estudo mostrou que na fase aguda da depressão o paciente pode ter uma melhor resposta à ECT do que ao tratamento farmacológico. O grupo tratado com ECT mostrou taxas de resposta significativamente mais altas do que o grupo que recebeu condutas farmacológicas (73,9 versus 35,0%), embora, no que diz respeito às taxas de remissão, os autores não tenham encontrado diferenças entre os dois grupos (34,8 versus 30,0%). Nesse estudo em particular, os pacientes com TB dos dois tipos não diferiram na resposta à ECT.[38]

Pacientes com depressão bipolar têm risco particularmente alto de suicídio. Dados de um estudo retrospectivo sugeriram que a ECT teve melhores efeitos antissuicídio do que a farmacoterapia em pacientes com depressão (unipolar ou bipolar). No entanto, não houve evidência de efeitos antissuicídio superiores em pacientes com mania ou estados mistos.[41]

Um desafio peculiar do tratamento com ECT em pacientes deprimidos é a questão do uso concomitante de psicofármacos. O uso do lítio é particularmente controverso, com dados muitas vezes contraditórios. Se, por um lado, não há relatos de complicações particularmente graves, como óbitos,[42] diversos relatos e estudos retrospectivos associam o uso do lítio a períodos mais prolongados de apneia (que, por vezes, persiste após o paciente despertar), convulsões prolongadas, prejuízos cognitivos mais intensos e delirium pós-ictal.[43] A retirada do lítio, contudo, é uma opção arriscada para alguns pacientes por estar associada a maior risco de virada maníaca. Estratégias frequentemente empregadas quando se considera que a interrupção desse medicamento não é viável incluem suspender a dose do dia anterior à sessão de ECT e ajustar doses de forma a manter níveis séricos mais baixos, preferencialmente abaixo de 1,0 mEq/L, uma vez que a maioria das complicações parece ocorrer em pacientes com litemias mais elevadas. Outro fato digno de nota é que o tratamento com lítio após a ECT parece estar associado a menores taxas de recaídas.[44]

O uso de outras classes de medicamentos, como lamotrigina e antipsicóticos, por sua vez, não parece associado a maiores riscos, embora o uso de antidepressivos possa estar relacionado a um risco maior de virada maníaca.[45]

■ EPISÓDIOS MANÍACOS

Menor atenção é dedicada ao estudo da ECT no tratamento de episódios maníacos do que de episódios depressivos, embora sua eficácia seja similar ao observado na depressão unipolar e na depressão bipolar.[41] De fato, a porcentagem de pacientes em episódios maníacos encaminhados para tratamento com ECT é bastante baixa, oscilando entre 0,2 e 12% ao redor do mundo.[45]

O uso esparso da ECT na mania possivelmente guarda relação com o número comparativamente baixo de estudos randomizados avaliando sua ação nos episódios maníacos, sendo a maioria pesquisas antigas e com tamanhos de amostra pequenos. Há apenas um estudo cego placebo-controlado, alguns estudos abertos comparando ECT a tratamento farmacológico e alguns comparando diferentes parâmetros de ECT. De forma geral, essas pesquisas reportam taxas de resposta e remissão importantes, da ordem de 70 a 80%, resultados no mínimo comparáveis com a farmacoterapia, quando não superior.[46] Em relação aos parâmetros da aplicação, há evidências de que o posicionamento bifrontal dos eletrodos seja particularmente efetivo, com poucos efeitos cognitivos e menor número de aplicações necessárias para atingir resposta.[47]

Apesar da eficácia e da segurança bem documentadas, as indicações de ECT na mania são pouco claras. A maioria das diretrizes classifica a ECT como um tratamento de segunda linha na mania, similar ao que se observa na depressão bipolar.[34] Na prática, a ECT é utilizada mais comumente em pacientes com quadros particularmente graves, nos quais há risco importante à integridade desses pacientes ou de terceiros, que, portanto, necessitam de melhora rápida, em pacientes que não toleram ou que apresentam contraindicações aos tratamentos farmacológicos habituais e pacientes resistentes ao tratamento farmacológico (que são mais raros na mania do que na depressão).[45]

Ainda, por se tratar de um assunto controverso, é preciso destacar a questão do uso concomitante de psicofármacos e ECT. Embora a maioria dos profissionais opte por diminuir doses ou até suspender medicamentos como anticonvulsivantes, as evidências mais recentes não apoiam essa prática, com um estudo recente demonstrando, inclusive, que o uso de doses efetivas de valproato de sódio e carbamazepina está associado a menor tempo até atingir remissão sem maiores riscos.[48] De forma similar, o uso de antipsicóticos e lamotrigina não parece ter impactos negativos.[45] A questão do lítio é mais complexa e já foi discutida em maior profundidade anteriormente, porém vale ressaltar que a maioria dos estudos publicados sobre ECT e lítio foca em pacientes deprimidos.

NOVAS TÉCNICAS DE CONVULSOTERAPIA

Ao longo dos últimos 80 anos, a ECT emergiu com a principal e, eventualmente, única técnica de convulsoterapia em uso na prática clínica. A despeito de sua eficácia, está associada a efeitos adversos significativos, principalmente prejuízos cognitivos, entre eles o déficit mnésico. Outro fator que limita seu uso é o estigma associado ao método, sendo frequentemente retratado na mídia leiga como brutal e arcaico.

A principal força motriz do desenvolvimento de novas formas de convulsoterapia surge na necessidade de minimizar os efeitos colaterais da técnica, sem perder sua efetividade. Diferentes técnicas foram desenvolvidas, incluindo novos posicionamentos de eletrodos e pulsos ultrabreves, e apresentam resultados significativos. Ainda assim, esses desenvolvimentos não foram capazes de resolver por completo o problema, sugerindo que a corrente elétrica em si tenha um peso considerável nos efeitos adversos. Embora ainda pairem discussões a respeito do valor individual dos parâmetros elétricos e da própria convulsão,[49] é fato que os dois fatores se articulam.

Nos últimos 20 anos, pesquisas levaram ao desenvolvimento de novas técnicas de convulsoterapia. Seu uso permanece experimental, porém abre interessantes possibilidades de desenvolvimentos futuros.

■ MAGNETOCONVULSOTERAPIA

O principal desafio enfrentado para induzir crises convulsivas mais focais como a ECT é a impedância do couro cabeludo e do crânio, os quais desviam a maior parte da corrente elétrica, propagando-a de forma difusa para todo o cérebro através do líquido cerebrospinal. De maneira oposta, essas estruturas não oferecem qualquer resistência à passagem de campo magnético,[50] possibilitando uma estimulação relativamente mais focal. Com base nesse entendimento e nos relatos de convulsões desencadeadas por EMT (de forma acidental, é necessário ressaltar), Sackeim[51] propôs a indução eletromagnética das convulsões, originando o procedimento da MST.

Após alguns estudos com animais com equipamentos modificados de EMT demonstrarem a viabilidade de induzir convulsões generalizadas de forma controlada, as pesquisas passaram a investigar seu uso em seres humanos. Os primeiros estudos que investigaram os efeitos terapêuticos da MST relataram resultados promissores. Pacientes submetidos a esse tratamento demonstraram redução de sintomas depressivos com poucos ou nenhum prejuízo mnésico. A eficácia, contudo, era inferior àquela observada com a ECT.[52] Aperfeiçoamentos nos aparelhos, como aprimoramentos no sistema de refrigeração da bobina, permitiram investigar novas opções. Os aparelhos iniciais não eram capazes de gerar pulsos em frequências altas, porém máquinas mais recentes, como o MagPro XP (**Figs. 10.1** e **10.2**), permitem aplicações acima de 100 Hz de forma segura.

Um estudo recente explorou justamente a questão da frequência do estímulo da MST, alocando pacientes deprimidos em três grupos com diferentes frequências (25 Hz, 50 Hz e 100 Hz). De forma geral, o grupo que recebeu estimulação a 100 Hz apresentou resultados mais robustos, com taxa de resposta de 60% e remissão de 53,8%, embora apenas a remissão tenha sido estatisticamente superior aos outros grupos.[53]

Efeitos cognitivos variaram entre estudos, com alguns relatando prejuízos leves na memória, enquanto outros observaram melhora em aspectos como atenção e memória. A maioria dos estudos sugere que a MST tem efeitos colaterais mais favoráveis do que a ECT, com desempenho cognitivo melhor e tempos de reorientação mais curtos.

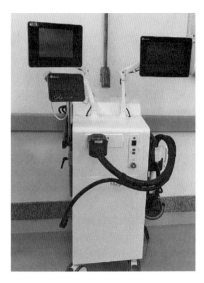

■ **Figura 10.1**
MagVenture MagPro XP.

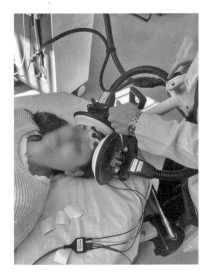

■ **Figura 10.2**
Bobina TwinCoil posicionada sobre a fronte do paciente.

No entanto, esse achado não é uniforme, com alguns grupos reportando resultados similares nas duas técnicas.

Convulsoterapias nos transtornos do humor 171

É importante interpretar os resultados com cautela. Uma metanálise recente favoreceu a ECT em relação à MST, mas os estudos duplos-cegos não mostraram diferenças significativas em eficácia. A qualidade dos estudos sobre a MST é considerada baixa devido a vieses, amostras pequenas e falta de padronização.

Em resumo, a pesquisa sobre os efeitos da MST na depressão ainda é limitada e enfrenta desafios metodológicos. Enquanto os resultados são promissores, são necessários mais estudos para estabelecer a eficácia da MST em comparação com outras intervenções e para entender melhor seus efeitos cognitivos e fatores de resposta.

■ CONVULSOTERAPIA COM ESTIMULAÇÃO ELÉTRICA ADMINISTRADA FOCALMENTE

Uma das hipóteses que norteia o desenvolvimento de novas formas de convulsoterapia se baseia na possibilidade de que os efeitos antidepressivos do tratamento, bem como seus prejuízos cognitivos, estejam relacionados à ativação de diferentes circuitos cerebrais e a sequência em que a ativação desses circuitos ocorre. Evidências sugerem que a iniciação das convulsões em regiões corticais pré-frontais está associada à eficácia antidepressiva, enquanto a iniciação nas estruturas do lobo temporal médio está relacionada aos efeitos colaterais amnésicos.[54]

Com base nesse raciocínio, uma forma ideal de convulsoterapia teria a capacidade de desencadear convulsões no córtex pré-frontal, porém limitando sua propagação para outras regiões. Uma expressão robusta de convulsões no córtex pré-frontal desencadearia um processo inibitório caracterizado por supressão pós-ictal e redução local de metabolismo glicolítico, marcador associado à resposta clínica. Em contrapartida, a restrição espacial do processo ictal potencialmente reduziria as perdas amnésicas. Uma forma de atingir esse objetivo seria aprimorar o controle sobre a distribuição intracerebral da densidade de carga. Nos moldes atuais, contudo, a ECT não é capaz de controlar esse fluxo de cargas de forma precisa devido à alta impedância craniana e variações individuais, resultando em uma distribuição difusa de corrente e dificultando o controle adequado da densidade de carga intracerebral.[55]

Desse modo, estudos foram desenvolvidos de maneira a controlar de forma mais precisa o estímulo elétrico. É possível focalizar a passagem da corrente de modo mais preciso usando eletrodos assimétricos posicionados estrategicamente.[23] Outro aspecto pouco explorado da ECT é a questão da polaridade da condução da corrente. Evidências sugerem que a corrente unidirecional pulsada pode ter algumas vantagens. Estudos antigos relataram limiares convulsivos mais baixos, menor perda cognitiva e boa eficácia antidepressiva. A estimulação direta do córtex motor e somatossensorial revelou limiares mais baixos com estimulação anódica do que com estimulação catódica. Essas descobertas sugerem que o controle da polaridade deve ser explorado como um meio de aumentar a focalidade e a eficiência da ECT.[56]

Com base nessas descobertas, a convulsoterapia com FEAST foi proposta com três diferenciais em relação à ECT tradicional. Primeiro, a FEAST utiliza estimulação unidirecional com um eletrodo positivo (ânodo) e um eletrodo negativo (cátodo), associados a limiares convulsivos mais baixos. Segundo, a FEAST utiliza uma geometria de eletrodo inovadora, com um ânodo pequeno e um cátodo grande, a fim de produzir um fluxo de corrente altamente focalizado. Terceiro, o posicionamento dos eletrodos é estratégico para concentrar a estimulação em regiões específicas do cérebro, reduzindo a estimulação em áreas indesejadas.[57]

Os primeiros estudos realizados em animais demonstraram que a técnica é capaz de desencadear convulsões generalizadas de forma segura e replicável, resultados que se repetiram nos primeiros experimentos em seres humanos.[55] Em estudos clínicos, a FEAST demonstrou taxas de resposta entre 50 e 65% e poucos prejuízos cognitivos. Comparada à ECT unilateral, a FEAST também apresentou resultados comparáveis em termos de eficácia e segurança. Esses achados sugerem que a técnica tem o potencial para se igualar à ECT, porém mais estudos, com amostras maiores e com análises mais robustas, são necessários.[58]

CONSIDERAÇÕES FINAIS

Quase cem anos após Meduna revolucionar o tratamento de transtornos psiquiátricos, o valor das convulsoterapias para o tratamento dos transtornos do humor, em especial os casos mais graves e resistentes, está amplamente documentado na literatura médica. Trata-se de métodos seguros, eficazes e em constante desenvolvimento. O estigma acerca dessas técnicas, contudo, perdura. É desnecessário dizer que esse preconceito é injustificado, fruto de desconhecimento e/ou de interesses de certos grupos.

A ECT permanece como o único representante dessa classe de tratamentos em uso clínico na atualidade. Novas técnicas seguem em desenvolvimento, com o objetivo de minimizar os efeitos adversos e expandir seu uso.

Infelizmente, a maioria dos psiquiatras ainda hesita em encaminhar para ECT um paciente com depressão, mesmo quando existe clara indicação para isso, tentando lançar mão de diversos esquemas de tratamento farmacológico. Essa atitude só prolonga o sofrimento do paciente, uma vez que a duração de um episódio depressivo está relacionada ao mau prognóstico. A ECT não deve ser encarada como o "último recurso" a ser utilizado quando tudo mais falhou, mas sim como uma "carta na manga" para o tratamento de quadros específicos. Sempre que houver indicação clara de ECT, não há justificativa para postergar seu uso, em particular em quadros graves, com risco de suicídio, sintomas psicóticos ou quando o tratamento farmacológico pode ser deletério.

REFERÊNCIAS

1. Faedda GL, Becker I, Baroni A, Tondo L, Aspland E, Koukopoulos A. The origins of electroconvulsive therapy: Prof. Bini's first report on ECT. J Affect Disord. 2010;120(1-3):12-5.

2. Rosa MA, Siva P. Pacheco e Silva [corrected] and the origins of electroconvulsive therapy in Brazil: 1941. J ECT. 2007;23(4):224-8.

Convulsoterapias nos transtornos do humor

3. Malhi GS, Mann JJ. Depression. Lancet. 2018;392(10161):2299-312.

4. Viana MC, Andrade LH. Prevalência em toda a vida, distribuição por idade e sexo e idade de início de transtornos psiquiátricos na área metropolitana de São Paulo, Brasil: resultados do estudo epidemiológico de transtornos mentais São Paulo megacity. Rev Bras Psiquiatr. 2012;34(3):249-60.

5. Hardeveld F, Spijker J, De Graaf R, Hendriks SM, Licht CMM, Nolen WA, et al. Recurrence of major depressive disorder across different treatment settings: results from the NESDA study. J Affect Disord. 2013;147(1-3):225-31.

6. Ferrari AJ, Charlson FJ, Norman RE, Patten SB, Freedman G, Murray CJL, et al. Burden of depressive disorders by country, sex, age, and year: findings from the global burden of disease study 2010. PLoS Med. 2013;10(11):e1001547.

7. Frodl T. Recent advances in predicting responses to antidepressant treatment. F1000Research. 2017;6:2-7.

8. Rush JA, Trivedi MH, Wisniewski SR, Nierenberg AA, Stewart JW, Warden D, et al. Acute and longer-term outcomes in depressed outpatients requiring one or several treatment steps: a STAR*D report. Am J Psychiatry. 2006;163(11):1905-17.

9. Kellner CH, Obbels J, Sienaert P. When to consider electroconvulsive therapy (ECT). Acta Psychiatr Scand. 2020;141(4):304-15.

10. Grözinger M, Smith ES, Conca A. On the significance of elektroconvulsive therapy in the treatment of severe mental diseases. Wien Klin Wochenschr. 2015;127(7-8):297-302.

11. Kellner CH, Husain MM, Knapp RG, McCall WV, Petrides G, Rudorfer MV, et al. A novel strategy for continuation ect in geriatric depression: phase 2 of the pride study. Am J Psychiatry. 2016;173(11):1110-8.

12. Sackeim HA. Modern electroconvulsive therapy: vastly improved yet greatly underused. JAMA Psychiatry. 2017;74(8):779-80.

13. Milev RV, Giacobbe P, Kennedy SH, Blumberger DM, Daskalakis ZJ, Downar J, et al. Canadian Network for Mood and Anxiety Treatments (CANMAT) 2016 clinical guidelines for the management of adults with major depressive disorder: section 4: neurostimulation treatments. Can J Psychiatry. 2016;61(9):561-75.

14. Kellner CH, Fink M, Knapp R, Petrides G, Husain M, Rummans T, et al. Relief of expressed suicidal intent by ECT: a consortium for research in ECT study. Am J Psychiatry. 2005;162(5):977-82.

15. Jääskeläinen E, Juola T, Korpela H, Lehtiniemi H, Nietola M, Korkeila J, et al. Epidemiology of psychotic depression: systematic review and meta-analysis. Psychol Med. 2018;48(6):905-18.

16. Dieguez S. Cotard syndrome. Front Neurol Neurosci. 2018;42:23-34.

17. Voineskos D, Daskalakis ZJ, Blumberger DM. Management of treatment-resistant depression: challenges and strategies. Neuropsychiatr Dis Treat. 2020;16:221-34.

18. Petersen T, Papakostas GI, Pasternak MA, Kant A, Guyker WM, Iosifescu DV, et al. Empirical testing of two models for staging antidepressant treatment resistance. J Clin Psychopharmacol. 2005;25(4):336-41.

19. Kellner CH, Nordenskjöld A. Treatment resistance in electroconvulsive therapy (ECT) patients: time to move on. Acta Psychiatr Scand. 2019;140(5):490-1.

20. Pinna M, Manchia M, Oppo R, Scano F, Pillai G, Loche AP, et al. Clinical and biological predictors of response to electroconvulsive therapy (ECT): a review. Neurosci Lett. 2018;669:32-42

21. Geddes J, Carney S, Cowen P, Goodwin G, Rogers R, Dearness K, et al. Efficacy and safety of electroconvulsive therapy in depressive disorders: a systematic review and meta-analysis. Lancet. 2003;361(9360):799-808.

22. Fink M. What was learned: Studies by the consortium for research in ECT (CORE) 1997-2011. Acta Psychiatr Scand. 2014;129(6):417-26.

23. Sackeim HA, Prudic J, Nobler MS, Fitzsimons L, Lisanby SH, Payne N, et al. Effects of pulse width and electrode placement on the efficacy and cognitive effects of electroconvulsive therapy. Brain Stimul. 2008;1(2):71-83.

24. Loo CK, Kaill A, Paton P, Simpson B. The difficult-to-treat electroconvulsive therapy patient: strategies for augmenting outcomes. J Affect Disord. 2010;124(3):219-27.

25. Galletly C, Clarke P, Paterson T, Rigby A, Gill S. Practical considerations in the use of ultrabrief ECT in clinical practice. J ECT. 2014;30(1):10-4.

26. Kolshus E, Jelovac A, McLoughlin DM. Bitemporal v. high-dose right unilateral electroconvulsive therapy for depression: a systematic review and meta-analysis of randomized controlled trials. Psychol Med. 2017;47(3):518-30.

27. van Diermen L, van den Ameele S, Kamperman AM, Sabbe BCG, Vermeulen T, Schrijvers D, et al. Prediction of electroconvulsive therapy response and remission in major depression: meta-analysis. Br J Psychiatry. 2018;212(2):71-80.

28. Nordenskjöld A, von Knorring L, Engström I. Predictors of the short-term responder rate of Electroconvulsive therapy in depressive disorders: a population based study. BMC Psychiatry. 2012;12:115.

29. Nordenskjöld A, von Knorring L, Engström I. Predictors of time to relapse/recurrence after electroconvulsive therapy in patients with major depressive disorder: a population-based cohort study. Depress Res Treat. 2011;2011:470985.

30. Heijnen WT, Birkenhäger TK, Wierdsma AI, van den Broek WW. Antidepressant pharmacotherapy failure and response to subsequent electroconvulsive therapy: a meta-analysis. J Clin Psychopharmacol. 2010;30(5):616-9.

31. Weiner RD, Reti IM. Key updates in the clinical application of electroconvulsive therapy. Int Rev Psychiatry. 2017;29(2):54-62.

32. Wasiq S, Khan AR, Faquih AE, Saeed H, Mahmood H. Role of electroconvulsive therapy in major depressive disorder with borderline personality disorder: case report and literature review. Cureus. 2018;10(8):8-13.

33. Rasmussen KG. Electroconvulsive therapy and melancholia: review of the literature and suggestions for further study. J ECT. 2011;27(4):315-22.

34. Yatham LN, Kennedy SH, Parikh SV, Schaffer A, Bond DJ, Frey BN, et al. Canadian Network for Mood and Anxiety Treatments (CANMAT) and International Society for Bipolar Disorders (ISBD) 2018 guidelines for the management of patients with bipolar disorder. Bipolar Disord. 2018;20(2):97-170.

35. Perugi G, Medda P, Toni C, Mariani M, Socci C, Mauri M. The role of electroconvulsive therapy (ECT) in bipolar disorder: effectiveness in 522 patients with bipolar depression, mixed-state, mania and catatonic features. Curr Neuropharmacol. 2016;15(3):359-71.

36. Geddes JR, Miklowitz DJ. Treatment of bipolar disorder. Lancet. 2013;381(9878):1672-82.

37. Medda P, Perugi G, Zanello S, Ciuffa M, Cassano GB. Response to ECT in bipolar I, bipolar II and unipolar depression. J Affect Disord. 2009;118(1-3):55-9.

38. Schoeyen HK, Kessler U, Andreassen OA, Auestad BH, Bergsholm P, Malt UF, et al. Treatment-resistant bipolar depression: a randomized controlled trial of electroconvulsive therapy versus algorithm-based pharmacological treatment. Am J Psychiatry. 2015;172(1):41-51.

39. Bahji A, Hawken ER, Sepehry AA, Cabrera CA, Vazquez G. ECT beyond unipolar major depression: systematic review and meta-analysis of electroconvulsive therapy in bipolar depression. Acta Psychiatr Scand. 2019;139(3):214-26.

40. Dierckx B, Heijnen WT, van den Broek WW, Birkenhäger TK. Efficacy of electroconvulsive therapy in bipolar versus unipolar major depression: a meta-analysis. Bipolar Disord. 2012;14(2):146-50.

41. Mutz J. Brain stimulation treatment for bipolar disorder. Bipolar Disord. 2023;25(1):9-24.

42. Volpe F, Tavares A. Lithium plus ECT for mania. J Neuropsychiatry Clin Neurosci. 2012;24(4):E33.

43. Patel RS, Bachu A, Youssef NA. Combination of lithium and electroconvulsive therapy (ECT) is associated with higher odds of delirium and cognitive problems in a large national sample across the United States. Brain Stimul. 2020;13(1):15-9.

44. Lambrichts S, Detraux J, Vansteelandt K, Nordenskjöld A, Obbels J, Schrijvers D, et al. Does lithium prevent relapse following successful electroconvulsive therapy for major depression? A systematic review and meta-analysis. Acta Psychiatr Scand. 2021;143(4):294-306.

45. Elias A, Thomas N, Sackeim HA. Electroconvulsive therapy in mania: a review of 80 years of clinical experience. Am J Psychiatry. 2021;178(3):229-39.

46. Loo C, Katalinic N, Mitchell PB, Greenberg B. Physical treatments for bipolar disorder: a review of electroconvulsive therapy, stereotactic surgery and other brain stimulation techniques. J Affect Disord. 2011;132(1-2):1-13.

Convulsoterapias nos transtornos do humor

47. Hiremani RM, Thirthalli J, Tharayil BS, Gangadhar BN. Double-blind randomized controlled study comparing short-term efficacy of bifrontal and bitemporal electroconvulsive therapy in acute mania. Bipolar Disord. 2008;10(6):701-7.

48. Rakesh G, Thirthalli J, Kumar CN, Muralidharan K, Phutane VH, Gangadhar BN. Concomitant anticonvulsants with bitemporal electroconvulsive therapy a randomized controlled trial with clinical and neurobiological application. J ECT. 2017;33(1):16-21.

49. Fink M. The seizure, not electricity, is essential in convulsive therapy: the flurothyl experience. J ECT. 2014;30(2):91-3.

50. Lisanby SH, Morales O, Payne N, Kwon E, Fitzsimons L, Luber B, et al. New developments in electroconvulsive therapy and magnetic seizure therapy. CNS Spectr. 2003;8(7):529-36.

51. Sackeim HA. Magnetic stimulation therapy and ECT. Convuls Ther. 1994;10(4):255-8.

52. White PF, Amos Q, Zhang Y, Stool L, Husain MM, Thornton L, et al. Anesthetic considerations for magnetic seizure therapy: a novel therapy for severe depression. Anesth Analg. 2006;103(1):76-80.

53. Daskalakis ZJ, Dimitrova J, McClintock SM, Sun Y, Voineskos D, Rajji TK, et al. Magnetic seizure therapy (MST) for major depressive disorder. Neuropsychopharmacology. 2020;45(2):276-82.

54. Youssef N, George M, McCall W, Sahlem G, Short B, Kerns S, et al. The effects of focal electrically-administered seizure therapy (FEAST) compared to ultrabrief pulse right unilateral electroconvulsive therapy on suicidal ideation a two site clinical trial. J ECT. 2022;37(4):256-62.

55. Nahas Z, Short B, Burns C, Archer M, Schmidt M, Prudic J, et al. A feasibility study of a new method for electrically producing seizures in man: focal electrically administered seizure therapy [FEAST]. Brain Stimul. 2013;6(3):4030-8.

56. Spellman T, Peterchev AV, Lisanby SH. Focal electrically administered seizure therapy: a novel form of ECT illustrates the roles of current directionality, polarity, and electrode configuration in seizure induction. Neuropsychopharmacology. 2009;34(8):2002-10.

57. Lee WH, Member S, Deng Z, Kim T, Laine AF, Lisanby SH, et al. Regional electric field induced by electroconvulsive therapy: a finite element simulation study. Annu Int Conf IEEE Eng Med Biol Soc. 2010;2010:2045-8.

58. Nikolin S, Owens K, Francis-Taylor R, Chaimani A, Martin DM, Bull M, et al. Comparative efficacy, cognitive effects and acceptability of electroconvulsive therapies for the treatment of depression: protocol for a systematic review and network meta-analysis. BMJ Open. 2022;12(12):e068313.

11 OUTRAS INDICAÇÕES CLÍNICAS E EVIDÊNCIAS PARA ELETROCONVUL-SOTERAPIAS

Moacyr Alexandro Rosa
Marina Odebrecht Rosa

A eficácia da eletroconvulsoterapia (ECT) é muito alta para transtornos do humor. Contudo, apesar do benefício ser um pouco mais limitado, a ECT pode ser usada também em outros transtornos psiquiátricos e em algumas síndromes neurológicas.

ESQUIZOFRENIA E TRANSTORNO ESQUIZOAFETIVO

Historicamente, a ECT foi empregada inicialmente para pacientes com quadros esquizofrênicos. O advento de medicamentos antipsicóticos eficazes reduziu muito a utilização da ECT para esses casos. A esquizofrenia é um transtorno bastante debilitante, com apresentação, sintomatologia e evolução variadas. Alguns quadros apresentam melhora parcial com medicação, mas continuam com sintomas residuais.

A doença costuma evoluir em surtos agudos (geralmente com sintomatologia positiva, incluindo delírios e alucinações) intercalados por fases de estabilização (com sintomas positivos residuais e/ou com sintomas negativos). Alguns surtos se apresentam como quadros catatônicos.

A ECT não costuma ter efeito em sintomatologia negativa na esquizofrenia. Seu uso pode ser benéfico em três situações principais: em quadros psicóticos agudos, em quadros catatônicos e em quadros psicóticos refratários aos antipsicóticos.[1]

Na atualidade, dificilmente se inicia o tratamento da esquizofrenia com ECT.[2] Seu uso é reservado para quadros muito graves (p. ex., com agitação intensa ou com risco de autolesão), para quadros catatônicos e principalmente para quadros refratários às medicações. Nos Estados Unidos, a esquizofrenia e os transtornos relacionados (transtorno esquizofreniforme e transtorno esquizoafetivo) são a se-

Outras indicações clínicas e evidências para eletroconvulsoterapias 177

gunda indicação mais comum de ECT.[3] Para pacientes não crônicos, a taxa de remissão parece ser alta (entre 40 e 80%), especialmente se há coexistência de catatonia ou de sintomas afetivos comórbidos.[4]

Não existe um consenso para o uso de ECT nessa população. A American Psychiatric Association (APA) e o Royal College of Psychiatrists, do Reino Unido, recomendam o uso em pacientes com exacerbação psicótica abrupta, catatonia e transtorno esquizoafetivo (mistura de sintomas psicóticos e afetivos).[3,5] Por sua vez, o National Institute for Clinical Excellence (NICE) restringe a indicação de ECT apenas a quadros de catatonia.

Para quadros refratários, a combinação de antipsicóticos e ECT pode ser benéfica e segura. Inclusive, para quadros muito refratários, a combinação de clozapina e ECT pode ser uma opção terapêutica bastante efetiva.[6] Como a clozapina é um medicamento sabidamente pró-convulsivante, houve um receio inicial de que a combinação com ECT poderia aumentar o risco de convulsões prolongadas ou tardias. Contudo, esse evento não parece ser comum.[7]

Para o transtorno esquizoafetivo (tanto com predomínio de sintomas depressivos como de sintomas maníacos) a ECT pode ser bastante benéfica.

OUTROS TRANSTORNOS PSIQUIÁTRICOS

Não parece haver benefício no uso da ECT para dependência de substâncias, transtornos alimentares, transtornos de ansiedade e transtornos da personalidade. A presença de comorbidade com transtornos do humor poderia ser indicação nesses quadros.[8] Existem relatos de efeitos benéficos em casos de transtorno obsessivo-compulsivo (TOC) refratário com ECT. Contudo, são raros e a indicação nesses casos deve ser considerada com prudência.

DOENÇAS CLÍNICAS

Alguns casos de transtornos psicóticos secundários a condições físicas foram tratados eficazmente com ECT. Entretanto, a atenção nessas situações deve ser voltada para a etiologia subjacente e o tratamento voltado para as causas específicas.

Historicamente, a ECT foi utilizada para o *delirium* alcoólico, para o *delirium* secundário à fenciclidina e para síndromes mentais febris. Existem relatos de caso do uso de ECT para condições psiquiátricas secundárias ao lúpus eritematoso sistêmico e para síndromes dolorosas crônicas associadas a transtornos do humor.

DOENÇAS NEUROLÓGICAS

■ SÍNDROME NEUROLÉPTICA MALIGNA

Esta síndrome consiste em um quadro grave causado por antipsicóticos, com hipertermia de difícil tratamento, instabilidade autonômica e aumento sérico de creatinofosfoquinase total (CKP). A taxa de mortalidade é alta (ao redor de 10%) e o tratamento consiste em uso de indutores dopaminérgicos (como bromocriptina) e terapia de suporte. Há relatos de benefício do uso da ECT nessa síndrome e ela deve sempre ser considerada devido à gravidade da condição.[9-11]

■ DOENÇA DE PARKINSON

A ECT pode ser benéfica em quadros de doença de Parkinson quando há presença de sintomas depressivos ou psicóticos. Também tem um efeito no alívio de sintomas motores parkinsonianos, especialmente os fenômenos *"on-off"*.[12] Contudo, os efeitos da ECT nos sintomas motores são bastante fugazes e talvez seja necessário um esquema de manutenção em longo prazo, que não costuma ser indicado.

■ EPILEPSIA

A ECT tem um efeito anticonvulsivante ao longo das sessões. O limiar convulsivo (carga mínima para gerar uma crise cerebral generalizada) tende a aumentar gradualmente com o passar das sessões. Com base nesse fenômeno, algumas formas de epilepsia refratária apresentaram melhora com a ECT. Da mesma forma que na doença de Parkinson, os efeitos da ECT não são duradouros.[13] Por fim, existem relatos de casos de *status epilepticus* (estado convulsivo duradouro e refratário, com alta mortalidade) refratários ao tratamento medicamentoso que foram tratados com sucesso com ECT.

REFERÊNCIAS

1. Sajatovic M, Meltzer HY. The effect of short-term electroconvulsive treatment plus neuroleptics in treatment-resistant schizophrenia and schizoaffective disorder. Convuls Ther. 1993;9(3):167-75.

2. Thompson JW, Weiner RD, Myers CP. Use of ECT in the United States in 1975,1980, and 1986. Am J Psychiatry. 1994;151(1):1657-61.

3. Weiner RD, Coffey CE, Fochtmann LJ, Greenberg RM, Isenberg KE, Kellner CH, et al. The practice of electroconvulsive therapy: recommendations for treatment, training and privileging. 2nd ed. Washington: APA; 2001.

4. König P, Glatter-Götz U. Combined electroconvulsive and neuroleptic therapy in schizophrenia refractory to neuroleptics. Schizophr Res. 1990;3(5-6):351-4.

5. Freeman CP, editor. The ECT handbook: the second report of the royalcollege of psychiatrists' special committee on ECT. London: The Royal College of Psychiatrists; 1995.

6. Kho KH, Blansjaar BA, de Vries S, Babuskova D, Zwinderman AH, Linszen DH. Electroconvulsive therapy for the treatment of clozapine nonresponders suffering from schizophrenia. Eur Arch Psychiatry Clin Neurosci. 2004;254(6):372-9.

7. Klapheke MM. Combining ECT and antipsychotic agents: benefits and risks. ConvulsTher. 1993;9(4):241-55.

8. Weiner RD, Coffey CE. Indications for use of electroconvulsive therapy. Rev Psychiatry. 1988;7:458-81.

9. Ghaziuddin N, Alkhouri I, Champine D, Quinlan P, Fluent T, Ghaziuddin M. ECT treatment of malignant catatonia/NMS in an adolescent: a useful lesson in delayed diagnosis and treatment. J ECT. 2002;18(2):95-8.

10. Ozer F, Meral H, Aydin B, Hanoglu L, Aydemir T, Oral T. Electroconvulsive therapy in drug-induced psychiatricstates and neuroleptic malignant syndrome. J ECT. 2005;21(2):125-7.

Outras indicações clínicas e evidências para eletroconvulsoterapias 179

11. Trollor JN, Sachdev PS. Electroconvulsive treatment of neuroleptic malignant syndrome: a review and report of cases. Aust N Z J Psychiatry. 1999;33(5):650-9.

12. Fregni F, Simon DK, Wu A, Pascual-Leone A. Non-invasive brain stimulation for Parkinson's disease:a systematic review and meta-analysis of the literature. J Neurol Neurosurg Psychiatry. 2005;76(12):1614-23.

13. Lisanby SH, Bazil CW, Resor SR, Nobler MS, Finck DA, Sackeim HA. ECT in the treatment of status epilepticus. J ECT. 2001;17(3):210-5.

LEITURA RECOMENDADA

National Institute for Clinical Excellence. Guidance on the use of electroconvulsivetherapy. London: NICE; 2003.

12 MECANISMOS DE AÇÃO DA CETAMINA

Leandro Valiengo

O transtorno depressivo maior (TDM) é um transtorno mental debilitante que afeta milhões de indivíduos em todo o mundo, com uma prevalência de cerca de 11% no Brasil.[1] Apesar dos avanços atuais na medicina, muitos indivíduos com TDM não respondem bem às terapias convencionais, como a terapia cognitivo-comportamental e os antidepressivos. Sabe-se que até um terço dos pacientes com TDM continuarão com o transtorno ativo mesmo após quatro tipos diferentes de tratamento.[2] Nesse contexto, novos tratamentos para essa condição são de suma importância. O anestésico dissociativo cetamina tem surgido como um tratamento potencialmente inovador para a depressão resistente às terapias convencionais. Conhecer como essa medicação atua no organismo é fundamental para compreender sua ação e seu uso correto. Assim, os mecanismos de ação da cetamina na depressão serão examinados neste capítulo.

ASPECTOS FARMACOCINÉTICOS

Farmacocinética refere-se ao estudo de como os medicamentos são absorvidos, distribuídos e metabolizados no organismo. Os processos de absorção e distribuição são aspectos fundamentais da farmacocinética e desempenham papel crucial na determinação do destino de um medicamento no organismo após sua administração.

A absorção da cetamina depende do método escolhido de administração. Ela pode ser administrada por via intravenosa, intramuscular, subcutânea, intranasal ou, em determinados casos, oral. As particularidades de cada via estão descritas a seguir e resumidas na **Tabela 12.1**.[3]

Mecanismos de ação da cetamina

Administração intravenosa (IV): a cetamina é rapidamente absorvida na circulação sistêmica, com biodisponibilidade de 100%, levando a um início rápido dos efeitos, geralmente ocorrendo em segundos ou poucos minutos.

Administração intramuscular (IM): resulta em rápida absorção, geralmente levando a um início dos efeitos em poucos minutos. Essa via tem biodisponibilidade de 93%.

Administração oral (VO): é caracterizada por um processo de absorção mais lento e variável, principalmente devido ao metabolismo de primeira passagem no fígado. O início do efeito terapêutico é mais prolongado, variando de 15 a 30 minutos ou mais.

Administração intranasal (IN): a absorção feita pela mucosa nasal, que é altamente vascularizada, é relativamente rápida, e o início dos efeitos ocorre geralmente dentro de alguns minutos. A taxa de absorção pode variar de acordo com a formulação e a dosagem. Essa via tem a vantagem de a aplicação ser relativamente fácil, pois não requer uso de agulhas, o que permite autoadministração pelo paciente. No entanto, sua biodisponibilidade é tipicamente menor, variando de 30 a 50%. Isso significa que pode ser necessária uma dose mais alta para atingir os efeitos desejados, em comparação com outros métodos de administração.

Administração sublingual (SL): envolve a colocação de comprimidos ou soluções líquidas de cetamina sob a língua, onde é absorvida pela mucosa sublingual, altamente vascularizada. A droga é então transportada diretamente para a corrente sanguínea, contornando o sistema digestivo e o metabolismo hepático. Essa via oferece várias vantagens, incluindo absorção relativamente rápida e exclusão do metabolismo de primeira passagem. Também permite uma melhor biodisponibilidade em comparação com a administração IN, com cerca de 50 a 70% da dose sendo absorvida. No entanto, a administração SL da cetamina pode envolver um início de ação mais lento em comparação com a administração IN.

Após absorvida, a cetamina penetra rapidamente no sistema nervoso central (SNC) devido às suas propriedades lipossolúveis.[4]

■ Tabela 12.1
Características das vias de administração da cetamina

	Intravenosa (IV)	Intramuscular (IM)	Intranasal (IN)	Sublingual (SL)	Via Oral (VO)
Absorção	Rápida	Rápida	Relativamente rápida	Rápida	Lenta
Biodisponibilidade	100%	93%	30 a 50%	50 a 70%	16 a 20%
Início do efeito	Segundos ou poucos minutos	Poucos minutos	Poucos minutos	15 a 30 minutos	15 a 30 minutos

Os processos de metabolismo e excreção desempenham papéis cruciais no funcionamento fisiológico dos organismos. O processo de metabolismo da cetamina se dá principalmente no fígado, via CYP2B6 e 3A4, onde ocorrem várias transformações enzimáticas, resultando na formação de diversos metabólitos.[5] Os principais metabólitos da cetamina consistem na norcetamina (NK), na hidroxinorcetamina (HNK) e na desidronorcetamina (DHNK):

- A norcetamina é um metabólito proeminente da cetamina, apresentando atividade farmacológica significativa. Durante sua formação no fígado, ela passa por um processo de desmetilação. A NK foi investigada quanto ao seu provável envolvimento nas propriedades terapêuticas da cetamina, especialmente em relação a seus efeitos antidepressivos.[6]
- A hidroxinorcetamina tem emergido como um metabólito importante da cetamina, despertando considerável interesse em investigações científicas recentes. Também conhecida como honokiol, apresenta dois isômeros principais: (2S,6S)-HNK e (2R,6R)-HNK. Ambas as substâncias têm a capacidade de impactar os receptores NMDA (N-metil-D-aspartato) e outros sistemas cerebrais.[6]
- A desidronorcetamina também é um metabólito da cetamina sintetizado durante o metabolismo hepático. A DHNK é um composto um tanto obscuro na literatura científica. Apesar da compreensão incompleta de sua função precisa, pesquisas demonstraram que influencia os efeitos da cetamina.

A excreção da cetamina e de seus metabólitos, incluindo a NK, ocorre, em sua maioria, por meio do sistema urinário, na forma de conjugados. A cetamina tem meia-vida relativamente curta, o que significa que leva um curto período de tempo para que a concentração do medicamento no organismo diminua pela metade, geralmente em torno de 2 a 3 horas. Isso implica que a eliminação da cetamina do organismo também ocorra em um período relativamente curto.

FARMACODINÂMICA

Farmacodinâmica refere-se ao estudo dos efeitos dos medicamentos no organismo e dos mecanismos de ação específicos pelos quais uma substância ou tratamento exerce seus efeitos em um sistema biológico. Existem vários mecanismos propostos para a atuação farmacodinâmica da cetamina no tratamento do TDM.

■ MECANISMOS RELACIONADOS À NEUROTRANSMISSÃO DO GLUTAMATO

O exame da interação entre a cetamina e os receptores NMDA (rNMDA) tem sido objeto de pesquisas acadêmicas no que diz respeito à compreensão do mecanismo de ação da cetamina e seu potencial como antidepressivo.[7] O principal mecanismo de ação da

Mecanismos de ação da cetamina

cetamina envolve a inibição dos rNMDA, canais catiônicos permeáveis ao sódio, ao potássio e ao cálcio, que são ativados pelo glutamato e por outros ligantes, como glicina e D-serina. Estão envolvidos na cognição, no humor e na formação e consolidação da memória. Quando em repouso, o canal NMDA está bloqueado pelo magnésio (Mg2+), e sua retirada permite a ativação pelo glutamato. O glutamato atua como principal neurotransmissor excitatório dentro do cérebro, e os receptores α-amino-3-hidró-xi-5-metil-4-isoxazolepropiônico (AMPA) representam um subtipo significativo de receptores de glutamato. Esses receptores são de extrema importância na facilitação da transmissão sináptica excitatória rápida. A ativação dos receptores AMPA induz a entrada de cátions, predominantemente íons de sódio, o que subsequentemente leva à despolarização neuronal e ao início dos potenciais de ação.

A cetamina funciona como um modulador da neurotransmissão glutamatérgica, bloqueando os rNMDA e levando a um aumento na liberação de glutamato na sinapse. A subsequente estimulação dos receptores AMPA pelo glutamato resulta em um rápido aumento na neurotransmissão sináptica excitatória. O aumento da transmissão sináptica desempenha um papel significativo na estimulação geral dos circuitos neuronais, sendo frequentemente considerado um fator crucial nos efeitos antidepressivos rápidos da cetamina.[8]

A maior funcionalidade dos receptores AMPA talvez desempenhe um papel nos efeitos antidepressivos prolongados observados com a administração de cetamina. Sugere-se que a cetamina facilite a produção e a integração de novos receptores AMPA na membrana sináptica. Esse processo está relacionado ao início da potenciação de longo prazo (LTP) – um fenômeno intimamente ligado à aquisição de conhecimento e retenção de informações, e que promove a plasticidade sináptica.[9] As alterações na cinética dos receptores AMPA também têm um papel na reestruturação de circuitos cerebrais que foram prejudicados em indivíduos com depressão. As informações disponíveis indicam que a ativação dos receptores AMPA pela cetamina pode desempenhar um papel na subsequente ativação da via mTOR (*mammalian-target of rapamicina*), que facilita a síntese de proteínas sinápticas e aumenta a neuroplasticidade.[10] A potencial importância da regulação dos receptores AMPA na facilitação dos efeitos antidepressivos da cetamina é destacada pela interconexão entre receptores AMPA e mTOR, mas ainda são necessárias investigações adicionais para compreender de forma abrangente os processos exatos pelos quais os receptores AMPA e sua regulação contribuem para os efeitos antidepressivos da cetamina.

▓ AUMENTO DA EXPRESSÃO DO FATOR NEUROTRÓFICO DERIVADO DO CÉREBRO (BDNF)

A cetamina tem sido associada a um aumento na expressão do BDNF, uma proteína que desempenha uma função fundamental na sobrevivência e proliferação dos neurônios.[11] É comumente observada uma associação entre a depressão e níveis reduzidos do BDNF, e a administração de cetamina tem demonstrado elevar os níveis de BDNF, possivelmente facilitando a neurogênese e a restauração neuronal.

■ EFEITOS ANTI-INFLAMATÓRIOS

O papel da inflamação crônica no desenvolvimento da depressão tem sido sugerido em vários estudos. A administração de cetamina demonstrou sua capacidade de exercer propriedades anti-inflamatórias por meio da supressão da produção de citocinas pró--inflamatórias.[12] Esse fenômeno tem o potencial de melhorar os sintomas da depressão, uma vez que a inflamação tem sido demonstrada como exercendo efeitos prejudiciais no funcionamento cerebral.

■ mTOR

Nos últimos anos, investigações científicas têm se debruçado sobre a correlação entre a via do mTOR e o uso da cetamina. Efeitos antidepressivos imediatos e duradouros podem ser atribuídos à ativação da sinalização do mTOR em resposta à cetamina.[13]

A via do mTOR é um sistema de sinalização intracelular que desempenha um papel crucial em várias atividades fisiológicas, incluindo: síntese de proteínas, proliferação celular e plasticidade sináptica. A ativação da via do mTOR pela cetamina tem sido observada tanto em modelos animais quanto em neurônios cultivados, tendo sido demonstrado que a cetamina induz uma regulação positiva na fosforilação do mTOR, bem como de seus alvos *downstream*, incluindo a proteína quinase S6 ribossômica (S6K) e a proteína 1 de ligação ao fator de iniciação 4E (4E-BP1).[14] Acredita-se que a ativação do mTOR pela cetamina facilite a produção de proteínas sinápticas e aprimore as conexões, levando à plasticidade sináptica e dendrítica, mecanismos fundamentais relacionados aos efeitos antidepressivos.[13]

A rapamicina, um inibidor específico do mTOR, tem sido empregada na análise do envolvimento do mTOR nas propriedades antidepressivas da cetamina. Foi relatado que uma única infusão de rapamicina no córtex pré-frontal medial antes da injeção de cetamina em roedores bloqueia a neuroplasticidade e os efeitos semelhantes aos antidepressivos da cetamina.[15,16] Esses resultados indicam que a ativação do mTOR é um requisito para que a cetamina manifeste suas propriedades terapêuticas.

A ativação do sistema de sinalização mTOR pelo BDNF implica uma possível associação entre cetamina, BDNF e a via mTOR.[17] O mecanismo potencial pelo qual a cetamina exerce seus efeitos antidepressivos pode envolver a facilitação da neuroplasticidade por meio dessa interação.

Assim, a via do mTOR representa uma rota promissora para investigações adicionais sobre os processos que fundamentam os benefícios antidepressivos da cetamina. Obter uma compreensão abrangente do envolvimento do mTOR nos mecanismos por trás dos efeitos da cetamina pode vir a facilitar a identificação de biomarcadores e a exploração de estratégias terapêuticas inovadoras para o tratamento da depressão. Em resumo, embora haja relatos sobre o impacto da cetamina na via do mTOR, são necessárias investigações adicionais para compreender de forma abrangente os processos exatos e a importância da ativação do mTOR na facilitação das propriedades antidepressivas da cetamina. Uma análise mais aprofundada da interação entre cetamina, mTOR, plasticidade sináptica e mecanismos neurobiológicos relacionados trará conhecimentos significativos sobre a viabilidade da modulação da via do mTOR como abordagem terapêutica para a depressão.

CONSIDERAÇÕES FINAIS

Existem diversos mecanismos de ação envolvidos na cetamina para os seus efeitos antidepressivos. Dentre eles, os mais conhecidos são: antagonismo de receptores NMDA, amplificação de atividade de AMPA, mecanismos que envolvem plasticidade neuronal mediada por BDNF e mTOR e mecanismos de aprendizagem que envolvem LTP. Nos próximos anos, mais mecanismos podem ser descobertos, e poderão surgir novas drogas com efeitos antidepressivos imediatos para o tratamento do TDM.

REFERÊNCIAS

1. Lopes CS, Gomes NL, Junger WL, Menezes PR. Trend in the prevalence of depressive symptoms in Brazil: results from the Brazilian National Health Survey 2013 and 2019. Cad Saúde Pública. 2022;38 Suppl 1:e00123421.

2. Rush AJ, Trivedi MH, Wisniewski SR, Nierenberg AA, Stewart JW, Warden D, et al. Acute and longer-term outcomes in depressed outpatients requiring one or several treatment steps: a STAR*D report. Am J Psychiatry. 2006;163(11):1905-17.

3. White PF, Eng MR. Intravenous anesthetics. In: Barash PG, Cullen BF, Stoelting RK, Cahalan MK, Stock MC, editors. Clinical anestesia. 6th ed. Philadelphia: Lippincott Williams & Wilkins; 2009.

4. Domino EF, Zsigmond EK, Domino LE, Domino KE, Kothary SP, Domino SE. Plasma levels of ketamine and two of its metabolites in surgical patients using a gas chromatographic mass fragmentographic assay. Anesth Analg. 1982;61(2):87-92.

5. Haas DA, Harper DG. Ketamine: a review of its pharmacologic properties and use in ambulatory anesthesia. Anesth Prog. 1992;39(3):61-8.

6. Zanos P, Gould TD. Mechanisms of ketamine action as an antidepressant. Mol Psychiatry. 2018;23(4):801-11.

7. Zarate CA Jr, Singh JB, Carlson PJ, Brutsche NE, Ameli R, Luckenbaugh DA, et al. A randomized trial of an N-methyl-D-aspartate antagonist in treatment-resistant major depression. Arch Gen Psychiatry. 2006;63(8):856-64.

8. Duman RS, Aghajanian GK, Sanacora G, Krystal JH. Synaptic plasticity and depression: new insights from stress and rapid-acting antidepressants. Nat Med. 2016;22(3):238-49.

9. Nemeroff CB. Ketamine: quo vadis? Am J Psychiatry. 2018;175(4):297-9.

10. Sanacora G, Frye MA, McDonald W, Mathew SJ, Turner MS, Schatzberg AF, et al. A consensus statement on the use of ketamine in the treatment of mood disorders. JAMA Psychiatry. 2017;74(4):399-405.

11. Autry AE, Adachi M, Nosyreva E, Na ES, Los MF, Cheng PF, et al. NMDA receptor blockade at rest triggers rapid behavioural antidepressant responses. Nature. 2011;475:91-5.

12. Sukhram SD, Yilmaz G, Gu J. Antidepressant effect of ketamine on inflammation-mediated cytokine dysregulation in adults with treatment-resistant depression: rapid systematic review. Oxid Med Cell Longev. 2022;2022:1061274.

13. Abdallah CG, Averill LA, Gueorguieva R, Goktas S, Purohit P, Ranganathan M, et al. Modulation of the antidepressant effects of ketamine by the mTORC1 inhibitor rapamycin. Neuropsychopharmacology. 2020;45(6):990-7.

14. Kato T. Role of mTOR1 signaling in the antidepressant effects of ketamine and the potential of mTORC1 activators as novel antidepressants. Neuropharmacology. 2023;223:109325.

15. Li N, Lee B, Liu RJ, Banasr M, Dwyer JM, Iwata M, et al. mTOR-dependent synapse formation underlies the rapid antidepressant effects of NMDA antagonists. Science. 2010;329(5994):959-64.

16. Li N, Liu RJ, Dwyer JM, Banasr M, Lee B, Son H, et al. Glutamate N-methyl-D-aspartate receptor antagonists rapidly reverse behavioral and synaptic deficits caused by chronic stress exposure. Biol Psychiatry. 2011;69(8):754-61.

17. Zhou W, Wang N, Yang C, Li XM, Zhou ZQ, Yang JJ. Ketamine-induced antidepressant effects are associated with AMPA receptors-mediated upregulation of mTOR and BDNF in rat hippocampus and prefrontal cortex. Eur Psychiatry. 2014;29(7):419-23.

13 USO DE CETAMINA/ ESCETAMINA NOS TRANSTORNOS DO HUMOR

Rodrigo Simonini Delfino
Juliana Surjan
Acioly Luiz Tavares de Lacerda

A depressão é, segundo a Organização Mundial da Saúde (OMS), a principal causa de incapacidade no mundo. Apesar de dezenas de substâncias terem sido aprovadas nas últimas décadas para o tratamento dessa condição, nenhum salto de eficácia foi observado desde a descoberta dos antidepressivos tricíclicos, há mais de 50 anos, e cerca de um terço dos pacientes ainda segue não alcançando remissão de seus sintomas com os tratamentos convencionais.[1]

Devido às limitações da farmacoterapia antidepressiva moderna, que até então havia focado exclusivamente em mecanismos monoaminérgicos, novas vias cerebrais passaram a ser investigadas como potenciais alvos para o tratamento da depressão. Nessa área, ganha destaque a via glutamatérgica, devido à sua íntima conexão com processos neurofisiológicos essenciais, como a plasticidade sináptica. Disfunções de sistemas glutamatérgicos são evidenciadas em indivíduos com transtornos do humor e estão relacionadas à neurotoxicidade, à disfunção neuroenergética e a anormalidades na neuroplasticidade.[2]

A cetamina, um antagonista de receptores N-metil-D-aspartato (NMDA) glutamatérgicos, foi sintetizada em 1960 a partir da fenciclidina, na busca de uma substância anestésica que induzisse sintomas dissociativos menos intensos que sua predecessora. No entanto, foi apenas em 2000 que um pequeno ensaio clínico pela primeira vez demonstrou seu efeito antidepressivo, tendo sido dado destaque para seu início de ação extremamente rápido em comparação com os antidepressivos clássicos. Desde então, inúmeros ensaios clínicos e metanálises foram realizados, os quais reiteradamente atestaram seu efeito antidepressivo rápido e robusto tanto em quadros depressivos iniciais quanto, em especial, na depressão resistente ao tratamento

(DRT). Desde 2019, a Canadian Network for Mood and Anxiety Treatments (CANMAT) elevou o nível de evidência da cetamina racêmica intravenosa no tratamento da DRT para nível 1 de evidência.[3] No mesmo ano, a agência reguladora norte-americana Food and Drug Administration (FDA) aprovou a escetamina (enantiômero S da cetamina) na forma de *spray* intranasal para o tratamento da DRT e, no ano seguinte, acrescentou à bula a indicação para tratamento de depressão com ideação suicida. No Brasil, a escetamina intranasal foi aprovada pela Agência Nacional de Vigilância Sanitária (Anvisa) com as mesmas indicações no final de 2020. Cabe ressaltar que as indicações em bula da escetamina intranasal são feitas para o tratamento adjuntivo a antidepressivos convencionais.

MECANISMOS DE AÇÃO DA CETAMINA/ ESCETAMINA POTENCIALMENTE RELACIONADOS À FISIOPATOLOGIA DOS TRANSTORNOS DO HUMOR

A cetamina foi o primeiro agente glutamatérgico a demonstrar eficácia antidepressiva. Apesar de ser classificada como um antagonista NMDA, seu mecanismo de ação vai além de sua função direta nesses receptores de glutamato – como é observado pela demonstração, que apesar de ter uma meia-vida bastante curta (aproximadamente 2,5 horas), uma infusão única de cetamina leva a uma resposta antidepressiva média de 7 dias, e a repetição de doses aumenta progressivamente o tempo de sustentação de seu efeito.[4]

A cetamina age primariamente bloqueando os receptores NMDA de interneurônios GABAérgicos que regulam neurônios glutamatérgicos localizados principalmente no córtex pré-frontal medial. Ao reduzir a função desses interneurônios inibitórios, induz a liberação expressiva de glutamato nas fendas sinápticas. O glutamato liberado ativa os receptores α-amino-3-hidróxi-5-metil-4-isoxazolepropiônico (AMPA) pós-sinápticos que despolarizam a membrana celular, gerando influxo de cálcio e levando à liberação de fator neurotrófico derivado do cérebro (BDNF, do inglês *brain-derived neurotrophic factor*) armazenado nas vesículas sinápticas. O BDNF, por sua vez, ao ser liberado na fenda sináptica, liga-se aos receptores tropomiosina quinase B (TrkB), que ativam o alvo mecanístico da rapamicina (mTOR). A via mTOR é um processo-chave de indução de síntese proteica e sua ativação nesses neurônios leva à formação de espículas e dendritos, promovendo intensa sinaptogênese. A ação rápida e expressiva na neuroplasticidade induzida pela cetamina é hoje entendida como provavelmente a mais importante via final de seus mecanismos de ação e poderia explicar o porquê de seu efeito antidepressivo ser tão pronunciado na DRT – situação clínica associada à neuroprogressão, marcada por redução de ramificação dendrítica e número de sinapses em regiões cerebrais cruciais para a regulação do humor.[2-4]

Além de sua ação clássica na via glutamatérgica, há também evidências de que outros alvos farmacodinâmicos estejam envolvidos no efeito antidepressivo da cetamina, como os receptores opioides.[5] Estudos demonstram que a cetamina tem efeito na ativação

Uso de cetamina/escetamina nos transtornos do humor

de receptores μ, κ, e δ-opioides. Corroborando essa hipótese está a demonstração de alguns estudos de que o pré-tratamento com naltrexona – um antagonista opioide puro – pode reduzir significativamente o efeito antidepressivo e antissuicidalidade do tratamento com cetamina. Esse achado, apesar de demonstrado em mais de um estudo, ainda não é consenso na literatura, possivelmente em função de diferenças nos desenhos das pesquisas.[4]

Diversos outros mecanismos de ação da substância ainda vêm sendo estudados. Metabólitos da cetamina, como a hidroxinorcetamina (HNK), também parecem estar envolvidos em sua eficácia antidepressiva, ao ativar diretamente os receptores AMPA pós-sinápticos.[4] É esperado um importante aprofundamento no conhecimento científico sobre o tema nos próximos anos.

USO DA CETAMINA/ESCETAMINA NA DEPRESSÃO RESISTENTE AO TRATAMENTO

Ao lado da eletroconvulsoterapia (ECT), a cetamina vem ocupando lugar de destaque no tratamento para os casos mais graves e resistentes de depressão maior. Um ensaio de não inferioridade recém-publicado envolvendo cerca de 400 pacientes com DRT comparou cetamina com ECT para essa condição e encontrou taxa numericamente maior de resposta com o uso da substância.[5]

■ ENSAIOS CLÍNICOS DE CETAMINA NA DEPRESSÃO RESISTENTE AO TRATAMENTO

Desde a publicação do estudo pioneiro de Berman e colaboradores em 2000,[6] inúmeros ensaios clínicos randomizados e controlados replicaram o achado de um efeito antidepressivo rápido e robusto da cetamina. Diversos estudos subsequentes confirmaram o efeito antidepressivo da substância após uma única aplicação. Uma metanálise incluindo nove estudos randomizados e controlados por placebo descreveu que o efeito antidepressivo da cetamina começa aproximadamente 40 minutos após a aplicação, atingindo seu pico 24 horas depois e perdendo sua superioridade sobre o placebo após 10 a 12 dias.[7] Outras metanálises confirmaram esses achados. Particularmente, chama a atenção a replicação dos resultados de Berman e colaboradores[6] mesmo em estudos com tamanhos de amostra bastante reduzidos. As taxas médias de resposta relatadas variam de 64 a 77% 24 horas após a primeira infusão, com tamanho de efeito muito grande em 24 horas e moderado a grande 7 dias após a infusão.[8]

Até então, a evidência para o efeito antidepressivo da cetamina tem sido delineada a partir de estudos envolvendo população adulta e infusões únicas. Dados preliminares de um recente estudo randomizado e controlado por placebo replicaram o achado de um efeito antidepressivo rápido e robusto da cetamina em um grupo de adolescentes de 13 a 17 anos. Nesse grupo, também foram demonstradas boa tolerabilidade e segurança de doses subanestésicas (0,5 mg/kg). Embora em número restrito, estudos avaliando a eficácia de infusões repetidas de cetamina também demonstraram sua eficácia e segurança e sugeriram que séries de infusões podem ser mais eficazes do que infusões isoladas.[9]

A despeito de uma eficácia destacada, até 67 a 74% dos pacientes recaem em até 30 dias após a interrupção do tratamento com a cetamina.[10] Assim, de maneira similar ao feito após outros tratamentos farmacológicos para depressão, a terapia de manutenção parece ser necessária após tratamento com cetamina. Estudos avaliando terapias de manutenção com repetição de infusões e redução progressiva da frequência de aplicações mostraram bons resultados, indicando que a repetição de infusões tem efeito cumulativo e pode sustentar o efeito obtido agudamente.[11]

Com o surgimento de novos dados de pesquisas com cetamina e com a propagação de seu uso na prática clínica, em 2021, a CANMAT publicou um suplemento de recomendações para o uso da cetamina racêmica em adultos com transtorno depressivo maior (TDM).[3] Nesse suplemento, a cetamina racêmica administrada como infusão única intravenosa foi classificada como nível 1 de evidência de eficácia e terceira linha de recomendação. Múltiplas infusões, administradas como tratamento agudo ou como terapia de manutenção, foram classificadas como nível 3 de evidência.

◼ ENSAIOS CLÍNICOS DE ESCETAMINA NA DEPRESSÃO RESISTENTE AO TRATAMENTO

A aprovação da escetamina intranasal para o tratamento da DRT e episódios depressivos associados a comportamento e/ou ideação suicida veio a partir da análise de cinco estudos pivotais de fase 3. No primeiro estudo (TRANSFORM-1) examinando a eficácia de doses fixas (84 mg e 56 mg) de escetamina intranasal, esta não se diferenciou do grupo placebo no desfecho primário (dose de 84 mg).[12] Foram observados 346 indivíduos com DRT, tratados durante quatro semanas com duas aplicações semanais de escetamina intranasal ou placebo. Em ambos os grupos, os pacientes foram tratados com antidepressivos monoaminérgicos (venlafaxina, duloxetina, escitalopram ou sertralina) em associação a escetamina intranasal ou placebo.

O segundo estudo (TRANSFORM-2) envolveu 223 participantes com DRT, tratados durante quatro semanas com duas aplicações semanais de escetamina intranasal ou placebo. Examinou-se a eficácia da escetamina intranasal utilizada em doses flexíveis (56 mg ou 84 mg) *versus* placebo.[13] Em ambos os grupos, os pacientes foram tratados com antidepressivos monoaminérgicos (venlafaxina, duloxetina, escitalopram ou sertralina) em associação a escetamina intranasal ou placebo. A escetamina intranasal associada a antidepressivo oral foi superior ao placebo após quatro semanas de tratamento.

No terceiro estudo (TRANSFORM-3) examinando a eficácia de doses flexíveis de escetamina intranasal (28 mg, 56 mg ou 84 mg) administrada duas vezes por semana por quatro semanas *versus* placebo, foram observados 138 pacientes idosos (≥ 65 anos) com DRT.[14] Em ambos os grupos, os pacientes foram tratados com antidepressivos

Uso de cetamina/escetamina nos transtornos do humor

monoaminérgicos (venlafaxina, duloxetina, escitalopram ou sertralina) em associação a escetamina intranasal ou placebo. Mais uma vez, a escetamina intranasal não se diferenciou do placebo no que se refere ao desfecho primário do estudo (melhora da depressão após quatro semanas de tratamento).

Estudos examinando a eficácia da escetamina quando utilizada por outras vias de administração são escassos. A maior parte dos dados vem de pesquisas de mundo real utilizando a via subcutânea, os quais têm confirmado a eficácia, a tolerabilidade e a segurança do tratamento com doses repetidas de escetamina subcutânea.[15]

USO DA CETAMINA/ESCETAMINA PARA O TRATAMENTO DA DEPRESSÃO BIPOLAR RESISTENTE

Apesar de atualmente não haver dúvidas na literatura quanto à eficácia da cetamina no tratamento da depressão unipolar, em particular da DRT, muito menos é conhecido e estudado sobre seu lugar no tratamento dos episódios depressivos associados ao transtorno bipolar (TB). Indivíduos com TB são, na maior parte dos casos, excluídos de ensaios clínicos com cetamina, principalmente devido a receios quanto à possibilidade de indução de virada maníaca. Em contrapartida, é sabido que a presença de TB subjacente é uma das principais causas de resistência ao tratamento de episódios depressivos – o que se traduz na altíssima prevalência de pacientes com TB em amostras de pacientes com DRT. Levando em consideração a paucidade de intervenções eficazes para o tratamento da depressão bipolar, especialmente em quadros resistentes ao tratamento, o estudo do comportamento da cetamina nessas situações clínicas é de alta relevância.[3,4,16]

■ ENSAIOS CLÍNICOS DE CETAMINA NA DEPRESSÃO BIPOLAR

O primeiro ensaio clínico randomizado e controlado que avaliou a eficácia antidepressiva da cetamina na depressão bipolar foi conduzido por Diazgranados e colaboradores.[17] Os autores observaram uma redução rápida e robusta dos sintomas depressivos que foi evidenciada já a partir de 40 minutos após sua infusão por via endovenosa. Esse estudo foi posteriormente replicado por Zarate e colaboradores,[18] que avaliaram a eficácia antidepressiva da cetamina em pacientes com TB tipo I ou II, em esquema adjuntivo a lítio ou divalproato. Os resultados reiteraram a redução significativa dos sintomas depressivos em relação ao grupo-controle demonstrada no estudo de Diazgranados e colaboradores.[17]

Em um desenho examinando a eficácia da cetamina intravenosa no tratamento da anedonia em pacientes em episódio depressivo bipolar, Lally e colaboradores conduziram um ensaio clínico randomizado controlado por placebo que demonstrou redução significativa dos escores de anedonia em comparação ao grupo-controle.[19]

Esse resultado se manteve significativo mesmo quando controlado pela redução dos sintomas depressivos, sugerindo uma especificidade do efeito antianedônico da cetamina na depressão bipolar.

Grunenbaun e colaboradores[20] avaliaram a eficácia da cetamina na ideação suicida em pacientes com depressão bipolar em ensaio clínico randomizado e controlado. Apesar da demonstração de redução maior que 50% dos escores de suicidalidade nos pacientes que receberam cetamina *versus* grupo-controle (midazolam), devido ao pequeno tamanho da amostra (n = 15), a diferença não alcançou significância estatística.

A revisão sistemática mais recente sobre a eficácia da cetamina no tratamento da depressão bipolar, conduzida por Bahji e colaboradores,[16] em 2021, incluindo estudos (n = 135), entre ensaios clínicos randomizados e estudos abertos, estimou a taxa de resposta média (definida por uma redução de ao menos 50% dos escores para depressão inicial) de 61% para os que receberam cetamina *versus* 5% para os que receberam placebo. O número de indivíduos que apresentaram virada maníaca – um dos principais receios quanto ao uso da cetamina na depressão bipolar – foi de apenas dois casos: um paciente que recebeu cetamina e um paciente que recebeu placebo.

ENSAIOS CLÍNICOS DE ESCETAMINA NA DEPRESSÃO BIPOLAR

Há menos estudos avaliando a eficácia do enantiômero S na depressão bipolar, não havendo ensaios clínicos randomizados controlados no tema. Os estudos abertos conduzidos utilizaram, em sua maioria, a via subcutânea e demonstraram eficácia antidepressiva,[15] antianedônica[21] e antissuicidalidade[22] semelhante em pacientes bipolares em relação aos unipolares.

Um único estudo avaliou a via intranasal para administração de escetamina em pacientes com depressão bipolar.[23] Comparando o tratamento em pacientes bipolares em relação a unipolares, os autores também encontraram uma eficácia antidepressiva semelhante independentemente do diagnóstico de base. Um achado interessante foi a evidenciação de um efeito ansiolítico maior da escetamina em pacientes bipolares em comparação a unipolares.

Cabe ressaltar que os estudos de fase 3 que embasaram a aprovação da escetamina intranasal para o tratamento da DRT foram conduzidos exclusivamente com pacientes unipolares. Tanto nos estudos de escetamina utilizando a via subcutânea quanto a via intranasal não foi observado risco aumentado para virada maníaca – o que está em consonância com os estudos de cetamina racêmica. Um ponto importante, porém, é que todas as pesquisas em pacientes bipolares citadas avaliaram o efeito da cetamina/escetamina adjuntiva a estabilizadores de humor, e não em monoterapia.

Uso de cetamina/escetamina nos transtornos do humor

USO DA CETAMINA/ESCETAMINA PARA O TRATAMENTO DA SUICIDALIDADE ASSOCIADA AOS TRANSTORNOS DO HUMOR

O suicídio é uma preocupação de saúde pública ainda sem tratamentos eficazes e aprovados, frequentemente associado com transtornos do humor. A escalada da ideação suicida para episódios de comportamento suicida acontece rapidamente, resultando em uma janela de possibilidade de intervenção muito estreita.[24] Assim, a rápida redução da intensidade de sintomas depressivos observada com a cetamina despertou o interesse no estudo dessa molécula como agente terapêutico potencial para pacientes com risco elevado de suicídio.

Diversos ensaios clínicos avaliaram a eficácia da cetamina em pacientes deprimidos com ideação e comportamentos suicidas, associando seu uso com redução da suicidalidade, que pode ser observada a partir de 4 horas após a infusão e persistir por até 10 dias.[25] Resultados semelhantes foram demonstrados em estudos com pacientes com depressão bipolar.[18] A eficácia da cetamina racêmica na suicidalidade já foi demonstrada em metanálises que sustentam que a ação antissuicida ocorre inclusive de forma parcial ou totalmente independente da mudança na gravidade dos sintomas depressivos.[26]

Apesar de estudos com escetamina intranasal terem falhado em demonstrar efeito antissuicida *versus* placebo, eles demonstraram redução de algumas medidas de ideação suicida e redução significativa da gravidade da depressão na população estudada.[27] Tais achados embasaram a aprovação pela FDA e, posteriormente, pela Anvisa da escetamina intranasal para o tratamento de pacientes com TDM com comportamento e/ou ideação suicida aguda.

Apesar de todas as dificuldades e particularidades dos estudos com pacientes com risco de suicídio, os achados das pesquisas usando cetamina/escetamina para o tratamento da suicidalidade associada aos transtornos do humor desenham um cenário em que os benefícios superam os riscos agudamente. Entretanto, não existem dados disponíveis sobre a eficácia do tratamento de manutenção da cetamina/escetamina com a suicidalidade como desfecho primário.

A CETAMINA/ESCETAMINA É UMA ALTERNATIVA ADEQUADA À ELETROCONVULSOTERAPIA?

A ECT tem se estabelecido ao longo das últimas décadas como o padrão-ouro de tratamento para DRT e depressão com características psicóticas ou em casos mais graves que exigem uma melhora rápida, incluindo os associados à ideação e/ou a comportamento suicida com intencionalidade importante em função de sua eficácia e rápido início de ação.[28,29] Porém, a ECT envolve um conjunto de fatores que explicam, pelo menos em parte, sua subutilização em praticamente todas as regiões do mundo. O procedimento demanda anestesia geral, infraestrutura e recursos humanos adequados, dificultando de forma significativa o seu acesso, particularmente em países em desenvolvimento. Além disso, há um risco de sérios prejuízos cognitivos, particularmente amnésia anterógrada e retrógrada e desorientação, com esses eventos adversos se destacando entre os mais frequentemente temidos pelos pacientes.[30] Em geral, os prejuízos de memória são revertidos alguns meses após o tratamento. No entanto, a recuperação da amnésia retrógrada pode ser incompleta, resultando em amnésia permanente para eventos que ocorreram próximo às aplicações de ECT.[31] Por fim, o estigma e até questões ideológicas representam importantes barreiras para o uso mais amplo de uma intervenção segura e de eficácia diferenciada.[32]

Infelizmente, pacientes com DRT com frequência apresentam recaídas e necessitam de sessões adicionais de ECT ou de outras intervenções efetivas.[33] Considerando os diferentes fatores que prejudicam o acesso ao tratamento com ECT discutidos, há uma necessidade de tratamentos pelo menos tão eficazes quanto a ECT com perfil de tolerabilidade mais aceitável e uma melhor eficácia para a prevenção de recaídas em longo prazo. A cetamina e a escetamina emergiram como intervenções eficazes e de rápido efeito antidepressivo na DRT nas últimas décadas, com efeitos colaterais geralmente leves e transitórios. Resta responder se a cetamina/escetamina se constitui em uma alternativa efetiva e aceitável para a ECT em pacientes com DRT.

Poucos estudos controlados compararam diretamente a eficácia e a tolerabilidade/segurança do tratamento com cetamina *versus* ECT. Outra limitação importante dessa comparação é o tamanho reduzido de amostras examinadas nas pesquisas. Pelo menos um estudo[34] duplo-cego, randomizado e controlado por placebo demonstrou superioridade da ECT, em termos de eficácia, quando comparada com a cetamina. Entretanto, outros estudos[35,36] duplos-cegos, randomizados e controlados por placebo não encontraram diferença entre as intervenções no que se refere à eficácia. Diversos estudos[35-37] indicaram que a cetamina apresenta um efeito antidepressivo mais rápido do que a ECT, mas isso não foi registrado em pelo menos um estudo,[34] o qual mostrou um efeito mais rápido da ECT. Essas pesquisas, porém, sofrem das mesmas limitações discutidas, examinando um número bastante limitado de pacientes.

A cetamina mostrou um perfil neurocognitivo mais favorável quando comparada com a ECT.[35-37] Porém, além das limitações já destacadas, os estudos também não avaliaram os efeitos cognitivos em longo prazo. A manutenção do efeito antidepressivo após o ciclo de tratamento representa um dos mais importantes desafios para as duas modalidades de tratamento. Seis meses após tratamento com ECT, as taxas de recaída variam de 39% (em grupo tratado com antidepressivos monoaminérgicos) a 84% (em grupo não tratado com antidepressivos).[6] No mesmo período de seguimento, a taxa de recaída após tratamento com escetamina intranasal foi de cerca de 50% em pacientes com DRT tratados com antidepressivos monoaminérgicos.[38]

Seguiu-se ao entusiasmo da comunidade científica com a descoberta do efeito antidepressivo rápido e robusto da cetamina há cerca de duas décadas uma justificável preocupação com o uso repetido de uma substância com efeitos anestésicos bem estabelecidos. Adicionalmente, pesquisas examinando indivíduos com história de transtorno

Uso de cetamina/escetamina nos transtornos do humor

grave por uso de cetamina relatam de forma consistente diferentes danos à saúde, como déficits cognitivos persistentes e cistite crônica. Poucos estudos, desse modo, propunham o uso da cetamina/escetamina em doses repetidas e, quando o faziam, limitavam o seu uso a não mais do que cerca de 12 aplicações. Conforme mencionado, a taxa de recaída seis meses após uma série de 811 aplicações de escetamina intranasal ao longo de quatro semanas é de cerca de 50%, sugerindo que um percentual significativo de pacientes submetidos a esse tratamento precisará de uma fase de tratamento de manutenção mais longa.[38]

Estudos recentes envolvendo mais de mil pacientes têm demonstrado que o uso prolongado (tratamento contínuo por mais de cinco anos) de escetamina se mostrou seguro, sendo relatados eventos adversos de intensidade leve a moderada, transitórios e sem diferenciação dos registrados em estudos de curto prazo. Ao longo do seguimento, 5,8% dos pacientes descontinuaram o tratamento em função de problemas de tolerabilidade. No final do primeiro ano de tratamento, 50,9% dos pacientes se encontravam em remissão (Montgomery-Asberg Depression Rating Scale [MADRS] ≤ 12). Houve também, ao longo do período de seguimento, manutenção da melhora no funcionamento global observada nas fases iniciais do tratamento.[39] Embora escassos e com importantes limitações metodológicas, estudos examinando a tolerabilidade e a segurança do tratamento com ECT em longo prazo também têm sugerido que o tratamento de manutenção é eficaz, seguro e não se encontra associado à persistência de prejuízos cognitivos.[40]

Em conclusão, os resultados dos estudos comparando a eficácia do tratamento com ECT *versus* tratamento com cetamina devem ser interpretados com cautela em função da presença de diferentes limitações metodológicas. Apesar disso, estudos avaliando o uso das duas intervenções em longo prazo sugerem que ambas são eficazes e seguras para a fase de manutenção do tratamento. O perfil mais favorável da cetamina/escetamina, no que se refere a efeitos cognitivos, pode indicar seu uso como alternativa ao tratamento com ECT em populações com maior vulnerabilidade a esse tipo de evento adverso.

TOLERABILIDADE E SEGURANÇA

Há décadas, a cetamina/escetamina vem sendo usada de forma rotineira como anestésico. Sua meia-vida curta, ampla faixa de dose terapêutica e efeito simpatomimético com estabilidade cardiovascular e manutenção da função respiratória fazem da cetamina e da escetamina medicamentos extremamente seguros.[41]

Os efeitos colaterais psiquiátricos mais comumente associados ao uso em doses subanestésicas são ansiedade, agitação, irritabilidade, elevação do humor, pensamentos incomuns, pânico e apatia, e os efeitos psicotomiméticos mais reportados são dissociação, distúrbios perceptivos, desrealização, despersonalização, sensação de estranhamento ou de se sentir bizarro ou irreal.[42] Do ponto de vista neurológico, podem ocorrer tontura e sonolência, e os eventos neurocognitivos parecem ser mínimos e transitórios, ocorrendo apenas agudamente durante as infusões, sendo relatado um perfil de tolerabilidade cognitiva favorável nos estudos de longo prazo com escetamina intranasal.[43]

Já do ponto de vista da hemodinâmica, os efeitos adversos mais observados são aumento da frequência cardíaca e da pressão arterial, seguidos por palpitações, arritmias, dor torácica e hipotensão. O aumento da pressão arterial, geralmente assintomático, é dose-dependente e inicia rapidamente após a infusão, com pico após 30 e 50 minutos e resolução em até 2 a 4 horas, podendo ser necessária intervenção farmacológica para normalização dos níveis pressóricos em uma minoria dos casos. O uso da cetamina é contraindicado para pacientes com riscos decorrentes de aumento da pressão arterial ou pressão intracraniana, e pacientes hipertensos devem ser previamente tratados para normalização dos níveis pressóricos antes de iniciar o tratamento.[44]

O uso crônico da cetamina pode levar a distúrbios urológicos em alguns casos, particularmente cistite ulcerativa, bem como toxicidade gastrointestinal, sendo recomendado monitoramento de enzimas hepáticas no caso de repetidas infusões ou tratamento de longo prazo.

Pelo menos parte dos efeitos colaterais da cetamina/escetamina são dose-depedente, sendo potenciais estratégias para minimizar esses efeitos a otimização da dose e a utilização de vias de administração alternativas.[42] Apesar de a substância ser segura e bem tolerada em idosos, a tolerabilidade parece ser melhor em jovens e adultos com menos de 60 anos.[45]

Apesar de as evidências disponíveis até o momento não excluírem ainda o potencial para abuso ou ação de porta de entrada, não há evidências de que o tratamento com doses subanestésicas aumente o risco de transtornos relacionados ao uso de substâncias. Dados de estudos de longo prazo e de manutenção têm confirmado um perfil de segurança e tolerabilidade bastante favorável da escetamina.[39]

IMPLICAÇÕES CLÍNICAS POTENCIALMENTE RELEVANTES

■ A RELAÇÃO DOSE-RESPOSTA DA CETAMINA/ESCETAMINA É LINEAR? IMPLICAÇÕES PARA A PRÁTICA CLÍNICA

Há um número surpreendentemente pequeno de estudos buscando identificar a dose ideal de cetamina/escetamina para o tratamento da DRT. O estudo pioneiro em humanos utilizou a dose de 0,5 mg/kg de cetamina por via endovenosa, administrada ao longo de 40 minutos. Esses parâmetros se basearam na tolerabilidade do medicamento no que se refere a déficits cognitivos e alterações na sensopercepção, sem considerar a dosagem ideal para o efeito antidepressivo. De maneira interessante, a evidência no campo de pesquisa sugere que a cetamina apresenta uma relação dose-resposta única em forma de U invertido em modelos animais, nos quais as doses subanestésicas intermediárias são as mais efetivas.[46]

Poucos ensaios clínicos examinaram se a relação dose-resposta da cetamina/escetamina em humanos seguia padrão semelhante ao observado em modelos animais. Su e colaboradores[47] examinaram a relação dose-resposta de 0,2 mg/kg e 0,5 mg/kg de cetamina em um grupo de 71 pacientes com DRT. Os autores relataram uma resposta antidepressiva melhor com a dose subanestésica mais alta. Fava e colaboradores,[48] também utilizando uma única aplicação de cetamina por via endovenosa, relataram maior eficácia das doses de 0,5 e 1,0 mg/kg quando comparadas com placebo, o que não se registrou com doses de 0,1 e 0,2 mg/kg. Além disso, a redução na intensidade da sintomatologia depressiva foi numericamente superior com a dose de 0,5 mg/kg quando comparada à dose de 1,0 mg/kg (Cohen's d = 1,21 e 0,95, respectivamente). É possível que o pequeno tamanho da amostra (cerca de 20 indivíduos em cada grupo) possa ter contribuído para que a diferença não tenha atingido significância estatística. Estudos examinando a eficácia da escetamina intranasal no tratamento da DRT também encontraram redução da intensidade da sintomatologia depressiva numericamente superior com dose menor (56 mg) quando da comparação com a dose máxima preconizada (84 mg) para essa via de administração.[12]

Por fim, estudos com modelos animais têm demonstrado de forma consistente uma curva dose-resposta não linear para os efeitos antidepressivos de doses subanestésicas de cetamina. Embora escassos e com limitações metodológicas, pesquisas com humanos confirmam de forma preliminar esse achado. São necessários estudos envolvendo amostras maiores e especificamente desenhados para que haja uma evidência estabelecida sobre esse tema.

ESTRATÉGIAS PARA AUMENTAR O EFEITO ANTIDEPRESSIVO DA CETAMINA/ESCETAMINA

Esforços significativos têm sido destinados à identificação de intervenções que possam potencializar ou prolongar o efeito antidepressivo da cetamina/escetamina. Diferentes estudos investigaram também se moderadores clínicos poderiam predizer uma maior eficácia para subgrupos específicos de pacientes com DRT. Por apresentar um tamanho de efeito tipicamente grande, os estudos controlados examinando a eficácia da cetamina no tratamento da DRT envolveram amostras pequenas rotineiramente. Embora essas pesquisas sejam adequadas para detectar o efeito antidepressivo da cetamina em nível de grupo, elas apresentam poder estatístico insuficiente para que subgrupos de pacientes experimentem um maior benefício do uso do medicamento. Com o objetivo de superar essas limitações, Price e colaboradores[49] realizaram uma análise conjunta de dados com abordagem "mega-analítica" de 17 estudos controlados, randomizados, envolvendo 720 pacientes de oito países de quatro continentes. Os resultados confirmaram o efeito antidepressivo rápido e robusto da cetamina, mas uma busca exaustiva por moderadores de desfecho entre 37 variáveis produziu um número bastante limitado de características que confiavelmente predisseram o benefício do medicamento em relação ao placebo, sugerindo que o efeito antidepressivo da cetamina é altamente uniforme em pacientes bastante heterogêneos.

Embora estudos com animais tenham demonstrado a utilidade do uso do lítio, fármaco que apresenta alguns efeitos biológicos convergentes em animais primariamente não respondedores à cetamina, pesquisas com humanos avaliando a utilidade do uso de adjuvantes com o intuito de potencializar ou prolongar o efeito antidepressivo da cetamina/escetamina são bastante limitadas e não identificaram qualquer medicamento que se mostre eficaz na condição de potencializador.

■ BIOMARCADORES QUE AUXILIAM NA PREDIÇÃO DE RESPOSTA

Embora os mecanismos específicos pelos quais a cetamina modula a inflamação não estejam completamente esclarecidos, diferentes estudos têm demonstrado seu efeito anti-inflamatório em animais e humanos, sugerindo que pelo menos parte do efeito antidepressivo seja explicado pela sua capacidade de modular o estado inflamatório. Contudo, uma metanálise recente não encontrou uma relação entre a resposta à cetamina e alterações em marcadores inflamatórios.[50] A despeito do resultado negativo, os autores não descartam a identificação de biomarcadores inflamatórios, porque os estudos examinaram apenas alterações envolvendo citocinas e estas podem não estar relacionadas ao mecanismo primário de modulação inflamatória da cetamina.

O efeito da cetamina/escetamina na neuroplasticidade tem sido considerado por um dos mecanismos centrais para o seu efeito antidepressivo rápido e robusto. Diferentes estudos investigaram a relação entre a melhora clínica e marcadores periféricos de neuroplasticidade (p. ex., BDNF). Embora alguns deles tenham relatado aumento dos níveis periféricos de BDNF em respondedores, os resultados do conjunto de estudos examinando essa questão se mostraram inconsistentes. Isso também tem sido observado com relação a biomarcadores de neuroimagem funcional, molecular e estrutural, cujos resultados são inconsistentes, assim como outros marcadores neurofisiológicos e neurocognitivos. Desse modo, nenhum biomarcador ou bioassinatura única é atualmente estabelecido como de valor preditivo suficiente para utilidade na prática clínica.

■ VIAS DE ADMINISTRAÇÃO

Diversos estudos têm demonstrado os efeitos antidepressivos da cetamina/escetamina utilizando diferentes vias de administração, incluindo endovenosa, oral, intranasal, subcutânea, intramuscular e sublingual. Estudar a eficácia e a tolerabilidade de diferentes vias de administração é um tópico importante por diferentes razões, como variações farmacocinéticas, disponibilidade de diferentes formulações, infraestrutura e recursos necessários que acabam por determinar o custo e, em última instância, o acesso ao tratamento. No caso da cetamina/escetamina, esse tópico se mostra particularmente importante por se tratar de moléculas que possivelmente apresentam uma curva dose-resposta em U invertido, conforme mencionado.

Como regra, as metanálises comparando as diferentes vias de administração relataram bastante heterogeneidade nos estudos no que diz respeito a composição de amostras, características da doença, histórico de tratamentos prévios, instrumentos de avaliação utilizados e frequência e quantidade de aplicações. Curiosamente, McIntyre e colaboradores[51] encontraram tamanhos de efeito maiores que 24 horas após a administração para a via intranasal e dois a seis dias após a aplicação para a via endovenosa. A via oral, por sua vez, tem demonstrado eficácia de 21 a 28 dias após o início do tratamento, aparentemente não se constituindo em uma intervenção de início de ação rápido provavelmente refletindo uma biodisponibilidade acumulada.[51]

PERSPECTIVAS FUTURAS

A exposição ao estresse é um dos principais fatores de risco para o desenvolvimento de doenças psiquiátricas, incluindo os transtornos do humor. Aumentar a resiliência ao estresse potencialmente poderia prevenir doenças psiquiátricas, embora nenhum fármaco com efeito na resiliência ao estresse tenha sido desenvolvido até o momento. Diferentes estudos com animais têm demonstrado que a administração de cetamina uma semana antes da exposição a situações estressantes (p. ex., fracasso social crônico e desesperança aprendida) pode proteger contra o desenvolvimento de comportamentos associados à depressão. Um ensaio clínico recente demonstrou a eficácia da cetamina administrada logo após o parto cesariano na prevenção de depressão pós-parto em mulheres com elevado risco para desenvolver a doença. Embora preliminares, esses achados colocam a cetamina como medicamento potencialmente útil em uma das que seriam as novas fronteiras do tratamento da depressão: a prevenção primária.

Outro desafio importante é o desenvolvimento de novos agentes glutamatérgicos ou de formulações de cetamina/escetamina com melhor tolerabilidade e segurança, o que, eventualmente, poderia permitir o uso doméstico desses tratamentos de nova geração. Diferentes agentes glutamatérgicos, incluindo MIJ-821, dextrometorfano, dextrometadona, decoglurante, basimglurante e AZD2066, têm sido avaliados em estudos de fase 2 e 3, com o intuito de identificar moléculas com efeito antidepressivo rápido e robusto que apresentem melhor segurança e tolerabilidade quando comparados com a cetamina/escetemina. Recentemente, diferentes fabricantes têm testado a eficácia e a segurança de formulações de cetamina e escetamina para administração via oral, os quais potencialmente apresentam melhor perfil de segurança e tolerabilidade e um menor potencial para abuso, eventualmente viabilizando o uso doméstico desses medicamentos.

REFERÊNCIAS

1. World Health Organization. Depression and other common mental disorders: global health estimates. Geneva: WHO; 2017.

2. Delfino R, Surjan J, Bandeira ID, Braziliano L, Correia-Melo FS, Del-Porto JA, et al. NMDA antagonists and their role in the management of bipolar disorder: a review. Cur Behav Neurosci Rep. 2020;7:76-85.

3. Swainson J, McGirr A, Blier P, Brietzke E, Richard-Devantoy S, Ravindran N, et al. The Canadian Network for Mood and Anxiety Treatments (CANMAT) task force recommendations for the use of racemic ketamine in adults with major depressive disorder: recommandations Du Groupe De Travail Du Reseau Canadien Pour Les Traitements De L'humeur Et De L'anxiete (Canmat) Concernant L'utilisation De La Ketamine Racemique Chez Les Adultes Souffrant De Trouble Depressif Majeur. Can J Psychiatry. 2021;66(2):113-25.

4. McIntyre RS, Rosenblat JD, Nemeroff CB, Sanacora G, Murrough JW, Berk M, et al. Synthesizing the evidence for ketamine and esketamine in treatment-resistant depression: an international expert opinion on the available evidence and implementation. Am J Psychiatry. 2021;178(5):383-99.

5. Anand A, Mathew SJ, Sanacora G, Murrough JW, Goes FS, Altinay M, et al. Ketamine versus ECT for nonpsychotic treatment-resistant major depression. N Engl J Med. 2023;388(25):2315-25.

6. Berman RM, Cappiello A, Anand A, Oren DA, Heninger GR, Charney DS, et al. Antidepressant effects of ketamine in depressed patients. Biol Psychiatry. 2000;47(4):351-4.

7. Kishimoto T, Chawla JM, Hagi K, Zarate CA Jr, Kane JM, Bauer M, et al. Single-dose infusion ketamine and non-ketamine N-methyl-d-aspartate receptor antagonists for unipolar and bipolar depression: a meta-analysis of efficacy, safety and time trajectories. Psychol Med. 2016;46(7):1459-72.

8. Zarate CA Jr, Singh JB, Carlson PJ, Brutsche NE, Ameli R, Luckenbaugh DA, et al. A randomized trial of an N-methyl-D-aspartate antagonist in treatment-resistant major depression. Arch Gen Psychiatry. 2006;63(8):856-64.

9. Rasmussen KG, Lineberry TW, Galardy CW, Kung S, Lapid MI, Palmer BA, et al. Serial infusions of low-dose ketamine for major depression. J Psychopharmacol. 2013;27(5):444-50.

10. Salloum NC, Fava M, Hock RS, Freeman MP, Flynn M, Hoeppner B, et al. Time to relapse after a single administration of intravenous ketamine augmentation in unipolar treatment-resistant depression. J Affect Disord. 2020;260:131-9.

11. Phillips JL, Norris S, Talbot J, Birmingham M, Hatchard T, Ortiz A, et al. Single, repeated, and maintenance ketamine infusions for treatment-resistant depression: a randomized controlled trial. Am J Psychiatry. 2019;176(5):401-9.

12. Fedgchin M, Trivedi M, Daly EJ, Melkote R, Lane R, Lim P, et al. Efficacy and safety of fixed-dose esketamine nasal spray combined with a new oral antidepressant in treatment-resistant depression: results of a randomized, double-blind, active-controlled study (TRANSFORM-1). Int J Neuropsychopharmacol. 2019;22(10):616-30.

13. Popova V, Daly EJ, Trivedi M, Cooper K, Lane R, Lim P, et al. Efficacy and safety of flexibly dosed esketamine nasal spray combined with a newly initiated oral antidepressant in treatment-resistant depression: a randomized double-blind active-controlled study. Am J Psychiatry. 2019;176(6):428-38.

14. Ochs-Ross R, Daly EJ, Zhang Y, Lane R, Lim P, Morrison RL, et al. Efficacy and safety of esketamine nasal spray plus an oral antidepressant in elderly patients with treatment-resistant depression-TRANSFORM-3. Am J Geriatr Psychiatry. 2020;28(2):121-41.

15. Lucchese AC, Sarin LM, Magalhães EJM, Del Sant LC, Puertas CB, Tuena MA, et al. Repeated subcutaneous esketamine for treatment-resistant depression: Impact of the degree of treatment resistance and anxiety comorbidity. J Psychopharmacol. 2021;35(2):142-9.

16. Bahji A, Zarate CA, Vazquez GH. Ketamine for bipolar depression: a systematic review. Int J Neuropsychopharmacol. 2021;24(7):535-41.

17. Diazgranados N, Ibrahim L, Brutsche NE, Newberg A, Kronstein P, Khalife S, et al. A randomized add-on trial of an N-methyl-D-aspartate antagonist in treatment-resistant bipolar depression. Arch Gen Psychiatry. 2010;67(8):793-802.

18. Zarate CA Jr, Brutsche NE, Ibrahim L, Franco-Chaves J, Diazgranados N, Cravchik A, et al. Replication of ketamine's antidepressant efficacy in bipolar depression: a randomized controlled add-on trial. Biol Psychiatry. 2012;71(11):939-46.

19. Lally N, Nugent AC, Luckenbaugh DA, Ameli R, Roiser JP, Zarate CA. Anti-anhedonic effect of ketamine and its neural correlates in treatment-resistant bipolar depression. Transl Psychiatry. 2014;4(10):e469.

20. Grunebaum MF, Ellis SP, Keilp JG, Vivek K Moitra 2, Thomas B Cooper 3, Julia E Marver, et al. Ketamine versus midazolam in bipolar depression with suicidal thoughts: a pilot midazolam-controlled randomized clinical trial. Bipolar Disord. 2017;19(3):176-83.

21. Delfino RS, Del-Porto JA, Surjan J, Magalhães E, Del Sant LC, Lucchese AC, et al. Comparative effectiveness of esketamine in the treatment of anhedonia in bipolar and unipolar depression. J Affect Disord. 2021;278:515-8.

22. Surjan J, Grossi JD, Del Porto JA, Delfino RS, Cerqueira RO, Lucchese AC, et al. Efficacy and safety of subcutaneous esketamine in the treatment of suicidality in major depressive disorder and bipolar depression. Clin Drug Investig. 2022;42(10):865-73.

23. Martinotti G, Dell'Osso B, Di Lorenzo G, Maina G, Bertolino A, Clerici M, et al. Treating bipolar depression with esketamine: safety and effectiveness data from a naturalistic multicentric study on esketamine in bipolar versus unipolar treatment-resistant depression. Bipolar Disord. 2023;25(3):233-44.

24. Deisenhammer EA, Ing CM, Strauss R, Kemmler G, Hinterhuber H, Weiss EM. The duration of the suicidal process: how much time is left for intervention between consideration and accomplishment of a suicide attempt? J Clin Psychiatry. 2009;70(1):19-24.

25. Diazgranados N, Ibrahim LA, Brutsche NE, Ameli R, Henter ID, Luckenbaugh DA, et al. Rapid resolution of suicidal ideation after a single infusion of an N-methyl-D-aspartate antagonist in patients with treatment-resistant major depressive disorder. J Clin Psychiatry. 2010;71(12):1605-11.

26. Wilkinson ST, Ballard ED, Bloch MH, Mathew SJ, Murrough JW, Feder A, et al. The effect of a single dose of intravenous ketamine on suicidal ideation: a systematic review and individual participant data meta-analysis. Am J Psychiatry. 2018;175(2):150-8.

27. Canuso CM, Singh JB, Fedgchin M, Alphs L, Lane R, Lim P, et al. Efficacy and safety of intranasal esketamine for the rapid reduction of symptoms of depression and suicidality in patients at imminent risk for suicide: results of a double-blind, randomized, placebo-controlled study. Am J Psychiatry. 2018;175(7):620-30.

28. Sackeim HA. Modern electroconvulsive therapy: vastly improved yet greatly underused. JAMA Psychiatry. 2017;74(8):779-80.

29. Wilkinson ST, Agbese E, Leslie DL, Rosenheck RA. Identifying recipients of electroconvulsive therapy: data from privately insured Americans. Psychiatr Serv. 2018;69(5):542-8.

30. Viswanath B, Harihara SN, Nahar A, Phutane VH, Taksal A, Thirthalli J, et al. Battery for ECT related cognitive deficits (B4ECT-ReCoDe): development and validation. Asian J Psychiatr. 2013;6(3):243-8.

31. Lisanby SH, Maddox JH, Prudic J, Devanand DP, Sackeim HA. The effects of electroconvulsive therapy on memory of autobiographical and public events. Arch Gen Psychiatry. 2000;57(6):581-90.

32. Salani D, Goldin D, Valdes B, DeSantis J. Electroconvulsive therapy for treatment-resistant depression: dispelling the stigma. J Psychosoc Nurs Ment Health Serv. 2023;61(6):11-7.

33. Sackeim HA, Haskett RF, Mulsant BH, Thase ME, Mann JJ, Pettinati HM, et al. Continuation pharmacotherapy in the prevention of relapse following electroconvulsive therapy: a randomized controlled trial. Jama. 2001;285(10):1299-307.

34. Sharma RK, Kulkarni G, Kumar CN, Arumugham SS, Sudhir V, Mehta UM, et al. Antidepressant effects of ketamine and ECT: a pilot comparison. J Affect Disord. 2020;276:260-6.

35. Ghasemi M, Kazemi MH, Yoosefi A, Ghasemi A, Paragomi P, Amini H, et al. Rapid antidepressant effects of repeated doses of ketamine compared with electroconvulsive therapy in hospitalized patients with major depressive disorder. Psychiatry Res. 2014;215(2):355-61.

36. Kheirabadi G, Vafaie M, Kheirabadi D, Mirlouhi Z, Hajiannasab R. Comparative effect of intravenous ketamine and electroconvulsive therapy in major depression: a randomized controlled trial. Adv Biomed Res. 2019;8:25.

37. Basso L, Bonke L, Aust S, Gärtner M, Heuser-Collier I, Otte C, et al. Antidepressant and neurocognitive effects of serial ketamine administration versus ECT in depressed patients. J Psychiatr Res. 2020;123:1-8.

38. Daly EJ, Trivedi MH, Janik A, Li H, Zhang Y, Li X, et al. Efficacy of esketamine nasal spray plus oral antidepressant treatment for relapse prevention in patients with treatment-resistant depression: a randomized clinical trial. JAMA Psychiatry. 2019;76(9):893-903.

39. Zaki N, Chen LN, Lane R, Doherty T, Drevets WC, Morrison RL, et al. Long-term safety and maintenance of response with esketamine nasal spray in participants with treatment-resistant depression: interim results of the SUSTAIN-3 study. Neuropsychopharmacology. 2023;48(8):1225-33.

40. Yoldi-Negrete M, Gill LN, Olivares S, Lauziere A, Desilets M, Tourjman SV. The effect of continuation and maintenance electroconvulsive therapy on cognition: a systematic review of the literature and meta-analysis. J Affect Disord. 2022;316:148-60.

41. Kohtala S. Ketamine-50 years in use: from anesthesia to rapid antidepressant effects and neurobiological mechanisms. Pharmacol Rep. 2021;73(2):323-45.

42. Short B, Fong J, Galvez V, Shelker W, Loo CK. Side-effects associated with ketamine use in depression: a systematic review. Lancet Psychiatry. 2018;5(1):65-78.

43. Wajs E, Aluisio L, Holder R, Daly EJ, Lane R, Lim P, et al. Esketamine nasal spray plus oral antidepressant in patients with treatment-resistant depression: assessment of long-term safety in a phase 3, open-label study (SUSTAIN-2). J Clin Psychiatry. 2020;81(3):19m12891.

44. Szarmach J, Cubala WJ, Wlodarczyk A, Wiglusz MS. Short-term ketamine administration in treatment-resistant depression: focus on cardiovascular safety. Psychiatr Danub. 2019;31(Suppl 3):585-90.

45. Di Vincenzo JD, Siegel A, Lipsitz O, Ho R, Teopiz KM, Ng J, et al. The effectiveness, safety and tolerability of ketamine for depression in adolescents and older adults: a systematic review. J Psychiatr Res. 2021;137:232-41.

46. Chowdhury GM, Zhang J, Thomas M, Banasr M, Ma X, Pittman B, et al. Transiently increased glutamate cycling in rat PFC is associated with rapid onset of antidepressant-like effects. Mol Psychiatry. 2017;22(1):120-6.

47. Su TP, Chen MH, Li CT, Lin WC, Hong CJ, Gueorguieva R, et al. Dose-related effects of adjunctive ketamine in taiwanese patients with treatment-resistant depression. Neuropsychopharmacology. 2017;42(13):2482-92.

48. Fava M, Freeman MP, Flynn M, Judge H, Hoeppner BB, Cusin C, et al. Double-blind, placebo-controlled, dose-ranging trial of intravenous ketamine as adjunctive therapy in treatment-resistant depression (TRD). Mol Psychiatry. 2020;25(7):1592-603.

49. Price RB, Kissel N, Baumeister A, Rohac R, Woody ML, Ballard ED, et al. International pooled patient-level meta-analysis of ketamine infusion for depression: In search of clinical moderators. Mol Psychiatry. 2022;27(12):5096-112.

50. Medeiros GC, Gould TD, Prueitt WL, Nanavati J, Grunebaum MF, Farber NB, et al. Blood-based biomarkers of antidepressant response to ketamine and esketamine: a systematic review and meta-analysis. Mol Psychiatry. 2022;27(9):3658-69.

51. McIntyre RS, Carvalho IP, Lui LMW, Majeed A, Masand PS, Gill H, et al. The effect of intravenous, intranasal, and oral ketamine in mood disorders: a meta-analysis. J Affect Disord. 2020;276:576-84.

14 MECANISMOS DE AÇÃO DA ESTIMULAÇÃO DO NERVO VAGO

Rafaela C. Cordeiro
Francisco Eliclecio Rodrigues da Silva
Giselli Scaini
João Quevedo

A estimulação do nervo vago (ENV) é uma técnica criada inicialmente em 1988 pelos neurologistas norte-americanos Penry e Dean para tratar pacientes com epilepsia refratária. O nervo vago é o décimo nervo craniano, também o mais longo do corpo humano, sendo chamado anteriormente de nervo pneumogástrico. A raiz latina de seu nome significa "errante", referindo-se ao seu longo percurso desde o tronco cerebral até o abdome. As avaliações clínicas iniciais observaram que os pacientes que receberam tratamento com ENV apresentaram melhoras no humor e na cognição. Os estudos com ENV começaram, assim, a empregar mais formalmente escalas de classificação de depressão para estudar pacientes epilépticos e, no ano 2000, Elger e colaboradores[1] mostraram que, independentemente das mudanças na atividade convulsiva, a ENV acarretou melhorias estatisticamente significativas no humor. Na última década, há evidências crescentes de que uma aplicação bem-sucedida da ENV reduz os sintomas em uma ampla gama de condições médicas, como epilepsia, depressão resistente a tratamento (DRT) e dor crônica.

VIAS ANATÔMICAS ENVOLVIDAS NO USO CLÍNICO DA ESTIMULAÇÃO DO NERVO VAGO

O nervo vago surge da medula e tem numerosas ramificações, tendo um papel importante para conectar o sistema nervoso central aos órgãos viscerais, sendo capaz de detectar informações dos órgãos e transmitir comando a eles. Múltiplas categorias diferentes de fibras compõem o nervo vago, com até 90% de fibras aferentes retransmi-

204 Psiquiatria Intervencionista

tindo informações interoceptivas de muitos órgãos para o cérebro e a medula espinal. Os 10% de fibras restantes são eferentes parassimpáticas responsáveis pela influência que o nervo vago pode ter na atividade dos órgãos inervados.[2] As diferentes vias estão relacionadas no **Quadro 14.1**.

Em relação à ENV, a via aferente mais crítica é aquela que termina no núcleo do trato solitário.[5] Suas projeções para diferentes áreas podem ter impacto nos efeitos da ENV e muitas dessas regiões estão alteradas em estudos para epilepsia e depressão (**Fig. 14.1**).

O nervo vago esquerdo inerva principalmente o nó sinoatrial e o nervo vago direito, o nó atrioventricular, sendo o ramo esquerdo favorecido para a estimulação elétrica.[6] Existem dois outros ramos nervosos relevantes que merecem ser mencionados no contexto do uso clínico da ENV:[7]

1 O nervo laríngeo recorrente, que inerva os músculos laríngeos e sua coativação. Durante a ENV, podem ocorrer alguns efeitos colaterais típicos, como rouquidão e sensação de formigamento na garganta.

■ Quadro 14.1

Principais características das vias anatômicas relacionadas aos mecanismos fisiológicos do nervo vago

Vias	Principais características
Eferente visceral geral	Oriundas do núcleo motor dorsal, as fibras parassimpáticas pré-ganglionares constituem as fibras eferentes viscerais gerais do nervo vago, e é por meio delas que ele inerva todos os órgãos abdominais e torácicos.
Eferente visceral especial	Surgem de motoneurônios localizados na divisão dorsal do núcleo ambíguo e suprem músculos do palato mole, laringe, alguns músculos da faringe e fibras estriadas da porção superior do esôfago.
Aferente visceral geral	Neurônios sensoriais primários são encontrados no gânglio nodoso e se projetam para o núcleo do trato solitário, um centro de regulação muito importante das funções viscerais, cardiovasculares e respiratórias.
Aferente visceral especial	Supre as papilas gustativas da epiglote, mediadas por células do gânglio nodoso que terminam na porção rostral gustativa do núcleo do trato solitário, que, por fim, se projeta para o córtex gustativo.
Aferente somática geral	Responsável pela sensação geral da parte inferior da faringe, laringe, traqueia, brônquios, esôfago, parte da membrana timpânica da orelha externa, parede posterior do meato acústico externo e porta da dura-máter.

Fonte: Elaborado com base em McKinley e colaboradores[3] e Beckstead e colaboradores.[4]

Mecanismos de ação da estimulação do nervo vago

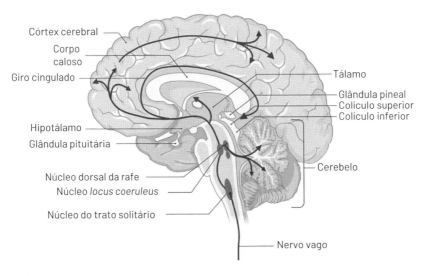

■ **Figura 14.1**
Ilustração esquemática das vias aferentes mais importantes nos efeitos da estimulação do nervo vago. As fibras aferentes compreendem até 90% do total de fibras nervosas vagais, transmitindo informações interoceptivas de muitos órgãos para o tronco encefálico, gânglios da base e córtex cerebral. Núcleo *locus coeruleus*, principalmente responsável pela produção de norepinefrina; núcleos da rafe, responsáveis pela produção de serotonina; e núcleo do trato solitário, relacionado com a ativação do *locus coeruleus* e núcleo dorsal da rafe, é um núcleo sensitivo situado no bulbo que envia informações para diversas regiões límbicas e corticais.
Fonte: Elaborada com base no *software* BioRender.com.

2   O ramo auricular do nervo vago, que transporta vias aferentes sensoriais da concha auricular e a maior parte da área ao redor do meato auditivo, sendo usado em ENV auricular transcutânea.

A investigação de quais características anatômicas dos indivíduos se correlacionam com distúrbios neuropsiquiátricos é realizada principalmente por meio de procedimentos de imagem funcional.[8] As principais características e achados em exames de imagem relacionados à ENV estão listados no **Quadro 14.2**.

O fluxo sanguíneo cerebral fornece uma medida direta da integridade cerebrovascular, permitindo quantificar a perfusão cerebral. O fluxo sanguíneo cerebral regional também serve como um marcador da atividade neural regional devido ao forte acoplamento entre o fluxo sanguíneo cerebral regional e a atividade neural e o metabolismo. Maior compreensão pode ser alcançada examinando-se a relação entre fluxo sanguíneo cerebral e taxas metabólicas cerebrais para glicose, uma vez que o cérebro usa glicose como substrato metabólico quase que exclusivamente para necessidades energéticas e até mesmo biossintéticas.[12]

■ Quadro 14.2
Principais características e efeitos detectados em exames de imagem na ENV

Exames	Principais características
Ressonância magnética funcional (fMRI) em estado de repouso	Na depressão, os pacientes resistentes ao tratamento e aqueles suscetíveis ao tratamento diferem pela hiperconectividade da rede de modo padrão e hipoconectividade da rede de controle cognitivo.[9]
fMRI dependente do nível de oxigênio no sangue (BOLD fMRI)	Detecta alterações na concentração intravascular de oxi-hemoglobina que leva a alterações no fluxo sanguíneo.
	Avalia efeitos agudos da ENV.
	Os córtices orbitofrontal e parieto-occipital, amígdala, hipotálamo e córtex temporal esquerdo sofrem ativação e desativação aguda com ENV em DRT.[10]
Tomografia por emissão de pósitrons (PET-scan)	Soma a atividade cerebral em 1 a 5 minutos ou 20 a 30 minutos, dependendo do isótopo emissor de pósitrons.
	Demonstra os efeitos intermediários calculados em vários minutos e as alterações crônicas da ENV.
	Uso limitado devido à exposição à radiação.[8]
Tomografia computadorizada por emissão de fóton único (SPECT)	Avaliação do fluxo sanguíneo cerebral e do metabolismo, mas é limitado por sua resolução relativamente baixa e usa apenas o fluxo relativo.
	Circuitos reguladores do humor estão envolvidos, como o córtex insular, o córtex orbitofrontal, a amígdala, o hipotálamo, os córtices pré-frontal ventromedial e dorsolateral estão associados às alterações neurobiológicas da ENV.[5]
Componente P300 de potencial relacionado a eventos registrados por eletroencefalografia	Marcador eletrofisiológico do sistema *locus coeruleus-norepinefrina*
	A amplitude do P300 é aumentada durante a ENV, apoiando a hipótese de que a ENV aumenta os níveis centrais de norepinefrina, com consequente aumento nos níveis de atenção.[11]

Como resultado de diferenças nas metodologias, como o ciclo "*on-off*", a intensidade da corrente, a frequência da estimulação, a amplitude de pulso e a duração total da ENV, os achados e conclusões não são completamente convergentes.[13,14]

Mecanismos de ação da estimulação do nervo vago 207

TIPOS DE ESTIMULAÇÃO DO NERVO VAGO

■ ESTIMULAÇÃO INVASIVA

A estimulação invasiva do nervo vago (iVNS, do inglês *invasive vagus nerve stimulation*) é baseada em uma implantação neurocirúrgica de eletrodos ao redor do nervo vago cervical esquerdo e apresenta todos os efeitos colaterais típicos associados a uma intervenção invasiva. Os eletrodos são fixados cirurgicamente ao nervo vago na região cervical médio-inferior do vago esquerdo (**Fig. 14.2**). Nessa região, o nervo fica entre a veia jugular interna e a artéria carótida, envolto em fáscia. A iVNS pode resultar em complicações, incluindo rouquidão, dispneia, náusea e dor pós-operatória. Apesar do potencial terapêutico diversificado da ENV, o custo e a acessibilidade limitada associados à ENV implantável levaram ao desenvolvimento de novos estimuladores que não requerem cirurgia.[15]

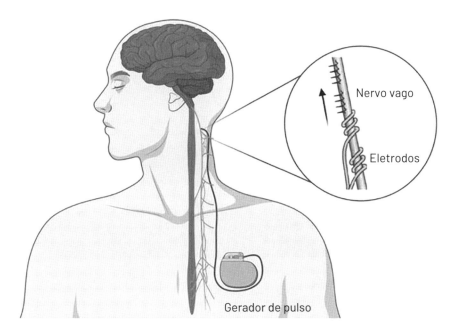

■ **Figura 14.2**
Nesse tipo de estimulação, um gerador de pulso implantado e um fio condutor estimulam o nervo vago, o que leva à estabilização da atividade elétrica no cérebro.
Fonte: Elaborada com base no *software* BioRender.com.

ESTIMULAÇÃO NÃO INVASIVA

A estimulação transcutânea do nervo vago é baseada na estimulação elétrica de aferentes vagais distribuídos cutaneamente que visa promover o aumento da neurotransmissão noradrenérgica por meio da estimulação indireta do *locus coeruleus*, que, por sua vez, causa modulação sistêmica da função cerebral. Sua maior vantagem é ser não invasiva, segura e bem tolerada, reduzindo custos e riscos e, portanto, tendo um campo de aplicação mais amplo.[16] Técnicas não invasivas para ENV têm efeitos benéficos no tratamento de epilepsia, depressão e dor. O tratamento inclui o uso de dispositivos que ativam o ramo auricular do nervo vago e o nervo vago cervical no pescoço.[17]

A estimulação transcraniana do nervo vago auricular (taVNS, do inglês *transauricular vagus nerve stimulation*) costuma ser aplicada por meio de eletrodos fixados na concha *cymba* da aurícula e tem como objetivo estimular as fibras vagais aferentes do ramo auricular, que ativam o *locus coeruleus*. Foi demonstrada a redução de sintomas em uma ampla gama de condições médicas, incluindo epilepsia e DRT, zumbido, esquizofrenia, doença de Alzheimer e dor crônica. A taVNS, com a neurorreabilitação, melhorou com sucesso os sintomas de distúrbios motores em adultos e crianças, além disso, em participantes saudáveis, provou ser eficiente na modulação da atenção e da cognição.[16]

A estimulação transcutânea cervical não invasiva do nervo vago (tcVNS, do inglês *transcutaneous cervical vagus nerve stimulation*) afeta a mesma região do nervo vago dentro da bainha carotídea, no pescoço, e tem uso aprovado para tratar crises episódicas de cefaleia e enxaquecas agudas. Na tcVNS, o campo elétrico penetra significativamente no pescoço e é suficiente para ativar o nervo vago cervical. Coletivamente, a tcVNS resulta em ativação vagal que afeta áreas cerebrais relacionadas à dor.[18]

Como futuras perspectivas, pesquisadores têm sugerido novas estratégias de estímulo para uma neuromodulação de precisão, necessária para expandir o horizonte da aplicação da ENV. Essa abordagem ideal dependeria diretamente da doença para qual está sendo usada como tratamento e deve ser orientada anatomicamente em cada caso.[19]

MECANISMOS DE AÇÃO ENVOLVIDOS NA ESTIMULAÇÃO DO NERVO VAGO

MODULAÇÃO DE MONOAMINAS

Estudos indicam que um dos efeitos da ENV é a alteração da concentração de neurotransmissores ou seus metabólitos no líquido cefalorraquidiano. Entre eles estão norepinefrina, acetilcolina, ácido gama-aminobutírico (GABA) e ácido 5-hidroxiindolacético (5HIAA), um importante metabólito da serotonina. Essas catecolaminas são moduladores bem conhecidos da atividade e excitabilidade corticais e contribuem para as alterações da ENV na atividade cortical.[20]

As alterações observadas são uma marca de sistemas neuromoduladores, evocando atividade simultânea em muitas regiões do cérebro.[21] Em pacientes com convulsões parciais, após a ENV, os níveis de 5HIAA aumentaram e os níveis de glutamato diminuíram no líquido cefalorraquidiano. Em ENV crônica, também foram detectados aumentos de serotonina e norepinefrina.[22]

A ENV parece afetar especialmente os sistemas neuromodulatórios associados a mudanças no estado de excitação e distúrbios do sono, o que explica parcialmente seus efeitos terapêuticos no tratamento de epilepsia, depressão e enxaqueca.[22] O principal mecanismo de ação da ENV depende de uma ativação do sistema *locus coeruleus*-norepinefrina. A ligação direta entre a estimulação elétrica das fibras vagais aferentes e o aumento da liberação de norepinefrina via ativação do *locus coeruleus* foi demonstrada em modelos animais e dados de pacientes.[21]

Embora a atenção seja regulada por vários sistemas de neurotransmissores, a norepinefrina central está envolvida no controle da atenção e ainda desempenha um importante papel modulador nos processos cognitivos, como vigilância, excitação, aprendizado e memória. A concentração de norepinefrina central tem efeitos inversos ao desempenho em tarefas de atenção, indicando que um aumento da atividade noradrenérgica facilita a função do circuito cortical que promove o estado de alerta e a atenção.[23]

O equilíbrio entre os impulsos excitatórios e inibitórios é crucial para o processamento da informação e a preservação das funções cognitivas.[24] O GABA, principal neurotransmissor inibitório no cérebro de mamíferos adultos, também desempenha um papel importante na regulação da atenção. A diminuição do funcionamento do GABA prejudica a atenção visual, enquanto o aumento abaixo do ideal também causa prejuízo no processamento atencional.[25] Em indivíduos saudáveis, os efeitos cognitivos parecem relacionados a mudanças de concentração de norepinefrina e GABA.[26]

Assim, as funções atencionais são fortemente dependentes da transmissão noradrenérgica e GABAérgica. A ENV demonstra ser eficiente na modulação desses neurotransmissores e, consequentemente, afeta os processos de atenção de maneira direta.

Fortes evidências de mecanismos comparáveis subjacentes aos efeitos da aplicação não invasiva de ENV em participantes saudáveis decorrem de estudos de neuroimagem funcional que demonstraram consistentemente ativações induzidas por taVNS em regiões do tronco cerebral, incluindo o núcleo do trato solitário e o *locus coeruleus*.[27] Estudos em animais e humanos associaram a estimulação das fibras aferentes vagais à transmissão do GABA também devido à ativação do núcleo do trato solitário. Assim, acredita-se que o aumento na transmissão de GABA é um mecanismo secundário de ação da ENV ou que a ENV sempre tem um efeito combinado na liberação de norepinefrina e GABA.[26]

■ MODULAÇÃO DA INFLAMAÇÃO

Estudos mostram que a ENV inibe as atividades das citocinas e melhora os desfechos da doença em modelos experimentais de sepse, isquemia/reperfusão, choque hemorrágico, isquemia miocárdica, íleo, artrite experimental e pancreatite.[19]

A inflamação tem um papel duplo no processo fisiológico, podendo limitar o processo infeccioso e promover a reparação e a recuperação tecidual, mas, se exagerada, pode causar uma ampla gama de patologias. Um desequilíbrio na resposta inflamatória local altamente regulada à infecção e à lesão pode resultar na produção excessiva de fator de necrose tumoral (TNF) e interleucina-1 beta (IL-1β), grupo de alta mobilidade box1 (HMGB1) e outras moléculas inflamatórias pelas células imunes e sua subsequente liberação na circulação. Esses eventos podem resultar em dano tecidual e consequente disfunção.[28]

O mecanismo molecular celular para a inibição da síntese de citocinas é atribuível à acetilcolina. Macrófagos e outras células produtoras de citocinas expressam receptores de acetilcolina, que transduzem um sinal intracelular que inibe a síntese de citocinas. O mais bem caracterizado desses receptores colinérgicos que suprimem as citocinas é o receptor nicotínico de acetilcolina α7 (α7nAChR), apoiado por dados pré-clínicos. A ENV inibe a liberação de TNF, IL-1, IL-6, IL-8 e HMGB1 por meio da interação ligante-receptor em células que expressam citocinas.[29]

Devido ao envolvimento da ENV e dos receptores nicotínicos contendo α7 na regulação da produção e dano de citocinas, esse braço eferente do reflexo inflamatório foi denominado via anti-inflamatória colinérgica (CAP, do inglês *colinergic antinflamatory pathway*). A CAP é conhecida por ativar fibras aferentes, como noradrenérgicas e GABAérgicas. A neuroimunomodulação da ENV é mediada por CAP, que é uma via dependente de α7nAChR que reduz as citocinas pró-inflamatórias.[30]

O sistema do nervo vago regula numerosos processos centrais e periféricos, evitando, assim, a inflamação exacerbada. Os potenciais de ação originados no nervo vago regulam as células T, que, por sua vez, produzem a acetilcolina, necessária para controlar a síntese e a liberação de citocinas pró-inflamatórias. O nervo vago e os agonistas colinérgicos ativam o baço noradrenérgico simpático através do α7nAChR para inibir a inflamação sistêmica.[31]

Por último, o α7nAChR é colocado nos terminais periféricos dos nervos simpáticos esplênicos. Quando estimulados pela acetilcolina das células T que chegam, eles liberam noradrenalina, que então atua nos receptores β-adrenérgicos nos macrófagos esplênicos para suprimir sua produção de TNF-α, sem a necessidade de qualquer potencial de ação. Contudo, os potenciais de ação gerados no nervo esplênico por estimulação direta poderiam gerar uma ação anti-inflamatória sem ativação de α7nAChR.[30]

No sistema nervoso central, ocorrem os mesmos fenômenos, nos quais a neuroinflamação pode participar da resolução da doença, mas também causar danos graves. A inflamação periférica é detectada por meio de diferentes vias, resultando em inflamação central e em um perfil de "comportamento doentio" que se sobrepõe aos sintomas de um episódio depressivo maior, que pode incluir depressão, ansiedade, anorexia e/ou letargia.[32]

Essa comunicação pode ocorrer via órgãos circunventriculares, sistema linfático ou citocinas que atravessam a barreira hematoencefálica, sendo o efeito mais proemi-

Mecanismos de ação da estimulação do nervo vago 211

nente se essa barreira for rompida. Independentemente dos mecanismos subjacentes às propriedades anti-inflamatórias da ENV, seu efeito foi amplamente confirmado em condições experimentais em patologias inflamatórias, de modo que também poderia exercer efeitos anti-inflamatórios no cérebro ao modular a neuroinflamação. Como a ENV desempenha um papel fundamental na liberação colinérgica periférica, atuando como um regulador anti-inflamatório, esse tratamento tem sido proposto como uma estratégia para controlar a inflamação periférica em condições patológicas.[30]

Em um mecanismo complementar, a ENV aguda causa um aumento da expressão gênica de fatores neurotróficos como fator neurotrófico derivado do cérebro (BDNF, do inglês *brain-derived neurotrophic factor*) e fator de crescimento de fibroblastos (bFGF, do inglês *basic fibroblast growth factor*) em ratos.[33] Fatores neurotróficos podem mediar a resposta antidepressiva e a neurogênese em áreas-chave do cérebro associadas a transtornos do humor, como o hipocampo. Por haver aumento da plasticidade do hipocampo em pacientes que responderam a antidepressivos e tratamentos não farmacológicos, os volumes do hipocampo podem ser um marcador de resposta à ENV.[34]

Uma perspectiva mecanicista indica que os fatores neurotróficos estão ligados à neurogênese e que o aumento das neurotrofinas durante o tratamento com antidepressivo e ENV pode interferir na morte neuronal causada pela depressão. Sabe-se que a inflamação reduz a expressão do BDNF, o qual desempenha um papel regulador negativo na resolução da inflamação.[35]

CONSIDERAÇÕES FINAIS

A teoria da ENV e seu mecanismo ainda estão em desenvolvimento, mas os diversos resultados em experimentos *in vivo* ou *in vitro* fornecem pistas. Os efeitos terapêuticos foram verificados em estudos animais com um amplo espectro de doenças, incluindo doenças sistêmicas com fisiopatologia inflamatória e doenças neuropsiquiátricas. Uma descoberta estabelecida é que os efeitos completos da ENV invasiva realmente não começam a aparecer até pelo menos seis meses a um ano após a implantação e, uma vez que as respostas são obtidas, elas continuam por muitos anos. Portanto, seus efeitos agudos e crônicos devem ser continuamente monitorados, uma vez que essa estimulação crônica alteraria a plasticidade neural e a excitabilidade. Já com as técnicas não invasivas, o uso da ENV pode fornecer alternativas efetivas e com menos efeitos adversos em comparação com a técnica cirúrgica. O desenvolvimento de dispositivos com novos protocolos de estimulação e aplicações clínicas fornecerão evidências se a ENV não invasiva tem efeitos semelhante à ENV invasiva. Assim, mais estudos são necessários para garantir que esses resultados promissores encontrados sejam reproduzidos no uso clínico em humanos, além de elucidar os mecanismos envolvidos.

REFERÊNCIAS

1. Elger G, Hoppe C, Falkai P, Rush AJ, Elger CE. Vagus nerve stimulation is associated with mood improvements in epilepsy patients. Epilepsy Res. 2000;42(2-3):203-10.

2. Thompson N, Mastitskaya S, Holder D. Avoiding off-target effects in electrical stimulation of the cervical vagus nerve: neuroanatomical tracing techniques to study fascicular anatomy of the vagus nerve. J Neurosci Methods. 2019;325:108325.

3. McKinley MJ, Clarke IJ, Oldfield BJ. Circumventricular Organs. In: Mai JK, Paxinos G, editors. The human nervous system. 3rd ed. Amsterdam: Elsevier; 2012. p. 594-617.

4. Beckstead RM, Morse JR, Norgren R. The nucleus of the solitary tract in the monkey: projections to the thalamus and brain stem nuclei. J Comp Neurol. 1980;190(2):259-82.

5. Kamel LY, Xiong W, Gott BM, Kumar A, Conway CR. Vagus nerve stimulation: an update on a novel treatment for treatment-resistant depression. J Neurol Sci. 2022;434:120171.

6. Conway CR, Gott BM, Azhar NH. Vagus nerve stimulation for treatment-refractory depression. In: Hamani C, Holtzheimer P, Lozano AM, Mayberg H, editors. Neuromodulation in psychiatry. Chichester: John Wiley & Sons; 2016. p. 335-52.

7. Vonck KEJ, Larsen LE. Vagus nerve stimulation: mechanism of action. In: Krames ES, Peckham PH, Rezai AR, editors. Neuromodulation. 2nd ed. Amsterdam: Elsevier; 2018. p. 211-20.

8. Chae JH, Nahas Z, Lomarev M, Denslow S, Lorberbaum JP, Bohning DE, et al. A review of functional neuroimaging studies of vagus nerve stimulation (VNS). J Psychiatr Res. 2003;37(6):443-55.

9. Dichter GS, Gibbs D, Smoski MJ. A systematic review of relations between resting-state functional-MRI and treatment response in major depressive disorder. J Affect Disord. 2015;172:8-17.

10. Bohning DE, Lomarev MP, Denslow S, Nahas Z, Shastri A, George MS. Feasibility of vagus nerve stimulation-synchronized blood oxygenation level-dependent functional MRI. Invest Radiol. 2001;36(8):470-9.

11. Sharon O, Fahoum F, Nir Y. Transcutaneous vagus nerve stimulation in humans induces pupil dilation and attenuates alpha oscillations. J Neurosci. 2021;41(2):320-30.

12. Gur RC, Ragland JD, Reivich M, Greenberg JH, Alavi A, Gur RE. Regional differences in the coupling between resting cerebral blood flow and metabolism may indicate action preparedness as a default state. Cerebral Cortex. 2009;19(2):375-82.

13. Colzato L, Beste C. A literature review on the neurophysiological underpinnings and cognitive effects of transcutaneous vagus nerve stimulation: challenges and future directions. J Neurophysiol. 2020;123(5):1739-55.

14. George MS, Caulfield KA, Wiley M. Shaping plasticity with non-invasive brain stimulation in the treatment of psychiatric disorders: present and future. Handb Clin Neurol. 2022;184:497-507.

15. Ben-Menachem E, Revesz D, Simon BJ, Silberstein S. Surgically implanted and non-invasive vagus nerve stimulation: a review of efficacy, safety and tolerability. Eur J Neurol. 2015;22(9):1260-8.

16. Yap JYY, Keatch C, Lambert E, Woods W, Stoddart PR, Kameneva T. Critical review of transcutaneous vagus nerve stimulation: challenges for translation to clinical practice. Front Neurosci. 2020;14:284.

17. Yuan H, Silberstein SD. Vagus nerve and vagus nerve stimulation, a comprehensive review: part II. Headache. 2016;56(2):259-66.

18. Lerman I, Davis B, Huang M, Huang C, Sorkin L, Proudfoot J, et al. Noninvasive vagus nerve stimulation alters neural response and physiological autonomic tone to noxious thermal challenge. PLoS One. 2019;14(2):e0201212.

19. Ahmed U, Chang YC, Zafeiropoulos S, Nassrallah Z, Miller L, Zanos S. Strategies for precision vagus neuromodulation. Bioelectron Med. 2022;8(1):9.

20. Rho HJ, Kim JH, Lee SH. Function of selective neuromodulatory projections in the mammalian cerebral cortex: comparison between cholinergic and noradrenergic systems. Front Neural Circuits. 2018;12:47.

21. Broncel A, Bocian R, Klos-Wojtczak P, Kulbat-Warycha K, Konopacki J. Vagal nerve stimulation as a promising tool in the improvement of cognitive disorders. Brain Res Bull. 2020;155:37-47.

22. Collins L, Boddington L, Steffan PJ, McCormick D. Vagus nerve stimulation induces widespread cortical and behavioral activation. Curr Biol. 2021;31(10):2088-98.e3.

23. Ruhnau P, Zaehle T. Transcranial auricular vagus nerve stimulation (taVNS) and ear-EEG: potential for closed-loop portable non-invasive brain stimulation. Front Hum Neurosci. 2021;15:699473.

24. Wilkinson ST, Sanacora G. A new generation of antidepressants: an update on the pharmaceutical pipeline for novel and rapid-acting therapeutics in mood disorders based on glutamate/GABA neurotransmitter systems. Drug Discov Today. 2019;24(2):606-15.

25. Leonte A, Colzato LS, Steenbergen L, Hommel B, Akyurek EG. Supplementation of gamma-aminobutyric acid (GABA) affects temporal, but not spatial visual attention. Brain Cogn. 2018;120:8-16.

26. Keute M, Ruhnau P, Heinze HJ, Zaehle T. Behavioral and electrophysiological evidence for GABAergic modulation through transcutaneous vagus nerve stimulation. Clin Neurophysiol. 2018;129(9):1789-95.

27. Badran BW, Dowdle LT, Mithoefer OJ, LaBate NT, Coatsworth J, Brown JC, et al. Neurophysiologic effects of transcutaneous auricular vagus nerve stimulation (taVNS) via electrical stimulation of the tragus: a concurrent taVNS/fMRI study and review. Brain Stimul. 2018;11(3):492-500.

28. Reardon C. Neuro-immune interactions in the cholinergic anti-inflammatory reflex. Immunol Lett. 2016;178:92-6.

29. Wang H, Yu M, Ochani M, Amelia CA, Tanovic M, Susarla S, et al. Nicotinic acetylcholine receptor α7 subunit is an essential regulator of inflammation. Nature. 2003;421(6921):384-8.

30. Fang YT, Lin YT, Tseng WL, Tseng P, Hua GL, Chao YJ, et al. Neuroimmunomodulation of vagus nerve stimulation and the therapeutic implications. Front Aging Neurosci. 2023;15:1173987.

31. Ramos-Martinez IE, Rodriguez MC, Cerbon M, Ramos-Martinez JC, Ramos-Martinez EG. Role of the cholinergic anti-inflammatory reflex in central nervous system diseases. Int J Mol Sci. 2021;22(24):13427.

32. Setiawan E, Wilson AA, Mizrahi R, Rusjan PM, Miler L, Rajkowska G, et al. Role of translocator protein density, a marker of neuroinflammation, in the brain during major depressive episodes. JAMA Psychiatry. 2015;72(3):268-75.

33. Shin HC, Jo BG, Lee CY, Lee KW, Namgung U. Hippocampal activation of 5-HT1B receptors and BDNF production by vagus nerve stimulation in rats under chronic restraint stress. Eur J Neurosci. 2019;50(1):1820-30.

34. Austelle CW, O'Leary GH, Thompson S, Gruber E, Kahn A, Manett AJ, et al. A comprehensive review of vagus nerve stimulation for depression. Neuromodulation. 2022;25(3):309-15.

35. Porter GA, O'Connor JC. Brain-derived neurotrophic factor and inflammation in depression: pathogenic partners in crime? World J Psychiatry. 2022;12(1):77-97.

15 ESTIMULAÇÃO DO NERVO VAGO EM TRANSTORNOS DO HUMOR

Matheus Souza Steglich
Wuilker K. Campos
João Quevedo
Roger Walz

O humor pode ser definido como um tônus emocional sustentado que impacta a percepção da pessoa ante o mundo, bem como modula seu comportamento. Os transtornos do humor são descritos como alterações importantes nesse tônus. Quadros em que predomina humor hipotímico são característicos da depressão unipolar ou bipolar, enquanto humor hipertímico (ou disfórico) é associado aos quadros de mania no transtorno bipolar (TB). As alterações de humor podem ter causas orgânicas (por condição médica geral), por influência do uso de substâncias ou por transtornos psiquiátricos. Essas condições são comuns, levando à grande morbimortalidade.[1]

O transtorno depressivo maior (TDM) figura entre as causas mais comuns de incapacidade no mundo. Os tratamentos para depressão podem levar semanas para apresentar um impacto na doença. Mesmo com novas intervenções farmacológicas, um terço dos pacientes não consegue atingir a remissão do quadro, constituindo casos de depressão resistente a tratamento (DRT).[2] Quadros depressivos com sintomas residuais apresentam piora progressiva ao longo do seguimento longitudinal, justificando a importância de reavaliação contínua do tratamento até atingir a remissão.[3]

Nas últimas décadas, o arsenal farmacológico tem aumentado, adicionando medicamentos com perfis diferentes. O ganho real foi a tolerabilidade e, consequentemente, a melhora da adesão, sem grandes mudanças em relação à eficácia.[3]

O modelo explicativo para os quadros depressivos – a hipótese da disfunção das monoaminas – aponta para alterações nos sistemas noradrenérgicos e serotoninérgico. Com o passar do tempo, esse modelo se mostrou insuficiente para explicar a fisiopatologia dos transtornos do humor.[4]

Dados relacionados à disfunção endócrina, com alterações no eixo hipotálamo-hipófise-adrenal e cascata inflamatória, demonstram que o TDM é uma doença sistêmica. Ainda, alterações autonômicas já foram descritas, como aumento de tônus simpático.[5, 6]

Já o TB é um quadro psiquiátrico complexo, por vezes grave, com diversos subtipos e apresentações. De acordo com a 5ª edição revisada do *Manual diagnóstico e estatístico de transtornos mentais* (DSM-5-TR), os transtornos do humor foram amplamente categorizados como transtornos bipolares e transtornos depressivos. O TB é subdividido em TB tipo I, TB tipo II, transtorno ciclotímico, TB relacionado à outra condição médica e TB induzido por substância/medicamento.[1]

O quadro de TB é caracterizado por mudanças de humor (ou seja, períodos alternados de euforia, irritabilidade e depressão), energia e comportamento. Sua prevalência ao longo da vida é estimada em 4,4% nos Estados Unidos, com a maioria dos casos surgindo durante a adolescência ou início da idade adulta. O TB é uma das principais causas de incapacidade entre os jovens e está associado a deficiências que afetam negativamente os funcionamentos pessoal, social e ocupacional.[2]

Revisões de custos de doenças encontraram uma carga econômica substancial associada ao TB, cujas estimativas variaram consideravelmente entre as publicações. Por exemplo, uma análise estimou que os custos totais de TB por pessoa ao longo da vida variaram de US$ 11.720 para um único episódio maníaco a US$ 624.785 para um curso da doença marcado por episódios não responsivos/crônicos (dólares americanos de 1998). Fontes de custos diretos de saúde para indivíduos com TB incluem despesas médicas associadas a atendimento psiquiátrico (internação e ambulatório), tratamento (farmacológico e não farmacológico) e atendimentos de emergência.

Pessoas com TB tendem a ter taxas mais altas de comorbidades médicas (síndrome metabólica e hipertensão arterial sistêmica) e condições psiquiátricas (uso de substâncias psicoativas, transtornos de ansiedade), o que contribui para uma maior utilização de serviços médicos gerais em comparação com a população geral. Poucos estudos examinaram os custos indiretos (p. ex., gastos associados à redução da produtividade no trabalho, necessidade de cuidadores) para aqueles com TB, porém, ainda assim, seu impacto é considerável, com perdas na produtividade laboral previamente estimadas em 20 a 94% do custo social total do TB.[2]

O manejo de pacientes com transtornos psiquiátricos consiste em terapia medicamentosa e/ou psicoterapia e/ou intervenções de estilo de vida (sono, atividade física). No entanto, para alguns indivíduos, essas modalidades de tratamento não produzem efeitos terapêuticos suficientes ou induzem efeitos colaterais intoleráveis. A neuromodulação, de maneira ampla, inclui estimulação cerebral profunda, estimulação do nervo vago (ENV) e estimulação magnética e elétrica transcraniana. Essas técnicas buscam modular alvos cerebrais associados com sintomas psiquiátricos e são especialmente empregadas em casos resistentes ao tratamento usual.[7]

Neste capítulo, serão apresentadas informações acerca do uso da ENV como adjuvante no tratamento nos transtornos do humor, com ênfase na depressão unipolar. Para aprofundar o assunto, sugere-se também consultar a bibliografia citada, incluindo a revisão sistemática de Bottomley e colaboradores.[8]

ESTIMULAÇÃO DO NERVO VAGO EM TRANSTORNOS DO HUMOR: EVOLUÇÃO HISTÓRICA

Em um primeiro momento, a ENV foi empregada no tratamento da epilepsia. Dados coletados nos estudos referentes a essa condição revelaram achados não previstos em relação ao humor. Em 1999, Parker e colaboradores[9] estudaram uma população de crianças com encefalopatias epilépticas e demonstraram que, apesar de a ENV não ter benefício em relação à frequência ou ao tempo de crises, teve resultado na percepção de efeitos colaterais, comportamento, concentração e afeto. Anteriormente a esses achados, Ben-Menachem e colaboradores[10] encontraram níveis aumentados de ácido 5-hidroxindolacético (formado pela degradação de serotonina) no líquido cerebrospinal de pacientes com crises parciais tratados com ENV três meses após a intervenção. Os dados apresentados apontaram para uma ação na neurotransmissão de serotonina. Estudos posteriores também encontraram aumento de serotonina e noradrenalina após ENV em longo prazo.[10]

Ainda, os primeiros estudos de ENV sugeriam que a noradrenalina desempenharia um papel crítico nos efeitos da técnica. Cerca de 80% das fibras do nervo vago são aferentes, projetando-se para o núcleo do trato solitário e, posteriormente, para o núcleo mediano dorsal da rafe e o *locus coeruleus*, áreas-chave de inervação serotoninérgica e noradrenérgica, respectivamente. A teoria monoaminérgica vigente à época apontava para participação central de ambos os sistemas para o surgimento dos sintomas depressivos.[11]

O acúmulo progressivo de evidências e conhecimento em relação aos efeitos no humor por ação da ENV, inicialmente em pacientes com epilepsia, levou a diversos estudos em populações com DRT, publicados no início dos anos 2000, até que, em 2005, a ENV foi aprovada pela Food and Drug Administration (FDA).[11]

EVIDÊNCIAS DE NEUROIMAGEM EM TRANSTORNOS DO HUMOR EM PACIENTES EM TRATAMENTO COM ESTIMULAÇÃO DO NERVO VAGO

Os achados de ressonância magnética funcional (fMRI) forneceram informações relevantes em relação à ação de ENV nas estruturas cerebrais. Bohning e colaboradores[12] foram os primeiros a superar o desafio tecnológico de captar neuroimagem funcional em pacientes com depressão tratados com ENV. Os autores conseguiram sincronizar o estímulo do implante e imagens de fMRI. A técnica empregada é baseada no chamado "efeito BOLD".[12]

O termo "Bold" é um acrônimo para *blood oxygenation level dependent effect*, isso porque esse método se baseia no nível de oxigenação do sangue. Embora os mecanismos que conectam a ativação neuronal e a fisiologia cerebral sejam ainda objeto de intensa pesquisa, é sabido que a ativação neuronal leva a um aumento no consumo

Estimulação do nervo vago em transtornos do humor 217

de ATP (adenosina trifosfato), o que implica em acréscimo na demanda por glicose e oxigênio. Para suprir a necessidade desses substratos básicos, ocorre uma elevação do nível de perfusão local, ou seja, um aumento localizado de atividade neuronal leva a um aumento local no volume e no fluxo de sangue. Essas alterações fisiológicas associadas à atividade cerebral acabam sendo fundamentais para a fMRI em razão das propriedades magnéticas da hemoglobina, componente do sangue responsável pelo transporte e pela difusão de oxigênio no nível celular.[13]

A atividade induzida por ENV foi encontrada nos córtex orbitofrontal e parieto-occipital bilateralmente, no córtex temporal esquerdo, no hipotálamo e na amígdala esquerda.[12] Achados de Lomarev e colaboradores[14] demonstraram que a ENV tem um efeito modulador dose-dependente, e pacientes estimulados com altas frequências (20 Hz) apresentaram maior ativação nas áreas anteriormente descritas quando comparados com pacientes estimulados com baixas frequências (5 Hz).

Mu e colaboradores[15] demonstraram que a largura de onda também influencia a ativação das estruturas relacionadas ao humor. Os autores apontam que a largura de onda com duração de 130 μs produz significativamente menor ativação quando comparada a 250 e 500 μs. Ainda, foi demonstrado que valores de 500 μs não produzem um acréscimo significativo de ativação quando comparados com 250 μs.[15]

PARÂMETROS DE ESTIMULAÇÃO DO NERVO VAGO EM TRANSTORNOS DO HUMOR

Os parâmetros relacionados à operação da ENV podem ser divididos em:[16]

1 **Largura de onda:** é a duração de um pulso quadrado de corrente. Este parâmetro de tempo está na unidade de microssegundo (μs).
2 **Intensidade da corrente:** é uma medida da amplitude, ou força, do pulso elétrico. Sua unidade é miliampères (mA). A intensidade da corrente é um parâmetro específico em aplicações de neuroestimulação de corrente constante (controlada por corrente), em que um gerador de pulso elétrico varia a voltagem com base na resistência do tecido para manter a intensidade da corrente estável. A ENV é mais frequentemente fornecida como controlada por corrente, que tem várias vantagens sobre a estimulação controlada por voltagem, incluindo segurança e controle preciso da estimulação. Embora a ENV possa teoricamente ser administrada usando estimuladores controlados por voltagem, o controle por corrente é o padrão para essa aplicação.
3 **Frequência:** é uma medida de ciclos de período total (do início de um pulso até o início do próximo pulso) em um segundo. Ao contrário da largura de onda, considera o tempo sem corrente aplicada. Sua medida é feita em hertz (Hz).
4 **Tempo ligado-desligado (*on-off time*):** faz referência aos períodos alternados de tempo em que o estímulo é realizado, com posterior pausa. No período "ligado", a

218 Psiquiatria Intervencionista

estimulação é entregue acima de uma intensidade de 0 mA. O período "desligado" é quando nenhuma estimulação é fornecida (0 mA). Na prática, isso estabelece períodos de estimulação ativa intercalados com períodos de descanso.

5 **Duração da estimulação:** é o tempo cumulativo do tratamento com ENV. Por exemplo, um paciente recebendo ENV diariamente por seis meses tem duração de seis meses. É uma medida imprecisa de dosagem porque não transmite quanta estimulação há naquele período. A importância da duração é que ela considera o efeito da dosagem cumulativa.

A **Tabela 15.1** sintetiza os valores utilizados por autores diferentes, em uma revisão de 20 estudos.

DIRETRIZES DE TRATAMENTO E A ESTIMULAÇÃO DO NERVO VAGO

O **Quadro 15.1** sintetiza as principais recomendações das mais importantes diretrizes mundiais. De maneira geral, elas citam a ENV como um tratamento invasivo, com resultados em longo prazo. Os critérios de resistência ao tratamento (falha com ao menos dois antidepressivos) são considerados por todos os autores, porém, algumas referências adotam o critério de falha em quatro medicamentos.[17]

A diretriz que melhor aborda a temática de neuromodulação é proposta pela Canadian Network for Mood and Anxiety Treatments (CANMAT) 2016 Clinical Guidelines for the Management of Adults with Major Depressive Disorder: Section 4. Neurostimulation Treatments, cujos autores revisaram a literatura e recomendaram o tratamento com ENV como terceira linha, considerando os dados disponíveis em relação à eficácia aguda e de manutenção, bem como segurança e tolerabilidade.[19]

■ Tabela 15.1

Parâmetros de 20 estudos sobre transtorno depressivo maior com estimulação do nervo vago

	Largura de onda	Frequência	Ligado/ desligado	Tempo administrado	Corrente
Parâmetro mais comum	500 µs	20 Hz	30 s/ 5 min	6 meses	Sem consenso nos 20 estudos
	(12 estudos)	(13 estudos)	(9 estudos)	(4 estudos)	
Faixa do parâmetro	130-500 µs	1,5-30 Hz	7 s-30 min/ 41-600 s	14 min-12 meses	0,13-6 mA

Fonte: Elaborada com base em Thompson e colaboradores.[16]

Estimulação do nervo vago em transtornos do humor 219

■ Quadro 15.1
Recomendação das principais diretrizes em relação à estimulação do nervo vago

Diretriz	Recomendação
APA	DRT; não recomendada em fase aguda de tratamento.
Va/DoD[18]	Somente em pesquisa.
CANMAT	Tratamento de terceira linha.
TMAP	Opção de estágio 5 (potencialização de psicofármacos).
WFSBP	Em caso de resposta insuficiente à farmacoterapia.
NICE	DRT.
BAP	Depressão crônica não responsiva a pelo menos quatro antidepressivos.
WHO	Não discutido.

APA: American Psychiatric Association; BAP: British Association of Psychopharmacology; CANMAT: Canadian Network for Mood and Anxiety Treatments; NICE: National Institute for Health and Care Excellence; TMAP: Texas Medication Algorithm Project; VA/DoD: Department of Veterans Affairs and Department; WFSBP: World Federation of Societies of Biological Psychiatry; WHO: World Health Organization.
Fonte: Elaborada com base em Bayes e Parker.[17]

EFICÁCIA DA ESTIMULAÇÃO DO NERVO VAGO PARA DEPRESSÃO RESISTENTE A TRATAMENTO

Bottomley e colaboradores[8] publicaram revisão sistemática e metanálise da literatura sobre ENV na população de pacientes com DRT. Esse estudo incluiu um total de 22 publicações com diferentes metodologias (sendo dois ensaios clínicos randomizados) na análise. As **Tabelas 15.2** e **15.3** sintetizam dados relacionados à resposta e à remissão (eficácia), utilizando como base escore em escalas psicométricas, após a intervenção com ENV mais tratamento padrão.[8]

Na literatura, há consenso de que a ENV tem um impacto positivo na população com DRT, com aumento cumulativo da resposta ao longo do tempo (avaliado até 24 meses). Os dois ensaios clínicos incluídos sugerem que a ENV adjuvante apresenta benefícios, apesar de apresentar limitações pelo tempo de observação dos pacientes.[8] Os estudos sugerem que a qualidade de vida dos indivíduos tratados com ENV adjuvante ao tratamento usual se manteve a mesma ou ligeiramente melhor. Mais pesquisas com foco em qualidade de vida são necessárias.[8]

220 Psiquiatria Intervencionista

■ Tabela 15.2
Estimulação do nervo vago com tratamento padrão – Resposta MADRS e HAM-D

Tempo de tratamento	MADRS (IC = 95%)	HAM-D (IC = 95%)
3 meses	23,9% (20,9, 27,0)	29,9% (14,5, 48,0)
6 meses	38,9% (30,2, 47,9)	43,4% (31,5, 55,7)
24 meses	52,6% (34,2, 70,6)	36,7% (20,1, 43,4)

HAM-D: Escala de Avaliação de Depressão de Hamilton; IC: intervalo de confiança; MADRS: Escala de Depressão de Montgomery-Asberg; Resposta: redução de maior ou igual a 50% em relação ao escore de base.
Fonte: Elaborada com base em Bottomley e colaboradores.[8]

■ Tabela 15.3
Estimulação do nervo vago com tratamento padrão – Remissão MADRS e HAM-D

Tempo de tratamento	MADRS (IC = 95%)	HAM-D (IC = 95%)
3 meses	12,1% (9,9, 14,6)	14,4% (5,4, 26,7)
6 meses	25,1% (16,7, 34,4)	27,3% (17,7, 37,8)
24 meses	37,7% (17,9, 59,7)	21,7% (16,2, 27,6)

HAM-D: Escala de Avaliação de Depressão de Hamilton; IC: intervalo de confiança; MADRS: Escala de Depressão de Montgomery-Asberg; Remissão:resposta mantida e MADRS menor ou igual a 9.
Fonte: Elaborada com base em Bottomley e colaboradores.[8]

EFEITOS COLATERAIS DA ESTIMULAÇÃO DO NERVO VAGO

A maioria dos pacientes em tratamento com ENV também toma medicamentos antidepressivos, portanto, os efeitos adversos são relacionados ao tratamento associado. Os efeitos adversos mais comumente relatados após um ano de ENV para DRT são alteração da voz (69,3%), dispneia (30,1%), dor (28,4%) e aumento da tosse (26,4%). Esses efeitos têm relação com a fase "ligado" e podem melhorar imediatamente desligando-se a estimulação.[19]

A tolerabilidade parece melhorar ao longo do tempo com taxas decrescentes de eventos adversos relatados por pacientes durante o tratamento de longo prazo. As taxas relatadas de eventos psiquiátricos adversos graves incluíram suicídio ou episódio de comportamento suicida (4,6%) e hipomania ou mania (2,7%).[19]

Uma menor taxa de mortalidade por todas as causas, incluindo suicídio, foi observada em pacientes com DRT tratados com ENV adjuvante em comparação com tratamento usual.[19]

CONSIDERAÇÕES FINAIS

A ENV é um tratamento invasivo, disponível em alguns países para pacientes com DRT. A análise crítica das evidências apresentadas na literatura científica atualizada dá suporte ao uso da ENV como adjuvante ao tratamento padrão para pacientes com depressão grave e que não responderam aos tratamentos farmacológicos e não farmacológicos disponíveis. Embora invasiva, a ENV apresenta níveis de segurança aceitáveis diante dos riscos inerentes à patologia em si, impactando significativamente sobre a carga da doença em termos de anos de vida perdidos por invalidez ou morte prematura. As evidências até o momento sugerem que os benefícios se incrementam com períodos mais longos de tratamento, acima de 12 meses, ultrapassando, portanto, o seguimento habitualmente feito em estudos randomizados. Em períodos mais longos (até 60 meses), os estudos observacionais sugerem que a ENV adjuvante ao tratamento padrão seja significativamente mais efetiva que o tratamento padrão isoladamente. Os dados disponíveis na literatura até o momento apontam que a ENV pode oferecer melhora sintomática e esperança para a um subgrupo de pacientes graves com DRT.[8] Estudos multicêntricos e com amostras maiores permitirão estabelecer com mais clareza características clínicas e laboratoriais capazes de identificar a subpopulação de pacientes com maior chance de se beneficiar do tratamento adjuvante com ENV.

A ENV deve ser conduzida por equipe multiprofissional especializada, em conjunto com o médico psiquiatra assistente do paciente, visando ao cuidado otimizado e a melhores desfechos.

REFERÊNCIAS

1. Sekhon S, Gupta V. Mood disorder. In: StatPearls [Internet]. Treasure Island: StatPearls; 2023 [acesso em 1 out. 2023]. Disponível em: https://www.ncbi.nlm.nih.gov/books/NBK558911/?report=printable.

2. Bessonova L, Ogden K, Doane MJ, O'sullivan AK, Tohen M. The economic burden of bipolar disorder in the United States: a systematic literature review. Clinicoecon Outcomes Res. 2020;12:481-97.

3. National Institute for Health and Care Excellence. Depression in adults: treatment and management: NICE guideline [Internet]. London: NICE; 2022 [acesso em 1 out 2023]. Disponível em: https://www.nice.org.uk/guidance/ng222.

4. McIntyre RS, Rosenblat JD, Nemeroff CB, Sanacora G, Murrough JW, Berk M, et al. Synthesizing the evidence for ketamine and esketamine in treatment-resistant depression: An international expert opinion on the available evidence and implementation. Am J Psychiatry. 2021;178(5):383-99.

5. Troubat R, Barone P, Leman S, Desmidt T, Cressant A, Atanasova B, et al. Neuroinflammation and depression: a review. Eur J Neurosci. 2021;53(1):151-71.

6. Sgoifo A, Carnevali L, Alfonso MAP, Amore M. Autonomic dysfunction and heart rate variability in depression. Stress. 2015;18(3):343-52.

7. Temel Y, Hescham SA, Jahanshahi A, Janssen MLF, Tan SKH, van Overbeeke JJ, et al. Neuromodulation in psychiatric disorders. Int Rev Neurobiol. 2012;107:283-314.

8. Bottomley JM, LeReun C, Diamantopoulos A, Mitchell S, Gaynes BN. Vagus nerve stimulation (VNS) therapy in patients with treatment resistant depression: a systematic review and meta-analysis. Compr Psychiatry. 2019;98:152156.

9. Parker AP, Polkey CE, Binnie CD, Madigan C, Ferrie CD, Robinson RO. Vagal nerve stimulation in epileptic encephalopathies. Pediatrics. 1999;103(4 Pt 1):778-82.

10. Ben-Menachem E, Hamberger A, Hedner T, Hammond E, Uthman B, Treig T, et al. Effects of vagus nerve stimulation on amino acids and other metabolites in the CSF of patients with partial seizures. Epilepsy Res. 1995;20(3):221-7.

11. Austelle CW, O'Leary GH, Thompson S, Gruber E, Kahn A, Manett AJ, et al. A comprehensive review of vagus nerve stimulation for depression. Neuromodulation. 2022;25(3):309-15.

12. Bohning DE, Lomarev MP, Denslow S, Nahas Z, Shastri A, George MS. Feasibility of vagus nerve stimulation-synchronized blood oxygenation level-dependent functional MRI. Invest Radiol. 2001;36(8):470-9.

13. Carneiro AAO, Ferreira A, Araújo DB, Sosa M, Moraes E, Baffa O. Biomagnetismo: aspectos instrumentais e aplicações. Rev Bras Ensino Fís. 2000;22(3):324-38.

14. Lomarev M, Denslow S, Nahas Z, Chae JH, George MS, Bohning DE. Vagus nerve stimulation (VNS) synchronized BOLD fMRI suggests that VNS in depressed adults has frequency/dose dependent effects. J Psychiatr Res. 2002;36(4):219-27.

15. Mu Q, Bohning DE, Nahas Z, Walker J, Anderson B, Johnson KA, et al. Acute vagus nerve stimulation using different pulse widths produces varying brain effects. Biol Psychiatry. 2004;55(8):816-25.

16. Thompson SL, O'Leary GH, Austelle CW, Gruber E, Kahn AT, Manett AJ, et al. A review of parameter settings for invasive and non-invasive Vagus Nerve Stimulation (VNS) applied in neurological and psychiatric disorders. Front Neurosci. 2021;15:709436.

17. Bayes AJ, Parker GB. Comparison of guidelines for the treatment of unipolar depression: a focus on pharmacotherapy and neurostimulation. Acta Psychiatr Scand. 2018;137(6):459-71.

18. VA/DoD clinical practice guideline: management of major depressive disorder (MDD). Washington: U.S. Department of Veterans Affairs; 2022.

19. Milev RV, Giacobbe P, Kennedy SH, Blumberger DM, Daskalakis ZJ, Downar J, et al. Canadian Network for Mood and Anxiety Treatments (CANMAT) 2016 clinical guidelines for the management of adults with major depressive disorder: section 4: neurostimulation treatments. Can J Psychiatry. 2016;61(9):561-75.

16 PSICODÉLICOS NA PSIQUIATRIA: MECANISMOS DE AÇÃO E INDICAÇÕES CLÍNICAS

Giordano Novak Rossi
José Augusto Silva Reis
Rafael Guimarães dos Santos
Jaime Eduardo Cecilio Hallak

UM BREVE HISTÓRICO DO USO DE PSICODÉLICOS

O uso de substâncias psicoativas acompanha a existência da humanidade há milhares de anos.[1] Uma delas, de interesse para este capítulo, é conhecida como ayahuasca (também chamada de "hoasca" ou "vegetal"). Descoberta na região da bacia amazônica na América do Sul, a ayahuasca é uma bebida psicodélica comumente feita a partir da fervura prolongada de duas plantas: caules macerados da videira *Banisteriopsis caapi* (também conhecida como cipó mariri ou jagube) e folhas do arbusto *Psychotria viridis* (também chamada de chacrona ou rainha).[2] A ayahuasca tem sido usada em cerimônias indígenas nessa região há milhares de anos, e não há registros concretos de quando foi inventada. Nesse contexto, esses a povos utilizavam para induzir visões e/ou rituais de iniciação dos mais novos nas tribos, acreditando que a ayahuasca lhes permitia acessar o mundo espiritual e obter *insights* para curar doenças físicas e espirituais. Com o avanço dos europeus pelo País, eventualmente o contato dos colonizadores com essas tribos aumentou, e o uso da ayahuasca se popularizou por meio de três principais linhas religiosas: o Santo Daime, a União do Vegetal (UDV) e a Barquinha. Essas religiões sincréticas combinam elementos do catolicismo, do espiritismo, das tradições indígenas e do africanismo em suas práticas.[3] Quanto às substâncias psicoativas da ayahuasca, seus efeitos se dão primariamente pelo seu conteúdo do psicodélico N, N-dimetiltriptamina (DMT, encontrada na *P. viridis*), mas também pelo seu conteúdo de β-carbolinas proveniente do cipó *B. caapi*, como descreveremos posteriormente.[4] A **Figura 16.1** apresenta as espécies *P. viridis* e *B. caapi* utilizadas para fazer ayahuasca.

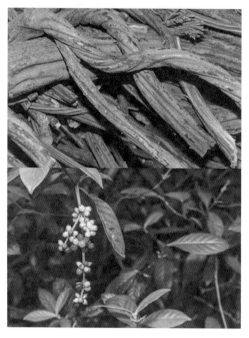

■ **Figura 16.1**
B. caapi (acima) e P. viridis (abaixo), plantas utilizadas no feitio da ayahuasca.
Fonte: Adaptada de Rossi.[2]

De forma análoga à história da ayahuasca, os registros históricos mostram que outras civilizações americanas, como os astecas, utilizavam cogumelos psicoativos (conhecidos popularmente como cogumelos mágicos) em suas práticas culturais e religiosas, referindo-se a eles como *teonanacatl* (traduzido para "alimento dos deuses").[5] Esses cogumelos têm como princípios ativos a psilocibina e a psilocina, destacando-se os do gênero *Psilocybe sp*. Já na Europa, há evidências de que os antigos gregos utilizavam uma bebida chamada *kykeon*, que alguns estudiosos acreditam que poderia ter contido o fungo ergot (*Claviceps sp*).[1] Esse fungo produz precursores da famigerada dietilamida do ácido lisérgico (LSD), que foi primeiramente sintetizada no fim da década de 1930 pelo químico suíço Albert Hofmann. Não obstante, na América Central, os nativos usavam em rituais cactos psicodélicos, notavelmente *Lophophora williamsii* (chamado popularmente de peiote).[5] Esse cacto é conhecido pelo seu conteúdo do psicodélico mescalina. Acredita-se que o uso do peiote pelos nativos americanos data de mais de 5 mil anos. Assim como com a ayahuasca e os fungos psicodélicos, o peiote era usado para fins curativos, proféticos e também em rituais culturais e ritos de passagem das comunidades.[1,5]

Com a passagem do tempo, o uso de substâncias psicoativas se manteve como uma faceta importante da cultura humana. A aplicação do método científico no estudo dos

Psicodélicos na psiquiatria: mecanismos de ação e indicações clínicas 225

psicodélicos teve início expressivo na primeira metade do século XX. Poucos anos depois da primeira síntese do LSD, a DMT foi extraída e isolada de jurema-preta no Brasil por Oswaldo Gonçalves de Lima.[2] Posteriormente, na década de 1950, a psilocibina foi isolada e sua estrutura descrita pela primeira vez, novamente com a ajuda de Albert Hofmann. A partir dessas descobertas, os caminhos foram abertos para a utilização dessas substâncias como modelos de psicopatologias (a fim de elucidar a origem de problemas na psique) e também como ferramentas terapêuticas para o tratamento de transtornos mentais. Nas décadas de 1950 e 1960, houve um aumento expressivo na quantidade de pesquisas que investigaram os curiosos efeitos que os psicodélicos causavam.[2]

Juntamente às investigações científicas, os psicodélicos se tornaram conhecidos na população geral como símbolos da contracultura e foram associados aos movimentos populares da época. Diversos artistas, músicos e escritores fizeram uso dos efeitos psicoativos dessas substâncias como fonte de inspiração em letras, melodias, histórias, pinturas e outras formas de expressão artística. Essas associações e o aumento expressivo do uso dessas substâncias eventualmente levaram ao controle de sua venda e posse e eventual proibição do seu uso no final dos anos de 1960.

Depois de sua proibição, a pesquisa com psicodélicos sofreu um hiato de aproximadamente 25 anos, até que pesquisadores na Alemanha, nos Estados Unidos e na Suíça iniciaram uma nova era de investigações nesse campo, no início dos anos 1990.[2] Após a volta da pesquisa com psicodélicos, observamos um aumento constante e expressivo do número de publicações envolvendo essas substâncias até os dias atuais, com diversos grupos ao redor do mundo investigando os achados do século passado. Apesar de resultados promissores dos estudos publicados antes da proibição dos psicodélicos, hoje se percebe uma série de limitações metodológicas nessas pesquisas, incluindo a falta de grupos-controle, o cegamento adequado e a utilização de substâncias placebo para avaliar o efeito da expectativa do tratamento. Esses fatos tornam necessário replicar esses achados em estudos modernos a fim de confirmá-los. Além disso, avanços tecnológicos na medicina permitem, hoje, um melhor entendimento de como funcionam os psicodélicos no corpo humano e, especialmente, no sistema nervoso central (SNC). Ao compreender os mecanismos de ação dessas substâncias, a intenção é que essas novas abordagens para o tratamento de transtornos mentais sejam aprovadas, em especial para pacientes que não apresentam resposta adequada aos tratamentos atualmente disponíveis.

A seguir, serão explorados os mecanismos de ação dessas substâncias e o estado da arte no que diz respeito ao seu uso como possíveis tratamentos para transtornos mentais. Em uma consideração final, apesar de ter mecanismo de ação similar aos da DMT, da psilocibina e do LSD, a mescalina pertence à outra classe química de compostos psicoativos (das feniletilaminas) e sua utilização em estudos clínicos ainda é muito limitada. Além disso, há diversos psicodélicos sintéticos, incluindo drogas da família 2C, derivadas da mescalina (2C-B ou 4-Bromo-2,5-dimetoxifenetilamina; 2C-I ou 4-iodo-2,5-dimetoxifeniletilamina, etc.), sobre as quais se sabe muito pouco em termos de segurança e tolerabilidade.[3] Também pode-se citar o uso da 3,4-metileno-dioximetanfetamina (MDMA) na psicoterapia assistida para o tratamento de transtorno de estresse pós-traumático (TEPT). Apesar de alguns considerarem essa anfetamina um psicodélico, essa substância se enquadra melhor na definição de empatógeno e seu mecanismo de ação difere do dos psicodélicos tradicionais. Dessa forma, não incluiremos discussões sobre essas substâncias nas próximas seções, e as informações a seguir focarão em dados relacionados à DMT/ayahuasca, psilocibina e LSD. A partir daqui, quando mencionarmos "psicodélicos", estaremos nos referindo a essas três substâncias, mesmo que os dados possam ser transpostos a outras substâncias das classes descritas, como a mescalina e outros psicodélicos sintéticos.

MECANISMOS DE AÇÃO

■ EFEITOS GERAIS

A administração de psicodélicos em seres humanos causa uma série de efeitos psicológicos, incluindo alucinações sensoriais, sinestesia, alterações na percepção da passagem do tempo, intensificação das emoções, sensação de transcendência, conexão com a natureza e o universo, euforia e experiências místicas ou espirituais.[2,3,5] Stanislav Grof, um dos pesquisadores mais experientes com administração de LSD no século XX, classificou essa substância como um "amplificador não específico do subconsciente".[5] Grof observou que a experiência fenomenológica psicodélica não era apenas dependente da droga, via de administração e dose utilizadas, mas também de fatores internos e externos ao indivíduo.[5] Esses elementos que têm grande influência nas experiências psicodélicas são conhecidos como set (fatores pessoais e internos ao usuário, incluindo personalidade, expectativas, humor no momento, entre outros) e setting (fatores ambientais e externos ao usuário, hora do dia, ambiente calmo ou agitado, fechado ou aberto, entre outros) na literatura. Dessa forma, apesar de serem mais comuns em doses mais altas, experiências transcendentais e de caráter místico podem ser induzidas com doses mais baixas se o set e setting forem adequados. Apesar de ainda haver dúvidas e resultados contraditórios se o efeito psicoativo dos psicodélicos é necessário para manifestação de efeitos terapêuticos, há evidências de que esses estados de consciência estejam associados a efeitos terapêuticos mais proeminentes e experiências mais significativas para os voluntários de estudos mais recentes.[5]

Assim como qualquer medicamento, apesar de muitas pessoas relatarem experiências positivas e até transformadoras com a utilização de psicodélicos, essas substâncias podem causar efeitos adversos graves, como ansiedade excessiva, confusão, paranoias, delírios, reações disfóricas, maníacas e psicóticas, reações conhecidas como bad trips ("viagens ruins"). Apesar de apresentar baixa prevalência, os psicodélicos também podem induzir o transtorno perceptivo persistente por alucinógenos (conhecidos popularmente como flashbacks). Nesses casos, usuários relatam efeitos

Psicodélicos na psiquiatria: mecanismos de ação e indicações clínicas   227

psicoativos semelhantes aos efeitos agudos das substâncias após o fim destes e da substância já ter sido eliminada do corpo. Esses fenômenos podem ocorrer de dias até meses após a última ingestão e são mais comuns quando essas drogas são usadas no contexto recreativo.[5] Tendo esses fatos em vista, uma seleção cuidadosa de voluntários em estudos clínicos com essas substâncias é imprescindível para garantir uma menor incidência de reações adversas e excluir populações com maior propensão a desenvolver esses efeitos, conforme será tratado posteriormente.

Em termos de duração da experiência, depende primariamente da via de administração, da dose e da droga que serão utilizadas. De modo geral, a administração intravenosa ou fumada de DMT gera os efeitos mais curtos, durando por volta de 30 minutos.[6] Já a ingestão oral de ayahuasca promove efeitos mais longos, normalmente por volta de 5 horas, e tem duração equivalente aos efeitos da psilocibina, que normalmente também é administrada via oral.[2,7] Por fim, o LSD promove efeitos por volta de 8 horas.[7]

■ ORIGEM QUÍMICA

Tanto a DMT quanto a psilocibina e o LSD têm semelhanças notáveis em termos de sua estrutura química com a serotonina. De forma mais específica, observa-se um anel indólico presente em suas estruturas moleculares.[2] A estrutura do indol também é encontrada no aminoácido triptofano, a partir do qual a serotonina é sintetizada biologicamente. A **Figura 16.2** ilustra a estrutura dessas substâncias, podendo-se verificar claramente a presença do indol em suas organizações moleculares.

■ FARMACOLOGIA

Considerando sua semelhança estrutural com a serotonina, não é surpresa que o sistema serotoninérgico seja o alvo primário de ação dos psicodélicos. Mais especificamente, o principal mecanismo de ação comum entre essas substâncias é o agonismo dos receptores de serotonina $5\text{-HT}_{1A,2A,2C}$, sendo o receptor 5-HT_{2A} majoritariamente responsável pelos seus efeitos psicoativos.[5] Os neurônios que expressam os receptores 5-HT_{2A} estão localizados principalmente na camada V dos neurônios piramidais do neocórtex, mas também em estruturas do sistema límbico e gânglios basais, como nos corpos mamilares do hipotálamo, hipocampo, núcleo accumbens, amígdala, caudado e putame.[4] Além de terem alta afinidade para esses receptores, diversos artigos demonstram que a administração de substâncias antagonistas 5-HT_{2A} em seres humanos impede a manifestação dos efeitos esperados dos psicodélicos.[5]

Em termos biomoleculares, evidências apontam que a ativação do receptor 5-HT_{2A} está relacionada com cascatas moleculares pós-sinápticas que causam aumento agudo da neurotransmissão glutamatérgica no córtex cerebral e indução da transcrição de genes relacionados com aumento da neuroplasticidade. Mais especificamente, acredita-se que agonistas 5-HT_{2A} induzam a liberação de fator neurotrófico derivado do cérebro (BDNF, do inglês *brain-derived neurotrophic factor*) e, consequentemente,

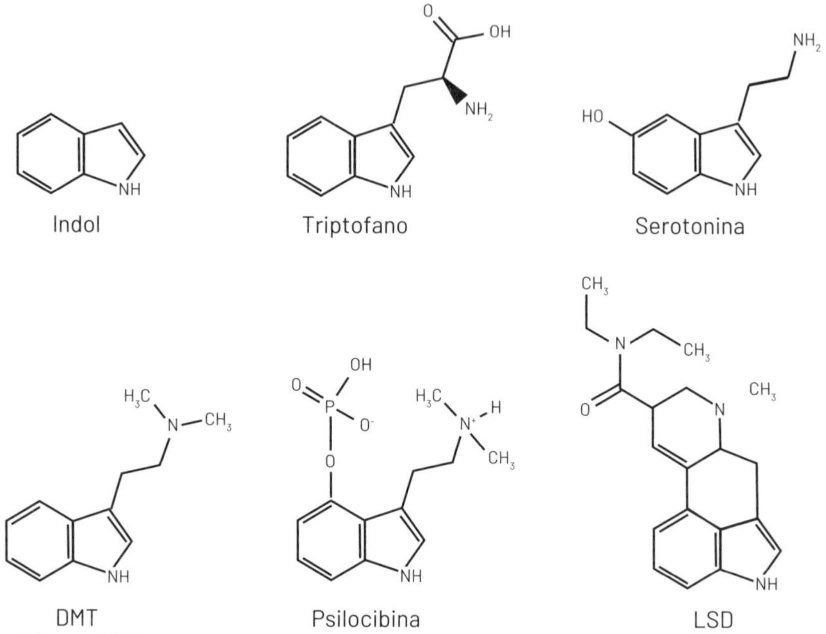

Figura 16.2

Estrutura molecular do indol e seus derivados químicos.

Fonte: Adaptada de Rossi.[2]

levam à ativação do seu receptor TrkB, o que leva à ativação da via da proteína-alvo da rapamicina (mTOR).[8] Esses processos causam aumento da densidade de espinhas dendríticas, ramificação delas e formação de novas sinapses.[8] Tendo em vista que diversos transtornos mentais estão relacionados com a diminuição da neuroplasticidade, neuroinflamação e morte neuronal, esse parece ser um mecanismo-chave pelo qual os psicodélicos efetuam seus efeitos terapêuticos. Em contrapartida, apesar de fortes evidências do aumento de neuroplasticidade após administração de psicodélicos em estudos em animais, avaliações dos níveis de BDNF no sangue nem sempre são reportadas em seres humanos, e ainda restam dúvidas se os níveis plasmáticos são confiavelmente correlacionados com os níveis no SNC.

O agonismo dos receptores 5-HT$_{1A}$ também parece contribuir no potencial terapêutico dos psicodélicos, localizados no hipocampo, no hipotálamo, na amígdala, no cingulado, no córtex infralímbico, nos núcleos da rafe e nas camadas I-II e, em menor extensão, nos V-VI do córtex cerebral.[4] Receptores 5-HT$_{1A}$ são os alvos primários de tratamentos atualmente aprovados para uma série de problemas de saúde mental, notavelmente para transtornos depressivos e de ansiedade. Seja de forma direta ou indireta, inibidores seletivos de recaptação de serotonina, antidepressivos tricíclicos, inibidores da monoamina oxidase e diversas outras drogas utilizadas

Psicodélicos na psiquiatria: mecanismos de ação e indicações clínicas 229

como tratamento para transtornos do humor aumentam a sinalização pós-sináptica 5-HT$_{1A}$. Também há evidências de que esse processo contribua para a neurogênese observada com essas terapias e, portanto, possivelmente para os efeitos terapêuticos dos psicodélicos.[4]

Apesar de diversas classes de medicamentos para transtornos mentais atualmente disponíveis modularem a funcionalidade dos receptores 5-HT$_{2C}$, o seu papel nos efeitos dos psicodélicos ainda é pouco entendido. Isso também se aplica a outros alvos serotoninérgicos dos psicodélicos, que incluem os receptores 5-HT$_{1B,1D,2B,5A,6,7}$ com graus variados de afinidade entre DMT, LSD e psilocibina.[9] De fato, essas substâncias muitas vezes se ligam com maior afinidade nesses outros receptores do que nos receptores 5-HT$_{1A,2A}$. Dessa forma, há ainda uma lacuna no conhecimento científico que necessita de mais investigações para elucidar as contribuições específicas de cada um desses alvos serotoninérgicos dos psicodélicos.

No caso da DMT pura e da ayahuasca, as questões se tornam mais complexas. Considerando a DMT pura, outros locais de ação possivelmente contribuem para seus efeitos. A DMT atua em diversos outros alvos moleculares nos quais não há evidências de que o LSD e a psilocibina modulem em intensidades clinicamente significativas. Estes incluem agonismo no receptor associado a traços de aminas do tipo 1 (TAAR-1), agonismo nos receptores sigma-1 (que já foram propostos serem os ligantes endógenos da DMT) e interações com os transportadores de serotonina (SERT) e transportador vesicular de monoamina tipo 2 (VMAT2).[4,6,10] Apesar disso, também ainda não está claro o quanto essas interações contribuem para os efeitos da DMT em relação aos de outros psicodélicos.

A ayahuasca, por sua vez, contém não só DMT, proveniente da *P. viridis*, mas também β-carbolinas provenientes do cipó *B. caapi*. Além do perfil farmacológico mais complexo da DMT em relação a outros psicodélicos, as β-carbolinas, especificamente harmina, tetrahidroharmina e harmalina, contribuem para os efeitos psicoativos da ayahuasca. Curiosamente, essas substâncias também possuem o anel indólico em suas estruturas moleculares, conforme representadas na **Figura 16.3**.

A necessidade da presença de β-carbolinas na ayahuasca se dá precisamente pelo seu principal mecanismo de ação, que é a inibição seletiva e reversível da enzima monoamina oxidase do tipo A (MAO-A). A DMT endógena e exógena é primariamente degradada por essa enzima e, quando administrada via oral, sofre rápido metabolismo no sistema gastrointestinal, não chegando a atingir o SNC.[5,10] Dessa forma, a DMT não é psicoativa quando administrada oralmente. Nesse contexto, as β-carbolinas da ayahuasca impedem a degradação da DMT e permitem que esta se torne ativa por essa via de administração.[4]

Considerando que há medicações antidepressivas e ansiolíticas que têm como mecanismo de ação a inibição da MAO, é muito provável que as β-carbolinas contribuam para os efeitos terapêuticos da ayahuasca, especialmente no caso de transtornos do humor. Essa inibição não só aumenta os níveis de ativação serotoninérgica, mas também de outras monoaminas cerebrais que têm suas concentrações no SNC con-

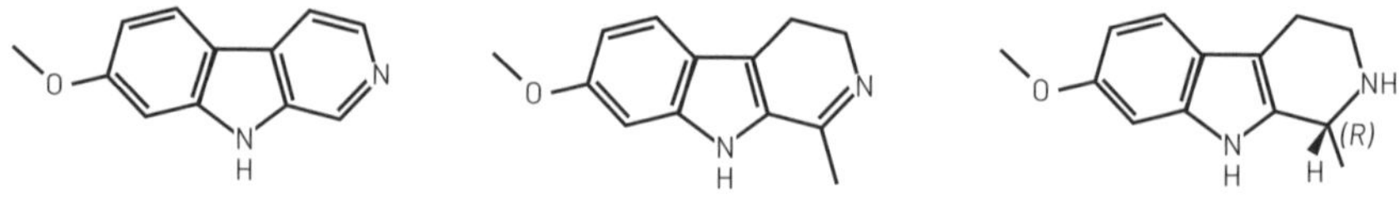

Harmina   Harmalina   Tetrahidroharmina

■ **Figura 16.3**

Estrutura das β-carbolinas encontradas na ayahuasca.

Fonte: Adaptada de Rossi.[2]

troladas por essa enzima (p. ex., a dopamina e a norepinefrina). Além dessa atuação, as β-carbolinas também apresentam outros mecanismos de ação, incluindo ligação com a proteína quinase regulada por tirosina-fosforilação de dupla especificidade 1A (DYRK1A), afinidade moderada para os receptores 5-HT_{2A} e imidazolínicos I2, baixa afinidade para os receptores 5-HT_{2C} e transportadores de dopamina, inibição da agregação proteica intracelular, agonismo para receptores GABA-A, antagonismo em receptores adrenérgicos α-1 e inibição de outras enzimas além da MAO-A, como diversas enzimas do citocromo P450.[4]

Como se pode perceber, a ayahuasca contém perfil farmacológico distinto dos outros psicodélicos. Por um lado, é possível que essa substância seja mais eficaz no tratamento de determinados transtornos mentais, mas, por outro lado, o risco de interações farmacológicas com outros medicamentos se torna maior em relação à administração de DMT pura, LSD e psilocibina. Apesar de não haver relatos na literatura recente, deve-se atentar especialmente para o risco de síndrome serotoninérgica, que é uma condição potencialmente letal e pode decorrer da interação da ayahuasca e outros psicodélicos com outras drogas agonistas do sistema de serotonina.

EVIDÊNCIAS PARA POSSÍVEIS INDICAÇÕES CLÍNICAS DOS PSICODÉLICOS

Antes de iniciarmos a próxima seção, alertamos o leitor de que os psicodélicos ainda estão em estágio de investigação clínica e no momento da escrita deste livro não há qualquer indicação aprovada para seu uso como medicamento. Essa situação deve mudar nos próximos anos, especialmente com a crescente fonte de evidências científicas que está se acumulando a favor do uso dessas substâncias para tratar transtornos mentais. Mesmo assim, o paradigma de tratamento provavelmente será similar ao da administração de cetamina e seus enantiômeros (dextrocetamina especialmente na formulação intranasal de escetamina) para o tratamento de depressão. Nesses contextos, os pacientes fazem a administração das substâncias em regime supervisionado por profissionais qualificados em um ambiente apropriado. É muito provável que sessões de psicoterapia antes, durante e depois da administração

Psicodélicos na psiquiatria: mecanismos de ação e indicações clínicas   231

dos psicodélicos sejam inclusas no tratamento para garantir uma melhor segurança, diminuir a prevalência e a intensidade de efeitos adversos, e tirar o maior proveito possível do tratamento. As informações providas na literatura devem ser avaliadas de forma cautelosa, especialmente levando em consideração que ainda são necessários estudos maiores e bem desenhados metodologicamente para diversas possíveis futuras aplicações terapêuticas dos psicodélicos.

■ SEGURANÇA E TOLERABILIDADE

Como mencionado anteriormente, os psicodélicos podem causar efeitos adversos e graves. Quanto à ocorrência de efeitos adversos durante os efeitos agudos das substâncias, em contexto clínico (onde há triagem e seleção cuidadosa dos pacientes), estes costumam ser esperados, transientes e manejáveis, sem necessidade de intervenções farmacológicas.[11,12] Os mais comuns incluem aumento da pressão arterial e frequência cardíaca, náusea, vômito, dores de cabeça, enxaquecas, ansiedade, desconforto psicológico e emoções intensas ou desconfortáveis.[11,12] Conforme apresentado, os efeitos adversos graves incluem paranoias, delírios, reações disfóricas, maníacas e psicóticas. Apesar da possibilidade de ocorrer reações adversas graves, não há registros disso em ensaios clínicos com seres humanos até o momento, novamente evidenciando a importância de seleção e triagem cuidadosa dos pacientes.[11,12] Esse processo inclui verificar histórico de doenças cardiovasculares, hepáticas, desequilíbrios hormonais (p. ex., hipo ou hipertireoidismo), presença de outros transtornos mentais que não os alvos do tratamento e que podem ser agravados por psicodélicos (especialmente esquizofrenia e psicose), utilização de medicamentos (especialmente serotoninérgicos no caso de ayahuasca ou possíveis fármacos similares que venham a ser desenvolvidos de sua formulação), acompanhamento e suporte dos pacientes por pessoas qualificadas durante e após a administração das substâncias.

Também é interessante saber sobre o histórico de doenças de familiares próximos relacionadas com as supracitadas. Em nossos experimentos com ayahuasca na Universidade de São Paulo (USP), *campus* de Ribeirão Preto, excluímos voluntários com familiares de primeiro grau com diagnóstico de esquizofrenia, por exemplo, mesmo que o voluntário não tivesse o diagnóstico. Ainda se sabe pouco sobre os possíveis efeitos adversos de psicodélicos em uma série de transtornos mentais e patologias, por isso, essas substâncias devem ser utilizadas com cautela, a fim de minimizar seus possíveis efeitos negativos.

TRANSTORNOS DEPRESSIVOS E DE ANSIEDADE

No momento, as evidências de melhor qualidade em relação ao uso terapêutico dos psicodélicos são para o tratamento de depressão unipolar (recorrente ou não), cuidados paliativos para depressão causada por doenças terminais e transtornos de ansiedade associados ou não.[13] Possivelmente essa será a primeira aplicação terapêutica aprovada dessas substâncias. A favor do uso dos psicodélicos estão seus efeitos antidepressivos rápidos (muitas vezes durante os efeitos agudos das substâncias) e duradouros (por semanas ou meses após uma ou duas doses). Muitos experimentos também relatam mudanças positivas em traços de personalidade, melhora na qualidade de vida e notáveis taxas de remissão dos sintomas e de resposta aos tratamentos. Entre os três psicodélicos investigados, a psilocibina lidera em termos de artigos disponíveis no assunto e amostra total (n = 502).Os **Quadros 16.1, 16.2 e 16.3** resumem os achados dos ensaios clínicos publicados até junho de 2023 para estudos com psilocibina, LSD e ayahuasca, respectivamente. Recomenda-se que o leitor consulte as referências originais para informações mais detalhadas de cada estudo em particular.

TRANSTORNOS POR USO DE SUBSTÂNCIAS

Outra possível aplicação terapêutica dos psicodélicos está no seu uso terapêutico em transtornos por uso de substâncias.[13] Diversos estudos observacionais em consumidores de ayahuasca verificam redução no uso de outras substâncias nessa população.[32,33] Para o LSD no tratamento de dependência de álcool, uma metanálise de seis estudos publicados nas décadas de 1960 e 1970 corrobora esses dados, com uma razão de chances para redução do consumo de 1,96 favorecendo o LSD em comparação com placebo.[34] No caso da psilocibina, há três ensaios clínicos publicados até o momento. Os resultados desses estudos podem ser verificados no **Quadro 16.4**.

OUTRAS APLICAÇÕES CLÍNICAS

Há outras possíveis aplicações clínicas para os psicodélicos além das citadas, para as quais há dados pré-clínicos e observacionais (especialmente com ayahuasca) que indicam a necessidade de investigações em seres humanos. Entre elas, podemos citar seu potencial no tratamento de doenças neurodegenerativas (tendo em vista os efeitos neuroplásticos dessas substâncias), fobias e TEPT. Apesar disso, para essas e outras condições, como transtornos da personalidade, ainda se sabe muito pouco quanto aos possíveis efeitos positivos e negativos dos psicodélicos. Dessa forma, ainda são necessários anos de estudos em animais e seres humanos para verificar se essas substâncias têm potencial terapêutico nesses casos.

■ **Quadro 16.1**

Ensaios clínicos avaliando efeitos antidepressivos e ansiolíticos da psilocibina

Referência	Desenho experimental	Indicação	Tamanho amostral	Intervenções	Resultados principais (comparações com placebo e com linha de base)
Grob e colaboradores[14]	Cruzado, randomizado, duplo-cego e controlado com placebo	Depressão e ansiedade em pacientes com câncer terminal	12	Psilocibina (0,2 mg/kg) e placebo (niacina 250 mg); com terapia de suporte e existencial	Redução dos sintomas em comparação com placebo e 1, 3 e 6 meses após o início
Ross e colaboradores[15]	Cruzado, randomizado, duplo-cego e controlado com placebo	Depressão e ansiedade em pacientes com câncer terminal	29	Psilocibina (0,3 mg/kg) e placebo (niacina 250 mg); com terapia eclética	Redução dos sintomas em comparação com placebo e 7 semanas após o início
Griffiths e colaboradores[16]	Cruzado, randomizado, duplo-cego e controlado com placebo	Depressão e ansiedade em pacientes com câncer terminal	51	Psilocibina (22 ou 30 mg) e placebo (psilocibina 1 ou 3 mg); com terapia de suporte	Redução dos sintomas em comparação com placebo e 5 semanas e 6 meses após o início

(Continua)

■ Quadro 16.1

Ensaios clínicos avaliando efeitos antidepressivos e ansiolíticos da psilocibina (*Continuação*)

Referência	Desenho experimental	Indicação	Tamanho amostral	Intervenções	Resultados principais (comparações com placebo e com linha de base)
Carhart-Harris e colaboradores[17,18]	Aberto	Depressão unipolar resistente ao tratamento	20	Duas doses ativas de psilocibina (10 e 25 mg); com terapia integrativa	Redução dos sintomas em comparação com a linha de base 1 semana, 3 e 6 meses após o início
Davis e colaboradores[19]	Randomizado com lista de espera	Depressão unipolar	27	Duas doses ativas de psilocibina (20 e 30 mg); com terapia de suporte e integrativa	Redução dos sintomas em comparação com o grupo de espera 1 e 4 semanas após o início
Carhart-Harris e colaboradores[20]	Randomizado, duplo-cego e controlado com placebo em grupos paralelos	Depressão unipolar persistente	59	Duas doses ativas de psilocibina (25 mg) comparadas ao tratamento convencional (escitalopram); com terapia de suporte e integrativa	Redução dos sintomas nos dois grupos sem diferenças significativas entre eles 6 semanas após o início

(*Continua*)

Ensaios clínicos avaliando efeitos antidepressivos e ansiolíticos da psilocibina (Continuação)

Referência	Desenho experimental	Indicação	Tamanho amostral	Intervenções	Resultados principais (comparações com placebo e com linha de base)
Goodwin e colaboradores[21,22]	Randomizado, duplo-cego e controlado com placebo em grupos paralelos	Depressão unipolar resistente ao tratamento	233	Uma dose ativa de psilocibina (10 ou 25 mg) ou placebo (psilocibina 1 mg); com terapia de suporte e integrativa	Redução dos sintomas no grupo 25 mg em comparação com os outros 2 grupos 3 semanas após o início do tratamento, com tendência aparente 12 semanas após o início
von Rotz e colaboradores[23]	Randomizado, duplo-cego e controlado com placebo em grupos paralelos	Depressão unipolar	52	Psilocibina (0,215 mg/kg) ou placebo (manitol); com terapia de suporte e integrativa	Redução dos sintomas em comparação com o placebo e 14 dias após o início
Sloshower e colaboradores[24]	Duplo-cego e controlado com placebo em ordem fixa	Depressão unipolar	19	Psilocibina (0,3 mg/kg) e placebo (celulose microcristalina); com terapia de suporte e integrativa	Maior redução dos sintomas após psilocibina do que placebo, mas sem diferença significativa entre os grupos. Efeito antidepressivo persistindo em média 2 meses após psilocibina

■ **Quadro 16.2**
Ensaios clínicos avaliando efeitos antidepressivos e ansiolíticos do LSD

Referência	Desenho experimental	Indicação	Tamanho amostral	Intervenções	Resultados principais (comparações com placebo e com linha de base)
Gasser e colaboradores[25,26]	Cruzado, randomizado, duplo-cego e controlado com placebo	Depressão e ansiedade em pacientes com doenças terminais	12	LSD (200 µg) e placebo (LSD 20 µg); com terapia de suporte e integrativa	Redução dos sintomas em comparação com placebo 2 meses após o início, com tendência à manutenção 12 meses após o início
Holze e colaboradores[27]	Cruzado, randomizado, duplo-cego e controlado com placebo	Depressão e ansiedade em pacientes com e sem doenças terminais	42	Duas doses ativas de LSD (200 µg) e placebo (LSD 20 µg); com terapia de suporte e integrativa	Redução dos sintomas em comparação com placebo e 4 meses após o início

Psicodélicos na psiquiatria: mecanismos de ação e indicações clínicas

■ Quadro 16.3
Ensaios clínicos avaliando efeitos antidepressivos e ansiolíticos da ayahuasca

Referência	Desenho experimental	Indicação	Tamanho amostral	Intervenções	Resultados principais (comparações com placebo e com linha de base)
Osório e colaboradores[28]	Aberto	Depressão unipolar persistente	6	Ayahuasca (120 a 200 mL) contendo 0,8 mg/mL de DMT e 0,21 mg/mL de harmina; sem psicoterapia	Redução dos sintomas até 21 dias após o início
Sanches e colaboradores[29]	Aberto	Depressão unipolar persistente	17	Ayahuasca (2,2 mL/kg) contendo 0,8 mg/mL de DMT e 0,21 mg/mL de harmina; sem psicoterapia	Redução dos sintomas até 21 dias após o início
Palhano-Fontes e colaboradores[30]	Randomizado, duplo-cego e controlado com placebo em grupos paralelos	Depressão unipolar resistente ao tratamento	29	Ayahuasca (1 mL/kg) contendo 0,36 mg/mL de DMT, 1,86 mg/mL de harmina, 0,24 mg/mL de harmalina e 1,2 mg/mL de tetrahidroharmina; sem psicoterapia	Redução dos sintomas em comparação com placebo e até 7 dias após o início
Santos e colaboradores[31]	Randomizado, duplo-cego e controlado com placebo em grupos paralelos	Ansiedade social	17	Ayahuasca (1 mL/kg) contendo 0,68 mg/mL de DMT, 0,52 mg/mL de harmina, 0,14 mg/mL de harmalina e 0,62 mg/mL de tetrahidroharmina; sem psicoterapia	Melhora na autopercepção do desempenho durante tarefa de simulação de fala em público em comparação com placebo

■ Quadro 16.4

Ensaios clínicos para tratamento de dependência de substâncias com psilocibina

Referência	Desenho experimental	Indicação	Tamanho amostral	Intervenções	Resultados principais (comparações com placebo e com linha de base)
Bogenschutz e colaboradores[35]	Aberto	Dependência de álcool	10	Sessão 1: psilocibina (0,3 mg/kg); Sessão 2: psilocibina (0,4 mg/kg); com terapia de suporte, motivacional e cognitiva-comportamental	Redução no número de dias com consumo de álcool e dias com consumo elevado até 9 meses após o início
Johnson e colaboradores[36]	Aberto	Dependência de tabaco	15	Sessão 1: psilocibina (20 mg/70 kg); Sessão 2: psilocibina (30 mg/70 kg); com terapia de suporte, motivacional e cognitiva-comportamental	Abstinência do consumo de tabaco em 80% da amostra 6 meses após o início
Bogenschutz e colaboradores[37]	Randomizado, duplo-cego e controlado com placebo em grupos paralelos	Dependência de álcool	93	Sessão 1: psilocibina (25 mg/70 kg) ou placebo (difenidramina 50 mg); Sessão 2: psilocibina (30 ou 40 mg/70 kg) ou placebo (difenidramina 100 mg); com terapia de suporte, motivacional e cognitiva-comportamental	Redução no número de dias com consumo de álcool e dias com consumo elevado comparado com placebo e até 8 meses após o início

REFERÊNCIAS

1. George DR, Hanson R, Wilkinson D, Garcia-Romeu A. Ancient roots of today's emerging renaissance in psychedelic medicine. Cult Med Psychiatry. 2022;46(4):890-903.

2. Rossi GN. Avaliação das possíveis interações entre o canabidiol e a ayahuasca em voluntários saudáveis: um estudo randomizado, duplo-cego e controlado com placebo [dissertação]. Ribeirão Preto: Universidade de São Paulo; 2020.

3. Santos RG. Ayahuasca: physiological and subjective effects, comparison with d-amphetamine and repeated dose assessment [tese]. Barcelona: Universitat Autònoma de Barcelona; 2012.

4. Rossi GN, Guerra LTL, Baker GB, Dursun SM, Saiz JCB, Hallak JEC, et al. Molecular pathways of the therapeutic effects of ayahuasca, a botanical psychedelic and potential rapid-acting antidepressant. Biomolecules. 2022;12(11):1618.

5. Nichols DE. Psychedelics. Pharmacol Rev. 2016;68(2):264-355.

6. Barker SA. N, N-Dimethyltryptamine (DMT), an endogenous hallucinogen: past, present, and future research to determine its role and function. Front Neurosci. 2018;12:536.

7. Ley L, Holze F, Arikci D, Becker AM, Straumann I, Klaiber A, et al. Comparative acute effects of mescaline, lysergic acid diethylamide, and psilocybin in a randomized, double-blind, placebo-controlled cross-over study in healthy participants. Neuropsychopharmacology. 2023 May 25.

8. Kadriu B, Greenwald M, Henter ID, Gilbert JR, Kraus C, Park LT, et al. Ketamine and serotonergic psychedelics: common mechanisms underlying the effects of rapid-acting antidepressants. Int J Neuropsychopharmacol. 2021;24(1):8-21.

9. Halberstadt AL, Geyer MA. Multiple receptors contribute to the behavioral effects of indoleamine hallucinogens. Neuropharmacology. 2011;61(3):364-81.

10. Carbonaro TM, Gatch MB. Neuropharmacology of N,N-dimethyltryptamine. Brain Res Bull. 2016;126(Pt 1):74-88.

11. Rossi GN, Dias ICS, Baker G, Saiz JCB, Dursun SM, Hallak JEC, et al. Ayahuasca, a potentially rapid acting antidepressant: focus on safety and tolerability. Expert Opin Drug Saf. 2022;21(6):789-801.

12. Rossi GN, Hallak JEC, Saiz JCB, Santos RG. Safety issues of psilocybin and LSD as potential rapid acting antidepressants and potential challenges. Expert Opin Drug Saf. 2022;21(6):761-76.

13. Santos RG, Osório FL, Crippa JAS, Riba J, Zuardi AW, Hallak JEC, et al. Antidepressive, anxiolytic, and antiaddictive effects of ayahuasca, psilocybin and lysergic acid diethylamide (LSD): a systematic review of clinical trials published in the last 25 years. Ther Adv Psychopharmacol. 2016;6(3):193-213.

14. Grob CS, Danforth AL, Chopra GS, Hagerty M, McKay CR, Halberstadt AL, et al. Pilot study of psilocybin treatment for anxiety in patients with advanced-stage cancer. Arch Gen Psychiatry. 2011;68(1):71-8.

15. Ross S, Bossis A, Guss J, Agin-Liebes G, Malone T, Cohen B, et al. Rapid and sustained symptom reduction following psilocybin treatment for anxiety and depression in patients with life-threatening cancer: a randomized controlled trial. J Psychopharmacol. 2016;30(12):1165-80.

16. Griffiths RR, Johnson MW, Carducci MA, Umbricht A, Richards WA, Richards BD, et al. Psilocybin produces substantial and sustained decreases in depression and anxiety in patients with life-threatening cancer: a randomized double-blind trial. J Psychopharmacol. 2016;30(12):1181-97.

17. Carhart-Harris RL, Bolstridge M, Rucker J, Day CMJ, Erritzoe DE, Kaelen M, et al. Psilocybin with psychological support for treatment-resistant depression: an open-label feasibility study. Lancet Psychiatry. 2016;3(7):619-27.

18. Carhart-Harris RL, Bolstridge M, Day CMJ, Rucker J, Watts R, Erritzoe DE, et al. Psilocybin with psychological support for treatment-resistant depression: six-month follow-up. Psychopharmacology. 2018;235(2):399-408.

19. Davis AK, Barrett FS, May DG, Cosimano MP, Sepeda ND, Johnson MW, et al. Effects of psilocybin-assisted therapy on major depressive disorder: a randomized clinical trial. JAMA Psychiatry. 2021;78(5):481-9.

20. Carhart-Harris R, Giribaldi B, Watts R, Baker-Jones M, Murphy-Beiner A, Murphy R, et al. Trial of psilocybin versus escitalopram for depression. N Engl J Med. 2021;384:1402-11.

21. Goodwin GM, Aaronson ST, Alvarez O, Arden PC, Baker A, Bennett JC, et al. Single-dose psilocybin for a treatment-resistant episode of major depression. N Engl J Med. 2022;387(18):1637-48.

22. Goodwin GM, Aaronson ST, Alvarez O, Atli M, Bennett JC, Croal M, et al. Single-dose psilocybin for a treatment-resistant episode of major depression: impact on patient-reported depression severity, anxiety, function, and quality of life. J Affect Disord. 2023;327:120–7.

23. von Rotz R, Schindowski EM, Jungwirth J, Schuldt A, Rieser NM, Zahoranszky K, et al. Single-dose psilocybin-assisted therapy in major depressive disorder: A placebo-controlled, double-blind, randomised clinical trial. EClinicalMedicine. 2023;56:101809.

24. Sloshower J, Skosnik PD, Safi-Aghdam H, Pathania S, Syed S, Pittman B, et al. Psilocybin-assisted therapy for major depressive disorder: an exploratory placebo-controlled, fixed-order trial. J Psychopharmacol. 2023;37(7):698-706.

25. Gasser P, Holstein D, Michel Y, Doblin R, Yazar-Klosinski B, Passie T, et al. Safety and efficacy of lysergic acid diethylamide-assisted psychotherapy for anxiety associated with life-threatening diseases. J Nerv Ment Dis. 2014;202(7):513-20.

26. Gasser P, Kirchner K, Passie T. LSD-assisted psychotherapy for anxiety associated with a life-threatening disease: a qualitative study of acute and sustained subjective effects. J Psychopharmacol. 2015;29(1):57-68.

27. Holze F, Gasser P, Müller F, Dolder PC, Liechti ME. Lysergic acid diethylamide-assisted therapy in patients with anxiety with and without a life-threatening illness: a randomized, double-blind, placebo-controlled phase II study. Biol Psychiatry. 2023;93(3):215-23.

28. Osório FL, Sanches RF, Macedo LR, Santos RG, Maia-de-Oliveira JP, Wichert-Ana L, et al. Antidepressant effects of a single dose of ayahuasca in patients with recurrent depression: a preliminary report. Braz J Psychiatry. 2015;37(1):13-20.

29. Sanches RF, Osório FL, Santos RG, et al. Antidepressant effects of a single dose of ayahuasca in patients with recurrent depression: a SPECT study. J Clin Psychopharmacol. 2016;36(1):77-81.

30. Palhano-Fontes F, Barreto D, Onias H, Andrade KC, Novaes MM, Pessoa, et al. Rapid antidepressant effects of the psychedelic ayahuasca in treatment-resistant depression: a randomized placebo-controlled trial. Psychol Med. 2019;49(4):655-63.

31. Santos RG, Osório FL, Rocha JM, Rossi GN, Bouso JC, Rodrigues LS, et al. Ayahuasca improves self-perception of speech performance in subjects with social anxiety disorder: a pilot, proof-of-concept, randomized, placebo-controlled trial. J Clin Psychopharmacol. 2021;41(5):540-50.

32. Nunes AA, Santos RG, Osório FL, Sanches RF, Crippa JAC, Hallak JEC. Effects of ayahuasca and its alkaloids on drug dependence: a systematic literature review of quantitative studies in animals and humans. J Psychoactive Drugs. 2016;48(3):195-205.

33. Rodrigues LS, Rossi GN, Rocha JM, Osório FL, Bouso JC, Hallak JEC, et al. Effects of ayahuasca and its alkaloids on substance use disorders: an updated (2016-2020) systematic review of preclinical and human studies. Eur Arch Psychiatry Clin Neurosci. 2022;272(4):541-56.

34. Krebs TS, Johansen PO. Lysergic acid diethylamide (LSD) for alcoholism: meta-analysis of randomized controlled trials. J Psychopharmacol. 2012;26(7):994-1002.

35. Bogenschutz MP, Forcehimes AA, Pommy JA, Wilcox CE, Barbosa PCR, Strassman RJ. Psilocybin-assisted treatment for alcohol dependence: a proof-of-concept study. J Psychopharmacol. 2015;29(3):289-99.

36. Johnson MW, Garcia-Romeu A, Cosimano MP, Griffiths RR. Pilot study of the 5-HT2AR agonist psilocybin in the treatment of tobacco addiction. J Psychopharmacol. 2014;28(11):983-92.

37. Bogenschutz MP, Ross S, Bhatt S, Baron T, Forcehimes AA, Laska E, et al. Percentage of heavy drinking days following psilocybin-assisted psychotherapy vs placebo in the treatment of adult patients with alcohol use disorder: a randomized clinical trial. JAMA Psychiatry. 2022;79(10):953-62.

17 ÓXIDO NITROSO EM PSIQUIATRIA: MECANISMOS DE AÇÃO E INDICAÇÕES CLÍNICAS

José Augusto Silva Reis
Giordano Novak Rossi
Rafael Guimarães dos Santos
Jaime Eduardo Cecilio Hallak

HISTÓRICO E APLICAÇÕES MÉDICAS

O óxido nitroso (N_2O) é um gás incolor, inodoro e não inflamável. Foi sintetizado pela primeira vez ainda nas últimas décadas do século XVIII e, em 1800, *Sir* Humphry Davy publicou o tratado intitulado *Pesquisas, químicas e filosóficas; notadamente relacionadas ao óxido nitroso, ou ar nitroso deflogisticado, e sua respiração*, descrevendo as características físico-químicas do gás e de suas propriedades fisiológicas e psicotrópicas. De início, Davy apresentou o gás à aristocracia britânica em demonstrações públicas, a qual adotou a substância para uso essencialmente recreativo em eventos sociais (**Fig 17.1**). Seu primeiro uso como anestésico ocorreu em 1844, demonstrado pelo dentista inglês Horace Wells durante um procedimento odontológico. Esse uso do N_2O, ao lado da introdução do éter em 1846, marca o início da anestesiologia moderna.[1,2]

No campo da anestesiologia, o N_2O é um dos anestésicos menos potentes e mais seguros disponíveis no mercado, sendo utilizado em uma série de cenários cirúrgicos, como forma de obter analgesia e relaxamento em doses subanestésicas e como elemento da anestesia geral balanceada (que combina o uso de anestésicos gasosos e intravenosos). Apresenta início e fim de ação curtos, reduzindo o período de recuperação, e não tem metabolismo sistêmico, sendo seguro para uso em quadros de patologias hepáticas e renais. Também se mostra seguro para uso em gestantes, crianças e idosos. É utilizado em procedimentos odontológicos e oftalmológicos, colonoscopia, trabalho de parto, biópsias, redução de fraturas, indução de anestesia geral, em cenários de cuidados paliativos em pacientes oncológicos e em urgência/emergência.[4,5]

O N_2O também tem sido usado recreativamente desde sua descoberta. Seus efeitos subjetivos incluem euforia (que pode ser acompanhada

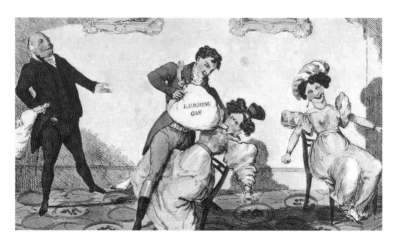

- **Figura 17.1**
Uma caricatura, datada de 1830, representa *Sir* Humphry Davy administrando óxido nitroso a uma mulher. Ao fundo, um homem e uma mulher sob os efeitos euforizantes do gás. No balão se lê "gás do riso".
Fonte: The National Library of Medicine.[3]

de risadas, rendendo a alcunha de "gás do riso" ou "gás hilariante", termo cunhado ainda no século XIX pelo próprio Humphry Davy), relaxamento, distorções na percepção de tempo e espaço e do próprio corpo, experiências dissociativas *"dream-like"* e, mais raramente, sintomas psicóticos (alucinações e delírios).[6,7] É uma substância frequentemente usada na Europa e nos Estados Unidos, onde os aspectos regulatórios são mais brandos, podendo ser encontrado em diversos países em supermercados e lojas de conveniência como material para o preparo de *chantilly*. O uso e os riscos associados ao N_2O têm sido historicamente subestimados, porém, nos últimos anos, tem se percebido um aumento das preocupações relacionadas à sua utilização aumentada nas últimas décadas, com algumas fontes sugerindo que a prevalência pode chegar a 38% nos Estados Unidos e no Reino Unido.[7,8] Como reflexo, diversos países da Europa, como Reino Unido, França, Portugal e Holanda, aprovaram legislações nos últimos anos para restringir sua circulação e/ou torná-lo ilegal.[9]

ÓXIDO NITROSO E A PSIQUIATRIA

As aplicações do N_2O no campo da psiquiatria começaram a ser exploradas nos anos 1920, a partir da publicação do trabalho *Gás hilariante (N_2O) — intoxicação e importância para a psiquiatria e neurologia*, pelo psiquiatra alemão Julius Zádor, que experimentou o uso do gás em pacientes depressivos e esquizofrênicos. Por meio da administração de uma dose alta de N_2O por poucos minutos, Zádor notou que alguns indivíduos depressivos apresentaram melhora do quadro de humor, porém sem efeitos sobre quadros de psicose e catatonia. Nas duas décadas seguintes, o N_2O foi explorado como modalidade terapêutica para uma série de transtornos psiquiátricos, como esquizofrenia, psicose maníaco-depressiva, ansiedade e dependência de álcool e drogas, bem como foi utilizado como ferramenta auxiliar em trabalhos psicanalíticos (narcoanálise) (**Fig. 17.2**).[1,10] Nessa fase inicial, era comum o uso do N_2O em altas doses buscando atingir a sedação e a inconsciência, acreditando-se que a hipóxia provocada pela inalação do gás puro pudesse ser a responsável por seus efeitos terapêuticos. Nos anos 1940, surgiram relatos interessantes relacionados aos efeitos psicoativos do N_2O, com descrições de estados de bem-estar e melhora de sintomas psicopatológicos que permaneceram além da duração da administração do gás, como maior qualidade do sono, acesso a episódios traumáticos reprimidos e melhor *insight* sobre os próprios estados mentais. Essas observações motivaram a exploração do N_2O em doses subanestésicas e proposições iniciais de que poderia agir por meio de outros mecanismos além da própria hipóxia.[1,10]

O interesse da psiquiatria pelo N_2O ficou latente por algumas décadas, até que, nos anos 1970, começaram a ressurgir pesquisas relacionadas à substância. Nesse novo momento, a sedação já não era mais o objetivo, sendo utilizada uma mistura de 30-50% de N_2O com O_2 puro ou ar comprimido medicinal. Inicialmente, o interesse maior esteve relacionado ao tratamento de casos de abuso de drogas e como ferramenta auxiliar em processos psicoterápicos. Nas décadas seguintes, foi explorada sua ação na esquizofrenia e no transtorno de déficit de atenção/hiperatividade (TDAH), bem

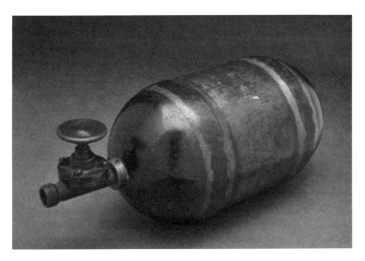

■ **Figura 17.2**
Balão para administração de óxido nitroso usado na Europa em meados do século XIX.
Fonte: Wellcome Collection.[13]

como em quadros depressivos e ansiosos, com resultados variáveis, embora geralmente positivos, e os possíveis mecanismos de ação que justificam seus efeitos começaram a ser hipotetizados.[1] Em paralelo, as propriedades relaxantes e ansiolíticas do N_2O foram repetidamente descritas e utilizadas com esse propósito em procedimentos anestésicos, notadamente no campo da odontologia, motivando estudos exploratórios em pacientes com transtornos de ansiedade crônicos e fobia relacionada a procedimentos cirúrgicos.[1]

No final do século XX, o uso neuropsiquiátrico do N_2O entrou em um novo hiato até que, em 2010, o interesse pela sua utilização na psiquiatria passou a ganhar tração, dessa vez com um foco maior em transtornos do humor, em especial a depressão resistente ao tratamento (DRT), influenciado pelos estudos com a cetamina, que tem mecanismos de ação e efeitos semelhantes ao N_2O.

Apesar de ser uma substância que vem sendo utilizada e pesquisada há mais de dois séculos, os efeitos terapêuticos e os mecanismos da ação neuropsiquiátrica do N_2O ainda são relativamente desconhecidos, não existindo, até o momento, indicação clara de uso fora do cenário de pesquisa.

■ ADMINISTRAÇÃO, MONITORIZAÇÃO, POTENCIAIS RISCOS E EFEITOS COLATERAIS

Embora até o momento não existam estudos que definam uma padronização em termos de concentração do gás, frequência de aplicação e duração do tratamento, nos estudos clínicos modernos geralmente é utilizada uma concentração de 50% de N_2O e 50% de O_2 puro. Nessa concentração, a administração de N_2O é considerada relativamente segura, dificilmente induzindo sedação profunda ou alterações hemodinâmicas e respiratórias.[11] Alguns autores, entretanto, defendem que a dose deve ser ajustada às necessidades individuais de cada pessoa, garantindo a eficácia do tratamento sem expor os pacientes a efeitos colaterais desnecessários que possam estar associados ao uso de uma dosagem fixa,[12] sendo o tema ainda controverso.

Em estudos com essa substância em aplicações anestésicas, a prevalência de efeitos adversos gira em torno de 4,4%, em sua maioria sendo considerados leves, com efeitos colaterais mais sérios ocorrendo em apenas 0,08% dos casos. Em geral, esses efeitos envolvem aumento paradoxal da ansiedade e ataques de pânico, desconforto emocional, tontura, sonolência leve, cefaleia, taquicardia, náuseas e vômitos. Ao contrário da cetamina, que pode produzir efeitos dissociativos intensos, alucinações e delírios, o N_2O em geral está associado a alterações relativamente brandas do estado mental. Os efeitos colaterais comumente são autolimitados, cessando logo após o término da administração. Caso seja necessária a interrupção da administração do gás, seus efeitos cedem em poucos minutos, independentemente da duração da administração.[11,14]

O uso repetido de N_2O também está associado à inativação da cianocobalamina (vitamina B_{12}) e da enzima metionina-sintase, o que pode levar à neurotoxicidade, incluindo alterações do estado mental, distúrbios vestibulares e quadros desmielinizantes periféricos (com sintomas como ataxia de marcha, parestesias, paresias ou paraplegia

Óxido nitroso em psiquiatria: mecanismos de ação e indicações clínicas 245

e espasticidade nos membros inferiores), e precipitar casos de degeneração combinada subaguda da medula espinal, que podem ser fatais.[15,16] Outros efeitos decorrentes da inativação da metionina-sintase, como a anemia megaloblástica e hiper-homocisteinemia, também foram observados.[17,18] É importante notar que esses efeitos colaterais têm sido relatados em pacientes que fazem uso abusivo de N_2O ou que têm alterações metabólicas crônicas, como deficiência de vitamina B_{12}, etilismo crônico, desnutrição ou alterações no metabolismo de ácido fólico. Outros efeitos como prejuízos cognitivos, estado confusional agudo e quadros psiquiátricos (ansiedade, depressão) em longo prazo, que foram observados em indivíduos que fazem uso abusivo de N_2O, parecem não ter relação com o metabolismo da vitamina B_{12}.[16,18,19] Em geral, o N_2O tem sido rotineiramente usado em cenários anestésicos por mais de um século e é considerado seguro, com essas alterações ocorrendo apenas raramente.[18]

Por fim, há certa controvérsia a respeito do potencial de abuso do N_2O. Historicamente, o N_2O é considerado uma droga com baixo potencial para uso abusivo,[8] porém, recentemente vem sendo notado que ele tem certo potencial de abuso, com relatos frequentes de episódios de *binge* e desenvolvimento de tolerância, contudo, sem a capacidade de causar sintomas físicos de abstinência ou comportamentos de *craving*.[16] Na 5ª edição do *Manual diagnóstico e estatístico de transtornos mentais* (DSM-5), o N_2O é classificado como associado ao uso abusivo, na categoria "Transtorno por uso de outra substância (ou substância desconhecida)".[20] Embora esse potencial de abuso levante diversas preocupações relacionadas à saúde pública em países como os Estados Unidos e o Reino Unido, particularmente neste último, onde o N_2O é a segunda droga mais utilizada pela população, atrás apenas da *Cannabis*,[18] o uso abusivo de N_2O no Brasil é menos preocupante, devido a maior dificuldade em se obter a substância fora do cenário hospitalar. Inclusive, seu uso não é quantificado tanto pelo *II Relatório brasileiro sobre drogas* (Unifesp/SENAD) quanto pelo *III Levantamento nacional sobre uso de drogas pela população brasileira* (Fiocruz), em ambos existindo apenas a categoria "inalantes/ solventes", não discriminado especificamente o uso de N_2O, em termos de incidência e prevalência, pela população brasileira.

▓ PROVÁVEIS MECANISMOS DE AÇÃO

A principal aplicação do N_2O em estudos atuais se dá em quadros depressivos, e, nesses pacientes, seus efeitos psicofarmacológicos são frequentemente comparados aos da cetamina, devido à propriedade de ambas de induzir uma resposta terapêutica rápida e relativamente sustentada.[21] O N_2O está envolvido na modulação de diversas vias sinalizadoras no sistema nervoso central e sua ação precisa sobre cada uma delas ainda é motivo de debate. Entretanto, de maneira similar à cetamina, acredita-se que o potencial terapêutico do N_2O esteja associado à sua ação sobre as vias glutamatérgicas no sistema nervoso central (SNC), sendo o principal alvo os receptores de N-metil-D--aspartato (NMDA), nos quais o gás atua como inibidor não competitivo, atingindo bloqueio parcial desses receptores em doses subanestésicas.[4,22]

Os receptores NMDA (NMDA-R) estão associados à fisiopatologia dos transtornos depressivos e diversos medicamentos antagonistas NMDA demonstraram promover efeitos antidepressivos em modelos animais, isoladamente ou potencializando outras modalidades de tratamento.[23] A ação anti-NMDA do N_2O já está relativamente bem estabelecida, porém, por si só, não explica totalmente os efeitos terapêuticos do N_2O, visto que outras substâncias como a memantina, o dextrometorfano e a amantadina, que atuam como antagonistas fracos dos NMDA-R, não apresentam ação antidepressiva (embora a memantina pareça ter alguma eficácia como estabilizador do humor e como potencializador para tratamentos antidepressivos).[24] Dessa forma, acredita-se que a ação possa se dar de maneira mais complexa, com uma interação entre diferentes vias e receptores.

Como forma de ilustrar essa complexidade, pode-se observar o exemplo da cetamina, que, assim como o N_2O, também é um antagonista NMDA, tendo evidências mais robustas, embora não definitivas, a respeito de seu mecanismo de ação. A hipótese mais aceita atualmente sugere que além da ação da droga sobre os NMDA-R, há uma liberação de glutamato e ativação sustentada de receptores de propionato de α-amino-3-hidróxi-5-metil-4-isoxazoleprorianato (AMPA), também parte do sistema glutamatérgico, encontrados em regiões do córtex cerebral, amígdala, hipocampo, corpo estriado e septo pelúcido. Os receptores NMDA e AMPA estão relacionados ao aumento do fator neurotrófico derivado do cérebro (BNDF, do inglês *brain-derived neurotrophic factor*) e na modulação do receptor de tropomiosina-cinase B (TrkB), associados com modificações sinápticas de longo prazo, sendo, portanto, a neuroplasticidade uma das prováveis responsáveis pelos seus efeitos terapêuticos.[22,24,25]

No caso do N_2O, existem algumas evidências de que o gás também tem alguma ação sobre outros elementos do sistema glutamatérgico, como a inibição discreta dos receptores AMPA e cainato e a modulação da liberação de glutamato.[5,22] Entretanto, é importante ressaltar que a maneira como esses diferentes alvos se relacionam na presença de N_2O ainda é vastamente desconhecida. A persistência dos efeitos terapêuticos além da duração da droga no organismo indica que a neuroplasticidade pode ter alguma contribuição sobre os potenciais efeitos terapêuticos do N_2O. Nesse sentido, o N_2O parece aumentar a conectividade de vias neurais, notadamente na rede frontoparietal dorsal (*dorsal attention network*) e sulco calcarino bilateralmente, bem como em conexões entre regiões do córtex visual e regiões frontoparietais e na rede de modo padrão (*default mode network*), conforme demonstrado em indivíduos saudáveis.[21] Também foi evidenciado um aumento da atividade do córtex occipital e do córtex cingulado anterior, além de redução da atividade no córtex cingulado posterior bilateralmente e em regiões para-hipocampais, do hipocampo, da amígdala e das áreas de associação visual.[21] Em estudos com indivíduos deprimidos, por meio de ressonância magnética funcional (fMRI), evidenciou-se um aumento na conectividade de vias neurais, chegando a triplicar a conectividade em regiões do córtex cingulado anterior.[26] Além disso, por meio de estudos eletroencefalográficos, avaliou-se a relação entre o tratamento com N_2O e o processamento emocional, revelando um aumento na conectividade cerebral em regiões

Óxido nitroso em psiquiatria: mecanismos de ação e indicações clínicas 247

frontais após o tratamento em indivíduos expostos a uma tarefa de cognição social.[27] Alterações parecidas na conectividade neural frontoparietal também foram observadas em estudos com cetamina, reforçando a semelhança entre essas duas substâncias.[28]

Outros sistemas neuronais também podem ser responsáveis por parte dos efeitos terapêuticos do N_2O. Existem evidências indicando que o gás também possa atuar sobre o sistema opioide, preferencialmente sobre os receptores κ e μ,[4,5] com autores defendendo que sua ação opioide seja diretamente relacionada com sua ação terapêutica em quadros depressivos e de abstinência de drogas.[29] O N_2O também interage sobre o sistema serotonérgico, via receptores $5HT_{3A}$, o que pode estar associado à sua ação antidepressiva e ansiolítica.[4,5]

Alguns estudos avaliaram o efeito do N_2O sobre a perfusão cerebral, partindo da hipótese de que a hipoperfusão no córtex pré-frontal estaria correlacionada com quadros depressivos, sendo preditor de resposta (o que já foi sugerido em estudos anteriores com cetamina). Notou-se um aumento da perfusão cerebral imediatamente após a administração de N_2O, revertendo estados de hipoperfusão associados à depressão a níveis comparáveis a indivíduos saudáveis[26] e que uma pior perfusão nas regiões do córtex cingulado anterior e no córtex pré-frontal ventral foram capazes de predizer uma melhor resposta ao tratamento com N_2O.[30]

Além das vias descritas anteriormente, o N_2O apresenta ação em uma série de outros sistemas neurais. O N_2O age sobre os receptores de ácido gama-aminobutírico (GABA) de maneira diferente dos outros anestésicos (apresenta uma ativação apenas discreta dos receptores GABAA e uma inibição também discreta de GABAC), ativa os receptores α-adrenérgicos no tronco encefálico e medula espinal, ativa receptores nicotínicos de acetilcolina e atua sobre canais iônicos, inibindo canais de cálcio tipo T (de baixa voltagem) e canais de potássio TREK-1.[5] Notadamente, o N_2O também atua sobre o sistema nitrérgico, modulando a liberação de óxido nítrico, o qual está envolvido na regulação de uma série de neurotransmissores, como catecolaminas, GABA, serotonina, histamina e opioides endógenos, e relacionado à neuroplasticidade. Acredita-se também que tenha propriedades antidepressivas, ansiolíticas e analgésicas, além de ter um potencial efeito terapêutico sobre os sintomas positivos e negativos na esquizofrenia e ser um dos possíveis responsáveis pelo efeito estabilizador do humor do carbonato de lítio.[4,31]

Em geral, a relação entre o N_2O e as vias de sinalização cerebral ainda é relativamente pouco explorada, com a maioria dos dados obtida em estudos pré-clínicos. Os mecanismos responsáveis pela sua ação antidepressiva ainda são largamente desconhecidos e uma parte das relações descritas é apenas especulada. A ação anti-NMDA do N_2O gera um interesse sobre aplicações da substância para outros transtornos além dos quadros depressivos, pois esse grupo de receptores tem recebido grande atenção nas últimas décadas, aparentando ter um papel na fisiopatologia de uma série de transtornos neuropsiquiátricos, como transtornos ansiosos, transtorno de estresse pós-traumático (TEPT), dependência química, esquizofrenia, doença de Alzheimer, epilepsia e doença de Parkinson, com relatos históricos sobre o uso de N_2O em quadros neurológicos existindo há quase um século.[1,23]

■ RESULTADOS DE ESTUDOS CLÍNICOS

Embora a pesquisa envolvendo o uso de N_2O na psiquiatria exista há mais de cem anos, deve-se ter cautela em compilar resultados de trabalhos antigos. A psiquiatria é uma disciplina relativamente recente, que vem sofrendo profundas mudanças em sua maneira de conduzir pesquisa e clínica nas últimas décadas. Por sua característica inerente de avaliar subjetividades, a psiquiatria tende a ser extremamente mutável e dependente de um contexto histórico-social, envolvendo discussões a respeito de desfechos desejados, definições sobre tratamento aceitável e seguro e, mais recentemente, o desenvolvimento de uma nosologia padronizada e reprodutível e novos paradigmas terapêuticos. Embora o constante progresso da ciência seja esperado e desejado, é comum que a comunidade científica apresente uma tendência a ignorar evidências mais antigas em favor de uma supervalorização dos achados mais recentes. Dessa forma, esta seção discutirá brevemente os estudos "clássicos" sobre o tema (publicados entre 1928 e 2015), de forma a construir um panorama sobre a pesquisa relacionada ao N_2O, enquanto dedicará uma discussão mais aprofundada sobre os estudos mais recentes, conduzidos na última década, analisados à luz da medicina baseada em evidências.

TRANSTORNO DEPRESSIVO MAIOR

A descoberta das propriedades euforizantes do "gás do riso", ainda no século XIX, logo provocou o interesse em investigá-lo como potencial agente antidepressivo. Os estudos com N_2O em quadros depressivos se iniciaram em 1928, com os trabalhos de Julius Zádor. À época, o psiquiatra administrou doses anestésicas de N_2O, durante poucos minutos, em pacientes esquizofrênicos e depressivos. Foi observado que os indivíduos com episódios depressivos reativos apresentaram uma melhora do humor, em comparação àqueles com depressão endógena.[1] Nos anos 1950, o N_2O também foi explorado como anestésico para realização de eletroconvulsoterapia (ECT), demonstrando aumento da eficácia do procedimento, quando comparado ao uso de tiopental, embora ainda tenha apresentado uma resposta pior do que a succinilcolina e a ECT isoladamente.[1] Na década de 1980, houve um aumento do interesse em pesquisas sobre o uso de N_2O em quadros de dependência química e, nesses pacientes, foi observado que o gás poderia aliviar sintomas depressivos que surgiam durante ou após o período de abstinência, além de reduzir a necessidade de benzodiazepínicos e sedativos. No mesmo contexto, surgiram observações a respeito da sua eficácia em quadros de depressão reativa e ansiedade crônica.[1]

Mais recentemente, à medida que o papel dos receptores NMDA na fisiopatologia da depressão e o efeito antidepressivo rápido e eficaz da cetamina foram demonstrados, o interesse pelo N_2O em transtornos do humor foi renovado. Nesse contexto, o primeiro estudo clínico moderno desenhado para avaliar o uso do N_2O em quadros depressivos foi publicado em 2015, nos Estados Unidos. Em um estudo randomizado, duplo-cego, controlado por placebo, 20 pacientes com transtorno depressivo maior (TDM) resistente ao tratamento receberam uma dose única de inalação de N_2O por 1 hora. Os voluntários

Óxido nitroso em psiquiatria: mecanismos de ação e indicações clínicas

desse estudo apresentavam quadros severos de depressão, com média de 19 anos de duração e oito ensaios medicamentosos sem resposta, e aqueles que receberam o tratamento ativo apresentaram melhora significativa dos sintomas depressivos após 2 e 24 horas da sessão, com alguns voluntários sustentando melhora por até uma semana. O estudo também sugeriu que alguns grupos de sintomas respondiam melhor à ação do N_2O, como ideação suicida, culpa, humor deprimido e ansiedade psíquica.[19]

Esse estudo é de grande importância para a história do N_2O, pois marca o ressurgimento do interesse da comunidade científica pelo gás como tratamento para quadros depressivos. Posteriormente, doses repetidas de N_2O foram avaliadas por um estudo brasileiro publicado em 2021, no qual 12 voluntários com diagnóstico de TDM receberam oito administrações semanais do gás. Foi observado um efeito cumulativo na resposta, com aumento progressivo dos índices de resposta e remissão. Ao final do experimento, 92% dos voluntários apresentaram resposta terapêutica e 75% atingiram os critérios necessários para remissão (comparados a 44% de resposta e 11% de remissão no grupo placebo).[32] No mesmo ano, um estudo foi conduzido com o objetivo de comparar a eficácia de concentrações de 25 e 50% de N_2O em pacientes com TDM resistente ao tratamento. Ambas as concentrações da substância demonstraram eficácia superior ao placebo, de maneira comparável, porém com indícios de a resposta ser dose-dependente. Em contrapartida, a concentração mais alta esteve associada a uma incidência quatro vezes maior de efeitos adversos. No total, os pacientes apresentaram uma melhora rápida e sustentada dos sintomas, atingindo até 55% de resposta e 40% de remissão ao final de três meses.[33] No ano seguinte, um estudo chinês avaliou 44 pacientes com TDM resistente ao tratamento. Os voluntários inalaram N_2O em uma concentração de 50% por 1 hora, em adição ao seu tratamento antidepressivo habitual. Nesse estudo, ao contrário dos anteriores, foi usado um modelo de grupos paralelos, em detrimento de um crossover, o que pode reduzir alguns vieses, acrescentando rigor metodológico. Dessa forma, embora o estudo tenha evidenciado que o N_2O foi estatisticamente superior ao placebo nas primeiras 24 horas, havendo uma melhora progressiva nos sintomas depressivos em ambos os grupos, não foi encontrada diferença significativa entre o N_2O e o placebo ao final de uma e duas semanas. Comparado às pesquisas anteriores, esse estudo também encontrou taxas de resposta bastante inferiores, com 10% de resposta completa, 75% de resposta parcial e nenhum caso de remissão em 24 horas (comparados a 41% de resposta parcial e nenhuma resposta completa ou remissão no grupo placebo).[34] O estudo mais recente, publicado em 2023, também foi capaz de replicar os resultados anteriores, sugerindo que o N_2O seja superior ao placebo.[27]

Por fim, o uso de N_2O também foi avaliado em quadros depressivos no contexto de transtorno bipolar. Em um estudo publicado em 2022, 25 voluntários atualmente experienciando um episódio depressivo maior resistente ao tratamento foram randomizados para receber uma inalação de 10% de N_2O por 10 minutos, seguida de uma concentração de 20% por 20 minutos ou midazolam. Embora os pacientes que receberam o tratamento ativo apresentaram melhora significativa dos sintomas depressivos logo após o tratamento, o efeito antidepressivo foi indistinguível do placebo após 24 horas. De maneira notável, esse estudo usou uma concentração e uma duração da administração do N_2O menor do que os anteriores, o que foi justificado pelos autores como cautela em relação à indução de episódios psicóticos ou maníacos.[30] Um compilado dos resultados dessas pesquisas recentes é apresentado no **Quadro 17.1**.

Somando-se às informações disponíveis, há, atualmente, mais nove ensaios clínicos sendo conduzidos para avaliar os efeitos do N_2O em quadros depressivos, de acordo com dados de 2022.[8] Esses estudos, todos ensaios clínicos randomizados e controlados por placebo, avaliarão questões relacionadas à concentração de N_2O necessária (25 ou 50%), duração da sessão (20-60 minutos) e número de sessões (1 a 6), além de explorarem amostras maiores (até 172 voluntários), o que, à medida que forem publicados, acrescentarão robustez à evidência disponível atualmente.

ALÉM DA DEPRESSÃO

Embora ainda preliminares, alguns estudos começaram a explorar o uso de N_2O em outros quadros psicopatológicos. Em um estudo clínico randomizado realizado em 2016, o N_2O foi administrado em voluntários saudáveis em um modelo experimental de estresse pós-traumático, proporcionando uma redução de pensamentos intrusivos, comparado ao placebo, o que sugere sua ação na consolidação de memórias e um potencial terapêutico em quadros de TEPT.[35] Em modelos animais, o N_2O foi superior à gabapentina em promover um alívio sustentado da dor neuropática.[36] Também há estudos sendo conduzidos, ainda não publicados,[8] com o objetivo de explorar o N_2O no tratamento de uma série de condições psiquiátricas, como o transtorno bipolar, o transtorno obsessivo-compulsivo (TOC), o TEPT e a ideação suicida.

TRANSTORNOS POR USO DE SUBSTÂNCIAS PSICOATIVAS

Ainda nos anos 1980, alguns psiquiatras começaram a usar rotineiramente o N_2O para tratar quadros de síndrome de abstinência de álcool e de opioides.[37] Segundo os relatos, era observado melhora rápida e sustentada dos sintomas de abstinência, melhora dos comportamentos de *craving*, diminuição da necessidade de ansiolíticos e sedativos e redução do tempo de internação hospitalar. Entre esses psiquiatras, é importante destacar o trabalho de Mark Gillman, pioneiro no tema. Ele desenvolveu uma prolífica produção científica sobre o uso de N_2O em quadros de dependência química nos últimos 40 anos, conduzindo ensaios clínicos controlados por placebo ainda em 1986.[1] Os ensaios clínicos sobre o uso de N_2O em quadros de síndrome de abstinência alcóolica (SAA) sugerem que ele é capaz de aliviar os sintomas de SAA de maneira rápida e efetiva, mostrando-se superior aos benzodiazepínicos, confirmando as observações anteriores sobre a menor necessidade de utilização de sedativos e ansiolíticos, além de demonstrar potencial eficácia em tratar quadros de abstinência de cocaína, *Cannabis*, opioides e tabaco.[1]

Óxido nitroso em psiquiatria: mecanismos de ação e indicações clínicas 251

■ Quadro 17.1
Ensaios clínicos envolvendo óxido nitroso e transtorno depressivo maior

Referência	Ano	População	Tamanho da amostra	Intervenção	Resultados	Qualidade
Nagele e colaboradores[19]	2015	Episódio depressivo maior (resistente ao tratamento)	20	50% N_2O; 1h duração; dose única	O N_2O foi superior ao placebo ao final de 24h	◆◆◆
Guimarães e colaboradores[32]	2021	Episódio depressivo maior (resistente ao tratamento)	23	50% N_2O; 1h de duração; 8 doses semanais	O N_2O foi superior ao placebo ao final do estudo	◆◆◆
Nagele e colaboradores[33]	2021	Episódio depressivo maior (resistente ao tratamento)	24	50% ou 25% N_2O; 1h de duração; dose única	As duas concentrações tiveram efeito terapêutico significativo, porém a concentração de 25% apresentou menos efeitos colaterais	◆◆
Yan e colaboradores[34]	2022	Episódio depressivo maior (resistente ao tratamento)	44	50% N_2O; 1h de duração; dose única	Melhora de sintomas depressivos após 24h, comparado ao placebo, não havendo diferença entre os grupos após 1-2 semanas	◆◆◆

(Continua)

■ Quadro 17.1
Ensaios clínicos envolvendo óxido nitroso e transtorno depressivo maior (*Continuação*)

Referência	Ano	População	Tamanho da amostra	Intervenção	Resultados	Qualidade
Shao e colaboradores[27]	2023	Episódio depressivo maior (resistente ao tratamento)	38	50% N_2O; 1h de duração; dose única	O N_2O foi superior ao placebo ao final do estudo	◈◈◈
Kim e colaboradores[30]	2022	Transtorno bipolar (episódio depressivo resistente ao tratamento)	25	10% N_2O/ 10 min de duração + 25% N_2O/ 20 min duração; dose única	O tratamento não apresentou diferença comparado ao placebo ativo (midazolam) após 24h	◈◈◈

◈◈◈ – Ensaios clínicos randomizados e controlados por placebo
◈◈ – Ensaios clínicos randomizados, sem placebo

Óxido nitroso em psiquiatria: mecanismos de ação e indicações clínicas 253

Na última década, houve poucos avanços relacionados à pesquisa com N_2O em quadros de dependência química. Seu papel na consolidação de memórias desadaptadas relacionadas ao consumo de álcool foi explorado, com resultados modestos.[38] Em pacientes sem diagnóstico de transtorno por uso de álcool, mas com episódios de abuso de álcool, os filhos de pais alcoolistas apresentam padrões de resposta diferentes daqueles que não têm histórico familiar de etilismo após administração de N_2O.[39] Efeitos semelhantes já foram demonstrados com cetamina e memantina, sugerindo que diferenças no NMDA-R podem indicar uma vulnerabilidade genética para desenvolvimento de transtornos por uso de álcool.[40] Também foi demonstrado que o N_2O não foi superior ao placebo em melhorar a qualidade do sono durante a SAA após cessar uso de álcool, contrariando os relatos anteriores.[41] Dessa forma, o uso de N_2O pode ser uma estratégia viável para tratamento de quadros de dependência química. Estudos com a cetamina apresentaram resultados promissores, embora iniciais,[42] e, dada a semelhança farmacológica e terapêutica de ambos os fármacos, esses dados podem se confirmar também no caso do N_2O.

CONSIDERAÇÕES FINAIS

Somados, os estudos disponíveis evidenciam que o uso do N_2O pode ser um tratamento promissor para os transtornos do humor. Em todas as pesquisas, os pacientes mantiveram seu tratamento, não necessitando de alterações na prescrição médica ou regimes psicoterápicos. O N_2O é uma substância amplamente disponível, barata, segura e de fácil aplicação, podendo se consolidar no futuro como uma opção para o tratamento agudo de transtornos do humor. Além disso, pode se apresentar como uma alternativa à cetamina, em situações em que o uso desta seja contraindicado ou que se deseje um perfil melhor de efeitos adversos, em especial os psicoativos. O N_2O pode ser uma alternativa interessante para o tratamento de depressão em crianças, gestantes e idosos, particularmente neste último grupo, devido a seus efeitos sobre o sistema glutamatérgico e potenciais efeitos cerebrovasculares, além de ser uma medicação potencialmente segura e bem tolerada nessas populações, por não apresentar metabolismo renal ou hepático, existindo ensaios clínicos sendo conduzidos nesse sentido.[26]

Tem sido demonstrado que o N_2O tem propriedades antidepressivas e potenciais usos para outros quadros psiquiátricos, mas diversos aspectos relacionados a esse efeito ainda precisam ser esclarecidos, como a melhor determinação dos mecanismos neurobiológicos envolvidos, regimes de tratamento ideal (dosagem e duração da exposição, frequência e número de doses necessárias), perfis de pacientes que apresentariam melhor resposta ao tratamento, duração do efeito terapêutico, entre outras questões.[5,8] No momento da redação deste capítulo, não há evidência formal para o uso de N_2O na psiquiatria fora do ambiente de pesquisa, mesmo como droga *off-label*, porém este é um cenário que está sofrendo mudanças de maneira constante e acelerada, podendo mudar à medida que novas evidências são observadas.

REFERÊNCIAS

1. Gillman MA. Mini-review: a brief history of nitrous oxide (N2O) use in neuropsychiatry. Curr Drug Res Rev. 2019;11(1):12-20.

2. Robinson DH, Toledo AH. Historical development of modern anesthesia. J Invest Surg. 2012;25(3):141-9.

3. The National Library of Medicine. Prescription for scolding wives [Internet]. London: T[hos] McLean; 1830 [capturado de 2 set. 2023]. Disponível em: https://collections.nlm.nih.gov/catalog/nlm:nlmuid--101393508-img.

4. Emmanouil DE, Quock RM. Advances in understanding the actions of nitrous oxide. Anesth Prog. 2007;54(1):9-18.

5. Kalmoe MC, Janski AM, Zorumski CF, Nagele P, Palanca BJ, Conway CR. Ketamine and nitrous oxide: the evolution of NMDA receptor antagonists as antidepressant agents. J Neurol Sci. 2020;412:116778.

6. Block RI, Ghoneim MM, Kumar V, Pathak D. Psychedelic effects of a subanesthetic concentration of nitrous oxide. Anesth Prog. 1990;37(6):271-6.

7. Allan J, Cameron J, Bruno J. A systematic review of recreational nitrous oxide use: implications for policy, service delivery and individuals. Int J Environ Res Public Health. 2022;19(18):11567.

8. Liu H, Kerzner J, Demchenko I, Wijeysundera DN, Kennedy SH, Ladha KS, et al. Nitrous oxide for the treatment of psychiatric disorders: a systematic review of the clinical trial landscape. Acta Psychiatr Scand. 2022;146(2):126-38.

9. Recommendation paper: preventing the misuse of nitrous oxide [Internet]. Brussels: EUCPN; 2023 [acesso em 1 set. 2023]. Disponível em: https://eucpn.org/document/recommendation-paper-preventing-the-misuse-of-nitrous-oxide.

10. Müller HH, Linde OK, Demling JH. Innovative treatment based on historical roots. Biol Psychiatry. 2017;81(1):e5.

11. Nagele P, Zorumski CF, Conway C. Exploring nitrous oxide as treatment of mood disorders: basic concepts. J Clin Psychopharmacol. 2018;38(2):144-8.

12. Gillman MA. What is better for psychiatry: titrated or fixed concentrations of nitrous oxide? Front Psychiatry. 2022;13:773190.

13. Wellcome Collection. Nitrous oxide cylinder, Europe, 1840-1868 [Internet]. London: Science Museum; 1840-1868 [acesso em 2 set. 2023]. Disponível em: https://wellcomecollection.org/works/yku2abje?wellcomeImagesUrl=/indexplus/image/L0058164.html.

14. Quach DF, de Leon VC, Conway CR. Nitrous oxide: an emerging novel treatment for treatment-resistant depression. J Neurol Sci. 2022;434:120092.

15. Lin RJ, Chen HF, Chang YC, Su JJ. Subacute combined degeneration caused by nitrous oxide intoxication: case reports. Acta Neurol Taiwan. 2011;20(2):129-37.

16. Brunt TM, van den Brink W, van Amsterdam J. Mechanisms involved in the neurotoxicity and abuse liability of nitrous oxide: a narrative review. Int J Mol Sci. 2022;23(23):14747.

17. Sanders RD, Weimann J, Maze M. Biologic effects of nitrous oxide: a mechanistic and toxicologic review. Anesthesiology. 2008;109(4):707-22.

18. Lew V, McKay E, Maze M. Past, present, and future of nitrous oxide. Br Med Bull. 2018;125(1):103-19.

19. Nagele P, Duma A, Kopec M, Gebara MA, Parsoei A, Walker M, et al. Nitrous oxide for treatment-resistant major depression: a proof-of-concept trial. Biol Psychiatry. 2015;78(1):10-8.

20. American Psychiatric Association. Diagnostic and statistical manual of mental disorders: DSM-5. 5th ed. Washington: APA; 2013.

21. Palanca BJA, Conway CR, Zeffiro T, Gott BM, Nguyen T, Janski A, et al. Persistent brain connectivity changes in healthy volunteers following nitrous oxide inhalation. In: Barch DM, editor. Biological psychiatry global open science. Amsterdam: Elsevier; 2023.

22. Zorumski CF, Nagele P, Mennerick S, Conway CR. Treatment-resistant major depression: rationale for nmda receptors as targets and nitrous oxide as therapy. Front Psychiatry. 2015;6:172

Óxido nitroso em psiquiatria: mecanismos de ação e indicações clínicas 255

23. Ates-Alagoz Z, Adejare A. NMDA receptor antagonists for treatment of depression. Pharmaceuticals. 2013;6(4):480-99.

24. Serafini G, Pompili M, Innamorati M, Dwivedi Y, Brahmachari G, Girardi P. Pharmacological properties of glutamatergic drugs targeting NMDA receptors and their application in major depression. Curr Pharm Des. 2013;19(10):1898-922.

25. Dean RL, Hurducas C, Hawton K, Spyridi S, Cowen PJ, Hollingsworth S, et al. Ketamine and other glutamate receptor modulators for depression in adults with unipolar major depressive disorder. Cochrane Database Syst Rev. 2021;9(9):CD011612.

26. Desmidt T, Gissot V, Dujardin PA, Andersson F, Barantin L, Brizard B, et al. A case of sustained antidepressant effects and large changes in the brain with a single brief exposure to nitrous oxide. Am J Geriatr Psychiatry. 2021;29(12):1298-300.

27. Shao X, Yan D, Kong W, Sun S, Liao M, Ou W, et al. Brain function changes reveal rapid antidepressant effects of nitrous oxide for treatment-resistant depression:Evidence from task-state EEG. Psychiatry Res. 2023;322:115072.

28. Muthukumaraswamy SD, Shaw AD, Jackson LE, Hall J, Moran R, Saxena N. Evidence that subanesthetic doses of ketamine cause sustained disruptions of NMDA and AMPA-mediated frontoparietal connectivity in humans. J Neurosci. 2015;35(33):11694-706.

29. Gillman MA. Opioid properties of nitrous oxide and ketamine contribute to their antidepressant actions. Int J Neuropsychopharmacol. 2021;24(11):892-3.

30. Kim WSH, Dimick MK, Omrin D, Mitchell RHB, Riegert D, Levitt A, et al. Proof-of-concept randomized controlled trial of single-session nitrous oxide treatment for refractory bipolar depression: focus on cerebro-vascular target engagement. Bipolar Disord. 2023;25(3):221-32.

31. Zarate CA, Machado-Vieira R. Potential Pathways involved in the rapid antidepressant effects of nitrous oxide. Biol Psychiatry. 2015;78(1):2-4.

32. Guimarães MC, Guimarães TM, Hallak JE, Abrão J, Machado-de-Sousa JP. Nitrous oxide as an adjunctive therapy in major depressive disorder: a randomized controlled double-blind pilot trial. Braz J Psychiatry. 2021;43(5):484-93.

33. Nagele P, Palanca BJ, Gott B, Brown F, Barnes L, Nguyen T, et al. A phase 2 trial of inhaled nitrous oxide for treatment-resistant major depression. Sci Transl Med. 2021;13(597):eabe1376.

34. Yan D, Liu B, Wei X, Ou W, Liao M, Ji S, et al. Efficacy and safety of nitrous oxide for patients with treatment-resistant depression, a randomized controlled trial. Psychiatry Res. 2022;317:114867.

35. Das RK, Tamman A, Nikolova V, Freeman TP, Bisby JA, Lazzarino AI, et al. Nitrous oxide speeds the reduction of distressing intrusive memories in an experimental model of psychological trauma. Psychol Med. 2016;46(8):1749-59.

36. Ben Boujema M, Laboureyras E, Pype J, Bessière B, Simonnet G. Nitrous oxide persistently alleviates pain hypersensitivity in neuropathic rats: a dose-dependent effect. Pain Res Manag. 2015;20(6):309-15.

37. Gillman MA, Lichtigfeld FJ. Analgesic nitrous oxide for alcohol withdrawal: a critical appraisal after 10 years' use. Postgrad Med J. 1990;66(777):543-6.

38. Das RK, Walsh K, Hannaford J, Lazzarino AI, Kamboj SK. Nitrous oxide may interfere with the reconsolidation of drinking memories in hazardous drinkers in a prediction-error-dependent manner. Eur Neuropsychopharmacol. 2018;28(7):828-40.

39. Walsh K, Das RK, Kamboj SK. The subjective response to nitrous oxide is a potential pharmaco-endophenotype for alcohol use disorder: a preliminary study with heavy drinkers. Int J Neuropsychopharmacol. 2016;20(4):346-50.

40. Yoon G, Pittman B, Limoncelli D, Krystal JH, Petrakis IL. Familial alcoholism risk and the ratio of stimulant to sedative effects of ketamine. Biological Psychiatry. 2016;79(9):e69-70.

41. Lahti T, Methuen T, Roine R, Seppä KL, Sinclair D, Partinen M, et al. The impacts of nitrous oxide gas on sleep quality during alcohol withdrawal. BMC Res Notes. 2011;4:108.

42. Ezquerra-Romano II, Lawn W, Krupitsky E, Morgan CJA. Ketamine for the treatment of addiction: Evidence and potential mechanisms. Neuropharmacology. 2018;142:72-82.

18 INDICAÇÕES E ASPECTOS PRÁTICOS E ÉTICOS PARA A REALIZAÇÃO DE NEUROCIRURGIA PARA TRANSTORNOS PSIQUIÁTRICOS NO BRASIL

Antonio Carlos Lopes
Israel Aristides de Carvalho Filho
Edoardo Filippo de Queiroz Vattimo

Tratamentos eficazes existem para a maioria dos transtornos mentais, tanto em termos de farmacoterapia quanto em relação a diferentes técnicas de psicoterapia. Há, no entanto, pacientes que não respondem às diferentes estratégias terapêuticas convencionais. Nessas situações, tratamentos com neuromodulação não invasiva, como eletroconvulsoterapia (ECT), estimulação magnética transcraniana (EMT) e estimulação transcraniana por corrente contínua (ETCC) podem ser consideradas. Ainda assim, encontra-se pacientes que não têm acesso ou não respondem sequer a essa terceira linha de tratamento. Em situações como essas, procedimentos neurocirúrgicos são uma opção terapêutica a ser considerada.

Historicamente, o emprego de neurocirurgia para o tratamento de transtornos mentais na medicina moderna se iniciou em 1888, com Gottlieb Burckhardt, que realizou uma intervenção neurocirúrgica (topectomia) em seis pacientes psiquiátricos.[1] Nas décadas seguintes, a partir de 1935, Egas Moniz propôs a realização de um procedimento neurocirúrgico que envolvia extensas lesões no lobo frontal, visando ao tratamento de diferentes transtornos mentais, incluindo transtornos do humor, transtornos de ansiedade e transtornos psicóticos.[2] Logo de início, algum grau de eficácia já foi observado, especialmente nas duas primeiras indicações. Essa modalidade de neurocirurgia passou a ser denominada "leucotomia pré-frontal". Na Europa e nos Estados Unidos, técnicas semelhantes às originalmente idealizadas por Egas Moniz foram desenvolvidas e passaram a ser genericamente conhecidas pelo termo "lobotomia". Naquela época, existiam poucas opções de tratamento para transtornos mentais mais graves, e as que existiam, tinham baixa eficácia ou muitos efeitos colaterais. Nesse sentido, as neurocirurgias entravam como um procedimento cuja

Indicações e aspectos práticos e éticos para a realização...

execução era relativamente simples, com resultados em longo prazo, e direcionada a casos mais graves. Dessa forma, a partir das décadas de 1940 e 1950, observou-se um vertiginoso aumento no número de indicações de neurocirurgias. Apenas nos Estados Unidos, por exemplo, estima-se que tenham sido realizadas no mínimo 40 mil leucotomias pré-frontais modificadas.[3] No entanto, a disseminação desenfreada e em larga escala desses procedimentos esteve associada a desfechos bastante negativos. O descuido na seleção adequada de pacientes, a pouca preocupação relativa a cuidados éticos mínimos e a incidência de efeitos colaterais em longo prazo, algumas vezes graves na esfera cognitiva, acabaram influenciando negativamente a imagem dos procedimentos junto à opinião pública. A partir da segunda metade do século XX, com a descoberta e a utilização dos primeiros psicofármacos e o desenvolvimento de novas técnicas de psicoterapia, o emprego de neurocirurgias para o tratamento de transtornos mentais reduziu drasticamente, até por volta da década de 1980. Na década de 1990, porém, havia indícios claros de que uma parcela dos pacientes que faziam uso correto de múltiplos medicamentos e de psicoterapia não apresentava melhora significativa. O crescente número de pacientes graves e refratários a múltiplos tratamentos convencionais foi provavelmente a principal explicação para o ressurgimento das indicações de neurocirurgia. Além disso, fora as técnicas convencionais de neurocirurgia ablativa, outras modalidades cirúrgicas foram se desenvolvendo, com lesões cada vez menores e com baixa incidência de efeitos colaterais graves, a exemplo da radiocirurgia Gamma Knife e da estimulação cerebral profunda (ECP, em inglês *deep brain stimulation* [DBS]).[3]

MODALIDADES DE TRATAMENTO NEUROCIRÚRGICO EM TRANSTORNOS MENTAIS

A partir de 1949, com a introdução de técnicas cirúrgicas estereotáxicas, houve uma busca pelo desenvolvimento de alvos cirúrgicos progressivamente menores, mais seletivos para o tratamento do transtorno mental em questão e com menor incidência de efeitos colaterais e complicações pós-operatórias. Até meados da década de 1970 e começo da década de 1980, as neurocirurgias exigiam a craniotomia e a realização de lesões estereotáxicas no cérebro com o uso de eletrodos de radiofrequência, por exemplo(chamada de neurocirurgia estereotáxica por radiofrequência). Exemplos desses procedimentos, entre outros, são a capsulotomia anterior por radiofrequência e a cingulotomia por radiofrequência.[4,5]

Em 1976, Lars Leksell, na Suécia, publicou o primeiro estudo empregando uma radiocirurgia para o tratamento de um transtorno mental , técnica que foi denominada radiocirurgia Gamma Knife.[6,7] O princípio dessa modalidade cirúrgica consiste na realização de lesões intracerebrais de alta precisão, em pequenos volumes, utilizando-se dos métodos de radioterapia. Mais especificamente, centenas de feixes de radiação gama, oriundos de uma câmara de cobalto, são focalizados no alvo intracerebral que se deseja operar. A intersecção dos feixes em um diminuto ponto é capaz de provocar

258 Psiquiatria Intervencionista

uma lesão actínica em um pequeno volume de tecido cerebral, com alta precisão, e sem a necessidade de abertura do crânio. A técnica passou a se difundir pela Europa e pelos Estados Unidos, a partir das décadas de 1980 e 1990, e continua sendo utilizada até a atualidade.[8-11] Exemplos dessa modalidade de tratamento são a capsulotomia anterior por raios gama, a capsulotomia ventral por raios gama e a cingulotomia por raios gama.

Baseando-se na experiência pregressa com doenças neurológicas, em 1999, publicou-se o primeiro estudo relativo ao emprego da ECP em psiquiatria.[12] Essa modalidade cirúrgica consiste na instalação de eletrodos de pequeno calibre, cujas porções distais permanecem em contato com estruturas cerebrais que se deseja modificar o funcionamento eletrofisiológico. Esses eletrodos, por sua vez, são conectados a um gerador (marca-passo) capaz de transmitir corrente elétrica de baixa amperagem até as estruturas anatômicas-alvo. O princípio dessa técnica é a modificação da atividade elétrica em estruturas cerebrais nas quais há evidência de estarem associadas à fisiopatologia de um determinado transtorno mental. É considerada uma técnica de neuromodulação, em vez de uma modalidade ablativa de cirurgia. Vale ressaltar que essa modalidade cirúrgica exige craniotomia. A lesão de tecido nervoso, no entanto, é mínima, quando comparada a outras técnicas cirúrgicas. Após os eletrodos serem ligados, é necessária a testagem de quais parâmetros de estimulação serão empregados, para que se obtenha o efeito terapêutico desejado. Nesse sentido, é possível variar quais contatos serão ligados, e, para cada um deles, pode-se modificar parâmetros como voltagem/amperagem, frequência de estimulação, largura de pulso, polaridade, etc. A maior vantagem da ECP é a possibilidade de modificar os efeitos da estimulação em um período relativamente curto, sendo possível potencializar o efeito terapêutico e/ou reduzir determinados efeitos colaterais simplesmente alterando certos parâmetros de estimulação. Caso haja necessidade, a estimulação pode ser desligada a qualquer momento. Já existem estudos quanto ao emprego da ECP em psiquiatria em diferentes estruturas cerebrais, como no braço anterior da cápsula interna (ALIC, do inglês *anterior limb of the internal capsule*), no giro do cíngulo subgenual (área CG25), no núcleo subtalâmico, no feixe prosencefálico medial, etc.[13-18]

Mais recentemente, foi desenvolvida uma técnica capaz de provocar lesões térmicas altamente precisas no cérebro, mediante o emprego de um equipamento de ultrassom de alta potência acoplado a uma máquina de ressonância magnética. Esse método terapêutico é conhecido pelos termos *"magnetic resonance-guided focused ultrasound"* (MgRFUS) ou *"high intensity focused ultrasound"* (HIFU) – ultrassom focal de alta intensidade. Ele vem sendo aplicado principalmente no tratamento de tumores e, mais recentemente, no tratamento de depressão e transtorno obsessivo-compulsivo (TOC) refratários.[19] As vantagens da técnica incluem o fato de não ser necessária a craniotomia e a realização de lesões sem a necessidade de exposição à radiação. Lesões anatomicamente bastante semelhantes àquelas produzidas pela capsulotomia ventral por raios gama já foram realizadas, por exemplo, no TOC. Infelizmente, essa modalidade de tratamento ainda não está disponível no Brasil.

Por fim, entre as técnicas ablativas de neurocirurgia, houve recentemente o desenvolvimento de uma modalidade cirúrgica que utiliza finas fibras ópticas de *laser* para a

Indicações e aspectos práticos e éticos para a realização...

produção de uma lesão em uma estrutura anatômica-alvo. O nome desse procedimento é terapia térmica intersticial a laser (LITT, do inglês *laser interstitial thermal therapy*). Já existe um estudo dessa modalidade sendo empregada em psiquiatria, produzindo lesões na cápsula interna, em pacientes com TOC.[20]

INDICAÇÕES DE NEUROCIRURGIA PARA O TRATAMENTO DE TRANSTORNOS MENTAIS

Na atualidade, as principais indicações de tratamento neurocirúrgico de transtornos mentais são o TOC, a depressão maior, a anorexia nervosa e o transtorno de Tourette. Mais recentemente, pode-se incluir até mesmo os diagnósticos de dependência de álcool e a esquizofrenia como eventuais indicações. Em alguns casos selecionados de agressividade recorrente e refratária a tratamentos convencionais (p. ex., em alguns pacientes com déficit intelectual ou transtorno do espectro autista grave), pode-se lançar mão de modalidades neurocirúrgicas, desde que sob consentimento de um familiar ou responsável legal.

■ PRINCIPAIS CRITÉRIOS DE INCLUSÃO DE PACIENTES

Em pelo menos duas das principais indicações de neurocirurgia (TOC e depressão refratários), embora haja alguma variabilidade nos critérios de inclusão, refratariedade e de exclusão de pacientes entre os estudos, já existe um consenso mínimo sobre quais pacientes estão mais bem indicados.

No TOC, por exemplo, podem ser incluídos indivíduos com pelo menos 18 anos e pelo menos cinco anos de história de sintomas obsessivos-compulsivos graves e incapacitantes. Também é necessário que se comprove a falta de resposta terapêutica a, no mínimo, três tentativas com inibidores de recaptação de serotonina (sendo um deles a clomipramina), em suas doses máximas ou máximas toleradas, por pelo menos 10 a 12 semanas na dose máxima. Ao menos dois potencializadores de efeito devem ter sido utilizados (p. ex., antipsicóticos, associação de antidepressivos ou medicamentos antiglutamatérgicos) também sem eficácia. Além disso, ao menos 20 sessões de terapia cognitivo-comportamental (TCC) devem ter sido realizadas. Quanto aos critérios de exclusão, deve-se considerar a presença de diagnósticos comórbidos, como transtornos da personalidade graves (especialmente transtorno da personalidade *borderline* [TPB] ou transtorno da personalidade histriônica graves, ou transtorno da personalidade antissocial), transtorno factício, esquizofrenia, deficiência intelectual grave, doenças clínicas/neurológicas graves e gravidez. Há também critérios de contraindicação relativa, como a comorbidade com transtorno bipolar (especialmente durante episódios de hipomania ou mania) e na fase ativa do transtorno por uso de substâncias.

Na depressão maior, os critérios de inclusão e refratariedade também têm sido diferentes. De acordo com os estudos, o episódio depressivo atual necessita ter uma duração de ao menos um a dois anos e deve ter sido documentada a falta de resposta terapêutica a pelo menos quatro antidepressivos diferentes, de duas a três classes variadas, em doses adequadas. Fora isso, é imprescindível confirmar a falta de resposta à psicoterapia e ao menos um ciclo de sessões de ECT. Nos critérios de exclusão, deve-se considerar a comorbidade com transtornos psicóticos, transtorno por uso de substância atual, transtornos da personalidade graves, doenças clínicas ou neurológicas graves (incluindo demências) e gravidez.

■ ASPECTOS PRÁTICOS DA INDICAÇÃO DE NEUROCIRURGIA NA PSIQUIATRIA

Os fatores mais importantes relacionados à seleção de pacientes para neurocirurgia em psiquiatria são a realização de um diagnóstico preciso e confiável, a verificação de grave comprometimento psicossocial e a comprovada refratariedade a tratamentos convencionais. A título de exemplo, no ambulatório de TOC refratário do Instituto de Psiquiatria do Hospital das Clínicas da Faculdade de Medicina da Universidade de São Paulo (HC-FMUSP), de cada quatro pacientes encaminhados para avaliação de suposta indicação de neurocirurgia, apenas um apresenta condições mínimas para aventar um procedimento cirúrgico. Muitos dos pacientes excluídos não apresentam diagnóstico de TOC ou têm outro diagnóstico em comorbidade, com maior gravidade e comprometimento do que o próprio TOC (p. ex., esquizofrenia, transtorno por uso de substância grave, transtorno factício, TPB ou transtorno da personalidade histriônica grave, deficiência intelectual grave, etc.). Nessas situações, não está indicado um procedimento neurocirúrgico. Via de regra, indivíduos com um transtorno mental grave apresentam também grave comprometimento psicossocial associado; ao menos algum grau de comprometimento é esperado nas esferas de relacionamentos familiares e sociais, funcionamento acadêmico, capacidade produtiva no trabalho, lazer e religiosidade. Assim, seria questionável indicar cirurgia para um paciente com reduzida gravidade de sintomas, reduzido comprometimento psicossocial e curto tempo de doença. Quanto à questão da refratariedade a tratamentos pregressos, infelizmente ainda é comum, no meio psiquiátrico, encontrar pacientes muito graves que foram pouco medicados ou medicados com subdoses. Além do mais, muitos deles são submetidos a tratamentos de reduzida eficácia ou cuja eficácia é questionável. Ainda existe desconhecimento em meio à classe médica quanto às estratégias de tratamento com maior evidência científica para os diferentes transtornos mentais. Algo semelhante ocorre em relação aos tratamentos psicoterápicos. Linhas psicoterápicas de eficácia duvidosa ou o emprego inadequado de técnicas potencialmente eficazes são ainda práticas corriqueiras no Brasil. Dessa forma, muitas pessoas com transtorno mental grave são subtratadas no meio psiquiátrico e ainda não é possível determinar o quanto seriam ou não refratárias aos tratamentos convencionais.

Em resumo, sempre que for necessário avaliar um paciente potencialmente candidato a procedimento neurocirúrgico, é fundamental documentar e descrever de

Indicações e aspectos práticos e éticos para a realização...

forma explícita qual é seu diagnóstico psiquiátrico principal, quais são a gravidade e o comprometimento do transtorno mental e qual é o grau exato de refratariedade aos diferentes tratamentos convencionais aos quais esse indivíduo tenha se submetido.

■ EXPECTATIVA DE PACIENTES E FAMILIARES

Uma vez esclarecido se existe indicação ou não do procedimento, um segundo aspecto que merece ser investigado são as expectativas do paciente e de sua família, em diferentes direções. Após peregrinar por diferentes profissionais da saúde e tratamentos, que, em geral, se mostraram ineficazes, alguns indivíduos e familiares colocam suas últimas esperanças na neurocirurgia, como se fosse um procedimento absolutamente "curador" ou milagroso. Pacientes e familiares com expectativas excessivamente positivas em relação ao tratamento tendem a se frustrar mais facilmente com os resultados no pós-operatório, mesmo quando algum benefício está presente. É fundamental que essas expectativas sejam desmistificadas, e possivelmente uma boa estratégia para isso seja descrever de forma explícita e realista o que de fato esperar e o que não esperar desses procedimentos – por exemplo, deixar explícito qual é o percentual de pacientes que podem se beneficiar ou não da neurocirurgia, qual é o grau de melhora esperado, em quanto tempo em média se observa alguma melhora (caso ela exista) e quais são os principais efeitos colaterais e complicações descritos na literatura. Na maioria das vezes, as neurocirurgias atuam mais como potencializadoras das diferentes tratamentos medicamentosos e psicoterápicos dos pacientes do que como tratamentos isolados com eficácia exclusiva. Sempre haverá um percentual de pacientes que não responderão à neurocirurgia e nem por isso os demais tratamentos deverão ser abandonados ou desacreditados.

Na direção oposta, alguns indivíduos são ótimos candidatos às neurocirurgias, mas resistem à ideia de um procedimento cirúrgico, embora as chances de recuperação com tratamentos convencionais sejam remotas. Nessas situações, em geral o paciente e/ou familiares apresentam expectativas excessivamente negativas, por vezes até irracionais, relativas aos efeitos colaterais ou a complicações das técnicas cirúrgicas empregadas. Em outras vezes, impera o medo patológico associado a procedimentos cirúrgicos em geral ou a crença de que outros tratamentos, convencionais ou alternativos, irão "curar" o paciente.

■ INFRAESTRUTURA DOS SERVIÇOS DE NEUROCIRURGIA E ACOMPANHAMENTO EM LONGO PRAZO

Uma vez selecionado o paciente e resolvidas as dúvidas e expectativas em relação à neurocirurgia, surge um terceiro fator fundamental: onde realizar o procedimento. A neurocirurgia para tratamento de transtornos mentais não está habitualmente disponível pelo Sistema Único de Saúde (SUS). Algumas vezes, está disponível de forma gratuita em certas universidades, como parte de algum protocolo científico, mas apenas para um reduzido número de casos. O custo desses procedimentos costuma ser consideravelmente elevado e em geral os pacientes pagam por essas cirurgias de forma particular ou são custeadas por operadoras de saúde suplementar.

A neurocirurgia propriamente dita não é altamente complexa, mas é bastante recomendável que apenas um neurocirurgião experimente nessa modalidade realize o procedimento. Além do neurocirurgião, o serviço de neurocirurgia em psiquiatria deve incluir ao menos um psiquiatra, que será o principal profissional responsável pela indicação e seguimento pós-operatório desses pacientes, bem como, no mínimo, um neuropsicólogo e um psicólogo clínico e, sempre que possível, um neurologista.

Em relação à radiocirurgia Gamma Knife, um físico, um radioterapeuta e a equipe de enfermagem também devem estar disponíveis. Já no caso da ECP, é fundamental a presença de um profissional que tenha comprovada experiência na programação dos parâmetros de estimulação dos eletrodos, podendo ser desde um neurologista a um neurocirurgião, ou até mesmo um psiquiatra, desde que tenham comprovado conhecimento específico na área.

Quanto ao seguimento de longo prazo, os serviços de neurocirurgia com as equipes descritas necessitam garantir avaliações pós-operatórias periódicas e o seguimento ao longo de meses a anos. O objetivo dessas avaliações é monitorar a evolução da melhora clínica dos pacientes, realizar exames pós-operatórios de controle e tratar eventuais efeitos colaterais e complicações associadas aos procedimentos cirúrgicos. No caso da ECP, os retornos pós-operatórios também são fundamentais para a realização dos ajustes dos parâmetros de estimulação do sistema.

■ ASPECTOS ÉTICOS DA INDICAÇÃO DE NEUROCIRURGIA PARA TRATAMENTO DE TRANSTORNOS MENTAIS

Como exposto anteriormente, a técnica de leucotomia frontal proposta por Egas Moniz ampliou o uso clínico da neurocirurgia em psiquiatria. Infelizmente, variantes dessa técnica passaram a ser usadas indiscriminadamente nos anos seguintes, sem um racional neuroanatômico e clínico adequado, resultando em sequelas e danos a milhares de pessoas, especialmente nos Estados Unidos. Em alguns casos, a lobotomia era utilizada até mesmo para "punir" pacientes considerados agressivos, gerando inúmeras controvérsias de natureza bioética.

Em paralelo a essa "era das trevas" da chamada "psicocirurgia", outras técnicas e avanços científicos permitiram que o campo seguisse outros rumos, especialmente após a introdução da neurocirurgia estereotáxica, a qual permitiu aplicar um racional neuroanatômico bem definido ao procedimento proposto, correlacionando uma estrutura cerebral-alvo do procedimento a uma função neuropsiquiátrica que se deseja alterar.

Além de um racional neurobiológico robusto, associado a técnicas menos agressivas, mais seguras e com menos efeitos adversos, outro aspecto fundamental para o uso ético da neurocirurgia em psiquiatria pressupõe uma indicação clínica precisa respaldada por

Indicações e aspectos práticos e éticos para a realização...

evidência de eficácia do procedimento. Assim, segue-se o princípio bioético da "beneficência", ou seja, o procedimento de fato trará um benefício ao paciente, como redução dos sintomas e melhora da qualidade de vida. Evidencia-se, portanto, a importância de estabelecer critérios clínicos precisos para definir a elegibilidade a procedimentos neurocirúrgicos em psiquiatria, evitando-se os erros do passado.

Atualmente, para evitar retrocessos associados ao uso indiscriminado de procedimentos neurocirúrgicos em psiquiatria, todos os casos no Estado de São Paulo devem passar por aprovação da Câmara Técnica de Psiquiatria do Conselho Regional de Medicina do Estado de São Paulo (CREMESP), após parecer de três peritos independentes. Trata-se de um processo rigoroso, que garante a realização do procedimento dentro dos padrões éticos aqui descritos, garantindo o respeito aos princípios da autonomia, da beneficência e não da maleficência.

Infelizmente, o uso da neurocirurgia em psiquiatria ainda é cercado pela oposição de grupos negacionistas, que buscam dissociar os transtornos psiquiátricos de qualquer substrato neurobiológico, utilizando-se de ideias não comprovadas e claramente anticientíficas. Defendem o banimento desses procedimentos associando-os ainda ao que a lobotomia representou no século passado e ignorando os avanços do campo. Seguindo essa linha, foi apresentado, em 2003, um Projeto de Lei na Câmara dos Deputados de São Paulo visando proibir, no Estado, a prática da psicocirurgia, entendida como "toda a intervenção cirúrgica que envolva a destruição ou a remoção irreversível de partes do cérebro com o objetivo de promover alterações de comportamento no paciente".[21] Esse projeto impediria o acesso de centenas de pacientes a tratamentos de vanguarda que poderiam trazer melhora de sintomas e aumento da qualidade de vida. Por conta disso, o CREMESP emitiu parecer após solicitação do relator do Projeto de Lei na Assembleia Legislativa paulista. O parecer CREMESP nº 59.400/04 recomendou, em vez da proibição, que as eventuais transgressões às normas já existentes para a realização desse tipo de cirurgia fossem fiscalizadas e coibidas mais cuidadosamente.[22] O parecer também recomendou que os procedimentos só fossem utilizados em situações clínicas bem específicas, em que haja evidência de seu benefício, propondo, para isso, seguir diretrizes publicadas à época na *Revista Brasileira de Psiquiatria*,[23] cujos critérios são os seguintes:

1 Para efetuar a psicocirurgia, a instituição deve ser reconhecida e validada pelas entidades que representam a psiquiatria e a neurocirurgia no Estado. Além disso, ela deve dispor de Comissão de Ética credenciada no Conselho Regional de Medicina (CRM), que acompanhará o procedimento em todas as suas etapas.

2 A instituição deve se responsabilizar pela guarda dos dados clínicos das pessoas operadas, para servir de banco de experiência para futuras reformulações de procedimentos ou regulamentações de neurocirurgias para tratamento de transtornos mentais.

3 Para cada psicocirurgia proposta, será convocado um corpo de revisão independente de profissionais, indicado pelo CRM, a quem caberá a verificação das seguintes normas éticas e científicas, a serem observadas em sua totalidade:

a Critérios operacionais de refratariedade aos tratamentos convencionais e de indicação para a neurocirurgia, claramente definidos, fundamentados e cumpridos de acordo com as normas nacionais e internacionais atualizadas.

b Verificação se o método neurocirúrgico proposto é, no momento, a melhor indicação de tratamento para o paciente.

c Transmissão ao paciente de informações necessárias, adequadas, totais, inteligíveis e ajustadas ao seu nível cultural e, quando necessário, ao seu responsável legal. As informações devem abranger todos os aspectos do procedimento, desde os motivos e objetivos de sua indicação, os detalhes de sua execução e os possíveis benefícios e malefícios que possam advir, sempre dentro do corpo de conhecimento atualizado.

d Consentimento livre e informado para o tratamento, assinado pelo paciente e, se for o caso, por seu responsável legal, na presença de profissional não integrante da equipe terapêutica. Este profissional deve estar capacitado para avaliar se a informação foi transmitida da forma preconizada no item anterior.

e Seguimento, em longo prazo, dos pacientes operados, bem como avaliação sistemática dos efeitos adversos e complicações.

O projeto de lei acabou não prosperando, mas a controvérsia resultou na publicação da Resolução CREMESP nº 226/2011,[24] que regulamentou os aspectos éticos da neurocirurgia em psiquiatria no Estado de São Paulo. Entre seus considerandos, a resolução reconhece que a psicocirurgia é um procedimento necessário em situações clínicas específicas e adequadamente diagnosticadas, mas de aspecto restrito e excepcional. A resolução também considerou que essa visão sobre a psicocirurgia a valida eticamente nesses casos, seguindo o art. 32 do Código de Ética Médica, que veda ao médico deixar de usar todos os meios disponíveis de tratamento, cientificamente reconhecidos e a seu alcance, em favor do paciente. Assim, privar um paciente de uma técnica que tem evidência de eficácia e que seja bem indicada pode ser considerado antiético.[24]

Embora o Conselho Federal de Medicina já tivesse editado resoluções que contemplavam a neurocirurgia em psiquiatria (Resoluções CFM nº 1.407/1994[25] e 1.408/1994[26]), o CREMESP, à época, entendeu que a Resolução CFM nº 1.598/2000,[27] que as revogou, deixou uma lacuna quanto ao tema em seu texto, justificando a publicação da Resolução CREMESP nº 226/2011,[24] exclusivamente sobre o uso da neurocirurgia em psiquiatria. A norma tem a seguinte redação:

> Art. 1º - Nenhum tratamento deve ser administrado a pacientes portadores de transtornos mentais sem o seu consentimento livre e esclarecido, salvo em condições clínicas excepcionais, devidamente caracterizadas e justificadas em prontuário.
>
> Parágrafo Único - Na impossibilidade de ser obtido o consentimento esclarecido do paciente, e ressalvadas as condições previstas no caput deste artigo, deve-se buscar o consentimento de um responsável legal.
>
> Art. 2º - A psicocirurgia, assim como outros tratamentos invasivos e irreversíveis para transtornos mentais, somente será realizada mediante consentimento do paciente ou seu

Indicações e aspectos práticos e éticos para a realização...

responsável, e mediante a manifestação de um corpo externo de profissionais designado para este fim pelo CREMESP.

Art. 3º - alterado 258/2014, como será discutido a seguir

Art. 4 º - Após o convencimento técnico e ético, o CREMESP comunicará ao Ministério Público Estadual a aprovação para a realização do procedimento cirúrgico.

Os dois primeiros artigos enfatizam o consentimento do paciente, de forma a seguir o princípio bioético da autonomia e evitar o mau uso da psicocirurgia observado no passado, como no caso da lobotomia, que muitas vezes foi realizada em pacientes sem seu consentimento. É importante frisar que o consentimento é algo delicado em psiquiatria, pois pressupõe a existência de capacidade para consentir, que pode muitas vezes estar prejudicada pela própria patologia psiquiátrica. Contudo, as principais indicações de intervenções neurocirúrgicas em psiquiatria, como o TOC e a depressão, em geral, associam-se a uma capacidade crítica preservada para isso. Na maior parte das vezes, inclusive, é o próprio indivíduo que deseja realizar o procedimento e busca ativamente por esse tipo de assistência. No entanto, outros casos, como agressividade, são eticamente mais delicados, pois muitas vezes se associam a um prejuízo do julgamento e falta de crítica, resultando em ausência de capacidade para consentir do paciente. Ademais, as evidências científicas de eficácia de intervenções neurocirúrgicas para esses casos são mais escassas. Como resultado, do ponto de vista ético, há maiores entraves à realização do procedimento, pois seria necessária conduta paternalista que se sobrepusesse ao princípio da autonomia, passando a responsabilidade da decisão a um terceiro (geralmente o responsável legal).

Superada essa análise ética inicial quanto ao consentimento, passa-se a uma análise técnica, que envolve os aspectos clínicos, com foco na técnica e indicação do procedimento. Com isso, evita-se o uso de técnicas inadequadas e agressivas associadas à grande morbidade, como ocorreu no passado com a lobotomia, e o uso indiscriminado do procedimento. Para isso, a Resolução CREMESP nº 226/2011[24] estabelece que a Câmara Técnica de Psiquiatria deverá analisar o pedido mediante manifestação de um corpo externo de profissionais designados para esse fim, composto por especialistas no tema. Trata-se de um mecanismo interessante, pois isola a análise técnica para um corpo externo, o que aumenta a isenção e a imparcialidade do parecer.

No âmbito federal, embora a Resolução CFM nº 1.598/2000,[27] que consolidou as práticas éticas da psiquiatria, não tenha abordado especificamente a neurocirurgia em psiquiatria, o mesmo não ocorreu com a Resolução CFM nº 2.057/2013.[28] A norma, que buscou consolidar as diversas resoluções da área da psiquiatria, reiterando os princípios universais de proteção ao ser humano, dedicou uma seção ao que denominou "neuropsicocirurgia". No texto, em seu art. 19, a resolução proíbe a realização do procedimento em pacientes que estejam involuntária ou compulsoriamente internados em estabelecimento de assistência psiquiátrica, exceto com prévia autorização judicial e fundamentação em laudo médico.[28] Ou seja, mais uma vez, coloca-se a devida ênfase no princípio da autonomia, exigindo que todos os demais casos tenham o consentimento do paciente ou de seu representante legal e aprovação pela Câmara Técnica do CRM do estado a ser realizado o procedimento.

A Resolução CFM nº 2.057/2013 também exige respaldo da indicação do procedimento por meio de laudo de um psiquiatra e um neurocirurgião pertencentes a serviços diversos daquele do médico que o prescreveu, ou seja, garantindo uma segunda opinião a todos os casos. Exige-se ainda que seja indicado um diagnóstico que justifique o procedimento, além de duração e refratariedade a outros tratamentos disponíveis. Também deve ser indicada a melhor técnica cirúrgica para o caso.[28]

Ademais, no Estado de São Paulo, esse parecer externo já estava previsto na Resolução CREMESP nº 226/2011,[24] sendo emitido pelo corpo técnico externo estabelecido pela norma. Posteriormente, a Resolução CREMESP nº 258/2014[29] conferiu à Câmara Técnica de Psiquiatria a função de indicar esses profissionais, a serem compostos por um neurocirurgião e um médico psiquiatra, seguindo a Resolução Federal. Contudo, adicionou o requisito de se indicar também um neurologista clínico e um profissional não médico da área da saúde mental, que geralmente é um neuropsicólogo.

A análise técnica da indicação do procedimento deve seguir critérios clínicos, que também estão elencados na Resolução CFM nº 2.057/2013, a saber:[28]

a Diagnóstico psiquiátrico realizado observando-se a Classificação Estatística Internacional de Doenças e Problemas Relacionados à Saúde, em sua versão atualizada (CID-10);
b Doença mental com duração de, no mínimo, 5 (cinco) anos. Nos casos excepcionais, quando a duração for menor que 5 (cinco) anos, o pedido deverá ser referendado por junta médica formada por um psiquiatra e um neurocirurgião, designados pelo presidente do Conselho Regional de Medicina para produzir contraprovas, obedecendo ao rito previsto no art. 19 e parágrafos; (Redação da alínea dada pela Resolução CFM Nº 2165 DE 23/06/2017).
c Refratariedade da doença ou transtorno aos tratamentos psiquiátricos, adequado àquela condição clínica.

Por fim, é importante também recordar a necessidade de registrar todas as informações referentes ao procedimento em prontuário, com respeito ao sigilo e disponibilização aos pacientes e às autoridades quando necessário (poder judiciário e conselhos de medicina).

Quanto à relação médico-paciente, é importante que o profissional frise que, apesar de ser muito eficaz em diversos casos, alguns pacientes não apresentam resposta satisfatória. Ademais, mesmo para aqueles que respondem, esse tipo de procedimento não é a solução definitiva ou "milagrosa" para todos os problemas. Estudos mostram que mesmo pacientes seguidos no longo prazo, após serem submetidos à capsulotomia anterior, ainda apresentam grande morbidade associada a seu transtorno de base, incluindo risco de suicídio e baixa funcionalidade.[30] No entanto, também é necessário ponderar que ainda há uma lacuna quanto aos dados relativos ao seguimento de longo prazo das técnicas que foram desenvolvidas mais recentemente. De qualquer forma, é importante sempre trazer à tona essa ponderação, pois não há como prever com certeza quais pacientes irão efetivamente responder ou não ao procedimento cirúrgico.

Indicações e aspectos práticos e éticos para a realização...

Outro debate ético envolve o surgimento de novas técnicas que não necessitam de procedimentos ablativos, como a ECP. A principal diferença, nesses casos, é que o procedimento é reversível, pois não provoca uma lesão macroscópica no tecido encefálico. Surgem, contudo, outros questionamentos bioéticos, como a possibilidade de se controlar o comportamento humano por um aparelho externo. Restam, assim, os mesmos princípios a serem seguidos, como o respeito à autonomia e à beneficência, passando pela precisa indicação clínica e respaldo em evidências científicas quanto à eficácia do procedimento.

◼ ASPECTOS PRÁTICOS QUANTO AO ENCAMINHAMENTO DE PACIENTES PARA AVALIAÇÃO DO CONSELHO REGIONAL DE MEDICINA

Conforme mencionado, todos os pacientes psiquiátricos candidatos à realização de um procedimento neurocirúrgico para o tratamento de transtorno mental no Brasil devem obrigatoriamente realizar uma perícia conduzida pelo CRM do estado onde realizarão a neurocirurgia. Isto independe se a indicação é feita por um serviço público ou particular, com ou sem custo para os pacientes.

A seguir, são descritas as etapas para a obtenção de uma autorização de pertinência médico-legal para realização de neurocirurgia em pacientes psiquiátricos, no âmbito do CREMESP, que foi pioneiro na sistematização dessas avaliações. Vale ressaltar que é possível que existam diferenças no processo de autorização em CRMs de outros estados da federação.

O primeiro passo é a elaboração de um relatório médico minucioso, no qual deve constar o histórico de tratamento prévio à doença, sua duração e os prejuízos acarretados à funcionalidade e à qualidade de vida do paciente, em virtude da sua sintomatologia. É comum, nesses casos, que se elabore uma tabela anexa ao relatório, descrevendo todos os psicofármacos já utilizados, com suas respectivas doses, tempo de tratamento na dose máxima, associações terapêuticas e efeitos colaterais. Algo semelhante deve ser feito em relação aos tratamentos psicoterápicos anteriormente realizados, incluindo os tipos de técnicas empregadas, número de meses ou anos em tratamento, os resultados obtidos e os eventuais motivos de descontinuação. Caso não tenha sido realizada psicoterapia, deve ficar muito claro o porquê.

Uma vez completado o relatório, são exigidas a realização de uma avaliação neuropsicológica e um exame de ressonância magnética do crânio do paciente. Completadas essas etapas, são solicitadas cartas de indicação do procedimento cirúrgico para o paciente, emitidas por dois psiquiatras e dois neurocirurgiões de diferentes serviços.

Após anexados todos esses documentos, a solicitação de cirurgia será avaliada por um comitê multidisciplinar designado pelo CREMESP. Nessa fase, o paciente e sua família serão chamados para uma consulta pericial nas dependências do CREMESP. Somente após a avaliação desse comitê e com a aprovação das instâncias superiores

(Câmara Técnica de saúde mental e plenária geral) será emitido um relatório final pericial atestando ou não a pertinência da indicação neurocirúrgica. Esse laudo é enviado com cópias para o paciente, para o médico solicitante e para o Ministério Público. É somente após ter finalizado esse processo que o paciente poderá realizar o procedimento neurocirúrgico com a equipe do seu médico de referência.

CONSIDERAÇÕES FINAIS

Provavelmente em decorrência dos abusos praticados na era das chamadas psicocirurgias no passado é que até hoje existe muito desconhecimento e preconceito em relação ao emprego de neurocirurgias para o tratamento de transtornos mentais, inclusive entre os profissionais da saúde mental. Ideias fantasiosas do passado, que circulavam entre o público leigo e os meios artístico e cultural, como o emprego de psicocirurgias por parte de governos totalitários ou das elites para o controle mental das populações, não fazem o menor sentido do ponto de vista científico. Primeiro, porque neurocirurgias não mudam opiniões, preferências e atitudes individuais em relação a aspectos políticos ou ideológicos. Segundo, porque neurocirurgias são caras e complexas demais, e se aplicariam a um grupo muito reduzido de indivíduos, sem qualquer garantia de que esse objetivo seria alcançado. Além disso, vale ressaltar que, atualmente, na maioria dos casos, é o próprio paciente quem se interessa e solicita a neurocirurgia.

Nas últimas décadas, testemunhou-se uma substancial evolução nos conhecimentos relacionados à neurociência dos transtornos mentais, à fisiopatologia dos diferentes diagnósticos e ao desenvolvimento de novos tratamentos. Já não se pode mais comparar como era a prática da psiquiatria e da neurocirurgia na década de 1970, por exemplo, com aquilo que se desenvolve atualmente. Avanços na área de tratamento neurocirúrgico de transtornos mentais têm sido cada vez mais pautados em estudos com maior nível de evidência científica, incluindo ensaios clínicos randomizados. Na verdade, alguns dos estudos nessa área de conhecimento se encontram na fronteira do que há de mais novo na neurociência. Os cuidados éticos relacionados à indicação e ao seguimento de indivíduos que realizam essas neurocirurgias foram bastante aperfeiçoados, o que se reflete em procedimentos mais bem indicados, melhora no cuidado dos pacientes e menor incidência de complicações neurocirúrgicas.

Assim, na atualidade, faz sentido incluir as neurocirurgias entre as opções de tratamento, particularmente em alguns diagnósticos psiquiátricos, incluindo casos de alta gravidade, substancial comprometimento psicossocial e comprovada refratariedade aos tratamentos convencionais. Em pacientes em que houver clara indicação cirúrgica e que já tenham a aprovação prévia do CRM para a realização do procedimento, é fundamental que ele seja realizado em centros especializados, compostos por uma equipe multidisciplinar apta a conduzir os devidos cuidados pré-operatórios, intraoperatórios e pós-operatórios de longo prazo.

Indicações e aspectos práticos e éticos para a realização...   269

REFERÊNCIAS

1. Mashour GA, Walker EE, Martuza RL. Psychosurgery: past, present, and future. Brain Res Brain Res Rev. 2005;48(3):409-19.

2. Wilkins RH. Neurosurgical Classic: XXVI. J Neurosurg. 1964;21(12):1108-10.

3. Valenstein E. Appendix psychosurgery: the National Commission for the protection of human subjects of biomedical and behavioral research. Washington: U.S. Government Printing Office; 1977.

4. Rück C, Andréewitch S, Flyckt K, Edman G, Nyman H, Meyerson BA, et al. Capsulotomy for refractory anxiety disorders: long-term follow-up of 26 patients. Am J Psychiatry. 2003;160(3):513-21.

5. Ballantine HT Jr, Bouckoms AJ, Thomas EK, Giriunas IE. Treatment of psychiatric illness by stereotactic cingulotomy. Biol Psychiatry. 1987;22(7):807-19.

6. Leksell L, Backlund EO. Radiosurgical capsulotomy: a closed surgical method for psychiatric surgery. Läkartidningen. 1978;75(7):546-7.

7. Rylander G. Försök med gammakapsulotomi vid ångest- och tvångsneuroser. Läkartidningen. 1978;75(7):547-9.

8. Lopes AC, Greenberg BD, Canteras MM, Batistuzzo MC, Hoexter MQ, Gentil AF, et al. Gamma ventral capsulotomy for obsessive-compulsive disorder: a randomized clinical trial. JAMA Psychiatry. 2014;71(9):1066-76.

9. Rasmussen SA, Noren G, Greenberg BD, Marsland R, McLaughlin NC, Malloy PJ, et al. Gamma ventral capsulotomy in intractable obsessive-compulsive disorder. Biol Psychiatry. 2018;84(5):355-64.

10. Martínez-Álvarez R. Radiosurgery for behavioral disorders. Prog Neurol Surg. 2019;34:289-97.

11. Martínez-Álvarez R, Torres-Diaz C. Modern gamma knife radiosurgery for management of psychiatric disorders. Prog Brain Res. 2022;270(1):171-83.

12. Nuttin B, Cosyns P, Demeulemeester H, Gybels J, Meyerson B. Electrical stimulation in anterior limbs of internal capsules in patients with obsessive-compulsive disorder. Lancet. 1999;354(9189):1526.

13. Dougherty DD, Rezai AR, Carpenter LL, Howland RH, Bhati MT, O'Reardon JP, et al. A randomized sham-controlled trial of deep brain stimulation of the ventral capsule/ventral striatum for chronic treatment-resistant depression. Biol Psychiatry. 2015;78(4):240-8.

14. Greenberg BD, Malone DA, Friehs GM, Rezai AR, Kubu CS, Malloy PF, et al. Three-year outcomes in deep brain stimulation for highly resistant obsessive-compulsive disorder. Neuropsychopharmacol. 2006;31(11):2384-93.

15. Mayberg HS, Lozano AM, Voon V, McNeely HE, Seminowicz D, Hamani C, et al. Deep brain stimulation for treatment-resistant depression. Neuron. 2005;45(5):651-60.

16. Holtzheimer PE, Kelley ME, Gross RE, Filkowski MM, Garlow SJ, Barrocas A, et al. Subcallosal cingulate deep brain stimulation for treatment-resistant unipolar and bipolar depression. Arch Gen Psychiatry. 2012;69(2):150-8.

17. Mallet L, Polosan M, Jaafari N, Baup N, Welter ML, Fontaine D, et al. Subthalamic nucleus stimulation in severe obsessive-compulsive disorder. N Engl J Med. 2008;359(20):2121-34.

18. Schlaepfer TE, Bewernick BH, Kayser S, Mädler B, Coenen VA. Rapid effects of deep brain stimulation for treatment-resistant major depression. Biol Psychiatry. 2013;73(12):1204-12.

19. Jung HH, Kim SJ, Roh D, Chang JG, Chang WS, Kweon EJ, et al. Bilateral thermal capsulotomy with MR-guided focused ultrasound for patients with treatment-refractory obsessive-compulsive disorder: a proof-of-concept study. Mol Psychiatry. 2015;20(10):1205-11.

20. McLaughlin NCR, Lauro PM, Patrick MT, Pucci FG, Barrios-Anderson A, Greenberg BD, et al. Magnetic resonance imaging-guided laser thermal ventral capsulotomy for intractable obsessive-compulsive disorder. Neurosurgery. 2021;88(6):1128-35.

21. Conselho Regional de Medicina do Estado de São Paulo. Projeto de lei nº 1.051/2003 [Internet]. São Paulo: CREMESP; 2003 [capturado em 9 set 2023]. Disponível em: https://www.cremesp.org.br/?siteAcao=LegislacaoBusca&nota=100.

22. Conselho Regional de Medicina do Estado de São Paulo. Parecer é contrário a projeto que proíbe a psicocirurgia [Internet]. São Paulo: CREMESP; 2005 [capturado em 9 set 2023]. Disponível em: https://www.cremesp.org.br/?siteAcao=Jornal&id=528.

270 Psiquiatria Intervencionista

23. Miguel EC, Lopes AC, Guertzenstein EZ, Calazas MEB, Teixeira MJ, Brasil MA. Diretrizes para a neurocirurgia dos transtornos psiquiátricos graves no Brasil: uma proposta preliminar. Rev Bras Psiquiatr. 2004;26(1):8-9.

24. Conselho Regional de Medicina do Estado de São Paulo. Resolução nº 226, de 22 de março de 2011 [Internet]. São Paulo: CREMESP; 2011 [capturado em 8 set 2023]. Disponível em: http://www.cremesp.org.br/?siteAcao=PesquisaLegislacao&dif=s&ficha=1&id=9869&tipo=RESOLU%C7%C3O&orgao=Conselho%20Regional%20de%20Medicina%20do%20Estado%20de%20S%E3o%20Paulo&numero=226&situacao=VIGENTE&data=22-03-2011&vide=sim.

25. Conselho Federal de Medicina. Resolução CFM no 1.407, de 8 de junho de 1994 [Internet]. Brasília: CFM; 1994 [capturado em 8 set 2023]. Disponível em: https://sistemas.cfm.org.br/normas/arquivos/resolucoes/BR/1994/1407_1994.pdf.

26. Conselho Federal de Medicina. Resolução CFM no 1.408, de 14 de junho de 1994 [Internet]. Brasília: CFM; 1994 [capturado em 8 set 2023]. Disponível em: https://sistemas.cfm.org.br/normas/arquivos/resolucoes/BR/1994/1408_1994.pdf.

27. Conselho Federal de Medicina. Resolução CFM no 1.598, de 9 de agosto de 2000 [Internet]. Brasília: CFM; 2000 [capturado em 8 set 2023]. Disponível em: https://www.legisweb.com.br/legislacao/?id=96999#:~:text=Art.,Art.

28. Conselho Federal de Medicina. Resolução CFM no 2.057, de 20 de setembro de 2013 [Internet]. Brasília: CFM; 2013 [capturado em 8 set 2023]. Disponível em: https://www.legisweb.com.br/legislacao/?id=261677.

29. Conselho Regional de Medicina do Estado de São Paulo. Resolução nº 258, de 23 de janeiro de 20114[Internet]. São Paulo: CREMESP; 2011 [capturado em 8 set 2023]. Disponível em: http://www.cremesp.org.br/novaHome.php?siteAcao=PesquisaLegislacao&dif=a&ficha=1&id=11679&tipo=RESOLU%C3%87%C3%83O&orgao=Conselho%20Regional%20de%20Medicina%20do%20Estado%20de%20S%C3%A3o%20Paulo&numero=258&situacao=VIGENTE&data=23-01-2014.

30. Rück C, Larsson JK, Mataix-Cols D, Ljung R. A register-based 13-year to 43-year follow-up of 70 patients with obsessive-compulsive disorder treated with capsulotomy. BMJ Open. 2017;7(5):e013133.

19 NEUROIMAGEM EM CIRURGIA NEUROPSIQUIÁTRICA

Guilherme G. Podolsky-Gondim
Ronaldo Dornelas de Faria Junior
Ivan Matos
Kleber Paiva Duarte
Fabio Godinho

O desenvolvimento recente da neurorradiologia, aliado às modalidades diagnósticas em medicina nuclear, permitiram um maior entendimento das potenciais vias e circuitos envolvidos na fisiopatologia dos transtornos psiquiátricos. Esse desenvolvimento evoluiu em paralelo ao refinamento dos procedimentos cirúrgicos em neuropsiquiatria, com destaque para intervenções modulatórias como a estimulação cerebral profunda (ECP, em inglês *deep brain stimulation* [DBS]). Nesse cenário, frente à variabilidade de apresentações clínicas dos transtornos psiquiátricos, à complexidade das disfunções executivas e associativas observadas nessas doenças e, finalmente, à maior disponibilidade de terapias minimamente invasivas, nota-se uma necessidade de individualização do tratamento. Assim, os métodos de neuroimagem auxiliam na melhor compreensão dos mecanismos das doenças e na intervenção com os recursos disponíveis, visando à máxima eficiência possível.

As modalidades de neuroimagem mais empregadas no contexto da neurocirurgia em psiquiatria são a ressonância magnética (RM) de encéfalo, com recursos avançados como a tratografia decorrente da imagem por tensor de difusão (DTI, do inglês *diffusion tensor imaging*), e a ressonância magnética funcional (fMRI, do inglês *functional magnetic ressonance imaging*) em estado de repouso (*resting--state*). Também se destacam os estudos de imagem em medicina nuclear, como a tomografia por emissão de pósitrons (PET, do inglês *positron emission tomography*) e a tomografia por emissão de fótons únicos (SPECT, do inglês *single photon emission computed tomography*).

A integração das diferentes modalidades disponíveis contribuiu para a elaboração do conceito de redes neurais e conectividade, de tal forma que é possível elaborar hipóteses sobre potenciais circuitos associados aos sintomas e, consequentemente, intervir cirurgicamente nesses circuitos. Essa abordagem, em um contexto de medicina personalizada, tem a perspectiva de otimizar os resultados cirúrgicos, além de identificar o perfil de pacientes que apresentem respostas favoráveis às intervenções cirúrgicas.

MODALIDADES ESTRUTURAIS

■ RESSONÂNCIA MAGNÉTICA

O emprego da RM em ampla escala permite identificar, durante a investigação inicial, possíveis doenças encefálicas capazes de originar sintomas psiquiátricos. A **Figura 19.1** mostra uma RM de encéfalo evidenciando uma lesão expansiva frontal compatível com meningioma de goteira olfatória, verificada em um paciente que apresentava desinibição, prejuízos de funções executivas e adição.

Excluídas anormalidades estruturais secundárias a neoplasias, eventos vasculares, notavelmente acidente vascular encefálico e distúrbios da circulação liquórica, como hidrocefalia de pressão normal, o estudo de RM estrutural de alta resolução em sequência ponderada em T1 permite detectar alterações na morfometria da substância cinzenta, como volume regional, espessura cortical e formato de estruturas corticais e subcorticais, por meio da comparação com controles saudáveis.[1]

RESSONÂNCIA MAGNÉTICA ESTRUTURAL NO CONTEXTO DE DETERMINAÇÃO DE ALVOS EM CIRURGIA PSIQUIÁTRICA

Os alvos mais comuns em neurocirurgia dos transtornos psiquiátricos incluem tratos de fibras e agregados de neurônios subcorticais. Os primeiros são exemplificados pelo

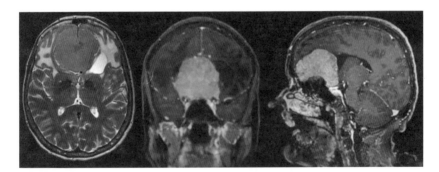

■ **Figura 19.1**
Ressonância magnética de encéfalo mostrando meningioma de goteira olfatória em um paciente com sintomas psiquiátricos.
Esquerda: reconstrução axial em sequência ponderada em T2. Centro: reconstrução coronal em sequência ponderada em T1 com administração de gadolínio. Direita: reconstrução sagital em sequência ponderada em T1 com administração de gadolínio.

braço anterior da cápsula interna, pedúnculo talâmico inferior e feixe prosencefálico medial. Os últimos incluem o núcleo *accumbens*, a porção medial do núcleo subtalâmico, o hipotálamo e os neurônios da área subgenual (área 25 de Brodmann).

Um alvo comum no tratamento neurocirúrgico do transtorno obsessivo-compulsivo (TOC) é o estriato ventral e a porção ventral do braço anterior da cápsula interna. No contexto da ECP, um estudo belga foi o primeiro a descrever o resultado em seis pacientes implantados nessa região.[2] Apesar de grande variação entre os estudos, os contatos de estimulação crônica geram um campo elétrico que envolve a porção caudal do núcleo *accumbens* e a porção ventral da cápsula interna adjacente.[3] Esta última está localizada medialmente ao núcleo caudado e lateralmente ao núcleo lentiforme. O núcleo *accumbens* é uma estrutura de substância cinzenta e a principal via de saída do circuito ventral dos gânglios da base. Tanto a cápsula interna quanto o núcleo *accumbens* são visualizados através de diversas sequências de RM de alta definição. A **Figura 19.2** exemplifica o uso da sequência ponderada em T2 de RM com campo de 3 Teslas para o planejamento de implante cirúrgico de eletrodos no núcleo *accumbens* (Ac) e porção ventral do braço anterior da cápsula interna (Vc) em um paciente com TOC refratário. Ressalta-se a visualização direta das estruturas mencionadas através da RM.

Outro avanço recente foi a associação dos métodos de RM estrutural com a técnica de ultrassom focado de alta intensidade. Ambos permitem a ablação estereotáxica de estruturas cerebrais profundas sem a necessidade de trepanação ou de penetração do encéfalo por eletrodos, aumentando consideravelmente a precisão cirúrgica e reduzindo as complicações decorrentes de fístulas, infecções ou hemorragias.[4]

Apesar do uso rotineiro da RM no planejamento dos alvos, estudos têm demonstrado diferentes resultados cirúrgicos, apesar da ausência de diferença significativa no posicionamento anatômico dos eletrodos.[5] Esse fato, aliado às evidências de que os efeitos da estimulação elétrica e das lesões ocorrem em circuitos envolvendo múltiplas regiões

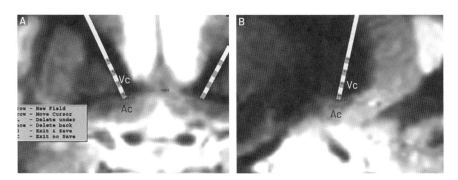

- **Figura 19.2**
  Ressonância magnética ponderada em T2.
  Visão coronal **(A)** e visão sagital **(B)** mostrando o planejamento de implante de eletrodos no núcleo *accumbens* (Ac) e cápsula interna ventral (Vc) em um paciente com transtorno obsessivo-compulsivo.

cerebrais,[6,7] sugere a necessidade do uso de modalidades de neuroimagem capazes de fornecer a conectividade funcional e anatômica desses circuitos,[8] incluindo incluem a tractografia e os métodos de neuroimagem metabólica, discutidos a seguir.

RESSONÂNCIA MAGNÉTICA DE CAMPO ULTRA-ALTO

O advento de modalidades de RM denominadas de campo ultra-alto (CUA) – as quais compreendem estudos de imagem com 7 Teslas – permite uma maior amostragem espacial e, consequentemente, maior resolução espacial, maior razão sinal-ruído, maior sensibilidade, maior amplitude e percentual de mudança de sinal. Além disso, a RM-CUA permite realizar análise detalhada da microvasculatura e redução no mapeamento de sinais não específicos advindos de vasos mais calibrosos.[9]

Desse modo, o emprego da RM-CUA no contexto da medicina de precisão leva ao aumento no volume de dados adquiridos individualmente pelos estudos, contribuindo para uma melhor caracterização dos transtornos mentais de forma personalizada.[9] No campo da espectroscopia, o aumento do campo magnético estático contribui para a detecção de anormalidades bioquímicas e metabólicas sutis, sendo utilizado na detecção e avaliação terapêutica da esquizofrenia[10] e dos transtornos depressivos.[11] Pequenas anormalidades estruturais em circuitos límbicos também são passíveis de detecção em indivíduos com depressão maior.[12] O uso da técnica de difusão em RM (DTI-RM) também se beneficia de altos campos magnéticos para a detecção de alterações na conectividade estrutural em indivíduos com depressão.[13]

Apesar de todo o potencial descrito, a RM-CUA ainda não é utilizada para o planejamento neurocirúrgico dos transtornos psiquiátricos. Ademais, existe limitação significativa do número de centros que dispõem dos equipamentos necessários para essa forma de investigação.

◼ IMAGEM POR TENSOR DE DIFUSOR E TRATOGRAFIA PROBABILÍSTICA

A DTI baseada na RM permite avaliar a difusão de moléculas de água nos tecidos, a qual pode ocorrer sem restrições (em uma forma isotrópica) ou com obstáculos (em uma forma anisotrópica). A difusão das moléculas de água depende das características do tecido avaliado, como tipo, integridade, arquitetura e presença de barreiras, gerando, assim, informações sobre sua orientação e anisotropia quantitativa (ou seja, mensuração da difusão dependente).[14,15] A partir dessas propriedades, o uso dessa metodologia de RM permitiu estimar a distribuição anatômica de fibras nervosas conectando diferentes regiões cerebrais e, desse modo, estudar a conectividade anatômica entre elas. Essa avaliação pode ser realizada por meio do método determinístico ou probabilístico.

Em relação ao uso de DTI para o tratamento neurocirúrgico da depressão e do TOC, o grupo de Coenen e colaboradores[16] foi o primeiro a utilizar essa metodologia para estimular diretamente o ramo superolateral do fascículo prosencefálico medial.[16,17]

De fato, a estimulação de tratos de fibras específicas parece estar associada aos efeitos terapêuticos da ECP. A ausência de modulação desses tratos poderia explicar a falha terapêutica, atualmente estimada em 40% dos pacientes com TOC. Em consonância com essa hipótese, uma revisão sistemática recente revelou oito estudos utilizando DTI para investigar os circuitos provavelmente envolvidos nessa terapia.[8] A maior parte dos estudos foi realizada em RM de 3 Teslas. Apesar de não haver consenso, as pesquisas sugerem que os efeitos terapêuticos estão associados à estimulação de tratos de fibras que se projetam para o giro frontal médio direito. Além disso, os efeitos cognitivos e afetivos parecem ser mediados por circuitos distintos.[18] Apesar dessa possível distinção entre os efeitos cognitivos e afetivos, um estudo que avaliou o conectoma normativo de 50 pacientes de quatro centros europeus diferentes sugeriu que os melhores resultados estavam associados à modulação de fibras conectando o córtex dorsal do cíngulo, a porção medial do núcleo subtalâmico e o núcleo mediodorsal do tálamo. Esse trato de fibras, denominado pelos autores como via límbica hiperdireta, estaria envolvido na estimulação dos diferentes alvos utilizados no tratamento do TOC e estaria muito próximo do feixe prosencefálico anteriormente mencionado.[19] No cenário da depressão, um estudo sugere que a estimulação dos tratos *forceps minor*, fascículo uncinado e *cingulum* modularia o circuito neural necessário para resposta positiva.[20] Apesar de todas essas evidências, a maioria dos centros especializados não utiliza DTI no pla-

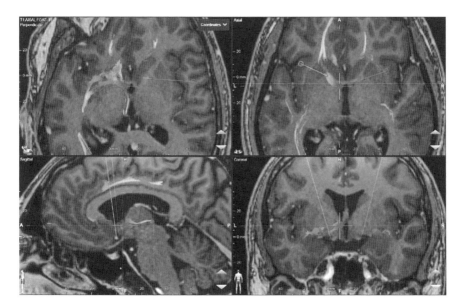

- **Figura 19.3**
  Exemplo do emprego da tratografia probabilística para avaliação de vias potencialmente moduladas em paciente submetido à eletroconvulsoterapia para o tratamento do transtorno obsessivo-compulsivo.

nejamento cirúrgico. A razão disso reside no fato de que os resultados desse método dependem demasiadamente dos parâmetros, que são altamente variáveis entre os estudos, o que pode revelar resultados incongruentes em função da metodologia de análise empregada.[21]

MODALIDADES FUNCIONAIS

Modalidades funcionais de neuroimagem permitem o mapeamento da ativação de diferentes regiões encefálicas durante tarefas específicas ou estado de repouso. Entre as principais modalidades, encontram-se a fMRI e os métodos de medicina nuclear, a PET e a SPECT.

■ TOMOGRAFIA COMPUTADORIZADA POR EMISSÃO DE PÓSITRONS

A PET emprega predominantemente a [18F]fluorodeoxiglicose ([18F]FDG) como radiofármaco, de modo a mensurar o consumo metabólico de glicose. No estudo dos transtornos psiquiátricos, a PET permitiu identificar padrões metabólicos associados à depressão, à ansiedade, à esquizofrenia, ao TOC e à dependência de álcool e cocaína.[22]

O achado mais frequente nessa modalidade de neuroimagem no contexto da depressão é a redução global tanto no fluxo sanguíneo como no metabolismo cerebral de regiões frontais.[23,24] O raciocínio para a estimulação da substância branca adjacente à área subgenual foi baseado em estudos com PET mostrando alterações na atividade metabólica dessa região em pacientes com depressão tratados com antidepressivos.[25] O implante de eletrodos visando ao tratamento da depressão foi guiado por RM estrutural, aliado ao emprego de atlas anatômicos e coordenadas estereotáxica derivadas de imagens de PET extraídas dos estudos anteriormente citados.[26]

No caso do transtorno de ansiedade generalizada (TAG), existem evidências de taxas metabólicas menores nos núcleos da base e na substância branca, em contraposição a aumentos relativos do metabolismo em áreas como lobo occipital inferior esquerdo, lobo temporal posterior direito e giro pré-central direito.[22] Adicionalmente, os efeitos de intervenções não farmacológicas (como a meditação) e farmacológicas (como a administração de benzodiazepínicos) podem ser estudados associando as respostas clínicas ao mapeamento do metabolismo com PET identificadas sobre o córtex frontal, sistema límbico e núcleos da base.[22,27]

Mais recentemente, a disponibilização de uma maior variedade de radiofármacos, aliada à maior resolução temporal dos equipamentos de captura de imagens, permitiu refinar a avaliação da resposta a diferentes intervenções, como a psicoterapia, por exemplo.[28] Apesar de auxiliar na maior compreensão das doenças, essa modalidade de neuroimagem não é usada rotineiramente no planejamento neurocirúrgico dos transtornos psiquiátricos.

TOMOGRAFIA COMPUTADORIZADA POR EMISSÃO DE FÓTONS ÚNICOS

A SPECT é uma modalidade de imagem que emprega radiofármacos para estimar a atividade encefálica por meio do fluxo sanguíneo cerebral regional (rCBF).[29] São comumente administrados como marcadores o Tc99m-hexametil-propileno-amina-oxima (HMPAO) e o dímero de etileno-cisteína (ECD). Semelhantemente à PET, esse método também não é utilizado no planejamento neurocirúrgico das doenças psiquiátricas.

RESSONÂNCIA MAGNÉTICA FUNCIONAL

A fMRI permite avaliar a ativação de regiões encefálicas envolvidas em tarefas específicas, assim como a atividade cerebral em repouso. Dessa forma, parte-se da premissa de que a ativação da população neuronal responsável pela tarefa investigada leva a um aumento no fluxo sanguíneo regional cerebral, fenômeno denominado acoplamento neurovascular. Como forma de investigá-lo, utiliza-se como biomarcador o sinal nível-dependente de oxigênio sanguíneo (BOLD), obtido a partir da mensuração do relaxamento *T2, sensível primariamente às concentrações locais de deoxi-hemoglobina (HbR). O sinal BOLD eleva-se com a diminuição da concentração local de HbR, produzindo, assim, mapas localizados de atividade funcional no cérebro.[30]

RESSONÂNCIA MAGNÉTICA FUNCIONAL BASEADA EM TAREFAS

Consiste na comparação das diferenças nas flutuações do sinal BOLD durante a execução de diferentes tarefas por pacientes e controles saudáveis de modo a elucidar as potenciais alterações no funcionamento cerebral entre esses dois grupos. Nesse contexto, destaca-se o estudo de Barcia e colaboradores,[31] que avaliou sete pacientes com TOC, os quais receberam eletrodos no núcleo *accumbens* – braço anterior da cápsula interna. Os autores empregaram um paradigma experimental no pré-operatório, no qual os pacientes eram expostos a diferentes imagens relacionadas aos sintomas específicos de cada um. A seguir, o volume de tecido ativado (VTA) pelos contatos de estimulação era avaliado em cada paciente no período pós-operatório. Os autores observaram que pacientes com diferentes sintomas apresentavam diferentes VTAs. Ademais, os VTAs apresentavam maior conectividade estrutural com áreas pré-frontais ativadas durante o paradigma de provocação.[31] Esse estudo sugere a potencial utilidade da fMRI no planejamento neurocirúrgico, no contexto da medicina individualizada.

RESSONÂNCIA MAGNÉTICA FUNCIONAL DE ESTADOS DE REPOUSO

A ressonância magnética funcional de estados de repouso (ou *resting-state* fMRI) é mais recente que a sua contraparte baseada em tarefas. Consiste em análises durante estados nos quais não são apresentadas tarefas, desse modo identificando flutuações espontâneas de baixa frequência (inferiores a 0,1 Hz) no sinal BOLD. Apesar de não ser usada durante o planejamento neurocirúrgico dos pacientes com transtornos psiquiátricos, essa modalidade de fMRI pode ser empregada na compreensão dos mecanismos terapêuticos. Assim, foi demonstrado que a redução da ansiedade e da depressão em pacientes com TOC após estimulação elétrica da porção ventral da cápsula interna está associada à redução da conectividade funcional entre amígdala e ínsula. Esses dados enfatizam o papel da amígdala nos sintomas afetivos em indivíduos com TOC.[32]

ACURÁCIA PÓS-IMPLANTAÇÃO DE ELETRODOS PARA ESTIMULAÇÃO CEREBRAL PROFUNDA

Devido à semelhança dos trabalhos previamente desenvolvidos no contexto da estimulação cerebral profunda aplicada aos distúrbios de movimento, faz-se necessário o controle de acurácia pós-implantação dos eletrodos de estimulação, de forma a determinar qual é a região diretamente influenciada pelo procedimento cirúrgico.

Estudos mais recentes apontam para uma equivalência entre modalidades intraoperatórias como a tomografia computadorizada intraoperatória (iTC) e a ressonância magnética de encéfalo pós-operatória.[33,34]

A escolha da forma de controle de acurácia dependerá dos recursos disponíveis, como, por exemplo, disponibilidade de RM, iTC ou *O-arm*, e da experiência no emprego da modalidade de imagem.

■ AVALIAÇÃO PROGNÓSTICA PÓS-IMPLANTAÇÃO DE ELETRODOS OU ABLAÇÃO CEREBRAL PROFUNDA

Como detalhado, os efeitos dos procedimentos cirúrgicos são observados localmente e a distância. Desse modo, a avaliação do impacto cirúrgico nos circuitos cerebrais a partir de imagens pós-operatórias pode predizer o resultado clínico que ocorrerá meses depois. Uma das possibilidades potenciais é o uso da fMRI em repouso que, como já pontuado, pode avaliar as modificações de conectividade funcional associadas a bom prognóstico.[32] Outro método de imagem funcional com potencial de predição de prognóstico é a tratografia de volume ativado.[18,19] A partir desse método, o volume de tecido ativado pelo campo elétrico ao redor do eletrodo é modelado usando um algoritmo matemático que considera a substância cinzenta, a substância branca, os parâmetros elétricos e os compartimentos isolados do eletrodo. Esse algoritmo está embutido em alguns *softwares* gratuitos, como o Lead-DBS.[35] Métodos determinísticos ou probabilísticos são então aplicados usando o centro desses volumes como sementes. As fibras são posteriormente construídas, indicando se a estimulação elétrica modulou o circuito de interesse. Salienta-se que esses métodos têm valor científico até o presente momento, mas com grande perspectiva de uso rotineiro nos próximos anos.[8]

Neuroimagem em cirurgia neuropsiquiátrica

CONSIDERAÇÕES FINAIS

O avanço dos métodos de neuroimagem permitiu o maior conhecimento dos mecanismos fisiopatológicos das doenças e aumentou a precisão dos métodos neurocirúrgicos. Isso permitiu um avanço recente da neurocirurgia para o tratamento dos transtornos psiquiátricos. No campo da estimulação cerebral profunda, há a perspectiva, com o uso de métodos funcionais como a fMRI e a tratografia, de que o conhecimento individual dos circuitos envolvidos nos sintomas abra espaço para uma abordagem diagnóstica e terapêutica individualizada. Em relação à neurocirurgia ablativa, a associação da RM com campos de 3 e 7 Teslas à metodologia de ultrassom de alta intensidade tem permitido o emprego de ablações cada vez mais precisas, sem a necessidade de trepanação ou penetração do encéfalo. Todos esses avanços radiológicos deverão ser associados em breve com métodos neurofisiológicos, laboratoriais e de genética, permitindo uma fenotipagem detalhada dos pacientes e uma avaliação pormenorizada dos indivíduos com maior ou menor probabilidade de respostas às terapias intervencionistas.[36]

REFERÊNCIAS

1. Lui S, Zhou XJ, Sweeney JA, Gong Q. Psychoradiology: the frontier of neuroimaging in psychiatry. Radiology. 2016;281(2):357-72.

2. Nuttin B, Cosyns P, Demeulemeester H, Gybels J, Meyerson B. Electrical stimulation in anterior limbs of internal capsules in patients with obsessive-compulsive disorder. Lancet. 1999;354(9189):1526.

3. Greenberg BD, Gabriels LA, Malone DA, Rezai AR, Friehs GM, Okun MS, et al. Deep brain stimulation of the ventral internal capsule/ventral striatum for obsessive-compulsive disorder: worldwide experience. Mol Psychiatry. 2010;15(1):64-79.

4. Kinfe T, Stadlbauer A, Winder K, Hurlemann R, Buchfelder M. Incisionless MR-guided focused ultrasound: technical considerations and current therapeutic approaches in psychiatric disorders. Expert Rev Neurother. 2020;20(7):687-96.

5. Lozano AM, Giacobbe P, Hamani C, Rizvi SJ, Kennedy SH, Kolivakis TT, et al. A multicenter pilot study of subcallosal cingulate area deep brain stimulation for treatment-resistant depression. J Neurosurg. 2012;116(2):315-22.

6. Shephard E, Batistuzzo MC, Hoexter MQ, Stern ER, Zuccolo PF, Ogawa CY, et al. Neurocircuit models of obsessive-compulsive disorder: limitations and future directions for research. Brazilian J Psychiatry. 2022;44(2):187-200.

7. Siddiqi SH, Schaper FLWVJ, Horn A, Hsu J, Padmanabhan JL, Brodtmann A, et al. Brain stimulation and brain lesions converge on common causal circuits in neuropsychiatric disease. Nat Hum Behav. 2021;5(12):1707-16.

8. Vieira EV, Arantes PR, Hamani C, Iglesio R, Duarte KP, Teixeira MJ, et al. Neurocircuitry of deep brain stimulation for obsessive-compulsive disorder as revealed by tractography: a systematic review. Front Psychiatry. 2021;12:680484.

9. Neuner I, Veselinović T, Ramkiran S, Rajkumar R, Schnellbaecher GJ, Shah NJ. 7T ultra-high-field neuroimaging for mental health: an emerging tool for precision psychiatry? Transl Psychiatry. 2022;12(1):36.

10. Dempster K, Jeon P, MacKinley M, Williamson P, Théberge J, Palaniyappan L. Early treatment response in first episode psychosis: a 7-T magnetic resonance spectroscopic study of glutathione and glutamate. Mol Psychiatry. 2020;25(8):1640-50.

11. Smith GS, Oeltzschner G, Gould NF, Leoutsakos JMS, Nassery N, Joo JH, et al. Neurotransmitters and neurometabolites in late-life depression: a preliminary magnetic resonance spectroscopy study at 7T. J Affect Disord. 2021;279:417-25.

12. Brown SSG, Rutland JW, Verma G, Feldman RE, Alper J, Schneider M, et al. Structural MRI at 7T reveals amygdala nuclei and hippocampal subfield volumetric association with Major Depressive Disorder symptom severity. Sci Rep. 2019;9:10166.

13. van Velzen LS, Kelly S, Isaev D, Aleman A, Aftanas LI, Bauer J, et al. White matter disturbances in major depressive disorder: a coordinated analysis across 20 international cohorts in the ENIGMA MDD working group. Mol Psychiatry. 2020;25(7):1511-25.

14. Soares JM, Marques P, Alves V, Sousa N. A hitchhiker's guide to diffusion tensor imaging. Front Neurosci. 2013;7:31.

15. Podwalski P, Szczygieł K, Tyburski E, Sagan L, Misiak B, Samochowiec J. Magnetic resonance diffusion tensor imaging in psychiatry: a narrative review of its potential role in diagnosis. Pharmacol Reports. 2021;73(1):43-56.

16. Coenen VA, Schlaepfer TE, Goll P, Reinacher PC, Voderholzer U, van Elst LT, et al. The medial forebrain bundle as a target for deep brain stimulation for obsessive-compulsive disorder. CNS Spectr. 2017;22(3):282-9.

17. Schlaepfer TE, Bewernick BH, Kayser S, Mädler B, Coenen VA. Rapid effects of deep brain stimulation for treatment-resistant major depression. Biol Psychiatry. 2013;73(12):1204-12.

18. Tyagi H, Apergis-Schoute AM, Akram H, Foltynie T, Limousin P, Drummond LM, et al. A randomized trial directly comparing ventral capsule and anteromedial subthalamic nucleus stimulation in obsessive-compulsive disorder: clinical and imaging evidence for dissociable effects. Focus. 2022;20(1):160-9.

19. Li N, Baldermann JC, Kibleur A, Treu S, Akram H, Elias GJB, et al. A unified connectomic target for deep brain stimulation in obsessive-compulsive disorder. Nat Commun. 2020;11(1):3364.

20. Riva-Posse P, Choi KS, Holtzheimer PE, Crowell AL, Garlow SJ, Rajendra JK, et al. A connectomic approach for subcallosal cingulate deep brain stimulation surgery: prospective targeting in treatment-resistant depression. Mol Psychiatry. 2018;23(4):843-9.

21. Maier-Hein KH, Neher PF, Houde JC, Côté MA, Garyfallidis E, Zhong J, et al. The challenge of mapping the human connectome based on diffusion tractography. Nat Commun. 2017;8(1):1349.

22. Newberg AB, Moss AS, Monti DA, Alavi A. Positron emission tomography in psychiatric disorders. Ann N Y Acad Sci. 2011;1228(1):E13-25.

23. Milak MS, Parsey RV, Lee L, Oquendo MA, Olvet DM, Eipper F, et al. Pretreatment regional brain glucose uptake in the midbrain on PET may predict remission from a major depressive episode after three months of treatment. Psychiatry Res Neuroimaging. 2009;173(1):63-70.

24. Phelps ME, Mazziotta JC, Baxter L, Gerner R. Positron emission tomographic study of affective disorders: problems and strategies. Ann Neurol. 1984;15(S1):149-56.

25. Mayberg HS, Brannan SK, Tekell JL, Silva JA, Mahurin RK, McGinnis S, et al. Regional metabolic effects of fluoxetine in major depression: serial changes and relationship to clinical response. Biol Psychiatry. 2000;48(8):830-43.

26. Mayberg HS, Lozano AM, Voon V, McNeely HE, Seminowicz D, Hamani C, et al. Deep brain stimulation for treatment-resistant depression. Neuron. 2005;45(5):651-60.

27. Herzog H, Lele VR, Kuwert T, Langen KJ, Kops ER, Feinendegen LE. Changed pattern of regional glucose metabolism during yoga meditative relaxation. Neuropsychobiology. 1990;23(4):182-7.

28. Pagani M, Carletto S, Ostacoli L. PET and SPECT in psychiatry: the past and the future. Eur J Nucl Med Mol Imaging. 2019;46(10):1985-7.

29. Amen DG, Easton M. A new way forward: how brain SPECT imaging can improve outcomes and transform mental health care into brain health care. Front Psychiatry. 2021;12:715315.

30. Logothetis NK, Pauls J, Augath M, Trinath T, Oeltermann A. Neurophysiological investigation of the basis of the fMRI signal. Nature. 2001;412(6843):150-7.

31. Barcia JA, Avecillas-Chasín JM, Nombela C, Arza R, García-Albea J, Pineda-Pardo JA, et al. Personalized striatal targets for deep brain stimulation in obsessive-compulsive disorder. Brain Stimul. 2019;12(3):724-34.

32. Fridgeirsson EA, Figee M, Luigjes J, van den Munckhof P, Schuurman PR, van Wingen G, et al. Deep brain stimulation modulates directional limbic connectivity in obsessive-compulsive disorder. Brain. 2020;143(5):1603-12.

33. Bot M, van den Munckhof P, Bakay R, Stebbins G, Metman LV. Accuracy of intraoperative computed tomography during deep brain stimulation procedures: comparison with postoperative magnetic resonance imaging. Stereotact Funct Neurosurg. 2017;95(3):183-8.

34. Girgis F, Zarabi H, Said M, Zhang L, Shahlaie K, Saez I. Comparison of intraoperative computed tomography scan with postoperative magnetic resonance imaging for determining deep brain stimulation electrode coordinates. World Neurosurg. 2020;138:e330-5.

35. Horn A, Kühn AA, Merkl A, Shih L, Alterman R, Fox M. Probabilistic conversion of neurosurgical DBS electrode coordinates into MNI space. Neuroimage. 2017;150:395-404.

36. Runge K, Reisert M, Feige B, Nickel K, Urbach H, Venhoff N, et al. Deep clinical phenotyping of patients with obsessive-compulsive disorder: an approach towards detection of organic causes and first results. Transl Psychiatry. 2023;13(1):83.

20 NEUROCIRURGIA PARA TRANSTORNOS DO HUMOR

Ana Carolina Pinheiro Campos
Clement Hamani

Os transtornos do humor englobam quadros depressivos, afetivos e comportamentais. Os transtornos depressivos são caracterizados pela presença de episódios depressivos, comumente recorrentes, que alteram o padrão prévio do indivíduo na ausência de medicamentos ou doenças prévias, bem como a ausência de episódios de mania ou hipomania. A prevalência dos transtornos depressivos vem apresentando aumento significativo. Dados dos Estados Unidos apontam para cerca de 10% de indivíduos diagnosticados com transtorno depressivo maior (TDM) durante um período de 12 meses.[1] Diretrizes internacionais preconizam o manejo farmacológico e psicoterapêutico desses pacientes.[2] No entanto, cerca de 30% deles não respondem de maneira eficaz aos tratamentos farmacológicos e à psicoterapia.[3,4] Esses indivíduos, então, prosseguem tratamento por meio da combinação de medicamentos, terapias aumentativas, estimulação magnética transcraniana (EMT) e eletroconvulsoterapia (ECT). Abordagens neurocirúrgicas se tornam uma alternativa para pacientes com sintomas severos de depressão que não respondem às abordagens citadas. Apesar da ausência de consenso quanto ao conceito de depressão refratária, para fins de terapia cirúrgica esta costuma ser considerada quando há o uso de diversas classes de medicamentos, psicoterapia ou tratamentos clinicamente aprovados de acordo com diretrizes vigentes, frente a resposta terapêutica limitada ou efeitos adversos incapacitantes (**Fig. 20.1**). Apesar do número e tipos de tratamentos variarem consideravelmente de acordo com a instituição e o país, não é incomum que pacientes tenham feito uso de diversas classes medicamentosas sem sucesso antes de se tornarem candidatos a diversas modalidades cirúrgicas. Neste capítulo, revisaremos os procedimentos cirúrgicos mais comumente utilizados ou

Neurocirurgia para transtornos do humor

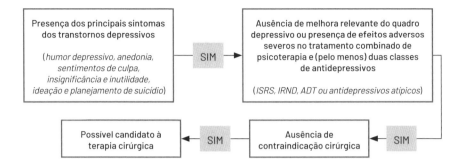

- **Figura 20.1**
  Fluxograma mostrando critérios de indicação de terapia cirúrgica em pacientes diagnosticados com depressão grave que tenham sido tratados com pelo menos duas classes de antidepressivos combinados com psicoterapia em dosagem e frequência adequados, sem melhora relevante dos sintomas ou presença de efeitos adversos importante.
  ADT: antidepressivos tricíclicos (amitriptilina, clomipramina, entre outros); IRND: inibidores de recaptação de noradrenalina e dopamina (bupropiona); ISRS: inibidores seletivos de recaptação de serotonina (citalopram). Cabe notar que pacientes submetidos a cirurgia, incluindo aqueles relatados em estudos clínicos, são considerados refratários muitas vezes a quatro ou até mesmo mais de dez modalidades terapêuticas.

estudados para o tratamento da depressão grave, incluindo procedimentos ablativos e neuromodulatórios, como estimulação cerebral profunda (ECP, em inglês *deep brain stimulation* [DBS]).

TÉCNICAS ABLATIVAS NO TRATAMENTO DO TRANSTORNO DEPRESSIVO

As primeiras técnicas ablativas para os transtornos do humor (p. ex., leucotomia/lobotomia transorbital) foram realizadas com pouca precisão e de forma bastante invasiva. O uso indiscriminado e a ausência de cuidados antes e após a cirurgia contribuíram para o estigma negativo desses procedimentos. No entanto, o avanço da medicina propiciou, ao longo dos anos, ferramentas de monitorização e técnicas cirúrgicas adequadas que permitiram realizar cirurgias ablativas em alvos específicos de forma controlada, minimizando efeitos adversos. Ao longo dos anos, a lesão por termocoagulação se destacou como uma ferramenta cirúrgica bastante utilizada. Com o maior desenvolvimento tecnológico, outras cirurgias ablativas vêm ganhando espaço, como a radiocirurgia por *Gamma Knife* e o ultrassom focado guiado por ressonância magnética (MRgFUS). Atualmente, quatro procedimentos ablativos principais vêm sendo utilizados para os transtornos do humor: a cingulotomia anterior, a tratomia subcaudada, a leucotomia límbica e a capsulotomia anterior.

CINGULOTOMIA ANTERIOR

A cingulotomia anterior foi um dos primeiros procedimentos modernos descritos. Utilizada principalmente em pacientes com transtorno obsessivo-compulsivo (TOC), resultados clínicos um pouco mais modestos foram relatados em pacientes com transtornos depressivos.[5] Esse procedimento consiste na lesão de parte da porção anterior do giro do cíngulo, correspondendo à área 24 de Broadmann. Em 2008, Shields e colaboradores[6] demonstraram que 17 dos 33 pacientes com depressão refratária submetidos à cingulotomia se beneficiaram exclusivamente dessa intervenção. Da população geral do estudo, cerca de 20% foram considerados respondedores (pelo menos 50% de redução no Inventário de Depressão de Beck [BDI]). Em contrapartida, dos 17 pacientes que não necessitaram de outros procedimentos, 51% foram considerados respondedores. Os pacientes considerados não respondedores foram tratados após 12 meses para uma segunda cingulotomia ou com tratotomia subcaudada bilateral. No mesmo ano, Steele e colaboradores[7] avaliaram as características da lesão em relação ao melhor desfecho. Doze meses após o procedimento cirúrgico, os autores descreveram uma melhor resposta clínica associada a lesões mais anteriores, porém de menor volume (1.000 a 2.000 mm3 considerando ambos os hemisférios). Deng e colaboradores[8] demonstraram, em apenas dois pacientes diagnosticados com dor neuropática e comorbidade de depressão severa, que a ablação bilateral do cíngulo por lesão térmica por radiofrequência diminuiu relevantemente a dor e a severidade dos transtornos depressivo e de ansiedade.

TRATOTOMIA SUBCAUDADA

A tratotomia subcaudada consiste na lesão dos grandes tratos que cruzam a região abaixo do núcleo caudado. Os primeiros trabalhos relataram uma taxa de sucesso estimada entre 40 e 60% em cerca de 1.000 casos operados desde 1961.9 Com o desenvolvimento do método estereotáxico, diversas técnicas para a realização do procedimento foram utilizadas, incluindo o uso de sementes radioativas e, posteriormente, da termocoagulação. Estudos subsequentes também demonstraram bons resultados.10-12 Em 2017, Park e colaboradores13 publicaram um relato de caso utilizando a técnica *Gamma Knife* (dose de radiação máxima 130 Gy, **Quadro 20.1**) para tratotomia subcaudada que resultou em melhora progressiva dos sintomas depressivos.

LEUCOTOMIA LÍMBICA

Como descrito anteriormente, alguns pacientes se beneficiam da combinação da cingulotomia anterior e tratotomia subcaudada, procedimento conhecido como leucotomia límbica. Montoya e colaboradores[14] estudaram 21 pacientes diagnosticados com depressão severa ou TOC. Metade apresentou melhora considerável dos sintomas, com incidência reduzida de efeitos adversos (déficit de memória, apatia e sonolência transitórios) ao longo de 24 meses de seguimento.[14] Cho e colaboradores[15] acompanharam pacientes diagnosticados com depressão refratária

■ Quadro 20.1
Radiocirurgia no contexto de doenças neuropsiquiátricas

A tecnologia *Gamma Knife* está disponível comercialmente desde a década de 1980, surgindo com a proposta de ser uma técnica estereotáxica minimamente invasiva. Alguns grupos brasileiros têm contribuído bastante no estudo do *Gamma Knife* para lesões da cápsula anterior no contexto de doenças neuropsiquiátricas. Esta técnica utiliza feixes de radiação intensos e altamente precisos para uma área-alvo limitada, sem a necessidade de incisão. Apesar de minimamente invasiva, o procedimento radiocirúrgico tem efeitos adversos, como enxaqueca, fadiga, náusea e vômitos. A dose preconizada na radiocirurgia neuropsiquiátrica ainda não foi completamente elucidada.

submetidos à leucotomia límbica por sete anos. Com base nos desfechos positivos de diminuição dos sintomas depressivos e de ansiedade, os autores consideraram o procedimento eficaz em longo prazo para o tratamento de transtornos psiquiátricos, exceto episódios de mania.[15]

■ CAPSULOTOMIA ANTERIOR

Quando comparada aos outros tipos de lesão descritas neste capítulo, a capsulotomia anterior, que consiste na lesão do braço anterior da cápsula interna, tem sido apenas recentemente utilizada em casos de depressão refratária. Christmas e colaboradores[16] demonstraram uma série de 20 pacientes com depressão refratária tratados com este procedimento com um seguimento de sete anos. Nessa série, 50% dos pacientes foram classificados como respondedores (> 50% de redução na Escala de Depressão de Hamilton [HAM-D]).[16] Em 2012, foi publicada outra série de casos na qual oito pacientes diagnosticados com Depressão grave foram submetidos à capsulotomia anterior bilateral. Metade deles foi classificada como bons respondedores, após cerca 24 e 36 meses de acompanhamento.[17] Um dos pacientes desenvolveu demência e parkinsonismo, vindo a falecer dois anos após o procedimento devido à falência renal. Como apresentava arteriosclerose severa e um importante histórico de hipertensão, o episódio foi caracterizado como sugestivo de demência vascular. Cabe salientar que a ablação da região da cápsula anterior tem sido amplamente explorada com o uso de radiocirurgia em pacientes diagnosticados com TOC, com bons resultados e poucos efeitos adversos, abrindo a possibilidade do uso da capsulotomia por *Gamma Knife* para transtornos depressivos. Em 2017, Kim e colaboradores[18] utilizaram o MRgFUS (**Quadro 20.2**) para induzir a ablação do braço anterior da cápsula interna, o que resultou na melhora progressiva de um paciente diagnosticado com depressão refratária. Em 2020, Davidson e colaboradores[19] utilizaram a técnica com resultados promissores em seis pacientes. Após seis meses do procedimento cirúrgico, os autores encontraram inibição dos metabolismos cortical, hipocampal, amigdalar e estriatal.

■ Quadro 20.2

Expectativas do ultrassom focado guiado por ressonância magnética como técnica ablativa minimamente invasiva no tratamento dos transtornos depressivos

O MRgFUS é uma técnica baseada na emissão de ondas de ultrassom que produzem uma lesão termomecânica em uma área-alvo com precisão milimétrica. É uma alternativa minimamente invasiva que não requer incisão, apesar de ainda necessitar do aparato estereotáxico. Outra vantagem do MRgFUS é a realização de termografia que permite a visualização da área da lesão em tempo real, promovendo melhor monitorização e segurança cirúrgica. Finalmente, testes clínicos podem ser realizados com o paciente durante o procedimento, o que minimiza a chance de efeitos colaterais. Poucos trabalhos com amostras contendo um número limitado de pacientes foram publicados até o momento, o que dificulta uma apreciação mais clara acerca dos efeitos reais desse procedimento. No entanto, o avanço deste campo de estudos tem sido notório, com resultados promissores, poucos efeitos adversos e com a possibilidade de ablação de alvos ainda mais específicos.

NEUROMODULAÇÃO INVASIVA NO TRATAMENTO DO TRANSTORNO DEPRESSIVO

As técnicas de neuromodulação invasiva, ou seja, que necessitam de um procedimento cirúrgico funcional para o implante dos eletrodos, têm ganhado espaço na literatura devido à possibilidade de ajuste individual de parâmetros, principalmente com o advento de novos eletrodos. Vantagens dessas técnicas sobre as modalidades ablativas são o fato de os efeitos colaterais poderem ser revertidos com alterações dos parâmetros de estimulação e a dose de estimulação poder ser tirada. Discute-se a seguir o efeito da ECP e da estimulação cortical no contexto de transtornos depressivos.

■ ESTIMULAÇÃO CEREBRAL PROFUNDA

Nos moldes utilizados atualmente, a ECP (**Quadro 20.3**) foi inicialmente descrita por Benabid e colaboradores,[20] no final da década de 1980, para o tratamento dos distúrbios do movimento, principalmente a doença de Parkinson e o tremor essencial. De forma geral, consiste na implantação de eletrodos em regiões profundas do cérebro, conectados a um marca-passo, geralmente na região infraclavicular. Esses eletrodos podem emitir estimulação em várias faixas de frequência. No entanto, no contexto de transtornos depressivos, a estimulação de alta frequência (acima de 90 Hz ou 100 Hz) é a mais comumente usada.

CÍNGULO SUBGENUAL

Uma das primeiras regiões identificadas como alvo da ECP nos transtornos depressivos refratários foi o cíngulo subgenual (SGC). Em pacientes diagnosticados com depressão,

Neurocirurgia para transtornos do humor

■ Quadro 20.3
Mecanismos da estimulação cerebral profunda de alta frequência em transtornos psiquiátricos

A estimulação de alta frequência preconizada durante a ECP para pacientes diagnosticados com transtornos psiquiátricos tem como principais hipóteses de mecanismo: 1) a modulação de terminais GABAérgicos pré-sinápticos; 2) o bloqueio da despolarização de populações neuronais próximas ao eletrodo; 3) alteração do padrão fisiológico e axonal de disparo neuronal com a modulação de estruturas eferentes e aferentes; 4) modulação da liberação de neuro- e gliotransmissores; 5) mudanças na atividade metabólica de células neuronais e gliais; e 6) desenvolvimento de neuroplasticidade local e distante do alvo. Assim, apesar de os mecanismos da estimulação de alta frequência sugerirem efeitos inibitórios no local do implante, semelhantes à inibição farmacológica ou ao efeito ablativo da região, a ECP tem mecanismos adjacentes com efeitos sobre os tratos aferentes e eferentes e células da glia, permitindo modulações transitórias e reversíveis.

essa região apresenta aumento da atividade metabólica que pode ser atenuada com o uso de diversas terapias antidepressivas.[21-23] Em 2005, seis pacientes diagnosticados com depressão refratária foram submetidos à ECP no SGC.[24] Dois terços desses indivíduos apresentaram boa resposta clínica, acompanhada da diminuição do padrão hipermetabólico citado anteriormente. Resultados promissores foram demonstrados em coortes mais representativas com melhora do comportamento clínico e diminuição da taxa de remissão em curto e longo prazos.[24-27] Em 2017, foi publicado um estudo multicêntrico randomizado, patrocinado pela empresa St. Jude Medical (BROADEN: Broadmann Area 25 – *deep brain neuromodulation*), em que 90 pacientes foram randomizados para receber ECP (n = 60) ou tratamento *sham* (implante dos eletrodos na área-alvo sem estimulação ativa, n = 30) por seis meses, seguido de uma fase aberta em que todos os pacientes passaram a receber tratamento ativo. Não foram encontradas diferenças relevantes quando os grupos ativo e controle foram comparados. Após dois anos de tratamento, no entanto, cerca de 50% dos indivíduos responderam à ECP, sugerindo que mais pacientes se beneficiam de um tratamento prolongado.[28] Esses resultados conflitantes incentivaram vários grupos a investigarem novas estratégias para refinar a terapia-alvo. Propostas para essa finalidade incluem a caracterização de preditores de resposta, refinamento do alvo estimulado e melhor compreensão do perfil de pacientes que possam vir a responder a esse tipo de estimulação. Apesar da localização dos eletrodos em ambos os grupos ter sido semelhante,[29] imagens de tratografia e investigações do volume de tecido ativado demonstraram que a eficácia da estimulação estava associada com o padrão de feixes estimulado, bem como maior ativação das projeções frontoestriatais e de núcleos subcorticais.[30,31] Esses achados refletem a necessidade de caracterizar o perfil metabólico e molecular do paciente depressivo, orientando o crescimento no interesse potencial de uma estimulação de alça fechada, onde a presença de biomarcadores possa ditar de forma individualizada o uso da ECP.

Na tentativa de refinar os resultados observados na ECP-SGC, Riva-Posse e colaboradores, em 2018,[32] utilizaram a estratégia de estimular os tratos diretamente relacionados com circuitos relacionados a quadros depressivos. Nesse estudo, pacientes que responderam ao procedimento chegaram a 73% e a melhora clínica foi correlacionada com o grau de conectividade entre a área estimulada e o córtex do cíngulo.[32] Esses resultados abriram uma gama de possibilidades terapêuticas nas quais exames de imagem e o estudo do conectoma individual do paciente podem guiar não apenas a melhor estratégia terapêutica, mas também permitir a melhor seleção de candidatos à neuromodulação e os alvos mais adequados a serem estimulados. Essas técnicas podem auxiliar na diminuição de efeitos adversos e na ampliação da eficácia da ECP (Quadro 20.4).

CÁPSULA VENTRAL E ESTRIADO VENTRAL

A estimulação da cápsula ventral e estriado ventral (CV/EV) (Quadro 20.5) foi o primeiro alvo aprovado para uso da ECP em doenças psiquiátricas. Em 2008, Schlaepfer e colaboradores[35] demonstraram inicialmente a melhora do comportamento anedônico em pacientes diagnosticados com depressão refratária após ECP bilateral no núcleo *accumbens*. Nesse estudo, um dos eletrodos foi posicionado na cápsula ventral, sugerindo que o alvo proposto é sobreposto à estimulação. Estudos subsequentes com 10 pacientes demonstraram melhora do comportamento depressivo em 50% dos indivíduos estimulados por períodos de até quatro anos após o procedimento cirúrgico.[36,37] Um ensaio inicial aberto demonstrou que a estimulação na CV/EV leva a 40 a 50% de melhora nos sinais clínicos de depressão com taxa de remissão de cerca de 20 a 40%.[38] Semelhantemente ao que foi demonstrado na estimulação do SCG, em um estudo multicêntrico prospectivo randomizado controlado, uma taxa de resposta parecida foi observada

■ **Quadro 20.4**
Estimulação cerebral profunda de alça fechada (*closed-loop*)

Atualmente, os eletrodos implantados em áreas profundas do cérebro obedecem a uma programação aberta (*open-loop*) onde os parâmetros da estimulação (frequência, intensidade, pulso) são constantes e dependentes da programação usada. Em contrapartida, o interesse e a importância de um sistema *close-loop* têm ganhado espaço na literatura e na indústria de neuroestimulação. Nessa configuração, um logaritmo capaz de identificar assinaturas ou biomarcadores pré-programados seriam utilizados para ativar a ECP ou alterar parâmetros de estimulação de maneira independente, reduzindo efeitos adversos e promovendo o melhor controle dos sintomas apresentados. Como exemplo, *closed-loop* em ECP tem sido estudado na doença de Parkinson onde a atividade oscilatória de bandas-beta no núcleo subtalâmico e na circuitaria entre o córtex motor e gânglios da base tem sido utilizada como biomarcador e gatilho para a alterações dos parâmetros de estimulação.[33] Em 2021, o primeiro estudo de caso relatando o uso de uma configuração *closed-loop* para depressão grave foi publicado com resultados promissores.[34]

Neurocirurgia para transtornos do humor

■ Quadro 20.5
Relação entre cápsula ventral e estriado ventral, braço anterior da cápsula interna e as projeções da área tegmental ventral como alvos terapêuticos da estimulação cerebral profunda

A estimulação na CV/EV tinha como objetivo inicial mimetizar os efeitos ablativos observados na capsulotomia anterior. No entanto, as técnicas cirúrgicas mais recentes migraram o alvo inicial para regiões mais posteriores, com base em melhores respostas clínicas. Considerando as diversas projeções encontradas nas proximidades da comissura anterior e na linha média, as projeções da área tegmental ventral presentes no braço anterior da cápsula interna têm sido amplamente discutidas como um trato de importância na resposta clínica da ECP. Nesse sentido, ter como principal alvo as fibras dorsais ao núcleo *accumbens* que conectam o córtex pré-frontal com a porção dorsomedial do tálamo, o núcleo subtalâmico e a conectividade do giro medial frontal, seria capaz de modular os efeitos antidepressivos da estimulação.[41] Cabe salientar que essas fibras podem apresentar características heterogêneas individuais consideráveis, sendo passível da investigação de possíveis conectividades individuais no futuro para avaliação dos melhores candidatos a esse tipo de estimulação.

em grupos que receberam estimulação ativa ou *sham*.[39] No entanto, um estudo em que somente pacientes considerados bons respondedores à ECP foram randomicamente distribuídos em estimulação ativa e *sham*, mostrou melhora acentuada na escala de avaliação dos sintomas depressivos somente naqueles ativamente estimulados.[40] Esses dados sugerem, novamente, que a ECP pode beneficiar um grupo seleto de pacientes, corroborando a importância da identificação dessa população no futuro próximo.

FEIXE PROSENCEFÁLICO MEDIAL E PROJEÇÕES DA ÁREA TEGMENTAL VENTRAL

A aplicação da ECP no chamado "triângulo terapêutico", que envolve o feixe prosence-fálico medial (MFB, do inglês *medial forebrain bundle*), tem como racional a modulação das projeções aferentes e eferentes advindas de estruturas fundamentais no sistema de recompensa cerebral, que inclui estruturas como o núcleo *accumbens*, a área tegmental ventral, o hipotálamo e a amígdala. Em 2013, Schlaepfer e colaboradores[42] realizaram um estudo piloto no qual sete pacientes com depressão refratária aos tratamentos convencionais foram estimulados no braço superior-lateral do MFB. Seis desses pacientes apresentaram melhora aguda de aproximadamente 50% dos sintomas depressivos. Os pacientes respondedores mantiveram a redução dos sintomas depressivos por até quatro anos após o procedimento cirúrgico.[42] Fenoy e colaboradores[43] também demonstraram melhora dos sintomas depressivos de cerca de 50% em três dos quatro pacientes que receberam estimulação no MFB. Enquanto dois pacientes apresentavam melhora superior a 80%, um dos pacientes não respondeu à ECP. Curiosamente, esse indivíduo apresentou menor conectividade entre a área-alvo da estimulação e o córtex pré-frontal quando comparado aos bons respondedores.[43] Mais recentemente, Coenen e colaboradores[44] caracterizaram o procedimento cirúrgico da implantação otimizada do eletrodo no "triângulo terapêutico" levando em consideração exames de imagem (tratografia e ressonância magnética) com o intuito de evitar as áreas circunjacentes (núcleo subtalâmico, substância negra reticulata e núcleo rubro). Em 2019, os autores demonstraram que todos os 16 pacientes inseridos na coorte apresentaram melhora dos sintomas depressivos, sendo que 60% destes melhoraram após uma semana de estimulação, enquanto 50% foram considerados excelentes respondedores após um ano do procedimento. Nesse estudo, tanto pacientes recebendo estimulação ativa quanto *sham* (implantados, mas não estimulados por dois meses) apresentaram efeitos antidepressivos. No entanto, indivíduos recebendo estimulação ativa apresentaram a um efeito antidepressivo adicional após o início da estimulação.[45]

OUTROS ALVOS DA ESTIMULAÇÃO CEREBRAL PROFUNDA

Menos estudados, mas ainda com respostas promissoras, a estimulação de outros alvos, como a habenula e o pedúnculo talâmico inferior, tem sido descrita na literatura. Em 2010, Sartorius e colaboradores[46] descreveram um relato de caso com uso de ECP bilateral na habenula lateral em um paciente diagnosticado com depressão refratária. O paciente apresentou melhora considerável dos sintomas depressivos quatro semanas após o procedimento cirúrgico e reversão dessa melhora após descontinuação acidental da estimulação.[46] Por sua vez, Velasco e colaboradores[47] e Jiménez e colaboradores[48] descreveram que a estimulação do pedúnculo talâmico inferior apresentou resultados preliminares promissores, mas poucos estudos foram realizados desde então (**Quadro 20.6**).

▥ ESTIMULAÇÃO INVASIVA DO NERVO VAGO

A estimulação invasiva do nervo vago (iVNS, do inglês *invasive vagus nerve stimulation*) foi considerada uma ferramenta terapêutica para os transtornos do humor com base em resultados prévios em pacientes com epilepsia tratados com iVNS que apresentaram

■ Quadro 20.6
A estimulação cortical epidural invasiva e os transtornos depressivos

Outra modalidade de neuromodulação invasiva prevê o uso de eletrodos em placa implantados bilateralmente sobre os polos frontais anteriores e o córtex pré-frontal. Inicialmente, quando aplicado em cinco pacientes, a estimulação cortical epidural invasiva foi bem tolerada com melhora significativa até cinco anos após o procedimento.[49,50] Em outra coorte com 12 pacientes estimulados na região do córtex pré-frontal dorsolateral esquerdo, não houve melhora substancial quando a estimulação ativa foi comparada ao tratamento *sham*. Mas na fase aberta do estudo, no entanto, os pacientes estimulados apresentaram melhora significativa,[51,52] sugerindo que maior tempo de estimulação pode ser necessário para alcançar os efeitos desejados.

Neurocirurgia para transtornos do humor

melhora de sintomas depressivos.[53,54] Em paralelo, estudos com iVNS demonstraram uma modulação na concentração de noradrenalina e serotonina no líquido cefalorraqui- diano e na conectividade funcional de regiões cerebrais envolvidas no processamento dos transtornos do humor.[55,56]

Inicialmente, em um estudo aberto, 30 pacientes diagnosticados com depressão refratária aos tratamentos convencionais apresentaram 40 a 46% de resposta após 10 semanas de iVNS. Esse efeito se mostrou presente um ano após o procedimento. No entanto, a estimulação foi associada a uma maior incidência de efeitos adversos agudos, como alterações na voz (53%), tosse (13%), dispneia (17%) e dor no pescoço (17%).[57]

Em um estudo subsequente, 60 pacientes foram estimulados (incluindo os 30 pa- cientes citados anteriormente) e cerca de 30% foram considerados respondedores após 10 semanas de iVNS. Após um a dois anos, o número de respondedores aumentou para 42 a 44%,[58] sugerindo que a iVNS requer maior tempo de estimulação para promover uma resposta adequada. Nesses estudos, a melhor resposta à iVNS foi relacionada aos indivíduos que fizeram uso de menos tratamentos antidepressivos.[59]

Em um estudo multicêntrico, monocego e controlado com a presença do grupo *sham*, 235 pacientes foram avaliados, sendo que nenhuma diferença foi encontrada em relação às escalas utilizadas (HAM-D e Escala de Depressão de Montgomery-Åsberg [MADRS]) quando ambos os grupos foram comparados. No entanto, cerca de 15% dos pacientes alocados no grupo para receber estimulação ativa e 10% dos pacientes alocados no grupo *sham* apresentaram melhora dos sintomas depressivos.[60] Após 10 semanas da iVNS ou *sham*, todos os pacientes receberam estimulação ativa por um ano em uma fase aberta do estudo. Após um ano, 30% dos pacientes foram considerados responsivos à iVNS.[61]

CONSIDERAÇÕES FINAIS

O uso de cirurgias invasivas no tratamento dos transtornos do humor foi amplamente aprimorado ao longo dos anos. Os diferentes procedimentos são atualmente uma fer- ramenta promissora no controle dos transtornos do humor refratários aos tratamentos convencionais. No que tange à ablação cirúrgica empregada na cingulotomia anterior, tratomia subcaudada, leucotomia límbica e capsulotomia anterior, cerca de 30 a 50% dos pacientes parecem se beneficiar do procedimento cirúrgico, apresentando redução de sintomas depressivos. É importante considerar que a maioria dos pacientes envolvidos nos estudos disponíveis foi tratada com ablação cirúrgica por termocoagulação. Ainda são necessários estudos fazendo uso de técnicas menos invasivas e mais precisas, como radiocirurgia e MRgFUS, com um número maior de pacientes, a fim de que se possa fazer a avaliação do seu papel na neurocirurgia funcional moderna para transtornos do humor. Em contrapartida, a aplicação da ECP nos diferentes alvos (SGC, CV, feixe prosencefálico medial, área tegmental ventral e habenula) também parece beneficiar um número expressivo de pacientes. Curiosamente, a porcentagem de indivíduos beneficiados pelas técnicas cirúrgicas funcionais parece aumentar consideravelmente quando a área-alvo é determinada por exames de imagem mais refinados, incluindo tratos de fibras e padrão metabólico individualizado. Nesse sentido, a discriminação de uma área cerebral ou técnica cirúrgica "padrão-ouro" para o tratamento depressivo ainda é alvo de investigação. Considerando o complexo conectoma envolvido na depressão grave, técnicas de imagem e, possivelmente, de biologia molecular podem impulsionar o campo da neuromodulação. Essas técnicas podem auxiliar não apenas na investigação de biomarcadores de resposta, mas também identificar os diferentes perfis metabólicos das conectividades envolvidas no processamento depressivo, promovendo a investigação de diferentes alvos cirúrgicos que venham a beneficiar mais pessoas diagnosticadas com depressão refratária.

REFERÊNCIAS

1. Hasin DS, Sarvet AL, Meyers JL, Saha TD, Ruan WJ, Stohl M, et al. Epidemiology of adult dsm-5 major depressive disorder and its specifiers in the United States. JAMA Psychiatry. 2018;75(4):336-46.

2. Kennedy SH, Lam RW, McIntyre RS, Tourjman SV, Bhat V, Blier P, et al. Canadian network for mood and anxiety treatments (CANMAT) 2016 clinical guidelines for the management of adults with major depressive disorder: section 3: pharmacological treatments. Can J Psychiatry. 2016;61(9):540-60.

3. Rush AJ, Trivedi MH, Wisniewski SR, Nierenberg AA, Stewart JW, Warden D, et al. Acute and longer-term outcomes in depressed outpatients requiring one or several treatment steps: a STAR*D report. Am J Psychiatry. 2006;163(11):1905-17.

4. Khalid N, Atkins M, Tredget J, Giles M, Champney-Smith K, Kirov G. The effectiveness of electroconvulsive therapy in treatment-resistant depression: a naturalistic study. J ECT. 2008;24(2):141-5.

5. Whitty CWM, Duffield JE, Tov' PM, Cairns H. Anterior cingulectomy in the treatment of mental disease. Lancet. 1952;1(6706):475-81.

6. Shields DC, Asaad W, Eskandar EN, Jain FA, Cosgrove GR, Flaherty AW, et al. Prospective assessment of stereotactic ablative surgery for intractable major depression. Biol Psychiatry. 2008;64(6):449-54.

7. Steele JD, Christmas D, Eljamel MS, Matthews K. Anterior cingulotomy for major depression: clinical outcome and relationship to lesion characteristics. Biol Psychiatry. 2008;63(7):670-7.

8. Deng Z, Pan Y, Li D, Zhang C, Jin H, Wang T, et al. Effect of bilateral anterior cingulotomy on chronic neuropathic pain with severe depression. World Neurosurg. 2019;121:196-200.

9. Bridges PK, Bartlett JR, Hale AS, Poynton AM, Malizia AL, Hodgkiss AD. Psychosurgery: stereotactic subcaudate tractomy: an indispensable treatment. Br J Psychiatry. 1994;165(5):599-613.

10. Malhi GS, Bartlett JR. A new lesion for the psychosurgical operation of stereotactic subcaudate tractotomy (SST). Br J Neurosurg. 1998;12(4):335-9.

11. Poynton AM, Kartsounis LD, Bridges PK. A prospective clinical study of stereotactic subcaudate tractotomy. Psychol Med. 1995;25(4):763-70.

12. Kim MC, Lee TK, Choi CR. Review of long-term results of stereotactic psychosurgery. Neurol Med Chir. 2002;42(9):365-71.

13. Park SC, Lee JK, Kim CH, Hong JP, Lee DH. Gamma-knife subcaudate tractotomy for treatment-resistant depression and target characteristics: a case report and review. Acta Neurochir. 2017;159(1):113-20.

14. Montoya A, Weiss AP, Price BH, Cassem EH, Dougherty DD, Nierenberg AA, et al. Magnetic resonance imaging-guided stereotactic limbic leukotomy for treatment of intractable psychiatric disease. Neurosurgery. 2002;50(5):1043-52.

15. Cho DY, Lee WY, Chen CC. Limbic leukotomy for intractable major affective disorders: a 7-year follow-up study using nine comprehensive psychiatric test evaluations. J Clin Neurosci. 2008;15(2):138-42.

16. Christmas D, Eljamel MS, Butler S, Hazari H, MacVicar R, Steele JD, et al. Long term outcome of thermal anterior capsulotomy for chronic, treatment refractory depression. J Neurol Neurosurg Psychiatry. 2011;82(6):594-600.

17. Hurwitz TA, Honey CR, Allen J, Gosselin C, Hewko R, Martzke J, et al. Bilateral anterior capsulotomy for intractable depression. J Neuropsychiatry Clin Neurosci. 2012;24(2):176-82.

18. Kim M, Kim CH, Jung HH, Kim SJ, Chang JW. Treatment of major depressive disorder via magnetic resonance-guided focused ultrasound surgery. Biol Psychiatry. 2018;83(1):e17-8.

19. Davidson B, Hamani C, Rabin JS, Goubran M, Meng Y, Huang Y, et al. Magnetic resonance-guided focused ultrasound capsulotomy for refractory obsessive compulsive disorder and major depressive disorder: clinical and imaging results from two phase I trials. Mol Psychiatry. 2020;25(9):1946-57.

20. Benabid AL, Pollak P, Louveau A, Henry S, De Rougemont J. Combined (thalamotomy and stimulation) stereotactic surgery of the VIM thalamic nucleus for bilateral Parkinson's disease. Appl Neurophysiol 1987;50:344-6.

21. Mayberg HS, Brannan SK, Mahurin RK, Jerabek PA, Brickman JS, Tekell JL, et al. Cingulate function in depression: a potential predictor of treatment response. Neuroreport. 1997;8(4):1057-61.

22. Nobler MS, Oquendo MA, Kegeles LS, Malone KM, Campbell CC, Sackeim HA, et al. Decreased regional brain metabolism after ect. Am J Psychiatry. 2001;158(2):305-8.

23. Kennedy SH, Evans KR, Krüger S, Mayberg HS, Meyer JH, McCann S, et al. Changes in regional brain glucose metabolism measured with positron emission tomography after paroxetine treatment of major depression. Am J Psychiatry. 2001;158(6):899-905.

24. Mayberg HS, Lozano AM, Voon V, McNeely HE, Seminowicz D, Hamani C, et al. Deep brain stimulation for treatment-resistant depression. Neuron. 2005;45(5):651-60.

25. Lozano AM, Mayberg HS, Giacobbe P, Hamani C, Craddock RC, Kennedy SH. Subcallosal cingulate gyrus deep brain stimulation for treatment-resistant depression. Biol Psychiatry. 2008;64(6):461-7.

26. Holtzheimer PE, Kelley ME, Gross RE, Filkowski MM, Garlow SJ, Barrocas A, et al. Subcallosal cingulate deep brain stimulation for treatment-resistant unipolar and bipolar depression. Arch Gen Psychiatry. 2012;69(2):150-8.

27. Lozano AM, Giacobbe P, Hamani C, Rizvi SJ, Kennedy SH, Kolivakis TT, et al. A multicenter pilot study of subcallosal cingulate area deep brain stimulation for treatment-resistant depression. J Neurosurg. 2012;116(2):315-22.

28. Holtzheimer PE, Husain MM, Lisanby SH, Taylor SF, Whitworth LA, McClintock S, et al. Subcallosal cingulate deep brain stimulation for treatment-resistant depression: a multisite, randomised, sham-controlled trial. Lancet Psychiatry. 2017;4(11):839-49.

29. Hamani C, Mayberg H, Snyder B, Giacobbe P, Kennedy S, Lozano AM. Deep brain stimulation of the subcallosal cingulate gyrus for depression: anatomical location of active contacts in clinical responders and a suggested guideline for targeting. J Neurosurg. 2009;111(6):1209-15.

30. Riva-Posse P, Holtzheimer PE, Garlow SJ, Mayberg HS. Practical considerations in the development and refinement of subcallosal cingulate white matter deep brain stimulation for treatment-resistant depression. World Neurosurg. 2013;80(3-4):S27.e25-34.

31. Riva-Posse P, Choi KS, Holtzheimer PE, McIntyre CC, Gross RE, Chaturvedi A, et al. Defining critical white matter pathways mediating successful subcallosal cingulate deep brain stimulation for treatment-resistant depression. Biol Psychiatry. 2014;76(12):963-9.

32. Riva-Posse P, Choi KS, Holtzheimer PE, Crowell AL, Garlow SJ, Rajendra JK, et al. A connectomic approach for subcallosal cingulate deep brain stimulation surgery: prospective targeting in treatment-resistant depression. Mol Psychiatry. 2018;23(4):843-9.

33. Fleming JE, Dunn E, Lowery MM. Simulation of Closed-Loop Deep Brain Stimulation Control Schemes for Suppression of Pathological Beta Oscillations in Parkinson's Disease. Front Neurosci. 2020;14:166.

34. Scangos KW, Khambhati AN, Daly PM, Makhoul GS, Sugrue LP, Zamanian H, et al. Closed-loop neuromodulation in an individual with treatment-resistant depression. Nat Med. 2021;27(10):1696-700.

35. Schlaepfer TE, Cohen MX, Frick C, Kosel M, Brodesser D, Axmacher N, et al. Deep brain stimulation to reward circuitry alleviates anhedonia in refractory major depression. Neuropsychopharmacology. 2008;33(2):368-77.

36. Bewernick BH, Hurlemann R, Matusch A, Kayser S, Grubert C, Hadrysiewicz B, et al. Nucleus accumbens deep brain stimulation decreases ratings of depression and anxiety in treatment-resistant depression. Biol Psychiatry. 2010;67(2):110-6.

37. Bewernick BH, Kayser S, Sturm V, Schlaepfer TE. Long-term effects of nucleus accumbens deep brain stimulation in treatment-resistant depression: evidence for sustained efficacy. Neuropsychopharmacology. 2012;37(9):1975-85.

38. Malone DA, Dougherty DD, Rezai AR, Carpenter LL, Friehs GM, Eskandar EN, et al. Deep brain stimulation of the ventral capsule/ventral striatum for treatment-resistant depression. Biol Psychiatry. 2009;65(4):267-75.

39. Dougherty DD, Rezai AR, Carpenter LL, Howland RH, Bhati MT, O'Reardon JP, et al. A randomized sham-controlled trial of deep brain stimulation of the ventral capsule/ventral striatum for chronic treatment-resistant depression. Biol Psychiatry. 2015;78(4):240-8.

40. Bergfeld IO, Mantione M, Hoogendoorn MLC, Ruhé HG, Notten P, van Laarhoven J, et al. Deep brain stimulation of the ventral anterior limb of the internal capsule for treatment-resistant depression: a randomized clinical trial. JAMA Psychiatry. 2016;73(5):456-64.

41. Baldermann JC, Schüller T, Kohl S, Voon V, Li N, Hollunder B, et al. Connectomic Deep Brain Stimulation for Obsessive-Compulsive Disorder. Biol Psychiatry. 2021;90(10):678-88.

42. Schlaepfer TE, Bewernick BH, Kayser S, Mädler B, Coenen VA. Rapid effects of deep brain stimulation for treatment-resistant major depression. Biol Psychiatry. 2013;73(12):1204-12.

43. Fenoy AJ, Schulz P, Selvaraj S, Burrows C, Spiker D, Cao B, et al. Deep brain stimulation of the medial forebrain bundle: Distinctive responses in resistant depression. J Affect Disord. 2016;203:143-51.

44. Coenen VA, Sajonz B, Reisert M, Bostroem J, Bewernick B, Urbach H, et al. Tractography-assisted deep brain stimulation of the superolateral branch of the medial forebrain bundle (slMFB DBS) in major depression. Neuroimage Clin. 2018;20:580-93.

45. Coenen VA, Bewernick BH, Kayser S, Kilian H, Boström J, Greschus S, et al. Superolateral medial forebrain bundle deep brain stimulation in major depression: a gateway trial. Neuropsychopharmacology. 2019;44(7):1224-32.

46. Sartorius A, Kiening KL, Kirsch P, von Gall CC, Haberkorn U, Unterberg AW, et al. Remission of major depression under deep brain stimulation of the lateral habenula in a therapy-refractory patient. Biol Psychiatry. 2010;67(2):e9-11.

47. Velasco F, Velasco M, Jiménez F, Velasco AL, Salin-Pascual R. Neurobiological background for performing surgical intervention in the inferior thalamic peduncle for treatment of major depression disorders. Neurosurgery. 2005;57(3):439-48.

48. Jiménez F, Velasco F, Salín-Pascual R, Velasco M, Nicolini H, Velasco AL, et al. Neuromodulation of the inferior thalamic peduncle for major depression and obsessive compulsive disorder. Acta Neurochir Suppl. 2007;97(Pt 2):393-8.

49. Nahas Z, Anderson BS, Borckardt J, Arana AB, George MS, Reeves ST, et al. Bilateral epidural prefrontal cortical stimulation for treatment-resistant depression. Biol Psychiatry. 2010;67(2):101-9.

50. Williams NR, Short EB, Hopkins T, Bentzley BS, Sahlem GL, Pannu J, et al. Five-year follow-up of bilateral epidural prefrontal cortical stimulation for treatment-resistant depression. Brain Stimul. 2016;9(6):897-904.

51. Kopell BH, Halverson J, Butson CR, Dickinson M, Bobholz J, Harsch H, et al. Epidural cortical stimulation of the left dorsolateral prefrontal cortex for refractory major depressive disorder. Neurosurgery. 2011;69(5):1015-29.

52. Pathak Y, Kopell BH, Szabo A, Rainey C, Harsch H, Butson CR. The role of electrode location and stimulation polarity in patient response to cortical stimulation for major depressive disorder. Brain Stimul. 2013;6(3):254-60.

53. Elger G, Hoppe C, Falkai P, Rush AJ, Elger CE. Vagus nerve stimulation is associated with mood improvements in epilepsy patients. Epilepsy Res. 2000;42(2-3):203-10.

54. Harden CL, Pulver MC, Ravdin LD, Nikolov B, Halper JP, Labar DR. A pilot study of mood in epilepsy patients treated with vagus nerve stimulation. Epilepsy Behav. 2000;1(2):93-9.

55. Carpenter LL, Moreno FA, Kling MA, Anderson GM, Regenold WT, Labiner DM, et al. Effect of vagus nerve stimulation on cerebrospinal fluid monoamine metabolites, norepinephrine, and gamma-aminobutyric acid concentrations in depressed patients. Biol Psychiatry. 2004;56(6):418-26.

Neurocirurgia para transtornos do humor

56. Chae JH, Nahas Z, Lomarev M, Denslow S, Lorberbaum JP, Bohning DE, et al. A review of functional neuroimaging studies of vagus nerve stimulation (VNS). J Psychiatr Res. 2003;37(6):443-55.

57. Rush AJ, George MS, Sackeim HA, Marangell LB, Husain MM, Giller C, et al. Vagus nerve stimulation (VNS) for treatment-resistant depressions: a multicenter study. Biol Psychiatry. 2000;47(4):276-86.

58. Sackeim HA, Rush AJ, George MS, Marangell LB, Husain MM, Nahas Z, et al. Vagus nerve stimulation (VNS) for treatment-resistant depression: efficacy, side effects, and predictors of outcome. Neuropsychopharmacology. 2001;25(5):713-28.

59. Nahas Z, Marangell LB, Husain MM, Rush AJ, Sackeim HA, Lisanby SH, et al. Two-year outcome of vagus nerve stimulation (VNS) for treatment of major depressive episodes. J Clin Psychiatry. 2005;66(9):1097-104.

60. Rush AJ, Marangell LB, Sackeim HA, George MS, Brannan SK, Davis SM, et al. Vagus nerve stimulation for treatment-resistant depression: a randomized, controlled acute phase trial. Biol Psychiatry. 2005;58(5):347-54.

61. Rush AJ, Sackeim HA, Marangell LB, George MS, Brannan SK, Davis SM, et al. Effects of 12 months of vagus nerve stimulation in treatment-resistant depression: a naturalistic study. Biol Psychiatry. 2005;58(5):355-63.

21 NEUROCIRURGIA PARA O TRANSTORNO OBSESSIVO-COMPULSIVO

Antonio Carlos Lopes
Israel Aristides de Carvalho Filho
Marcelo Q. Hoexter
Euripedes Constantino Miguel
Fabio Godinho

O transtorno obsessivo-compulsivo (TOC) é um transtorno mental relativamente prevalente e com grande possibilidade de interferir na funcionalidade de um indivíduo. Estima-se que a doença afete de 2 a 3% da população global, em níveis variados de gravidade dos sintomas. As principais características do quadro incluem a presença de pensamentos repetitivos e intrusivos, de caráter egodistônico, isto é, que geram angústia ou sofrimento. Pensamentos ou imagens dessa natureza são denominados obsessões, que podem ser aliviadas mediante a realização de comportamentos repetitivos e estereotipados (compulsões). Ambos os sintomas costumam tomar grande quantidade de tempo e produzir graves impactos no trabalho, na educação e nos relacionamentos interpessoais.

Na maioria dos casos, uma combinação de terapia comportamental, utilizando técnicas de exposição e prevenção de resposta, com doses elevadas de medicamentos antidepressivos serotoninérgicos é suficiente para melhorar a condição clínica da maioria dos pacientes. No entanto, aproximadamente 10 a 15% das pessoas com TOC não experimentam alívio significativo de seus sintomas, apesar de múltiplas intervenções terapêuticas bem conduzidas. Para esse subgrupo de pacientes, a neurocirurgia pode ser uma opção viável.

HISTÓRICO DAS NEUROCIRURGIAS

A possibilidade de realizar cirurgias para o tratamento de transtornos mentais surgiu no final do século XIX, com Gottlieb Burckhardt, em 1888, realizando uma intervenção neurocirúrgica (topectomia) em

Neurocirurgia para o transtorno obsessivo-compulsivo

seis pacientes psiquiátricos na Suíça.[1] Posteriormente, os estudos de Egas Moniz com a leucotomia pré-frontal demonstraram que um procedimento neurocirúrgico poderia contribuir para a melhora de transtornos mentais graves, embora os eventos adversos não tivessem sido suficientemente investigados.[2] O uso indiscriminado de uma técnica variante da leucotomia pré-frontal (lobotomia), principalmente nos Estados Unidos e na Europa, durante as décadas de 1940 e 1950, esteve associado a um grande número de relatos de complicações, especialmente relacionadas à cognição, entre os pacientes operados. Com o advento das drogas psicotrópicas (mais eficazes e seguras que a neurocirurgia) e com o aperfeiçoamento das técnicas de psicoterapia, a partir da segunda metade do século XX, a realização de cirurgias no contexto psiquiátrico caiu vertiginosamente.

Na segunda metade do século XX, houve um refinamento das técnicas neurocirúrgicas ablativas, com lesões menores e diminuição da incidência de eventos adversos, em técnicas como a capsulotomia anterior e a cingulotomia, que passaram a ser utilizadas em pacientes com TOC refratário.[3,4] Em 1976, Lars Leksell desenvolveu uma modalidade de radiocirugia que empregava raios gama focalizados para produzir pequenas lesões cerebrais, técnica denominada Gamma Knife. Muitos dos primeiros pacientes a realizar a radiocirurgia tinham TOC, e os alvos dessa intervenção eram os mesmos das capsulotomias convencionais.[5]

Considerando-se que muitos pacientes não melhoravam com os tratamentos convencionais, a partir das décadas de 1980 e 1990 houve um ressurgimento do interesse da utilização de técnicas neurocirúrgicas para o tratamento do TOC. Quanto à radiocirurgia, inicialmente escolhiam-se até três alvos (isocentros) bilaterais na cápsula interna, com doses elevadas de radiação (200 Gy) e que, embora eficazes, provocavam muito eventos adversos, especialmente na esfera cognitiva.[6] Visando melhorar a segurança, Steven Rasmussen e Georg Norén (Brown University) propuseram, no final da década de 1990, o emprego de apenas dois isocentros radiocirúrgicos, técnica com lesões menores, denominada capsulotomia ventral por raios gama (CVRG).[7] De fato, o procedimento parecia ser eficaz e mais seguro.

Em dezembro de 2003, realizaram-se os primeiros procedimentos de radiocirurgia para tratamento do TOC refratário no Brasil, conduzidos pelo Departamento de Psiquiatria da Faculdade de Medicina da Universidade de São Paulo, em conjunto com o Instituto de Radiocirurgia Neurológica, em São Paulo. Cinco pacientes foram operados em um estudo-piloto, segundo a técnica de CVRG. Posteriormente, a equipe desenvolveu o primeiro ensaio clínico duplo-cego controlado de radiocirurgia para tratamento do TOC.[8]

Mais recentemente, em 2014, Sheehan e colaboradores[9] propuseram o uso de apenas um isocentro bilateral na cápsula interna e obtiveram bons resultados iniciais. Ainda assim, lesões duplas bilaterais continuaram sendo empregadas, dado que a eficácia de um isocentro bilateral ainda não foi suficientemente comprovada.[10] A tendência atual é empregar doses de radiação cada vez menores (p. ex., 120 Gy), no intuito de se manter a eficácia e se obter menor incidência de efeitos adversos.[11]

Concomitantemente à evolução da radiocirurgia, em 1999, Nuttin e colegas[12] publicaram o primeiro estudo de estimulação cerebral profunda (ECP) no TOC, com resultados promissores. Desde então, um crescente número de artigos e ensaios clínicos vêm sendo publicados em relação a esta modalidade de tratamento. Diferentes alvos anatômicos vêm sendo escolhidos, com eficácia semelhante.[13-17] Em 2009, a agência reguladora norte-americana Food and Drug Administration (FDA) aprovou a ECP como tratamento padrão em casos de TOC refratário. Atualmente, já existem estudos tentando implementar técnicas de ECP adaptativa (*closed loop*), nas quais seria possível detectar sinais eletrofisiológicos associados aos sintomas, o que permitiria a ativação dos estímulos elétricos da ECP somente a partir do início dos sintomas.[18]

Mais recentemente, em 2015, um estudo coreano anunciou o emprego de uma nova técnica minimamente invasiva para o tratamento neurocirúrgico do TOC.[19] Utilizando-se da energia térmica focalizada, produzida por equipamento de ultrassom focal de alta intensidade (UFAI), acoplado a um aparelho de ressonância magnética, foi possível produzir lesões térmicas na região da cápsula interna, de forma muito semelhante ao que é produzido nos estudos de radiocirurgia. A maior vantagem desse procedimento é a ausência de exposição à radiação ionizante e, portanto, incidência menor de eventos adversos.[19-21]

CRITÉRIOS DE ELEGIBILIDADE PARA NEUROCIRURGIAS

Na neurocirurgia para o TOC refratário, embora haja alguma variabilidade nos critérios de inclusão e exclusão de pacientes entre os estudos, existe consenso sobre quais indivíduos são mais apropriados para esses tratamentos. É necessário que tenham demonstrado falta de resposta a múltiplos tratamentos farmacológicos e psicoterápicos (**Quadro 21.1**).

Quanto aos critérios de exclusão, eles têm variado muito de acordo com os estudos, mas geralmente incluem a presença de diagnósticos comórbidos em gravidade igual ou superior ao TOC. Entre eles, destacam-se transtornos da personalidade graves (especialmente da personalidade *borderline* ou da personalidade histriônica graves ou da personalidade antissocial), transtorno factício, esquizofrenia, doenças clínicas/neurológicas graves e gravidez. Além disso, há critérios de contraindicação relativa, como a presença de transtorno bipolar com episódios de hipomania ou mania ativos, bem como transtorno por uso de substâncias durante a fase ativa.

ASPECTOS ÉTICOS DAS NEUROCIRURGIAS

Aspectos éticos da indicação de neurocirurgia para tratamento de um transtorno mental já foram descritos detalhadamente em um outro capítulo. Resumidamente, a

Neurocirurgia para o transtorno obsessivo-compulsivo 299

■ Quadro 21.1
Critérios de inclusão para neurocirurgia no transtorno obsessivo-compulsivo

1. O diagnóstico primário deve ser de TOC.
2. Os pacientes devem ter pelo menos 18 anos e histórico de cinco ou mais anos de sintomas graves e debilitantes.
3. A gravidade e o prejuízo funcional da doença devem ser evidentes e bem documentados.
4. A refratariedade aos tratamentos convencionais deve ter sido documentada:
   - Pelo menos três tentativas de tratamento com inibidores de recaptação de serotonina, incluindo a clomipramina, em doses máximas (ou máximas toleradas) por um período de 10 a 12 semanas.
   - Pelo menos dois potencializadores de efeito também devem ter sido utilizados sem sucesso (p. ex., drogas antipsicóticas, a combinação de diferentes antidepressivos ou medicamentos antiglutamatérgicos).
   - Adicionalmente, devem ter sido realizadas, no mínimo, 20 sessões de terapia cognitivo-comportamental, sem melhora significativa.

literatura sugere que há dois pontos principais que nunca devem ser negligenciados na indicação desses procedimentos no TOC. Primeiro, a necessidade de que o paciente assine um termo de consentimento detalhado, descrevendo os possíveis benefícios e riscos do procedimento neurocirúrgico. Segundo, a necessidade de que um corpo de especialistas avalie de forma independente a indicação do procedimento cirúrgico para aquele paciente específico.

No Brasil, o Conselho Federal de Medicina (CFM) exige que todos os pacientes indicados para neurocirurgia de um transtorno mental realizem previamente uma perícia médica no Conselho Regional de Medicina (CRM) do seu respectivo estado, solicitada pelo médico que indicou o procedimento. Somente após a aprovação do CRM será autorizada a realização da neurocirurgia.

EFICÁCIA E SEGURANÇA DAS NEUROCIRURGIAS

■ NEUROCIRURGIAS ABLATIVAS COM CRANIOTOMIA

Os primeiros procedimentos cirúrgicos que foram empregados para o tratamento do TOC foram as neurocirurgias ablativas estereotáxicas com craniotomia. O termo "ablativo" indica a realização de lesões no parênquima cerebral, via de regra em volumes pequenos. São lesões neurocirúrgicas estereotáxicas, pois empregam um sistema de coordenadas tridimensionais para localizar os alvos de forma precisa. Também são técnicas invasivas e, portanto, exigem a realização de craniotomia. Em sua maioria, as lesões têm sido realizadas mediante termolesão por radiofrequência. Os alvos anatômicos dessas técnicas cirúrgicas fazem parte de circuitos que posteriormente foram identificados como participantes da fisiopatologia do TOC. Nesse sentido, passaram a

300   Psiquiatria Intervencionista

ser realizadas lesões no giro do cíngulo anterior (cingulotomia), no braço anterior da cápsula interna (capsulotomia anterior), na *substantia innominata* – região logo abaixo da porção anterior do tálamo e do putame/globo pálido (tractotomia subcaudada) – e também como lesões combinadas em duas regiões (leucotomia límbica).[4,6,22,23] Entre essas técnicas, as que mais se difundiram em diferentes centros de neurocirurgia foram a cingulotomia e a capsulotomia anterior. Vale ressaltar que muitos desses procedimentos foram descritos em estudos relativamente antigos, os quais, por vezes, careciam de avaliações sistemáticas de eficácia e eventos adversos. Embora ainda seja válida a realização dessas modalidades de neurocirurgia, observa-se uma progressiva diminuição na indicação desses procedimentos específicos em detrimento de novas técnicas neurocirúrgicas.

Relativo à eficácia, a cingulotomia demonstrava que 32 a 50% dos pacientes com TOC refratário poderiam se beneficiar dessa modalidade cirúrgica.[24,25] Entre os possíveis eventos adversos secundários a essa técnica, foram observados ataques epilépticos (1% dos casos), alterações urinárias, tontura, hidrocefalia (2,3% dos casos), episódios de mania (5,6% dos pacientes) e alterações transitórias de memória (incidência de 4,5%). Em menor frequência, houve relatos de cefaleia, *delirium*, hemorragia intracerebral/hemiparesia (0,3% dos casos) e um caso de apatia persistente.[24,25]

Quanto à capsulotomia anterior, estudos sugerem que ela pode ser eficaz em 47 a 70% dos pacientes.[6] Os eventos adversos mais descritos foram cefaleia, *delirium*, crises epilépticas, aumento de peso e incontinência urinária. Em alguns casos isolados, foram observados sinais sugestivos de síndrome de lobo frontal, como desinibição comportamental, apatia e disfunção executiva e até, raramente, hemorragia cerebral.[6,26,27]

■ RADIOCIRURGIA GAMMA KNIFE

Dada a vantagem de não requerer a abertura do crânio, a radiocirurgia Gamma Knife passou a receber progressivamente maiores indicações, em especial a partir da década de 1980. Como descrito anteriormente, os estudos iniciais no Instituto Karolinska empregavam lesões maiores na topografia do braço anterior da cápsula interna, com três isocentros e altas doses de radiação gama (até 200 Gy). Os resultados eram favoráveis em relação aos sintomas do TOC, com 55 a 70% dos pacientes melhorando significativamente. Contudo, foram relatados três casos que evoluíram com um ou mais de um dos seguintes sintomas: apatia, desinibição comportamental, disfunção executiva, convulsões ou incontinência urinária. Supostamente, o tamanho da lesão e a alta dose de radiação estariam associados a esses eventos adversos.[5]

Na década de 1990, na Brown University, a técnica de capsulotomia por raios gama foi aperfeiçoada, empregando-se inicialmente um alvo (isocentro) bilateral, visando produzir uma lesão na porção ventral da cápsula interna (a qual não mostrou eficácia clínica) e, posteriormente, dois isocentros na mesma região anatômica, com doses de radiação de 180 Gy.[7] Desde então, vários estudos vêm descrevendo os resultados de eficácia e segurança da CVRG (**Quadro 21.2**), a maioria empregando dois

Neurocirurgia para o transtorno obsessivo-compulsivo

isocentros em cada hemisfério, com doses de radiação variando entre 120 e 180 Gy. Em seguimentos de longo prazo (superior a um ano), 45 a 80% dos pacientes foram considerados respondedores ao tratamento radiocirúrgico. Os eventos adversos mais comuns têm sido crises episódicas de cefaleia, acompanhadas ou não de náuseas e vômitos, parestesias em pontos do couro cabeludo, insônia, aumento de apetite e peso, queixas leves e subjetivas de alteração de memória ou atenção, e o desencadeamento de crises de hipomania/mania, ou oscilações do humor. Raramente há piora do TOC em casos isolados. No entanto, existem duas possíveis complicações desse procedimento que, embora pouco frequentes, são potencialmente graves: o cisto cerebral acompanhado de sintomas neurológicos e a reação radionecrótica anormal do parênquima cerebral. Ambas são complicações tardias da exposição do tecido cerebral à radiação, podendo ocorrer dentro de dois anos após a radiocirurgia. Podem se manifestar por sintomas de cefaleia contínua, tonturas, alterações visuais, alucinações, alteração de memória e confabulação. Um caso chegou a evoluir para perda de consciência, apesar do emprego de derivação ventrículo-peritoneal. Vale ressaltar que pode existir uma incidência adicional de 3 a 5% de casos capazes de demonstrar, em exames de imagem, cistos cerebrais pequenos e completamente assintomáticos, que não exigem quaisquer intervenções.

Como pode-se observar no **Quadro 21.2**, a maioria absoluta dos estudos de radiocirurgia foi de seguimentos prospectivos de séries de casos. Em 2014, Lopes e colaboradores[8] desenvolveram o único ensaio clínico randomizado, duplo-cego e controlado por cirurgia *sham*, de um procedimento neurocirúrgico ablativo em psiquiatria, voltado especificamente para o tratamento do TOC, empregando a técnica de CVRG. De oito pacientes aleatorizados para receber falsa radiocirurgia (*sham*), nenhum apresentou melhora sintomática após um ano de seguimento cego, enquanto dois deles que receberam radiocirurgia verdadeira mostraram-se respondedores ao tratamento. No seguimento de longo prazo, após a abertura do cegamento, três pacientes adicionais se tornaram respondedores.

Na última década, a tendência era de redução do número de isocentros, visando a uma menor incidência de eventos adversos. Resultados iniciais de um estudo com cinco pacientes empregando a CVRG com apenas um isocentro bilateral, sugeriram que o procedimento era eficaz em 80% dos casos e que, aparentemente, não evoluíam com eventos adversos.[9] Em 2018, foram associados os dados desse estudo, com um isocentro, aos achados de outros serviços de radiocirurgia, empregando dois isocentros. Pacientes tratados com dois isocentros tinham uma maior probabilidade de responder ao tratamento até o quinto ano de pós-operatório. Recentemente, em um estudo multicêntrico da Universidade de São Paulo e da Brown University e que será submetido em breve para publicação, resultados preliminares de CVRG empregando apenas um isocentro foram totalmente ineficazes em 12 pacientes acompanhados em longo prazo (comunicação pessoal). Atualmente, a tendência dos estudos é de manutenção de dois isocentros bilaterais, com doses relativamente menores de radiação (p. ex., 120 Gy).[11]

■ **Quadro 21.2**
Eficácia e segurança da capsulotomia ventral por raios gama

Estudo	Número de pacientes	Técnica	Tempo médio de seguimento (meses)	Respondedores		Efeitos adversos graves ou permanentes (n)
				n	%	
Rasmussen e colaboradores[28]	35	CVRG	Variável (mín. 8 meses, máx. 4 anos)	1/15 (lesão única), 5/13 (lesão adicional), 10/18 (lesão dupla)	6,7 (lesão única), 38,5 (lesão adicional), 55,6 (lesão dupla)	Dor de cabeça e edema cerebral (3/15 isocentros adicionais), infartos assintomáticos do núcleo caudado (2/15 isocentros adicionais), mania (1/15 isocentro adicional); dor de cabeça e edema cerebral (3/20 duplo disparo), mania (2/20 duplo disparo), apatia e falta de motivação (1/20 duplo disparo).
Lopes e colaboradores[29]	5	CVRG (2 isocentros)	48	3/5	60	Alterações de peso (4).
Kondziolka e colaboradores[30]	3	CVRG (2 isocentros)	41,6	2/3	66,7	Não analisado.
Sheehan e colaboradores[9]	5	CVRG (1 isocentro)	22,2	4/5	80	Nenhum descrito.

(Continua)

■ **Quadro 21.2**

Eficácia e segurança da capsulotomia ventral por raios gama *(Continuação)*

Estudo	Número de pacientes	Técnica	Tempo médio de seguimento (meses)	Respondedores		Efeitos adversos graves ou permanentes (n)
Lopes e colaboradores[8]	16	CVRG (2 isocentros)	12 (grupo falsa radiocirurgia)	0/8 (12 meses de falsa radiocirurgia)	0 (falsa radiocirurgia)	Aumento de apetite e de peso (4) (grupo falsa radiocirurgia).
			54,5 (grupo ativo)	2/8 (12 meses); 5/8 (último seguimento)	25 (12 meses); 62,5 (último seguimento)	Episódio maníaco (2), delírio + perseverações por uma semana (1), aumento do apetite e peso (6), déficits de memória por 10 meses (1), cisto cerebral assintomático (1), abuso de substâncias (1) (todos os pacientes operados).
			55,2 (todos os pacientes operados)	7/12 (último seguimento)	58,3	

(Continua)

■ **Quadro 21.2**

Eficácia e segurança da capsulotomia ventral por raios gama *(Continuação)*

Estudo	Número de pacientes	Técnica	Tempo médio de seguimento (meses)	Respondedores		Efeitos adversos graves ou permanentes (n)
Rasmussen e colaboradores[31]	55	CVRG (1 ou 2 isocentros)	36	1/15 (lesão única), 5/13 (lesão única repetida) 10/18 (lesão dupla)	6,7 (lesão única), 38,5 (segunda lesão adicional) 55,6 (lesão dupla)	Dores de cabeça (com edema transitório em 5 pacientes), náuseas, vômitos, radionecrose (1), mania (3), insônia, ansiedade, alteração de humor, queixas de memória/concentração ruim, letargia, infartos assintomáticos do núcleo caudado (6), cisto cerebral assintomático (2), cisto cerebral sintomático (1 com dor de cabeça, tontura, alterações visuais, necessitando de neurocirurgia).
Gupta e colaboradores[10]	40	CVRG (1 ou 2 isocentros)	60	18/40	45	Mudanças de humor (10), ideação suicida (3), insônia (5), dores de cabeça (3), alterações de peso (8), piora do TOC (3), cisto cerebral assintomático + edema (1).
Spatola e colaboradores[11]	10	CVRG (2 isocentros)	41	7/10 (último seguimento)	70	Perda de interesse (2), ganho de peso (1), mudanças subjetivas na memória (2).

(Continua)

■ Quadro 21.2
Eficácia e segurança da capsulotomia ventral por raios gama *(Continuação)*

Estudo	Número de pacientes	Técnica	Tempo médio de seguimento (meses)	Respondedores		Efeitos adversos graves ou permanentes (n)
Peker e colaboradores[32]	21	CVRG (2 isocentros)	60,7	15/20	75	Dores de cabeça (5), cisto cerebral sintomático (1), cisto cerebral assintomático (1).
Jung e colaboradores[19]	4	UFAI	6	2/4	50	Dores de cabeça transitórias (4), sintomas vestibulares (3).
Kim e colaboradores[20]	11	UFAI	24	7/11	64	Dores de cabeça (7), sintomas vestibulares (5), ansiedade transitória (3).
Davidson e colaboradores[21]	12	UFAI	6	4/6	66,7	Dores de cabeça (3), edema em couro cabeludo (2), eritema em couro cabeludo (2).

CVRG: capsulotomia ventral por raios gama; TOC: transtorno obsessivo-compulsivo; UFAI: ultrassom focal de alta intensidade.

■ ESTIMULAÇÃO CEREBRAL PROFUNDA

A partir do estudo original de Nuttin e colaboradores,[12] houve um aumento vertiginoso no número de publicações relacionadas à ECP no TOC. Atualmente, os alvos mais estudados na literatura para ECP têm sido o braço anterior da cápsula interna/núcleo *accumbens*/cápsula ventral/estriado ventral, a porção medial do núcleo subtalâmico e o núcleo da cama da *stria terminalis*.[13-15,33]

A ECP consiste em uma modalidade de neurocirurgia na qual são implantados eletrodos em determinadas regiões profundas do cérebro, capazes de alterar o funcionamento de circuitos neuronais, como aqueles associados à fisiopatologia do TOC. Um gerador de pulsos elétricos, instalado no tecido subcutâneo da região subclavicular, transmite pulsos elétricos de baixa voltagem através destes eletrodos até os seus contatos distais nas regiões cerebrais-alvo. A exposição local a correntes elétricas de baixa voltagem determina uma alteração na atividade eletrofisiológica das fibras de substância branca que estiverem trafegando próximas ao contato ativo do eletrodo. A vantagem dessa modalidade de neurocirurgia é a possibilidade de modular de forma reversível os parâmetros de estimulação em circuitos cerebrais. Ou seja, pode-se regular a eficácia e a incidência de certos eventos adversos, simplesmente alterando os parâmetros de estimulação. Além disso, comparando-se aos procedimentos ablativos, a melhora clínica com a ECP costuma aparecer mais precocemente (de semanas a poucos meses após o procedimento).

Com relação à eficácia, os ensaios clínicos desenvolvidos até hoje indicam que 40 a 83% dos pacientes respondem favoravelmente a esses procedimentos (**Quadro 21.3**). Em uma revisão sistemática na qual foram analisados 28 estudos de ECP no TOC, observou-se uma redução média dos escores de sintomas obsessivo-compulsivos de 47% (intervalo de confiança – IC 95% = 40 a 53%).[34] A média da porcentagem de respondedores ao tratamento até o último tempo de seguimento foi de 66% (IC 95% = 57 a 74%).

Quanto aos eventos adversos, nessa mesma revisão sistemática, em um total de 34 estudos envolvendo diferentes alvos anatômicos, foi observada hipomania no pós-operatório em 30 de 249 pacientes (12%). Entre outros eventos relacionados ao estado mental, foram descritos aumento da libido (n = 6; 2,4%), tentativas de suicídio (2,4%), piora da ansiedade e do sono (2,4%), cefaleias (2%), esquecimentos (1,2%), piora de sintomas depressivos (1,2%) e piora de obsessões (n = 1; 0,4%). Quanto a eventos clínicos, os mais frequentes foram desconfortos gastrointestinais transitórios (n = 7; 2,8%), parestesias em mãos/pés (n = 3; 1,2%) e aumento de peso (n = 2; 0,8%). Posicionamento inadequado do eletrodo (n = 8; 3,2%), quebra de eletrodo (n = 1) e erosão de pele na altura do estimulador (n = 1) foram eventos adversos relacionados diretamente ao equipamento.[34]

Por sua vez, eventos adversos graves se apresentaram em 11 (4,4%) pacientes. Destes, seis exigiram a retirada e/ou troca do gerador; nove (3,6%) apresentaram episódios de convulsões no pós-operatório; um (0,4%) apresentou complicações que envolviam infecção do sistema nervoso, convulsões, choque e coma induzido por medicamentos; cinco (2%) apresentaram hemorragia intracraniana, dos quais um desenvolveu paralisia em um dedo, e outro evoluiu com disartria; um paciente (0,4%) se suicidou.[34]

■ Quadro 21.3
Eficácia dos procedimentos de acordo com ensaios clínicos

Estudo	Alvo anatômico	Amostra (n)	*Design* do estudo	Resposta	Efeitos adversos (n)
Nuttin e colaboradores[35]	Cápsula ventral/estriado ventral	4 (ECR); 6 (total)	ECR	5/6 (83%) respondedores – fase aberta de longo prazo	Fadiga (1), queixas subjetivas de memória (1), ganho de peso (2), desinibição transitória (2).
Abelson e colaboradores[36]	Cápsula ventral/estriado ventral, unilateral	4	ECR	2/4 (50%) respondedores – fase aberta de longo prazo (média de 12,3 meses)	Humor transitoriamente elevado (1), sintomas depressivos (2) + suicídio (1).
Goodman e colaboradores[13]	Cápsula ventral/estriado ventral	6	ECR	3/6 (50%) respondedores – pós-operatório de 3 meses; 4/6 (67%) respondedores – pós-operatório de 12 meses	Dor de cabeça, náusea, dor de garganta, ansiedade, pânico, hipomania (4), insônia, piora dos sintomas obsessivo-compulsivos (1).

(Continua)

■ **Quadro 21.3**

Eficácia dos procedimentos de acordo com ensaios clínicos (*Continuação*)

Estudo	Alvo anatômico	Amostra (n)	*Design* do estudo	Resposta	Efeitos adversos (n)
Huff e colaboradores[37]	Núcleo *accumbens* unilateral	10	ECR	1/ 10 (10%) respondedores (estímulos unilaterais)	Disestesia subclavicular (1); agitação e ansiedade transitórias (4); hipomania (2); dificuldades de concentração e memória falha (1); insônia (1); ganho de peso (2); ideias suicidas (1).
Denys e colaboradores[14]	Núcleo *accumbens*	16	ECR + seguimento prospectivo	9/16 (56%) respondedores	Dor de cabeça (3); parestesias transitórias (3); esquecimento (5); insônia (3); hipomania (8); aumento da libido (7); problemas de micção (2); redução do paladar (3); dores de estômago (4).
Mallet e colaboradores[15]	Núcleo subtalâmico	8 *on-off*; 8 *off-on* (*)	ECR	6/16 (40%) respondedores	Hemorragia no SNC (1); infecção no SNC (2); diplopia transitória (1); hipomania (3); discinesia transitória (1); disartria/disfagia transitória (1).

(Continua)

■ **Quadro 21.3**

Eficácia dos procedimentos de acordo com ensaios clínicos (*Continuação*)

Estudo	Alvo anatômico	Amostra (n)	*Design* do estudo	Resposta	Efeitos adversos (n)
Luyten e colaboradores[38]	Núcleo da cama da *stria terminalis*, braço anterior da cápsula interna ou ambos	17 (ECR); 24 (total)	ECR + seguimento prospectivo	9/17 (53%) respondedores durante a ECR; 16/24 (67%) respondedores — fase aberta de longo prazo.	Hemorragia intracerebral (2); convulsões epilépticas (5); tentativas de suicídio (3); fraturas e politraumatismos (8); apneia obstrutiva (2).
Tyagi e colaboradores[39]	Núcleo subtalâmico anteromedial e cápsula ventral/ estriado ventral	6	ECR	3/6 (50%) respondendores (alvo amSTN); 5/6 (83%) respondedores (alvo VC/VS); 5/6 (83%) respondedores (alvos combinados)	amSTN: hipomania, humor baixo, insônia, ansiedade grave, piora do TOC/humor; VC/VS: hipomania, consumo excessivo de álcool, irritabilidade, sono ruim, piora do TOC/humor; COMB: hipomania, inquietação; OPT: hipomania, piora do TOC, tique facial.
Mosley e colaboradores[16]	Núcleo da cama da *stria terminalis*	9 (ECR – 5 para grupo ativo, 4 para grupo-controle)	ECR	7/9 (77,8%) respondedores	Sintomas psiquiátricos persistentes (2); reposicionamento do eletrodo (1); infecção do gerador de pulsos elétricos e remoção de ECP (1); redução de libido (1).

(*Continua*)

■ Quadro 21.3

Eficácia dos procedimentos de acordo com ensaios clínicos (*Continuação*)

Estudo	Alvo anatômico	Amostra (n)	*Design* do estudo	Resposta	Efeitos adversos (n)
Lee e colaboradores[17]	Pedúnculo talâmico inferior	5	Seguimento prospectivo	5/5 (100%) respondedores	Recaída no consumo de substâncias (1); abuso de medicamentos (1).
Hartmann e colaboradores[40]	Braço anterior da cápsula interna/núcleo *accumbens*	6	Seguimento prospectivo	2/6 (33,3%) respondedores	NA.
Liebrand e colaboradores[41]	Braço anterior da cápsula interna/núcleo *accumben*	12	Seguimento prospectivo	7/12 (58,3%) respondedores	NA.
Baldermann e colaboradores[42]	Braço anterior da cápsula interna/núcleo *accumbens*	22	Seguimento prospectivo	Percentual de respondedores não descrito. Redução média da Y-BOCS = 30,4 (DP = 20,1)	NA.

(Continua)

■ **Quadro 21.3**

Eficácia dos procedimentos de acordo com ensaios clínicos (*Continuação*)

Estudo	Alvo anatômico	Amostra (n)	*Design* do estudo	Resposta	Efeitos adversos (n)
Raymaekers e colaboradores[28]	Núcleo da cama da *stria terminalis*	24	Seguimento prospectivo	16/24 (67%) respondedores	NA.
Graat e colaboradores[43]	Braço anterior da cápsula interna	57	Retrospectivo	32/57 (56,1%) respondedores	NA.
Li e colaboradores[44]	Núcleo subtalâmico; braço anterior da cápsula interna/núcleo *accumbens*	50 (continuação do estudo de Baldermann)	Retrospectivo	Percentual de respondedores não descrito. Redução média da Y-BOCS = 31 (DP = 20,5)	NA.
van der Vlis e colaboradores[45]	Cápsula ventral/ estriado ventral	8	Retrospectivo	5/8 (62,5%) respondedores	NA.

amSTN: núcleo subtalâmico anteromedial; COMB: fase combinada; ECR: ensaio clínico randomizado; ECP: estimulação cerebral profunda; OPT: configurações combinadas ideais; SNC: sistema nervoso central; TOC: transtorno obsessivo-compulsivo; VC: cápsula ventral; VS: estriado ventral; Y-BOCS: Yale-Brown Obsessive Compulsive Scale; NA: não analisado.

Vale ressaltar que, apesar da extensiva descrição de eventos adversos em estudos de ECP no TOC, o número de pesquisas é maior, as amostras em geral incluem mais pacientes e a qualidade metodológica dos artigos é superior, quando comparados aos estudos de técnicas ablativas. É possível que haja uma subnotificação de eventos adversos na literatura de técnicas neurocirúrgicas ablativas em geral.[34]

■ ULTRASSOM FOCAL DE ALTA INTENSIDADE

O UFAI (ou HIFU, do inglês *high-intensity focused ultrasound*) é uma modalidade cirúrgica nova que utiliza ondas sonoras produzidas por um aparelho de ultrassom de alta frequência visando à ablação de diferentes tecidos, incluindo o parênquima cerebral. Possui como característica principal o emprego de um aparelho capaz de concentrar a energia das ondas sonoras em um alvo cerebral específico, sem afetar as regiões adjacentes, acoplado a um exame de ressonância magnética encefálica. Isso é possível mediante o direcionamento dos feixes de ultrassom em um alvo focal localizado durante o exame de imagem, sobre o qual a energia térmica é concentrada o suficiente para causar a coagulação ou necrose tecidual, sem a necessidade de craniotomia. Essa técnica se assemelha à radiocirurgia, com a vantagem de não envolver radiação ionizante.

Poucos estudos relativos a essa modalidade de tratamento foram publicados até o momento.[19-21] O estudo com maior amostra de pacientes incluiu 11 sujeitos com TOC.[20] O percentual de pacientes respondedores encontra-se entre 50 a 67% dos sujeitos. Os eventos adversos mais relatados foram cefaleia e sintomas vestibulares transitórios. Apesar de preliminares, os resultados dessa modalidade neurocirúrgica demonstram-se bastante promissores.

CONSIDERAÇÕES FINAIS

Até meados das décadas de 1960 e 1970, o emprego dos tratamentos neurocirúrgicos dos transtornos mentais, incluindo o TOC, esteve muitas vezes cercado de polêmicas, associado ao uso de técnicas muito invasivas e repletas de eventos adversos, vieses na seleção de pacientes, cuidados éticos insuficientes e seguimentos pós-operatórios inadequados. Felizmente, a partir da década de 1980, houve um vertiginoso avanço científico nessa área do conhecimento e na compreensão da fisiopatologia dos transtornos mentais, o que permitiu que esses procedimentos se tornassem cada vez mais eficazes e seguros. Atualmente, os estudos de neurocirurgia dos transtornos mentais fazem parte da vanguarda da neurociência. São selecionados para receber neurocirurgia apenas pessoas com TOC que se mostram comprovadamente graves e refratários aos tratamentos convencionais. É fundamental, porém, que esses procedimentos sejam realizados em centros especializados, com aprovação do CRM, e sempre com seguimento multiprofissional de longo prazo.

REFERÊNCIAS

1. Mashour GA, Walker EE, Martuza RL. Psychosurgery: past, present, and future. Brain Res Brain Res Rev. 2005;48(3):409-19.

2. Wilkins RH. Neurosurgical classic: XXVI. J Neurosurg. 1964;21:1108-14.

3. Rück C, Andréewitch S, Flyckt K, Edman G, Nyman H, Meyerson BA, et al. Capsulotomy for refractory anxiety disorders: long-term follow-up of 26 patients. Am J Psychiatry. 2003;160(3):513-21.

4. Ballantine HT, Bouckoms AJ, Thomas EK, Giriunas IE. Treatment of psychiatric illness by stereotactic cingulotomy. Biol Psychiatry. 1987;22(7):807-19.

5. Leksell L, Backlund EO. Radiosurgical capsulotomy: a closed surgical method for psychiatric surgery. Lakartidningen. 1978;75(7):546-7.

6. Rück C, Karlsson A, Steele JD, Edman G, Meyerson BA, Ericson K, et al. Capsulotomy for obsessive-compulsive disorder: long-term follow-up of 25 patients. Arch Gen Psychiatry. 2008;65(8):914-21.

7. Rasmussen SA. Anterior gamma capsulotomy for intractable OCD. In: Proceedings of the 5th International Obsessive Compulsive Disorder Conference; 2001. Sardinia, Italy.

8. Lopes AC, Greenberg BD, Canteras MM, Batistuzzo MC, Hoexter MQ, Gentil AF, et al. Gamma ventral capsulotomy for obsessive-compulsive disorder: a randomized clinical trial. JAMA Psychiatry. 2014;71(9):1066-76.

9. Sheehan JP, Patterson G, Schlesinger D, Xu Z. γ knife surgery anterior capsulotomy for severe and refractory obsessive-compulsive disorder. J Neurosurg. 2013;119(5):1112-8.

10. Gupta A, Shepard MJ, Xu Z, Maiti T, Martinez-Moreno N, Silverman J, et al. An international radiosurgery research foundation multicenter retrospective study of gamma ventral capsulotomy for obsessive compulsive disorder. Neurosurgery. 2019;85(6):808-16.

11. Spatola G, Martinez-Alvarez R, Martínez-Moreno N, Rey G, Linera J, Rios-Lago M, et al. Results of gamma knife anterior capsulotomy for refractory obsessive-compulsive disorder: results in a series of 10 consecutive patients. J Neurosurg. 2018;131(2):376-83.

12. Nuttin B, Cosyns P, Demeulemeester H, Gybels J, Meyerson B. Electrical stimulation in anterior limbs of internal capsules in patients with obsessive-compulsive disorder. Lancet. 1999;354(9189):1526.

13. Goodman WK, Foote KD, Greenberg BD, Ricciuti N, Bauer R, Ward H, et al. Deep brain stimulation for intractable obsessive compulsive disorder: pilot study using a blinded, staggered-onset design. Biol Psychiatry. 2010;67(6):535-42.

14. Denys D, Mantione M, Figee M, van den Munckhof P, Koerselman F, Westenberg H, et al. Deep brain stimulation of the nucleus accumbens for treatment-refractory obsessive-compulsive disorder. Arch Gen Psychiatry. 2010;67(10):1061-8.

15. Mallet L, Polosan M, Jaafari N, Baup N, Welter ML, Fontaine D, et al. Subthalamic nucleus stimulation in severe obsessive-compulsive disorder. N Engl J Med. 2008;359(20):2121-34.

16. Mosley PE, Windels F, Morris J, Coyne T, Marsh R, Giorni A, et al. A randomised, double-blind, sham-controlled trial of deep brain stimulation of the bed nucleus of the stria terminalis for treatment-resistant obsessive-compulsive disorder. Transl Psychiatry. 2021;11:190.

17. Lee DJ, Dallapiazza RF, De Vloo P, Elias GJB, Fomenko A, Boutet A, et al. Inferior thalamic peduncle deep brain stimulation for treatment-refractory obsessive-compulsive disorder: a phase 1 pilot trial. Brain Stimulat. 2019;12(2):344-52.

18. Provenza NR, Sheth SA, Dastin-van Rijn EM, Mathura RK, Ding Y, Vogt GS, et al. Long-term ecological assessment of intracranial electrophysiology synchronized to behavioral markers in obsessive-compulsive disorder. Nat Med. 2021;27(12):2154-64.

19. Jung HH, Kim SJ, Roh D, Chang JG, Chang WS, Kweon EJ, et al. Bilateral thermal capsulotomy with MR-guided focused ultrasound for patients with treatment-refractory obsessive-compulsive disorder: a proof-of-concept study. Mol Psychiatry. 2015;20(10):1205-11.

20. Kim SJ, Roh D, Jung HH, Chang WS, Kim CH, Chang JW. A study of novel bilateral thermal capsulotomy with focused ultrasound for treatment-refractory obsessive-compulsive disorder: 2-year follow-up. J Psychiatry Neurosci. 2018;43(5):327-37.

21. Davidson B, Hamani C, Rabin JS, Goubran M, Meng Y, Huang Y, et al. Magnetic resonance-guided focused ultrasound capsulotomy for refractory obsessive compulsive disorder and major depressive disorder: clinical and imaging results from two phase I trials. Mol Psychiatry. 2020;25(9):1946-57.

22. Knight G. Stereotactic tractotomy in the surgical treatment of mental illness. J Neurol Neurosurg Psychiatry. 1965;28(4):304-10.

23. Kelly D, Mitchell-Heggs N. Stereotactic limbic leucotomy: a follow-up study of thirty patients. Postgrad Med J. 1973;49(578):865-82.

24. Lopes AC. Tratamento cirúrgico estereotáxico do transtorno obsessivo-compulsivo: uma revisão sistemática [dissertação]. São Paulo: Universidade Federal de São Paulo; 2001.

25. Lopes AC, Mathis ME, Canteras MM, Salvajoli JV, Del Porto JA, Miguel EC. Update on neurosurgical treatment for obsessive compulsive disorder. Braz J Psychiatry. 2004;26(1):62-6.

26. Zhan S, Liu W, Li D, Pan S, Pan Y, Li Y, et al. Long-term follow-up of bilateral anterior capsulotomy in patients with refractory obsessive-compulsive disorder. Clin Neurol Neurosurg. 2014;119:91-5.

27. Liu HB, Zhong Q, Wang W. Bilateral anterior capsulotomy for patients with refractory obsessive-compulsive disorder: a multicenter, long-term, follow-up study. Neurol India. 2017;65(4):770-6.

28. Rasmussen S, Mindus P, Noren G, Jenike M, Boen L, Lindquist C. Towards a double blind trial of anterion capsulotomy in obsessive compulsive disorder conference abstract. Royal College of Psychiatrists Winter Meeting; 1997 Jan 21-24; Cardiff, Wales.

29. Lopes AC, Greenberg BD, Norén G, Canteras MM, Busatto GF, De Mathis ME, et al. Treatment of resistant obsessive-compulsive disorder with ventral capsular/ventral striatal gamma capsulotomy: a pilot prospective study. J Neuropsychiatry Clin Neurosci. 2009;21(4):381-92.

30. Kondziolka D, Flickinger JC, Hudak R. Results following gamma knife radiosurgical anterior capsulotomies for obsessive compulsive disorder. Neurosurgery. 2011;68(1):28-32.

31. Rasmussen SA, Noren G, Greenberg BD, Marsland R, McLaughlin NC, Malloy PJ, et al. Gamma ventral capsulotomy in intractable obsessive-compulsive disorder. Biol Psychiatry. 2018;84(5):355-64.

32. Peker S, Samanci MY, Yilmaz M, Sengoz M, Ulku N, Ogel K. Efficacy and safety of gamma ventral capsulotomy for treatment-resistant obsessive-compulsive disorder: a single-center experience. World Neurosurg. 2020;141:e941-52.

33. Raymaekers S, Vansteelandt K, Luyten L, Bervoets C, Demyttenaere K, Gabriëls L, et al. Long-term electrical stimulation of bed nucleus of stria terminalis for obsessive-compulsive disorder. Mol Psychiatry. 2017;22(6):931-4.

34. Gadot R, Najera R, Hirani S, Anand A, Storch E, Goodman WK, et al. Efficacy of deep brain stimulation for treatment-resistant obsessive-compulsive disorder: systematic review and meta-analysis. J Neurol Neurosurg Psychiatry. 2022;93(11):1166-73.

35. Nuttin BJ, Gabriëls, LA, Cosyns, PR, Meyerson, BA, Andréewitch, S, Sunaert, SG, et al. Long-term electrical capsular stimulation in patients with obsessive-compulsive disorder. Neurosurgery. 2003;52(6):1263-74.

36. Abelson JL, Curtis GC, Sagher O, Albucher RC, Harrigan M, Taylor SF, et al. Deep brain stimulation for refractory obsessive-compulsive disorder. Biol Psychiatry. 2005;57(5):510-6.

37. Huff W, Lenartz D, Schormann M, Lee SH, Kuhn J, Koulousakis A, et al. Unilateral deep brain stimulation of the nucleus accumbens in patients with treatment-resistant obsessive-compulsive disorder: Outcomes after one year. Clin Neurol Neurosurg. 2010;112(2):137-43.

38. Luyten L, Hendrickx S, Raymaekers S, Gabriëls L, Nuttin B. Electrical stimulation in the bed nucleus of the stria terminalis alleviates severe obsessive-compulsive disorder. Mol Psychiatry. 2016;21(9):1272-80.

39. Tyagi H, Apergis-Schoute AM, Akram H, Foltynie T, Limousin P, Drummond LM, et al. A randomized trial directly comparing ventral capsule and anteromedial subthalamic nucleus stimulation in obsessive-compulsive disorder: clinical and imaging evidence for dissociable effects. Biol Psychiatry. 2019;85(9):726-34.

40. Hartmann CJ, Lujan JL, Chaturvedi A, Goodman WK, Okun MS, McIntyre CC, et al. Tractography activation patterns in dorsolateral prefrontal cortex suggest better clinical responses in OCD DBS. Front Neurosci. 2016;9:519.

41. Liebrand LC, Caan MWA, Schuurman PR, van den Munckhof P, Figee M, Denys D, et al. Individual white matter bundle trajectories are associated with deep brain stimulation response in obsessive-compulsive disorder. Brain Stimulat. 2019;12(2):353-60.

42. Baldermann JC, Melzer C, Zapf A, Kohl S, Timmermann L, Tittgemeyer M, et al. Connectivity profile predictive of effective deep brain stimulation in obsessive-compulsive disorder. Biol Psychiatry. 2019;85(9):735-43.

43. Graat I, Mocking RJT, Koning P, Vulink N, Figee M, van den Munckhof P, et al. Predicting response to vALIC deep brain stimulation for refractory obsessive-compulsive disorder. J Clin Psychiatry. 2021;82(6):20m13754.

44. Li N, Baldermann JC, Kibleur A, Treu S, Akram H, Elias GJB, et al. A unified connectomic target for deep brain stimulation in obsessive-compulsive disorder. Nat Commun. 2020;11(1):3364.

45. van der Vlis TAMB, Ackermans L, Mulders AEP, Vrij CA, Schruers K, Temel Y, et al. Ventral capsule/ventral striatum stimulation in obsessive-compulsive disorder: toward a unified connectomic target for deep brain stimulation? Neuromodulation. 2021;24(2):316-23.

22 ESTIMULAÇÃO CEREBRAL PROFUNDA PARA NOVAS INDICAÇÕES EM NEUROPSIQUIATRIA

Ana Maria Ribeiro de Moura

> A ciência deve ter um único objetivo, um único grande propósito: aliviar o sofrimento, aumentar a felicidade da vida humana ou, pelo menos, torná-la suportável.
>
> Lars Leksell

A estimulação cerebral profunda (ECP), em inglês *deep brain stimulation* (DBS), representa um dos desenvolvimentos mais notáveis, eficazes e inovadores ocorridos na segunda metade do século 20. Hoje são obtidos resultados clínicos que certamente superaram as expectativas de suas aplicações iniciais. A história da ECP retrata uma interação fascinante entre tópicos como necessidades clínicas intratáveis, avanços nas técnicas de neurocirurgia, trabalho conjunto de cientistas de várias disciplinas, formação de centros de referência e desenvolvimento nas indústrias de marcapassos e na ética.[1]

Atualmente, na literatura sobre a ECP, há 33 indicações formalmente publicadas, 48 alvos e 19.115 artigos disponíveis na PubMed.

HISTÓRIA

A história da terapia com ECP remonta à idade antiga, quando os humanos perceberam os efeitos terapêuticos da estimulação elétrica. Os médicos, naquela época, usavam o peixe torpedo para tratar a dor.[2]

Com o passar do tempo, a ECP evoluiu de procedimentos cirúrgicos como a capsulotomia (lesão na cápsula interna), a talamotomia (lesão no tálamo) e a palidotomia (lesão no globo pálido interno [GPi]). Esses

Estimulação cerebral profunda para novas indicações em neuropsiquiatria 317

tratamentos eram alguns dos principais para doença de Parkinson (DP) na década de 1950, com dados empíricos de melhora do tremor, mas com alto índice de complicações cirúrgicas, anteriormente ao tratamento com a terapia de reposição substitutiva de dopamina, em que a pessoa afetada pela doença pode melhorar entre 6 a 10 anos, quando em dose alta – no entanto, a doença é evolutiva e a medicação causa discinesia.[3-5]

O primeiro uso de ECP crônica no tratamento de doenças neurológicas foi documentado em 1963 por Natalia Petrovna Bekthereva, neurobióloga do Instituto de Medicina Experimental e da Academia de Ciências Médicas de Leningrado.[6] A primeira estimulação de alta frequência em longo prazo, substituindo a estimulação de curto prazo como a ablação no tratamento de distúrbios do movimento, foi descrita por Benabid e colaboradores em 1987.[7] Em seguida, no mesmo ano, também foi documentado o uso dessa técnica para uma criança com a síndrome rara chamada de distonia DYT-1, descrita por Coubes e colaboradores.[8,9] Também em 1987, Nuttin e colaboradores publicaram sobre o uso da ECP no transtorno obsessivo-compulsivo (TOC), e Vandewalle e colaboradores mostraram a experiência na síndrome de Tourette e na distonia cervical.[10,11]

Os importantes resultados da ECP moderna são possíveis graças aos avanços nas técnicas cirúrgicas, nos equipamentos e no conhecimento científico. Tais avanços incluem a construção do arco estereotáxico e o desenvolvimento da cirurgia estereotáxica, a elaboração dos sistemas de programas de reconstrução e fusão de imagens, e a aquisição de conhecimento neurocientífico sobre os núcleos no cérebro, que podem ser alvos da ECP. Os avanços continuam, por meio dos exames de imagens de ressonância magnética (RM) do crânio em 3 tesla, da RM do crânio funcional e da tractografia. Sobre o material de implantação, já estão disponíveis eletrodos unidirecionais, marcapassos recarregáveis e menores, assim como compatibilidade com a realização de RM da coluna, em técnica cirúrgica.[12]

A técnica cirúrgica consiste na implantação do eletrodo com as coordenadas cartesianas adquiridas por um programa de *software* a partir de imagens de tomografia computadorizada e RM do crânio. Após uma incisão na pele e uma diminuta e conservadora trepanação, o eletrodo é pousado no núcleo cerebral do alvo de tratamento. O segundo tempo da cirurgia consiste na implantação do neuroestimulador (marcapasso) subcutâneo. Entre o primeiro e o segundo tempo da cirurgia, é feito um exame de imagem (preferencialmente RM do crânio) para ver o posicionamento do eletrodo.[13]

Além de ser uma ferramenta clínica eficaz, a ECP também se tornou uma ferramenta de pesquisa importante. A cirurgia ECP levou a uma melhor compreensão dos circuitos dos gânglios da base, bem como de outras redes (circuitos) neurais. Os microrregistros intraoperatórios permitem gravações de unidade única de neurônios, bem como potenciais de campo local de estruturas. Usando essas técnicas, é possível entender melhor a dinâmica de circuitos e suas interações. Porém, há o risco de hemorragia intracerebral.

O advento da ECP impulsionou um renascimento da neurocirurgia funcional. Estima-se que mais de 160 mil pacientes receberam ECP, e o número de novos pacientes tratados em todo o mundo está crescendo em mais de 12 mil por ano. O campo de ECP é um dos que mais cresce na área da neurocirurgia.

Houve um aumento relativamente lento na atividade nesse campo no início dos anos 1980, quando a moderna cirurgia ECP foi introduzida, acentuando-se no final da década de 1990 com a adoção de ECP talâmica para tremor. A taxa de crescimento mais rápida foi observada entre 2005 e 2010, após a aprovação da ECP subtalâmica e palidal para o tratamento da DP. O crescimento anual foi maior de 2012 a 2013, quando o número de artigos publicados aumentou de 843 para 1.007. Os artigos sobre ECP por ano ultrapassaram o número de mil pela primeira vez em 2013.

O crescimento médio por ano nos últimos cinco anos desacelerou de uma linha de base de aproximadamente 1.100 artigos por ano, com um crescimento ano a ano de 50 artigos adicionais por ano, abaixo da taxa de crescimento máxima de mais de 80 artigos por ano do início desta década.

O sucesso clínico do tratamento com ECP abriu caminho para outras formas de neuromodulação, incluindo a estimulação magnética transcraniana e o ultrassom microfocado (RAIFU), e tem levado a um maior interesse em optogenética, sonogenética e magnetogenética. Neste ano, completam-se 36 anos de ECP da era moderna, e as técnicas de ECP foram refinadas, abrindo as portas para o desenvolvimento de tratamentos de ECP para outras condições além de distúrbios do movimento, como condições refratárias à medicação e aquelas relacionadas a dor, cognição e transtornos psiquiátricos.

O QUE É A ESTIMULAÇÃO CEREBRAL PROFUNDA?

A ECP é um método aprovado por diferentes órgãos regulatórios, como Food and Drug Administration (FDA), Comunidade Europeia (CE) e Agência Nacional de Vigilância Sanitária (Anvisa), para o tratamento de DP, tremor essencial (TE) e distonia, TOC e epilepsia refratária ao tratamento medicamentoso.[14-16] Vários estudos e linhas de pesquisa estão mostrando resultados com várias outras patologias. Exemplos de indicações para ECP são:

1 Distúrbios do movimento
a DP, tremor (essencial, cerebelar, pós-traumático, etc.)
b Distonia (tardia primária ou secundária, com distúrbio de ceruloplasmina), Coreia, balismo, paralisia supranuclear progressiva (PSP), doença de Wilson, etc.
2 Dor
a Acredita-se que DP, tremor e distonia sejam uma indicação estabelecida para ECP, enquanto outras doenças ou distúrbios ainda estão em investigação para a terapia ECP
3 Epilepsia
4 Transtornos psiquiátricos, como TOC, depressão maior, síndrome de Tourette, transtorno bipolar, comportamentos autolesivos (síndrome de Lesch-Nyhan, etc.) e transtornos alimentares (anorexia nervosa, obesidade excessiva)

Estimulação cerebral profunda para novas indicações em neuropsiquiatria 319

5 Disfunção cognitiva (doença de Alzheimer)
6 Perturbação consciente: estado vegetativo, estado mínimo de consciência
7 Distúrbios auditivos: zumbido

A ESTIMULAÇÃO CEREBRAL ESTIMULA SEMPRE?

■ MECANISMOS DE AÇÃO PROPOSTOS

Apesar da extensa ciência básica e estudos humanos, o mecanismo exato de ECP ainda não é totalmente compreendido. Uma hipótese é a de que a estimulação elétrica modula circuitos anormais em direção a um estado mais neurofisiológico.[17] Em seu nível mais básico, a ECP é a aplicação de campos elétricos para estimular elementos neurais – particularmente axônios ao redor do eletrodo –, resultando na abertura e no fechamento dos canais de sódio voltagem-dependentes, gerando potenciais de ação e controle da liberação de neurotransmissores. No entanto, ainda não está claro se o mecanismo é totalmente inibitório ou excitatório, se os efeitos são predominantemente locais ou se tratam de toda a rede. Existem quatro teorias mecanísticas principais: 1) inibição direta da atividade neural, 2) excitação da atividade neural, 3) interrupção da informação e 4) filtragem sináptica.

Os mecanismos propostos de ECP incluem:

1 Inibição: hiperpolarização, bloqueio de despolarização, depleção do neurotransmissor (glutamato) e liberação de neurotransmissor inibitório (GABA).
2 Excitação: aumento de glutamato e liberação de dopamina.
3 Inibição e excitação: desacoplamento da inibição do soma com a excitação do axônio, potencialização de longo prazo e depressão de longo prazo.
4 Interrupção da oscilação patológica: produção de sinal de bloqueio e de frequências procinéticas pela abolição da oscilação da banda beta e substituição da explosão irregular por disparo regular de alta frequência.

A hipótese de inibição sugere que a ECP leva à inibição da atividade neural decorrente da observação de que procedimentos de lesão, como talamotomias, palidotomias, capsulotomias e cingulotomias, resultaram em benefícios semelhantes em casos de distúrbios do movimento e TOC. Além disso, muitas vezes há um efeito lesional da inserção inicial do eletrodo na ECP que diminui com o tempo.

Há evidências de que a estimulação resulta em distúrbios de níveis iônicos, proteicos, celulares e de rede, bem como em um bloqueio de despolarização estável que silencia as células-alvo.[18,19] No entanto, os dados que argumentam contra isso consistem no fato de que esse bloqueio não é sustentável com estimulação contínua.[20]

320 Psiquiatria Intervencionista

A estimulação elétrica pode alterar o equilíbrio iônico ao redistribuir partículas carregadas (p. ex., íons Na⁺ e Cl⁻) e, subsequentemente, inativar correntes dependentes de voltagem,[21] bem como ao ativar aferentes inibitórios.[11,19] Além disso, há evidência de que a ECP pode desacoplar neurônios de seus axônios e causar uma desaferentação funcional de ambos os eferentes e estruturas aferentes.[22,23]

Em contraste, a hipótese de excitação sugere que a ECP leva à excitação direta da atividade neural. A estimulação elétrica pode causar excitação antidrômica dos axônios aferentes, bem como excitação de axônios eferentes para o núcleo-alvo e atividade pós-sináptica.[24] Em teoria, isso poderia levar a uma normalização geral dos padrões de disparo, embora os mecanismos exatos não sejam claros.

A hipótese da interrupção sugere que a estimulação elétrica bloqueia o fluxo de informações através do alvo da estrutura cerebral. Essa teoria é apoiada pelo fato de que a ECP pode resultar na inibição de respostas evocadas corticalmente e em descargas espontâneas.[25]

Considerando que os axônios estimulados são capazes de disparar em frequências de aproximadamente 100 Hz, a transmissão sináptica não é capaz de ocorrer com a mesma fidelidade.[26] Curiosamente, há evidências de que a estimulação de alta frequência (> 100 Hz) produz mudanças na rede que são diferentes da estimulação de baixa frequência (1-10 Hz). Além disso, os estoques de neurotransmissores se esgotarão rapidamente, e os receptores pós-sinápticos ficarão deprimidos em alta frequência.[27]

Embora as teorias atuais em torno do mecanismo de ECP sejam geralmente focadas em efeitos imediatos, há uma evidência de que a ECP pode levar a plasticidade sináptica e neural. Além disso, algumas evidências sugerem que a ECP pode levar a neurogênese, sinaptogênese e, potencialmente, neuroproteção.[28] Isso também é apoiado pelo fato de existirem alterações de longa data na atividade da rede que vão além do núcleo-alvo. Não há nenhuma evidência atual de um efeito modificador direto da doença. Notavelmente, também há efeitos sobre células não neuronais, como células gliais que podem alterar o ambiente neuroquímico circundante.[29]

Em resumo, não há um consenso claro sobre o(s) mecanismo(s) exato(s) da ECP, apesar de apresentar eficácia clínica em vários tipos de distúrbios. A opinião mais convincente é de que múltiplos mecanismos estão presentes.

TRATAMENTOS PSIQUIÁTRICOS ATUAIS COM ESTIMULAÇÃO CEREBRAL PROFUNDA

■ TRANSTORNO OBSESSIVO-COMPULSIVO

O TOC afeta aproximadamente 2% da população e é caracterizado por impulsos ou pensamentos crônicos e persistentes que podem levar a compulsões.

A ECP foi proposta como uma opção de tratamento para pacientes que apresentam TOC resistente ao tratamento. Dentre todos os transtornos mentais, o maior número de

Estimulação cerebral profunda para novas indicações em neuropsiquiatria

procedimentos cirúrgicos foi realizado nesse grupo, e a eficácia do tratamento está bem documentada. Nos últimos anos, diversos núcleos cerebrais foram sugeridos como possíveis alvos para estimulação em pacientes com TOC. O primeiro alvo para o tratamento cirúrgico do TOC foi o ramo anterior da cápsula interna (ALIC), conforme descrito por Nuttin e colaboradores.[10] Desde então, outros alvos possíveis foram propostos na literatura, incluindo o núcleo *accumbens* (NAc), a cápsula ventral/estriado ventral (VC/VS) e a área ventral do núcleo caudado.[30] Outro alvo possível é o núcleo subtalâmico (STN, do inglês *subthalamic nucleus*).[7] Em 2009, a FDA concedeu permissão para a ECP na ALIC sob uma isenção humanitária de dispositivos.[31] Dois anos depois, as autoridades europeias deram autorização para ECP na ALIC para o TOC grave. Os últimos anos trouxeram propostas de novos alvos: o núcleo do leito da estria terminal (BNST, do inglês *bed nucleus of the stria terminalis*), o pedúnculo talâmico inferior (ITP, do inglês *inferior thalamic peduncle*) e o ramo lateral superior do feixe medial do prosencéfalo (MFB, do inglês *medial forebrain bundle*).[32]

ALVOS DE ESTIMULAÇÃO E EFICÁCIA

Uma ampla revisão sistemática com metanálise comparando os efeitos da ECP na ALIC com a estimulação no STN não mostrou nenhuma diferença significativa entre esses dois alvos em termos de efeitos do tratamento. No entanto, 60% dos pacientes tratados com ECP foram classificados como respondedores – com resposta definida como uma redução de pelo menos 35% em suas pontuações na Escala de Sintomas Obsessivo-compulsivos de Yale-Brown (Y-BOCS) e uma redução média de 45% nas pontuações da Y-BOCS nos primeiros meses após a cirurgia.[33] Uma metanálise também mostrou que a idade avançada no início do TOC é fator preditivo de resposta para ECP, enquanto a duração dos sintomas de TOC antes da implantação de ECP não difere entre respondedores e não respondedores. Além disso, respondedores relataram com mais frequência sintomas de TOC com conteúdo religioso ou sexual do que não respondedores.[33]

Outro estudo interessante mostrou que sorrisos e gargalhadas intraoperatórias durante o teste de estimulação da ALIC e do NAc podem ser fatores preditivos para resposta em longo prazo em pacientes com TOC.[34]

A região cerebral funcional mais importante envolvida na patogênese do TOC é chamada de circuito córtico-estriado-tálamo-cortical. Fisiologicamente, a atividade do córtex é passada para o estriado e o NAc, de onde é transmitida para o GPi por duas vias: uma via direta (inibitória) e uma via indireta (excitatória) através da parte externa do globo pálido (do latim *globus pallidus externo* – GPe) e do STN. Posteriormente, o GPi inibe a atividade talâmica, que é passada para o córtex.

Além disso, a atividade do estriado e do NAc também é modulada pelo BNST, que, por sua vez, recebe estímulos excitatórios do córtex. Em pacientes saudáveis, ambas as vias permanecem em equilíbrio, enquanto em pacientes com TOC a via direta é potencialmente hiperativa, o que pode ser mediado pelo BNST. Essa hiperatividade causa forte inibição da atividade do GPi, levando a *feedback* positivo hiperativo do córtex orbitofrontal.[32] Quando insuficiente, o controle estriatal da atividade talâmica leva à hiperatividade do córtex orbitrofrontal (que evoca obsessões) e da parte anterior do giro cingulado (que desencadeia ansiedade).[35] Assim, a neuromodulação de diferentes áreas de substância cinzenta e branca nesse circuito pode levar à correção do equilíbrio distorcido.

O STN era originalmente um alvo de estimulação para a DP, mas o interesse nessa área específica do cérebro aumentou após relatos descrevendo pacientes com DP com TOC grave que apresentaram melhora na gravidade dos sintomas de ambos os transtornos.[36,37] Esse efeito positivo nos sintomas do TOC foi posteriormente confirmado em estudos maiores, resumidos na revisão sistemática mencionada por Alonso e colaboradores.[33] Mulders e colaboradores[38] resumiram estudos clínicos e eletrofisiológicos sobre o STN, chegando à conclusão de que o STN é responsável não apenas pelas funções motoras, mas também pelo funcionamento cognitivo e emocional. Tendo conexões diretas com os circuitos motor, límbico e associativo, processa estímulos diferentes para determinar reações comportamentais. Os autores também se referem a vários estudos mostrando hiperatividade do STN no TOC, teorizando que a porção não motora do STN é incapaz de inibir reações comportamentais indesejadas em pacientes com o transtorno.[38] As taxas de resposta semelhantes de TOC a ECP no STN e no ALIC podem confirmar que essas regiões fazem parte do mesmo circuito patológico. No entanto, enquanto a ECP em áreas estriatais (ALIC e NAc) muitas vezes leva a uma rápida redução na depressão e em sintomas de ansiedade, esse efeito não é observado durante a estimulação no STN.[33]

Em relação ao BNST, ao ITP e ao MFB, estudos recentes sugerem que são alvos promissores para ECP no TOC, embora a quantidade relativamente pequena de pacientes incluídos e a falta de estudos controlados maiores indiquem que ainda devemos considerar esses alvos cerebrais como experimentais.[39-42] Também foi demonstrada melhora introduzindo terapia cognitivo-comportamental (TCC) no pós-operatório. Embora a maioria dos pacientes não consiga se submeter à TCC antes do tratamento com ECP, ou não tenha tido sucesso, muitos pacientes relatam que durante a estimulação conseguem dedicar-se a tarefas de TCC, apresentando redução ainda maior nos sintomas do TOC.[43,44]

INDICAÇÕES E CRITÉRIOS DE INCLUSÃO E DE EXCLUSÃO

Os critérios de inclusão mais comumente usados para ECP no TOC são os seguintes:

- Resistência ao tratamento anterior (falta ou efeito insuficiente): dois medicamentos para tratamento com inibidores seletivos da recaptação da serotonina (ISRSs) na dosagem máxima por pelo menos 12 semanas; uso de clomipramina na dose máxima por pelo menos 12 semanas; terapia adjuvante com antipsicótico de segunda geração por pelo menos 8 semanas; pelo menos 16 sessões terapêuticas de TCC.
- Diagnóstico de TOC confirmado de acordo com os critérios do DSM-5; Y-BOCS de pelo menos 28 pontos; pontuação GAF inferior a 45 pontos; duração do TOC de pelo menos 5 anos.
- Idade entre 18 e 65 anos.
- QI acima de 80.

Os critérios de exclusão consistem em:[35,45]

- Comorbidades: transtornos mentais (transtornos psicóticos, transtorno bipolar, transtorno do espectro autista, transtornos graves da personalidade, dependência de substâncias psicoativas, demência), estado somático instável e distúrbios do sistema nervoso central, incluindo epilepsia, DP, esclerose múltipla.
- Gravidez.

DIREÇÕES FUTURAS

Relatos de humor elevado ou mesmo hipomania estão presentes em muitos estudos envolvendo estimulação do ALIC/NAc.[33] Recentemente, foi proposta a introdução de um sistema ECP adaptativo (aECP). Um protótipo desse sistema está atualmente em desenvolvimento. Em testes, o sistema de ECP foi capaz de monitorar o campo de potenciais locais durante o tratamento de ECP e ajustar os parâmetros e a estimulação para reduzir ideações obsessivas e comportamentos compulsivos, bem como o risco de efeitos colaterais na forma de alterações agudas de humor, incluindo hipomania. O uso de um programa de reconhecimento facial automatizado contribuirá para o reconhecimento rápido de mudanças de humor.[46]

O quinto Deep Brain Stimulation Think Tank propôs que os pacientes poderiam se beneficiar de imagens pré-operatórias realizadas com tensor de difusão (DTI, do inglês *diffusion tensor imaging*) do ALIC. Como estudos recentes têm mostrado que essa área do cérebro é altamente variável, o uso do DTI durante o pré-operatório permitiria personalizar o tratamento.[46] Estudos futuros também devem incluir comparações da eficácia da ECP em diferentes alvos, possivelmente em ensaios controlados. Podemos supor que a escolha do alvo pode ser personalizada com base na imagem clínica – por exemplo, a estimulação do ALIC/NAc pode ser usada em pacientes com altos níveis de ansiedade, enquanto a estimulação do STN pode ser preferida em pacientes com fortes compulsões estereotipadas.[32]

■ SÍNDROME DE GILLES DE LA TOURETTE

A síndrome de Tourette (ST) é um conjunto de sintomas caracterizados por tiques vocais com início na infância. Muitas vezes está associada ao TOC e ao transtorno de déficit de atenção/hiperatividade (TDAH).[47] A patologia dos tiques involuntários consiste na diminuição do efeito inibitório do globo pálido (GP) sobre os núcleos talâmicos e, portanto, na inibição das conexões dopaminérgicas tálamo-corticais na forma de síndrome hipercinética.[48] Isso pode ser útil para entender os alvos da ECP na ST: o GPi e núcleos centromedianos talâmicos.[7]

ALVOS E EFICÁCIA

As áreas mais comumente visadas para ECP na ST são as chamadas áreas talâmicas no complexo centromediano-parafascicular (CM/Pf) e o núcleo interno oral ventral do tálamo. No GP também foram distinguidos dois alvos: a parte póstero-ventral (GPi-pov), responsável principalmente pela redução dos tiques, e a parte ântero-medial, representando a parte límbica do GP e responsável pela inibição de impulsos de liberação de tiques. Há também relatos limitados sobre estimulação do STN, NAc e ALIC. Estes dois últimos alvos foram estimulados em pacientes com transtornos relacionados ao TOC e comportamentos autoagressivos. As análises da eficácia do tratamento mostram que a estimulação do GPi tem uma ligeira vantagem sobre alvos talâmicos (redução de 55 e 47%, respectivamente, nas pontuações da Escala de Gravidade Global de Tiques de Yale [YGTSS]). A maioria dos eventos adversos específicos envolvendo a estimulação dos núcleos CM/Pf e do tálamo são mudanças na libido (aumento e diminuição), enquanto na estimulação do GPi ansiedade ou sintomas depressivos podem ser exacerbados. Em 18% dos pacientes com ST foi observada contaminação da área do estimulador, causada por coçar a ferida cirúrgica. O risco médio desse evento adverso em geral é de 3,7%.[48-50]

Nos poucos estudos randomizados controlados que investigaram ECT visando o tálamo para ST, os resultados foram contraditórios: em um estudo direcionado ao GP, uma significativa diminuição na gravidade do tique foi observada em poucos pacientes (15%), enquanto em outro estudo não houve nenhuma diferença significativa.[51-53] Esses resultados ambíguos indicam que mais ensaios controlados devem ser organizados e que a escolha dos alvos deve ser refinada devido às dificuldades causadas pela rica sintomatologia da ST.

Vilela-Filho e colaboradores[54] publicaram recentemente a observação de melhora em até 76,9% na ST com a ECP no alvo do GPe.

INDICAÇÕES E CRITÉRIOS DE INCLUSÃO E DE EXCLUSÃO

Os critérios de inclusão mais usados são os seguintes:

- Resistência ao tratamento anterior (falta ou efeito insuficiente): pelo menos três medicamentos psicotrópicos (principalmente antipsicóticos) diferentes; ou no mínimo 16 sessões terapêuticas de terapia interpessoal ou TCC.
- Diagnóstico de ST confirmado de acordo com os critérios do DSM-5; YGTSS de pelo menos 35 pontos; pontuação GAF abaixo de 50 pontos; duração do transtorno de pelo menos cinco anos.
- Idade entre 25 e 65 anos.
- QI acima de 80.

Os critérios de exclusão consistem em:[55]

- Comorbidades: transtornos mentais (transtornos psicóticos, transtorno bipolar, transtorno do espectro autista, transtornos graves da personalidade, dependência de substâncias psicoativas, demência), estado somático instável e distúrbios do SNC, incluindo epilepsia, DP, esclerose múltipla.
- Gravidez.

TRANSTORNO DEPRESSIVO MAIOR

A etiologia do transtorno depressivo maior (TDM) está associada à hiperatividade nas áreas límbico-corticais do cérebro. Foi notado que a ECP pode inibir a estimulação excessiva e normalizar a atividade das conexões límbico-corticais, fornecendo resolução de sintomas de TDM.[56]

ALVOS DE ESTIMULAÇÃO

O VC/VS é o alvo mais investigado de ECP para TOC, TDM e dependências.[57] Tem sido usado como um alvo em pacientes com TDM como uma consequência da ECP da cápsula interna em pacientes com TOC. Durante as tentativas de ECP com pacientes apresentando TOC, a melhora do humor foi notada antes da redução dos sintomas do TOC.[58] Estudos indicam que VC/VS e NAc afetam a área frontolímbica. Portanto, ensaios usando ECP em pacientes com TDM foram realizados extensivamente.[59,60]

O giro cingulado subcaloso (SCG, do inglês *subcallosal cingulate gyrus*) desempenha um papel importante na fisiopatologia do TDM. O SCG tem inúmeras conexões com regiões cerebrais que são envolvidas na evolução dos sintomas de TDM. Assim, a estimulação direta do SCG poderia afetar os sintomas depressivos.[61-63]

O MFB faz parte do sistema de recompensa, que conecta o NAc, a área tegmental ventral, a amígdala e os núcleos ventromedial e lateral do hipotálamo. O sistema de recompensa foi recentemente investigado em relação ao seu impacto no comportamento motivado, que é perturbado em pacientes deprimidos.[24,64] O NAc também cumpre uma função-chave no circuito de recompensa.[30] Disfunção no NAc em relação a estímulos recompensadores foi observada em pacientes com TDM.[65] Além disso, estudos mostraram que a ECP de NAc altera os níveis de monoaminas no córtex pré-frontal (PFC, do inglês *prefrontal cortex*).[66]

EFICÁCIA

Os efeitos da ECP como tratamento para TDM não são tão espetaculares quanto esperava-se originalmente. Muitos estudos abertos mostraram reduções nos sintomas depressivos após estimulação de vários alvos, como VC/VS, SCG, MFB e NAc.[24,67-70] No entanto, os ensaios duplos-cegos não foram tão encorajadores. De fato, os sintomas depressivos diminuíram significativamente na maioria dos estudos, mas diferenças significativas entre estimulação simulada e ativa não foram observadas. Dois grandes estudos randomizados duplos-cegos e estudos patrocinados foram conduzidos recentemente. Um deles envolvia a estimulação de VC/VS e deveria incluir 200 pacientes, mas foi concluído após 29 pacientes pela falta de diferença significativa entre simulação e estimulação ativa.[59]

Situação semelhante foi observada no maior estudo de ECP para depressão, que incluiu 90 pacientes com alvos direcionados ao SCG. Destes, 30 pacientes receberam

326   Psiquiatria Intervencionista

estimulação simulada e 60 receberam estimulação ativa, mas não houve diferença significativa entre esses grupos.[62]

No entanto, os pesquisadores ainda estão procurando o alvo de estimulação ideal e há muitas opções que precisam ser investigadas. O MFB, por exemplo, é um alvo muito promissor para ECP em TDM. Um estudo-piloto realizado por Schlaepfer e colaboradores[24] mostrou uma diminuição significativa nos escores da Escala de Avaliação de Depressão de Montgomery-Asberg (MADRS) após apenas sete dias de estimulação. Após 33 semanas, seis dos sete pacientes foram classificados como respondedores.[24] Outro estudo, em que foi usado o MFB como alvo, produzindo resultados consistentes, foi um estudo simples-cego no qual os pacientes tiveram estimulação simulada por quatro semanas, após o que a estimulação ativa foi realizada e os pacientes foram revelados. Houve uma queda significativa nas pontuações do MADRS durante o período simulado, embora os autores pensassem que isso poderia estar associado a inflamação ou neurotransmissores liberados devido à inserção dos neuroestimuladores.[64] Mais estudos sobre a estimulação potencial do MFB devem ser realizados.

O NAc é outro alvo da ECP que não foi totalmente examinado. Um estudo que não foi controlado por simulação mostrou diminuição significativa nos sintomas depressivos, efeito antianedônico e também efeito antiansiedade, o que não foi observado em outros estudos.[67]

INDICAÇÕES E CRITÉRIOS DE INCLUSÃO E DE EXCLUSÃO

Os critérios de inclusão comumente usados para ECP em TDM são os seguintes:

- Resistência ao tratamento anterior (falta ou efeito insuficiente): três ciclos de tratamento com antidepressivos em doses adequadas por pelo menos seis semanas, incluindo pelo menos um tratamento com inibidor de recaptação de serotonina e norepinefrina (IRSN) ou antidepressivo tricíclico; terapia adjuvante com lítio ou antipsicótico de segunda geração por pelo menos seis semanas; TCC ou terapia interpessoal (no mínimo 16 sessões terapêuticas); uma sessão de terapia eletroconvulsiva ou contra-indicações para esse tratamento.
- Diagnóstico de TDM confirmado de acordo com os critérios do DSM-5; pelo menos 20 pontos na Escala de Avaliação de Depressão de Hamilton-17 (HDRS-17) ou pelo menos 25 pontos na MADRS; pontuação GAF inferior a 50 pontos; duração do TDM de pelo menos cinco anos.
- Idade entre 18 e 65 anos.
- QI acima de 80.

Os critérios de exclusão consistem em:

- Comorbidades: transtornos mentais (transtornos psicóticos, transtorno bipolar, transtorno do espectro autista, transtornos graves da personalidade, dependência

Estimulação cerebral profunda para novas indicações em neuropsiquiatria

de substâncias psicoativas, demência), estado somático instável e distúrbios do SNC (incluindo epilepsia, DP, esclerose múltipla).

- Gravidez.

Alguns sintomas relacionados com TDM que podem estar presentes são: comportamentos autoagressivos, autolesões, tendências suicidas, risco atual de atos suicidas, instabilidade e funcionamento gravemente prejudicado.[45]

CONCLUSÕES

O uso de ECP para pacientes afetados por TDM é muito promissor, embora os resultados – mais de 50% de melhora nos escores da escala de depressão, alterações nos níveis de neurotransmissores e influência perceptível na neuroplasticidade – demonstrem que mais ensaios controlados são necessários.

▓ TRANSTORNOS ALIMENTARES

ANOREXIA NERVOSA

Até agora, três alvos diferentes para ECP foram propostos na anorexia nervosa (AN): o VS/NAc, BNST e córtex cingulado subgenual (SCC, do inglês *subgenual cingulate cortex*). ECP de alta frequência do VS e do NAc foi realizado em várias séries de estudos de casos, principalmente em pacientes que sofrem de AN com TOC, depressão ou transtornos de ansiedade. Até agora, os resultados desses estudos relativamente pequenos têm sido promissores, mostrando melhora nos sintomas psiquiátricos e no índice de massa corporal (IMC).[71-73] Nenhum evento adverso grave foi relatado nesses estudos; em um relato de caso de McLaughlin e colaboradores,[73] foi necessário ajustar os parâmetros de estimulação devido ao agravamento do estado mental do paciente. A imagem PET de seis pacientes com AN mostrou uma diminuição significativa do hipermetabolismo da glicose no hipocampo, no córtex frontal e no núcleo lentiforme.[74] Podemos observar que a melhora clínica, baseada em redução da anedonia em pacientes submetidos à estimulação VS e NAc, contribui significativamente para uma redução da gravidade da AN e para o ganho de peso.

Em 2010, foi publicado um relato de caso de um paciente depressivo com AN. Ele foi submetido a implante de ECP bilateral no SCC. Durante o seguimento, duas recaídas de depressão foram observadas, mas depois que os parâmetros de estimulação foram alterados para ECP unilateral direita do SCC, seu estado mental tornou-se estável e seu peso corporal aumentou significativamente. Com esses parâmetros, a remissão da AN foi observada durante o acompanhamento de longo prazo, apesar de várias exacerbações depressivas, principalmente devido a episódios ocasionais de estresse.[75]

328   Psiquiatria Intervencionista

Em 2013, Lipsman e colaboradores[76] relataram uma série de casos de seis pacientes tratados com ECP do SCC. Após nove meses de observação, notou-se melhora estável dos sintomas psiquiátricos (humor, ansiedade, obsessões e compulsões) em quatro desses pacientes. Três pacientes apresentaram aumento significativo do IMC e o mantiveram durante o período de acompanhamento. Foi observado um evento adverso grave (uma convulsão durante a programação, duas semanas após a cirurgia).[76] Em um relatório subsequente sobre o período de um ano de acompanhamento de 16 pacientes (com os seis casos anteriores incluídos), Lipsman e colaboradores[76,77] observaram melhoras significativas no IMC (>17,0) em oito casos, dos quais seis tinham atingido IMC normal (>18,5). Melhoras significativas no humor e redução dos sintomas de ansiedade e obsessivo-compulsivos foram observadas. Em ambos os ensaios relatados por Lipsman e colaboradores,[76,77] mudanças significativas no metabolismo da glicose foram observadas na imagem PET, principalmente no córtex, em comparação com a atividade basal.

Os resultados apresentados até agora são animadores, especialmente em termos de estimulação VS/NAc e SCC para AN, mas os estudos relatados ainda são insuficientes para estabelecer recomendações clínicas.

OBESIDADE

A biologia subjacente da alimentação e da percepção da imagem corporal é bastante complexa, envolvendo vias de recompensa (mesolímbica e mesocortical), mecanismos de homeostase e centros de fome/saciedade. Houve um pequeno número de ensaios de ECP destinada ao tratamento da obesidade mórbida. Esses ensaios têm como alvo a modulação da motivação, o controle volitivo, a dependência e centros de alimentação/saciedade. O hipotálamo lateral foi avaliado como um potencial alvo de ECP porque é considerado o centro de alimentação. Algumas séries de casos têm sugerido que a ECP hipotalâmica lateral resulta em perda de peso;[78] no entanto, mais estudos são necessários para confirmar esses achados. O NAc também foi estudado como um potencial alvo de ECP para reduzir, com algum sucesso, a recompensa de comer. Outros alvos teóricos incluem o córtex orbitofrontal medial, o córtex pré-frontal medial, o pálido ventral, o caudado, a ínsula, o córtex cingulado anterior (ACC, do inglês *anterior cingulated cortex*), a amígdala, o putame e o hipocampo.[79-81]

■ ABUSO/DEPENDÊNCIA DE SUBSTÂNCIAS PSICOATIVAS

Vários relatos de casos e estudos de séries de casos foram publicados, sugerindo que a ECP pode oferecer um benefício potencial na dependência de substâncias. Embora a abstinência de longo prazo nem sempre seja alcançada, reduções no uso de substâncias e desejos são frequentemente relatadas. Em um caso de ECP bilateral no NAc em um paciente dependente de heroína, a abstinência foi observada durante um período de acompanhamento de seis anos, que durou mesmo após a remoção da ECP, necessária

Estimulação cerebral profunda para novas indicações em neuropsiquiatria 329

três anos após a cirurgia de implantação.[82] Outro caso de ECP no mesmo alvo em um paciente dependente de heroína mostrou mais de seis meses de abstinência.[83]

Em um estudo de série de casos recentemente publicado, oito pacientes dependentes de heroína foram submetidos a ECP ALIC/NAc. Cinco deles mantiveram abstinência por mais de três anos; dois tiveram recaída após seis meses; e um perdeu seguimento três meses após a cirurgia. Nos pacientes que permaneceram abstinentes, o desejo por heroína foi significativamente menor durante a estimulação. Nenhum evento adverso grave foi relatado. Imagens PET de cinco dos pacientes (*baseline* e após seis meses de estimulação) mostraram diferenças significativas no metabolismo da glicose no córtex e no corpo caloso.[84]

Em outro estudo, esse de série de casos de ECP do NAc em pacientes com dependência de álcool, dois de cinco pacientes alcançaram quatro anos de abstinência, enquanto os demais relataram redução no consumo e no desejo pela substância.[85] Em outra série de casos, todos os três pacientes relataram desaparecimento dos desejos imediatamente após a ECP ser ativada, mas apenas dois deles mantiveram a abstinência após um ano de observação. O terceiro permaneceu abstinente por vários meses após a cirurgia, então retomou o consumo de álcool.[86] Em alguns estudos, cessação ou reduções significativas na ingestão de nicotina e no desejo pela substância foram relatadas em pacientes com ECP no NAc realizada devido a TOC, ST ou dependência de álcool. Alguns pacientes mantiveram a abstinência de nicotina em longo prazo.[87-89] Finalmente, um caso de ECP do NAc e do BNST realizada em um paciente com dependência grave de cocaína foi relatado. Uma significativa redução na ingestão de cocaína foi mantida após um período de acompanhamento de 24 meses, com 68% das semanas livres de consumo. Curiosamente, nenhuma diferença foi observada durante períodos cegos de desligamento, o que foi explicado pelos autores como um efeito-placebo ou mudanças mais duradouras na plasticidade neuronal.[90]

■ COMPORTAMENTOS AGRESSIVOS

Comportamentos agressivos, particularmente aqueles chamados de "transtorno explosivo intermitente" no DSM-5, podem ocorrer no curso de muitos distúrbios neurológicos e transtornos psiquiátricos. Até agora, muitos tratamentos de ECP bem-sucedidos foram relatados como casos únicos; diferentes áreas foram visadas. ECP bilateral na parte basolateral da amígdala foi realizada em um paciente com deficiência intelectual e transtorno do espectro autista, e uma significativa redução de comportamentos autolesivos foi alcançada.[90] Taira e colaboradores[91] relataram o inesperado desaparecimento total de autolesões em um paciente submetido a ECP do GPi bilateral devido a distonia no curso da síndrome de Lesch-Nyhan. Os autores sugeriram que os comportamentos agressivos podem ter sido resultado de distonia ou foram mediados pelos gânglios da base.

Tratamentos bem-sucedidos também foram relatados em casos de ECP direcionada à parte posterior do hipotálamo (pHyp, do inglês *posterior hypothalamus*), principalmente no curso de deficiência intelectual. A maior coorte (sete pacientes) foi relatada por Franzini e colaboradores.[92-94] Os pacientes inscritos apresentaram QI entre 20 e 40; desse grupo, seis responderam com remissão completa dos comportamentos agressivos ou diminuição significativa de sua intensidade.

Recaídas foram observadas quando a ECP estava desligada. Em 2015, Harat e colaboradores[95] relataram o caso de um paciente com comportamentos agressivos perigosos no curso de paralisia, deficiência intelectual e TOC. Foi introduzida a primeira ECP bilateral do pHyp, o que resultou em melhora significativa, mas apenas nas primeiras três semanas. Avançar o ajuste dos parâmetros de estimulação resultou em falha. Um segundo par de eletrodos foi implantado, visando o NAc. Com todos os quatro eletrodos ligados, resolução completa de comportamentos agressivos e redução significativa no TOC e em sintomas de ansiedade foram observadas, e o funcionamento social e a qualidade de vida do paciente melhoraram drasticamente.

■ OUTROS TRANSTORNOS MENTAIS

Dados limitados estão agora disponíveis sobre a segurança e a eficácia da ECP em outros transtornos psiquiátricos, incluindo transtorno bipolar, esquizofrenia e transtorno de estresse pós-traumático (TEPT). Com base nos casos relatados com ECP realizada em pacientes com transtorno bipolar, Gippert e colaboradores[96] chegaram à conclusão de que os pacientes se beneficiaram do tratamento de maneira semelhante aos pacientes com TDM em termos de remissão. Episódios maníacos ou hipomaníacos podem surgir como resultado da ECP (e também são observados em pacientes com TDM), mas respondem bem aos ajustes dos parâmetros da estimulação.[96]

Recentemente, um relato de caso de estimulação bilateral bem-sucedida de NAc em um paciente com esquizofrenia resistente ao tratamento foi publicado como parte de um estudo de fase inicial. Depois de 11 meses de tratamento, foi observada melhora estável tanto nos sintomas positivos como nos negativos, seguida por mudanças positivas significativas no funcionamento e na qualidade de vida.[97]

Um único caso de TEPT de combate resistente ao tratamento tratado com ECP bilateral da parte basolateral da amígdala foi relatado, também como parte de um julgamento em fase inicial. Após oito meses de estimulação, observou-se melhora significativa dos sintomas, incluindo frequência de pesadelos, duração do sono, ansiedade, remissão de episódios dissociativos e tolerância a estímulos reminiscentes do trauma.[98]

■ DOENÇA DE ALZHEIMER

A doença de Alzheimer (DA) é uma doença neurodegenerativa caracterizada por placas β-amiloides, causando morte celular neuronal e emaranhados neurofibrilares associados com disfunção cognitiva. Em particular, o sintoma mais difundido da DA é o declínio cognitivo e da memória.

Como o tratamento médico teve apenas sucesso limitado em tratar os sintomas da DA, tem havido um interesse crescente em outras modalidades de tratamento, como terapia genética.[99] Os dados sobre a eficácia da ECP na DA ainda são limitados. Dois

Estimulação cerebral profunda para novas indicações em neuropsiquiatria

alvos potenciais foram propostos até agora: o núcleo basal de Meynert (NBM) e o fórnice. O NBM consiste em neurônios colinérgicos dentro do prosencéfalo basal que são importantes para trabalhar a memória, mas exibem perda neuronal na DA.

Em 2015, foram publicados os resultados de um estudo-piloto sobre ECP tendo como alvo o NBM, incluindo seis pacientes com quadros leves a moderados de DA. Após um ano de estimulação, um declínio cognitivo mais lento foi observado, e quatro pacientes foram considerados respondedores.[99] Estudos adicionais trouxeram evidências dos efeitos da ECP no NBM para as funções cognitivas, mostrando que pacientes com DA menos avançada têm maior probabilidade de se beneficiar com o tratamento.[100,101] Todos esses estudos relataram boa tolerância ao tratamento e nenhum efeito adverso grave. Em outro estudo publicado envolvendo 10 pacientes, o grau de atrofia do córtex fronto-parieto-temporal observado em neuroimagem foi proposto como um possível preditor de resposta a ECP no NBM.[102]

Em 2008, Hamani e colaboradores[103] relataram um caso de ECP realizado para tratamento patológico de obesidade, visando o fórnice. Já após a estimulação experimental durante o procedimento cirúrgico, o paciente de 50 anos relatou memórias recorrentes e experiências de *déjà vu* remontando às memórias de quando ele tinha cerca de 20 anos. Esse efeito persistiu durante o pós-operatório.[103] Este caso sugere que a estimulação do fórnix pode ser benéfica para pacientes com memória prejudicada. Em 2010, um estudo de fase I envolvendo seis pacientes com DA leve a moderada demonstrou a segurança com implantação de ECP no fórnix. Em cinco pacientes, o declínio da capacidade cognitiva (medido com o Miniexame do Estado Mental) foi reduzido e melhora foi observada em quatro pacientes na Escala de Avaliação da Doença de Alzheimer – Subescala Cognitiva (ADAS-Cog) após seis meses de acompanhamento. Pacientes com menos desempenho cognitivo basal mostraram ter melhora após ECP.[104]

Observações posteriores revelaram aumentos no metabolismo da glicose em dois circuitos cerebrais: o frontal-temporal-parietal-estriatal-talâmico e o frontal-temporal-parietal-occipital-hipocampal.[105] Essa observação sugere que a plasticidade neural é aumentada por ECP. Além disso, após um período de observação de um ano, aumentos no volume do hipocampo foram confirmados por ressonância magnética.[106] Apesar desses resultados encorajadores, um estudo fase II com maior número de pacientes apresentou resultados diferentes. Uma tendência em direção ao benefício clínico foi observada em um grupo de pacientes com mais de 65 anos, enquanto os pacientes mais jovens mostraram tendências em direção a uma maior deterioração cognitiva.[107] Mais 12 meses de observação dessa coorte confirmaram que o tratamento oferece possíveis benefícios em pacientes com mais de 65 anos.[108]

A DA também é conhecida por resultar no declínio da função executiva. O VC/VS está envolvido em redes associadas com a função executiva, incluindo o córtex dorsomedial e o orbitofrontal. Em um piloto com três pacientes, foi realizado um teste de ECP do VC/VS que demonstrou menor declínio cognitivo em comparação com grupos-controle de mesma idade. Além disso, ECP do VC/VS resultou em ativação cortical. ECP tanto em NBC como em VC/VS oferece um estratégia de tratamento segura e potencialmente eficaz, mas requer mais evidências de suporte.

Estudos maiores vêm sendo desenhados. Por enquanto, ambos os alvos (o NBM e o fórnix) são promissores em termos de melhorias e segurança, mas ensaios controlados maiores são necessários para confirmar o potencial benefício da ECP em pacientes com DA.

COMPLICAÇÕES

A ECP traz riscos inerentes à cirurgia e complicações do tratamento. O maior risco cirúrgico da ECP é a hemorragia intracerebral. O risco de hemorragia intracerebral é de 1 a 2%, incluindo pequenas hemorragias. Convulsões são risco de quaisquer procedimentos supratentoriais e têm uma incidência de 1% em procedimentos de ECP. Complicações médicas, incluindo trombose venosa profunda, flebite, pneumonia, infecções do trato urinário e embolia pulmonar, que também podem ocorrer com qualquer procedimento cirúrgico, foram relatadas em menos de 2% dos casos de ECP. A taxa de mortalidade relacionada a ECP é de aproximadamente 0,4%, sobretudo relacionada a infarto do miocárdio pós-operatório e embolia pulmonar.[109-111]

Alguns riscos estão relacionados diretamente ao dispositivo (sistema) de ECP. Estes podem incluir migração de eletrodos e fraturas (2 a 3%). As infecções decorrentes do dispositivo estão descritas em 3 a 8% dos pacientes tratados com esses procedimentos. Efeitos colaterais da terapia com ECP também podem ocorrer, dependendo do alvo da ECP e da localização anatômica dos eletrodos, e variam desde déficits nos nervos cranianos, sintomas motores, transtornos psiquiátricos até alterações autonômicas.

INOVAÇÃO TECNOLÓGICA

O campo da neurocirurgia estereotáxica e funcional e ECP tem crescido rapidamente nas últimas quatro décadas. A segmentação de núcleos ou tratos específicos tornou-se mais precisa com os avanços das aquisições das imagens de alta resolução, incluindo tractografia e RM funcional. A tecnologia também inclui orientação de imagem intraoperatória e confirmação do local do alvo implantado. Além disso, houve avanços tecnológicos nos dispositivos com neuroestimuladores transcutâneos recarregáveis. Com os avanços na programação de estimulação, é importante ter várias possibilidades de parâmetros de estimulação. Atualmente, é possível ter programas de estimulação intercalados, e os neuroestimuladores modernos podem fornecer grupos de estimulação, bem como armazenar dados registrados a partir do eletrodo.

Dispositivos de gravação implantados abriram o caminho para novas investigações sobre as doenças neurológicas e as alterações eletrofisiológicas subjacentes a essas doenças. Uma compreensão mais aprofundada sobre a biologia subjacente permitirá aos investigadores identificar e correlacionar a eletrofisiologia anormal com o comportamento. A partir disso, pode-se chegar a dispositivos que forneçam

Estimulação cerebral profunda para novas indicações em neuropsiquiatria

estimulação elétrica com base em biomarcadores anormais de eletroencefalograma (EEG) em tempo real.

Eletrodos de ECP também se tornaram mais avançados. O volume de ativação do tecido pode ser ajustado com base em quais contatos são estimulados simultaneamente, proporcionando aos programadores a capacidade de moldar a atividade elétrica para certas partes do núcleo/trato-alvo.

Alguns eletrodos disponíveis comercialmente são capazes de fornecer corrente direcional e permitem ajustes para um determinada região-alvo. Esse avanço ajuda a otimizar os paradigmas de estimulação e a evitar efeitos colaterais indesejados da ECP.[112] Além disso, enquanto a maioria dos sistemas de ECP fornece um circuito constante de estímulos elétricos, há crescente interesse em circuitos fechados de ECP, em que a estimulação é ativada com base na detecção do aparecimento de um sinal fisiológico patológico – como a ocorrência de uma anormalidade eletroencefalográfica em pacientes com epilepsia ou o aumento da atividade oscilatória em ondas cerebrais beta em pacientes com DP.[113-115]

CONSIDERAÇÕES FINAIS

Os estudos aqui descritos sugerem que um alvo corretamente selecionado de ECP pode contribuir para a melhora significativa em diversos transtornos psiquiátricos. No entanto, são necessárias mais pesquisas para determinar a aplicabilidade clínica desse método.

Em vários transtornos neurológicos e psiquiátricos, identificar quais circuitos ativar ou inibir requer uma compreensão profunda da rede de circuitos cerebral. Como na epilepsia, atualmente há interesse em avaliar vários focos simultaneamente por meio do uso de EEG estereotáxico. Sendo assim, o desenvolvimento de escalas mais adaptadas para avaliação pré e pós-operatória também se faz necessário. Mesmo a cirurgia sendo realizada com base em sintomas e em patologias, é importante ter em mente que se trata de cirurgia individualizada.

REFERÊNCIAS

1. Laitinen LV. Ethical aspects of psychiatric surgery. In: Sweet WH, Obrador S, Martín-Rodríguez JG, editors. Neurosurgical treatment in psychiatry, pain and epilepsy. Baltimore: University Park; 1977. p. 483-8.

2. Finger S. Treatment and therapies: from antiquity through the seventeenth century, from 1700 to World War I. In: Finger S. Origins of neuroscience: a history of explorations into brain function. London: Oxford University; 1994. p. 415-40.

3. Cooper IS. Chemopallidectomy: an investigative technique in geriatric parkinsonians. Science. 1955;121(3137):217-8.

4. Hassler R, Riechert T. Indications and localization of stereotactic brain operations. Nervenarzt. 1954;25(11):441-7.

5. Blomstedt P, Hariz MI. Deep brain stimulation for movement disorders before DBS for movement disorders. Parkinsonism Relat Disord. 2010;16(7):429-33.

6. Bekthereva NP, Grachev KV, Orlova AN, Iatsuk SL. Utilisation of multiple electrodes implanted in the subcortical structure of the human brain for the treatment of hyperkinesis. Zh Nevropatol Psikhiatr Im S S Korsakova. 1963;63:3-8.

7. Benabid AL, Pollak P, Louveau A, Henry S, de Rougemont J. Combined (thalamotomy and stimulation) stereotactic surgery of the VIM thalamic nucleus for bilateral Parkinson disease. Appl Neurophysiol. 1987;50(1-6):344-6.

8. Coubes P, Roubertie A, Vayssiere N, HemmS, Echenne B. Treatment of DYT1-generalized dystonia by stimulation of the internal globus pallidus. Lancet. 2000;355(9222):2220-1.

9. Coubes P, Cif L, El Fertit H, Hemm S, Vayssiere N, Serrat S, et al. Electrical stimulation of the globus pallidus internus in patients with primary generalized dystonia: long-terms results. J Neurosurg. 2004;101(2):189-94.

10. Nuttin B, Cosyns P, Demeulemeester H, Gybels J, Meyerson B. Electrical stimulation in anterior limbs of internal capsules in patients with obsessive-compulsive disorder. Lancet. 1999;354(9189):1526.

11. Vandewalle V, van der Linden C, Groenewegen HJ, Caemaert J. Stereotactic treatment of Gilles de la Tourette syndrome by high frequency stimulation of thalamus. Lancet. 1999;353(9154):724.

12. Krauss JK, Lipsman N, Aziz T, Boutet A, Brown P, Chang JW, et al. Technology of deep brain stimulation: current status and future directions. Nat Rev Neurol. 2021;17(2):75-87.

13. Philippe Coubes 1, Nathalie Vayssiere, Hassan El Fertit, Simone Hemm, Laura Cif, Jacques Kienlen, et al Deep brain stimulation for dystonia: surgical technique. Stereotact Funct Neurosurg. 2002;78(3-4):183-91.

14. Fasano A, Aquino CC, Krauss JK, Honey CR, Bloem BR. Axial disability and deep brain stimulation in patients with Parkinson disease. Nat Rev Neurol. 2015;11(2):98-110.

15. 15. Moro E, LeReun C, Krauss JK, Albanese A, Lin JP, Autiero SW, et al. Efficacy of pallidal stimulation in isolated dystonia: a systematic review and meta-analysis. Eur J Neurol. 2017;24(4):552-60.

16. 16. Limousin P, Foltynie T. Long-term outcomes of deep brain stimulation in Parkinson disease. Nat Rev Neurol. 2019;15(4):234-42.

17. Dostrovsky JO, Lozano AM. Mechanisms of deep brain stimulation. Mov Disord. 2002;17(Suppl 3):S63-8.

18. Benazzouz A, Hallett M. Mechanism of action of deep brain stimulation. Neurology. 2000;55(12 Suppl 6):S13-6.

19. Hamani C, Florence G, Heinsen H, Plantinga BR, Temel Y, Uludag K, et al. Subthalamic nucleus deep brain stimulation: basic concepts and novel perspectives. eNeuro. 2017;4(5):ENEURO.0140-17.2017.

20. Beurrier C, Bioulac B, Audin J, Hammond C. High-frequency stimulation produces a transient blockade of voltage-gated currents in subthalamic neurons. J Neurophysiol. 2001;85(4):1351-6.

21. Do MTH, Bean BP. Subthreshold sodium currents and pacemaking of subthalamic neurons: modulation by slow inactivation. Neuron. 2003;39(1):109-20.

22. Dejean C, Hyland B, Arbuthnott G. Cortical effects of subthalamic stimulation correlate with behavioral recovery from dopamine antagonist induced akinesia. Cereb Cortex. 2009;19(5):1055-63.

23. Moran A, Stein E, Tischler H, Belelovsky K, Bar-Gad I. Dynamic stereotypic responses of basal ganglia neurons to subthalamic nucleus high-frequency stimulation in the parkinsonian primate. Front Syst Neurosci. 2011;5:21.

24. Schlaepfer TE, Bewernick BH, Kayser S, Mädler B, Coenen VA. Rapid effects of deep brain stimulation for treatment-resistant major depression. Biol Psychiatry. 2013;73(12):1204-12.

25. Chiken S, Nambu A. Mechanism of deep brain stimulation: inhibition, excitation, or disruption? Neuroscientist. 2016;22(3):313-22.

26. Bucher D, Goaillard JM. Beyond faithful conduction: shortterm dynamics, neuromodulation, and long-term regulation of spike propagation in the axon. Prog Neurobiol. 2011;94(4):307-46.

27. Rosenbaum R, Zimnik A, Zheng F, Turner RS, Alzheimer C, Doiron B, et al. Axonal and synaptic failure suppress the transfer of firing rate oscillations, synchrony and information during high frequency deep brain stimulation. Neurobiol Dis. 2014;62:86-99.

28. McKinnon C, Gros P, Lee DJ, Hamani C, Lozano AM, Kalia LV, et al. Deep brain stimulation: potential for neuroprotection. Ann Clin Transl Neurol. 2018;6(1):174-85.

Estimulação cerebral profunda para novas indicações em neuropsiquiatria 335

29. McIntyre CC, Anderson RW. Deep brain stimulation mechanisms: the control of network activity via neurochemistry modulation. J Neurochem. 2016;139(Suppl 1):338-45.

30. Clair A, Haynes W, Mallet L. Recent advances in deep brain stimulation in psychiatric disorders. F1000Res. 2018;7:F1000 Faulty Rev-699.

31. U.S. Food & Drug Admnistration. Medtronic (activa) deep brain stimulation for OCD therapy [Internet]. Minneapolis: FDA; 2009 [capturado em 28 maio 2024]. Disponível em: https://www.accessdata.fda.gov/scripts/cdrh/cfdocs/cfhde/hde.cfm?id=375533.

32. Kohl S, Baldermann JC. Progress and challenges in deep brain stimulation for obsessive-compulsive disorder. Pharmacol Ther. 2018;186:168-75.

33. Alonso P, Cuadras D, Gabriëls L, Denys D, Goodman W, Greenberg BD, et al. Deep brain stimulation for obsessive-compulsive disorder: a meta-analysis of treatment outcome and predictors of response. PLoS One. 2015;10(7):e0133591.

34. Haq IU, Foote KD, Goodman WG, Wu SS, Sudhyadhom A, Ricciuti N, et al. Smile and laughter induction and intraoperative predictors of response to deep brain stimulation for obsessive compulsive disorder. 2011;54(Suppl 1):S247-55.

35. Beszłej J, Tabakow P. O stymulowaniu mózgu i możliwościach neurochirurgii funkcjonalnej. In: Rymaszewska J, Dudek D., editors. Psychiatria w medycynie. Wroclaw: Medical Education; 2017. p. 185-214.

36. Mallet L, Mesnage V, Houeto JL, Pelissolo A, Yelnik J, Behar C, et al. Compulsions, Parkinson's disease, and stimulation. Lancet. 2002;360(9342):1302-4.

37. Fontaine D, Mattei V, Borg M, von Langsdorff D, Magnie MN, Chanalet S, et al. Effect of subthalamic nucleus stimulation on obsessive-compulsive disorder in a patient with Parkinson disease: case report. J Neurosurg. 2004;100(6):1084-6.

38. Mulders AEP, Plantinga BR, Schruers K, Duits A, Janssen MLF, Ackermans L, et al. Deep brain stimulation of the subthalamic nucleus in obsessive-compulsive disorder: Neuroanatomical and pathophysiological considerations. Eur Neuropsychopharmacol. 2016;26(12):1909-19.

39. Luyten L, Hendrickx S, Raymaekers S, Gabriëls L, Nuttin B. Electrical stimulation in the bed nucleus of the stria terminalis alleviates severe obsessive-compulsive disorder. Mol Psychiatry. 2016;21(9):1272-80.

40. Raymaekers S, Vansteelandt K, Luyten L, Bervoets C, Demyttenaere K, Gabriëls L, et al. Longterm electrical stimulation of bed nucleus of stria terminalis for obsessive-compulsive disorder. Mol Psychiatry. 2017;22(6):931-4.

41. Jiménez F, Nicolini H, Lozano AM, Piedimonte F, Salín R, Velasco F. Electrical stimulation of the inferior thalamic peduncle in the treatment of major depression and obsessive compulsive disorders. World Neurosurg. 2013;80(3-4):S30.e17-25.

42. Coenen VA, Schlaepfer TE, Goll P, Reinacher PC, Voderholzer U, van Elst LT, et al. The medial forebrain bundle as a target for deep brain stimulation for obsessive-compulsive disorder. CNS Spectr. 2017;22(3):282-9.

43. Haan S, Rietveld E, Stokhof M, Denys D. Effects of deep brain stimulation on the livedexperience of obsessive-compulsive disorder patients: in-depth interviews with 18 patients. PLoS One. 2015;10(8):e0135524.

44. Mantione M, Nieman DH, Figee M, Denys D. Cognitive-behavioural therapy augments the effects of deep brain stimulation in obsessive-compulsive disorder. Psychol. Med. 2014;44(16):3515-22.

45. Naesström M, Blomstedt P, Bodlund O. A systematic review of psychiatric indications for deep brain stimulation, with focus on major depressive and obsessive-compulsive disorder. Nord J Psychiatry. 2016;70(7):483-91.

46. Ramirez-Zamora A, Giordano JJ, Gunduz A, Brown P, Sanchez JC, Foote KD, et al. Evolving applications, technological challenges and future opportunities in neuromodulation: proceedings of the fifth annual deep brain stimulation think tank. Front Neurosci. 2018;11:734.

47. Cheung MYC, Shahed J, Jankovic J. Malignant Tourette syndrome. Mov Disord. 2007;22(12):1743-50.

48. Akbarian-Tefaghi L, Zrinzo L, Foltynie T. The use of deep brain stimulation in Tourette syndrome. Brain Sci. 2016;6(3):35.

49. Baldermann JC, Schüller T, Huys D, Becker I, Timmermann L, Jessen F, et al. Deep brain stimulation for Tourette-syndrome: a systematic review and meta-analysis. Brain Stimul. 2016;9(2):296-304.

50. Schrock LE, Mink JW, Woods DW, Porta M, Servello D, Visser-Vandewalle V, et al. Tourette syndrome deep brain stimulation: a review and updated recommendations. Mov Disord. 2015;30(4):448-71.

51. Welter ML, Houeto JL, Thobois S, Bataille B, Guenot M, Worbe Y, et al. Anterior pallidal deep brain stimulation for Tourette's syndrome: a randomised, double-blind, controlled trial. Lancet Neurol. 2017;16(8):610-9.

52. Welter ML, Mallet L, Houeto JL, Karachi C, Czernecki V, Cornu P, et al. Internal pallidal and thalamic stimulation in patients with Tourette syndrome. Arch. Neurol. 2008;65(7):952-7.

53. Kefalopoulou Z, Zrinzo L, Jahanshahi M, Candelario J, Milabo C, Beigi M, et al. Bilateral globus pallidus stimulation for severe Tourette's syndrome: a double-blind, randomised crossover trial. Lancet Neurol. 2015;14(6):595-605.

54. Vilela-Filho O, Souza JT, Ragazzo PC, Silva DJ, Oliveira PM, Goulart LC, et al. Bilateral globus pallidus externus deep brain stimulation for the treatment of refractory tourette syndrome: an open clinical trial. Neuromodulation. 2024;27(4):742-58.

55. Müller-Vahl KR, Cath DC, Cavanna AE, Dehning S, Porta M, Robertson MM, et al. European clinical guidelines for Tourette syndrome and other tic disorders: part IV: deep brain stimulation. Eur Child Adolesc Psychiatry. 2011;20(4):209-17.

56. Schlaepfer TE, Bewernick BH. Deep brain stimulation for major depression. Handb Clin Neurol. 2013;116:235-43.

57. Zhang C, Li D, Jin H, Zeljic K, Sun B. Target-specific deep brain stimulation of the ventral capsule/ventral striatum for the treatment of neuropsychiatric disease. Ann Transl Med. 2017;5(20):402.

58. Goodman WK, Foote KD, Greenberg BD, Ricciuti N, Bauer R, Ward H, et al. Deep brain stimulation for intractable obsessive compulsive disorder: pilot study using a blinded, staggered-onset design. Biol Psychiatry. 2010;67(6):535-42.

59. Dougherty DD, Rezai AR, Carpenter LL, Howland RH, Bhati MT, O'Reardon JP, et al. A randomized sham-controlled trial of deep brain stimulation of the ventral capsule/ventral striatum for chronic treatment-resistant depression. Biol Psychiatry. 2015;78(4):240-8.

60. Widge AS, Malone DA Jr, Dougherty DD. Closing the loop on deep brain stimulation for treatment-resistant depression. Front Neurosci. 2018;12:175.

61. Mayberg HS. Targeted electrode-based modulation of neural circuits for depression. J Clin Invest. 2009;119(4):717-25.

62. Holtzheimer PE, Husain MM, Lisanby SH, Taylor SF, Whitworth LA, McClintock S, et al. Subcallosal cingulate deep brain stimulation for treatment-resistant depression: a multisite, randomised, sham-controlled trial. Lancet Psychiatry. 2017;4(11):839-49.

63. Lozano AM, Giacobbe P, Hamani C, Rizvi SJ, Kennedy SH, Kolivakis TT, et al. A multicenter pilot study of subcallosal cingulate area deep brain stimulation for treatment-resistant depression. J Neurosurg. 2012;116(2):315-22.

64. Fenoy AJ, Schulz PE, Selvaraj S, Burrows CL, Zunta-Soares G, Durkin K, et al. A longitudinal study on deep brain stimulation of the medial forebrain bundle for treatment-resistant depression. Transl Psychiatry. 2018;8(1):111.

65. Tremblay LK, Naranjo CA, Graham SJ, Herrmann N, Mayberg HS, Hevenor S, et al. Functional neuroanatomical substrates of altered reward processing in major depressive disorder revealed by a dopaminergic probe. Arch Gen Psychiatry. 2005;62(11):1228-36.

66. van Dijk A, Klompmakers AA, Feenstra MG, Denys D. Deep brain stimulation of the accumbens increases dopamine, serotonin, and noradrenaline in the prefrontal cortex. J Neurochem. 2012;123(6):897-903.

67. Bewernick BH, Hurlemann R, Matusch A, Kayser S, Grubert C, Hadrysiewicz B, et al. Nucleus accumbens deep brain stimulation decreases ratings of depression and anxiety in treatment-resistant depression. Biol Psychiatry. 2010;67(2):110-6.

68. Holtzheimer PE, Kelley ME, Gross RE, Filkowski MM, Garlow SJ, Barrocas A, et al. Subcallosal cingulate deep brain stimulation for treatment-resistant unipolar and bipolar depression. Arch Gen Psychiatry. 2012;69(2):150-8.

Estimulação cerebral profunda para novas indicações em neuropsiquiatria

69. Malone DA Jr, Dougherty DD, Rezai AR, Carpenter LL, Friehs GM, Eskandar EN, et al. Deep brain stimulation of the ventral capsule/ventral striatum for treatment-resistant depression. Biol Psychiatry. 2009;65(4):267-75.

70. Sartorius A, Kiening KL, Kirsch P, von Gall CC, Haberkorn U, Unterberg AW, et al. Remission of major depression under deep brain stimulation of the lateral habenula in a therapy-refractory patient. Biol Psychiatry. 2010;67(2):e9-11.

71. Wu H, Van Dyck-Lippens PJ, Santegoeds R, van Kuyck K, Gabriëls L, Lin G, et al. Deep-brain stimulation for anorexia nervosa. World Neurosurg. 2013;80(3-4):S29.e1-10.

72. Wang J, Chang C, Geng N, Wang X, Gao G. Treatment of intractable anorexia nervosa with inactivation of the nucleus accumbens using stereotactic surgery. Stereotact Funct Neurosurg. 2013;91(6):364-72.

73. McLaughlin NC, Didie ER, Machado AG, Haber SN, Eskandar EN, Greenberg BD. Improvements in anorexia symptoms after deep brain stimulation for intractable obsessive-compulsive disorder. Biol Psychiatry. 2013;73(9):e29-31.

74. Zhang HW, Li DY, Zhao J, Guan YH, Sun BM, Zuo CT. Metabolic imaging of deep brain stimulation in anorexia nervosa: a 18F-FDG PET/CT study. Clin Nucl Med. 2013;38(12):943-8.

75. Israël M, Steiger H, Kolivakis T, McGregor L, Sadikot AF. Deep brain stimulation in the subgenual cingulate cortex for an intractable eating disorder. Biol Psychiatry. 2010;67(9):e53-4.

76. Lipsman N, Woodside DB, Giacobbe P, Hamani C, Carter JC, Norwood SJ, et al. Subcallosal cingulate deep brain stimulation for treatment-refractory anorexia nervosa: a phase 1 pilot trial. Lancet. 2013;381(9875):1361-70.

77. Lipsman N, Lam E, Volpini M, Sutandar K, Twose R, Giacobbe P, et al. Deep brain stimulation of the subcallosal cingulate for treatment-refractory anorexia nervosa: 1 year follow-up of an open-label trial. Lancet Psychiatry. 2017;4(4):285-94.

78. Whiting DM, Tomycz ND, Bailes J, Jonge L, Lecoultre V, Wilent B, et al. Lateral hypothalamic area deep brain stimulation for refractory obesity: a pilot study with preliminary data on safety, body weight, and energy metabolism. J Neurosurg. 2013;119(1):56-63.

79. Harat M, Rudaś M, Zieliński P, Birska J, Sokal P: Nucleus accumbens stimulation in pathological obesity. Neurol Neurochir Pol. 2016;50(3):207-10.

80. Lee DJ, Elias GJB, Lozano AM. Neuromodulation for the treatment of eating disorders and obesity. Ther Adv Psychopharmacol. 2018;8(2):73-92.

81. Mitchell-Heggs N, Kelly D, Richardson A. Stereotactic limbic leucotomy: a follow-up at 16 months. Br J Psychiatry. 1976;128:226-40.

82. Zhou H, Xu J, Jiang J. Deep brain stimulation of nucleus accumbens on heroin-seeking behaviors: a case report. Biol Psychiatry. 2011;69(11):e41-2.

83. Valencia-Alfonso CE, Luigjes J, Smolders R, Cohen MX, Levar N, Mazaheri A, et al. Effective deep brain stimulation in heroin addiction: a case report with complementary intracranial electroencephalogram. Biol Psychiatry. 2012;71(8):e35-7.

84. Chen L, Li N, Ge S, Lozano AM, Lee DJ, Yang C, et al. Long-term results after deep brain stimulation of nucleus accumbens and the anterior limb of the internal capsule for preventing heroin relapse: an open-label pilot study. Brain Stimul. 2019;12(1):175-83.

85. Voges J, Müller U, Bogerts B, Münte T, Heinze HJ. Deep brain stimulation surgery for alcohol addiction. World Neurosurg. 2013;80(3-4):S28.e21-31.

86. Müller UJ, Sturm V, Voges J, Heinze HJ, Galazky I, Heldmann M, et al. Successful treatment of chronic resistant alcoholism by deep brain stimulation of nucleus accumbens: first experience with three cases. Pharmacopsychiatry. 2009;42(6):288-91.

87. Mantione M, van de Brink W, Schuurman PR, Denys D. Smoking cessation and weight loss after chronic deep brain stimulation of the nucleus accumbens: therapeutic and research implications: case report. Neurosurgery. 2010;66(1):E218.

88. Kuhn J, Bauer R, Pohl S, Lenartz D, Huff W, Kim EH, et al. Observations on unaided smoking cessation after deep brain stimulation of the nucleus accumbens. Eur Addict Res. 2009;15(4):196-201.

89. Gonçalves-Ferreira A, Couto FS, Campos AR, Lucas Neto LP, Gonçalves-Ferreira D, Teixeira J. Deep brain stimulation for refractory cocaine dependence. Biol Psychiatry. 2016;79(11):e87-9.

90. Sturm V, Fricke O, Bührle CP, Lenartz D, Maarouf M, Treuer H, et al. DBS in the basolateral amygdala improves symptoms of autism and related self-injurious behavior: a case report and hypothesis on the pathogenesis of the disorder. Front Hum Neurosci. 2013;6:341.

91. Taira T, Kobayashi T, Hori T. Disappearance of self-mutilating behavior in a patient with lesch-nyhan syndrome after bilateral chronic stimulation of the globus pallidus internus. Case report. J Neurosurg. 2003;98(2):414-6.

92. Franzini A, Marras C, Ferroli P, Bugiani O, Broggi G. Stimulation of the posterior hypothalamus for medically intractable impulsive and violent behavior. Stereotact Funct Neurosurg. 2005;83(2-3):63-6.

93. Franzini A, Marras C, Tringali G, Leone M, Ferroli P, Bussone G, et al. Chronic high frequency stimulation of the posteromedial hypothalamus in facial pain syndromes and behaviour disorders. Acta Neurochir Suppl. 2007;97(Pt 2):399-406.

94. Franzini A, Broggi G, Cordella R, Dones I, Messina G. Deep-brain stimulation for aggressive and disruptive behavior. World Neurosurg. 2013;80(3-4):S29.e11-4.

95. Harat M, Rudaś M, Zieliński P, Birska J, Sokal P. Deep brain stimulation in pathological aggression. Stereotact Funct Neurosurg. 2015;93(5):310-5.

96. Gippert SM, Switala C, Bewernick BH, Kayser S, Bräuer A, Coenen VA, et al. Deep brain stimulation for bipolar disorder: review and outlook. CNS Spectr. 2017;22(3):254-7.

97. Corripio I, Sarró S, McKenna PJ, Molet J, Álvarez E, Pomarol-Clotet E, et al. Clinical improvement in a treatment-resistant patient with schizophrenia treated with deep brain stimulation. Biol Psychiatry. 2016;80(8):e69-70.

98. Langevin JP, Koek RJ, Schwartz HN, Chen JWY, Sultzer DL, Mandelkern MA, et al. Deep brain stimulation of the basolateral amygdala for treatment-refractory posttraumatic stress disorder. Biol Psychiatry. 2016;79(10):e82-4.

99. Kuhn J, Hardenacke K, Lenartz D, Gruendler T, Ullsperger M, Bartsch C, et al. Deep brain stimulation of the nucleus basalis of Meynert in Alzheimer's dementia. Mol Psychiatry. 2015;20(3):353-60.

100. Kuhn J, Hardenacke K, Shubina E, Lenartz D, Visser-Vandewalle V, Zilles K, et al. Deep brain stimulation of the nucleus basalis of Meynert in early stage of Alzheimer's dementia. Brain Stimul. 2015;8(4):838-9.

101. Hardenacke K, Hashemiyoon R, Visser-Vandewalle V, Zapf A, Freund HJ, Sturm V, et al. Deep brain stimulation of the nucleus basalis of Meynert in Alzheimer's dementia: potential predictors of cognitive change and results of a long-term follow-up in eight patients. Brain Stimul. 2016;9(5):799-800.

102. Baldermann JC, Hardenacke K, Hu X, Köster P, Horn A, Freund HJ, et al. Neuroanatomical characteristics associated with response to deep brain stimulation of the nucleus basalis of Meynert for Alzheimer's disease. Neuromodulation. 2018;21(2):184-90.

103. Hamani C, McAndrews MP, Cohn M, Oh M, Zumsteg D, Shapiro CM, et al. Memory enhancement induced by hypothalamic/fornix deep brain stimulation. Ann Neurol. 2008;63(1):119-23.

104. Laxton AW, Tang-Wai DF, McAndrews MP, Zumsteg D, Wennberg R, Keren R, et al. A phase i trial of deep brain stimulation of memory circuits in Alzheimer's disease. Ann Neurol. 2010;68(4):521-34.

105. Smith GS, Laxton AW, Tang-Wai DF, McAndrews MP, Diaconescu AO, Workman CI, et al. Increased cerebral metabolism after 1 year of deep brain stimulation in Alzheimer disease. Arch Neurol. 2012;69(9):1141-8.

106. Sankar T, Chakravarty MM, Bescos A, Lara M, Obuchi T, Laxton AW, et al. Deep brain stimulation influences brain structure in Alzheimer's disease. Brain Stimul. 2015;8(3):645-54.

107. Lozano AM, Fosdick L, Chakravarty MM, Leoutsakos JM, Munro C, Oh E, et al. A phase II study of fornix deep brain stimulation in mild Alzheimer's disease. J Alzheimers Dis. 2016;54(2):777-87.

108. Leoutsakos JMS, Yan H, Anderson WS, Asaad WF, Baltuch G, Burke A, et al. Deep brain stimulation targeting the fornix for mild Alzheimer dementia (the advance trial): a two year follow-up including results of delayed activation. J Alzheimers Dis. 2018;64(2):597-606.

109. Videnovic A, Metman LV. Deep brain stimulation for Parkinson's disease: prevalence of adverse events and need for standardized reporting. Mov Disord. 2008;23(3):343-9.

110. Hariz MI. Surgical probings into the basal ganglia: hemorrhage and hardware-related risks, and costs of microelectrode recording. Mov Disord. 2011;26(8):1375-7.

Estimulação cerebral profunda para novas indicações em neuropsiquiatria

111. Maldonado IL, Roujeau T, Cif L, Gonzalez V, El-Fertit H, Vasques X, et al. Magnetic resonance-based deep brain stimulation technique: a series of 478 consecutive implanted electrodes with no perioperative intracerebral hemorrhage. Neurosurgery. 2009;65(6 Suppl):196-2.

112. Heck CN, King-Stephens D, Massey AD, Nair DR, Jobst BC, Barkley GL, et al. Two-year seizure reduction in adults with medically intractable partial onset epilepsy treated with responsive neurostimulation: final results of the RNS system pivotal trial. Epilepsia. 2014;55(3):432-41.

113. Feng XJ, Greenwald B, Rabitz H, Shea-Brown E, Kosut R. Toward closed-loop optimization of deep brain stimulation for Parkinson's disease: concepts and lessons from a computational model. J Neural Eng. 2007;4(2):L14-21.

114. Lee DJ, Lozano CS, Dallapiazza RF, Lozano AM. Current and future directions of deep brain stimulation for neurological and psychiatric disorders. J Neurosurg. 2019;131(2):333-42.

115. Piedimonte F, Andreani JCM, Piedimonte L, Graff P, Bacaro V, Micheli F, et al. Behavioral and motor improvement after deep brain stimulation of the globus pallidus externus in a case of Tourette's syndrome. Neuromodulation. 2013;16(1):55-8.

LEITURAS RECOMENDADAS

Beszłej JA, Wieczorek T, Kobyłko A, Piotrowski P, Siwicki D, Weiser A, et al. Deep brain stimulation: new possibilities for the treatment of mental disorders. Psychiatr Pol. 2019;53(4):789-806.

Boraud T, Bezard E, Bioulac B, Gross C. High frequency stimulation of the internal globus pallidus (GPi) simultaneously improves parkinsonian symptoms and reduces the firing frequency of GPi neurons in the MPTP-treated monkey. Neurosci Lett. 1996;215(1):17-20.

Chiken S, Nambu A. High-frequency pallidal stimulation disrupts information flow through the pallidum by GABAergic inhibition. J Neurosci. 2013;33(6):2268-80.

Montgomery EB Jr, Baker KB. Mechanisms of deep brain stimulation and future technical developments. Neurol Res. 2000;22(3):259-66.

Schlaepfer TE, Cohen MX, Frick C, Kosel M, Brodesser D, Axmacher N, et al. Deep brain stimulation to reward circuitry alleviates anhedonia in refractory major depression. Neuropsychopharmacology. 2008;33(2):368-77.

23 ASPECTOS ÉTICOS DA NEUROMODULAÇÃO

Thiago Fernando da Silva
Gustavo Bonini Castellana
Daniel Martins de Barros

A história das intervenções que visam modular o funcionamento do cérebro é tão antiga quanto a história da medicina. As medicinas antigas, grega e egípcia, já incluíam tratamentos para o que hoje em dia se classifica como transtornos psiquiátricos.[1] Não só a medicina, mas diversas tradições religiosas e espirituais também buscam maneiras de melhorar e desenvolver aspectos da mente, o que evidencia uma busca universal por essa evolução.[2]

Assim como em vários outros capítulos na história da medicina, as intervenções cerebrais passaram por momentos em que técnicas invasivas, alardeadas como revolucionárias, mostraram-se, posteriormente, um erro. Foi o caso da lobotomia supraorbital, desenvolvida pelo médico português Egas Moniz, que lhe rendeu o prêmio Nobel, e, mais tarde, foi duramente criticada e banida.[3]

É interessante notar que essas reflexões não se restringem ao campo da literatura médica, tendo sido abordadas em obras de autores clássicos da ficção científica, como Philip K. Dick, em *Ubik*, e William Gibson, em *Neuromancer*, com uma discussão sobre como essas tecnologias podem afetar o dia a dia da humanidade – sobretudo se utilizadas sem adequada reflexão sobre os limites éticos de seu uso.[4]

Ao adentrar nas práticas científicas modernas de neuromodulação, extensivamente descritas neste livro, novas possibilidades emergem e, com elas, diversos aspectos éticos são tema de atenção, com necessidade de um debate sobre suas diversas implicações.[5] Dessa maneira, é fundamental que ocorra um aprofundamento acerca dos aspectos éticos específicos dessas inovadoras neurotecnologias, considerando seu impacto na prática clínica e na pesquisa científica, levando em conta os princípios básicos bioéticos, como respeito à autonomia, beneficência, não maleficência e justiça.[6] Além disso, o estudo das

Aspectos éticos da neuromodulação

implicações éticas da neuromodulação renova o debate acerca de diversos aspectos intrínsecos à existência humana, como o livre-arbítrio e a autonomia, o consentimento, a privacidade de dados e a identidade pessoal. A seguir, esses temas serão discutidos mais detalhadamente à luz dos principais dilemas éticos envolvidos.

AUTONOMIA E CONSENTIMENTO INFORMADO

O consentimento livre e esclarecido é um dos pilares da prática médica moderna, e o respeito à autonomia e a necessidade de avaliação da capacidade de consentir ao tratamento encontram respaldo nos ordenamentos éticos e jurídicos no Brasil e no mundo.[7,8]

De acordo com posicionamento do Conselho Federal de Medicina (CFM),[9] a assimetria pautou por muito tempo a relação médico-paciente. Sob a justificativa do princípio bioético da beneficência, o paciente era submetido a diversos procedimentos médicos de acordo somente com a indicação médica, sem que tivesse voz na deliberação sobre as melhores alternativas de tratamento.

Hoje, entre as competências esperadas dos médicos estão fornecer todas as informações disponíveis para o paciente e seus familiares, avaliar a capacidade do paciente de entender sua própria condição e todas as intervenções médicas propostas, com seus riscos e benefícios, além de apresentar todas as alternativas possíveis de cuidado. Sabe-se que essa avaliação pode ser difícil, principalmente no caso de pacientes com transtornos psiquiátricos.

Deve-se frisar que algumas técnicas em psiquiatria intervencionista (PI) são utilizadas em casos de pacientes graves, vários deles refratários aos tratamentos habituais. Dessa maneira, pode haver indicação de realização de algum procedimento mesmo que a capacidade de consentir ao tratamento esteja prejudicada, como nos casos de pacientes gravemente deprimidos e apresentando ideação suicida estruturada ou em indivíduos apresentando quadro catatônico. Nesse cenário, é fundamental que haja participação ativa de familiares no processo de tomada de decisão do tratamento.

Em um relato de caso, Zisselman e Jaffe[10] descreveram o quadro de uma paciente de 19 anos com uma síndrome catatônica maligna, com mutismo, imobilidade, recusa alimentar, alteração de temperatura e disfunção autonômica. Foram tentados medicamentos de primeira linha sem sucesso (lorazepam, amantadina e bromocriptina). Então, foi sugerida a realização da eletroconvulsoterapia (ECT). Seguindo a legislação local, foi realizada uma audiência de curatela e a irmã da paciente foi nomeada como a responsável para a tomada de decisões em relação ao caso. Na primeira sessão da ECT, a paciente apresentou uma complicação grave: *torsade de pointes*, com necessidade de imediata cardioversão, intubação orotraqueal e transferência para unidade de terapia intensiva (UTI). Após estabilização clínica, a paciente apresentou melhora clínica inicial do quadro psiquiátrico. Nesse momento, foi discutido com a irmã da paciente todas as possibilidades de tratamento. Apesar do risco de nova arritmia cardíaca com a ECT, o prognóstico de uma síndrome catatoniforme maligna é ruim, com alta morbidade e

342 Psiquiatria Intervencionista

mortalidade. Após extensa discussão, a irmã da paciente consentiu com novas sessões de ECT, e oito novas sessões foram conduzidas, com excelente resultado clínico e sem efeitos colaterais significativos. Após o tratamento, a paciente estava se alimentando normalmente, realizando atividade física e se comunicando adequadamente com a equipe de tratamento, sua família e amigos.

Os autores, com base no caso apresentado, discutem, então, sobre o processo de consentimento informado para realização da ECT. O consentimento para esse procedimento evoluiu ao longo dos anos, e o processo deve envolver uma discussão clara sobre possíveis benefícios, efeitos colaterais e riscos com o tratamento. Além disso, também deve ser obtido consentimento para intervenções adicionais que possam ser necessárias durante ou após a sessão, como administração de medicamentos em caráter de emergência ou até mesmo a realização de procedimentos mais invasivos, como intubação orotraqueal ou cardioversão. Outro ponto essencial que deve ser discutido é que o tratamento com ECT não é necessariamente curativo, então as técnicas de tratamento de manutenção que podem ser utilizadas também devem ser mencionadas. Além disso, devem ser apresentados os aspectos técnicos ao paciente, como posicionamento dos eletrodos e intensidade do estímulo, além de frisar que esses parâmetros podem ser modificados ao longo do curso de tratamento. No caso de indivíduos incapazes de tomar decisões sobre seu tratamento, já que muitas vezes esse tratamento é justamente indicado para casos graves, é obrigatório que esse processo envolva os familiares.

Vale ressaltar que a ECT é um procedimento que há muito tempo é cercado por controvérsias e críticas. De acordo com a Resolução nº 2.057 de 2013 do CFM,[11] a "ECT tem indicações precisas e específicas na literatura médica, não se tratando de terapêutica de exceção", "a ECT é um ato médico; portanto, sua indicação, realização e acompanhamento são de responsabilidade dos médicos que dela participarem" e "a ECT só pode ser realizada com anestesia". Ou seja, trata-se de um procedimento devidamente regulamentado, com indicações claras e com diversos benefícios já devidamente provados na literatura científica, sendo, inclusive, o tratamento mais efetivo para uma variedade de transtornos psiquiátricos.[12] Privar pacientes da possibilidade da realização desse tipo de tratamento, com base em críticas infundadas e sem respaldo científico, é eticamente reprovável.

Em relação à estimulação magnética transcraniana (EMT), uma técnica bastante pesquisada e utilizada, também há publicações que discutem os aspectos éticos envolvidos.[13] A questão do consentimento informado novamente é essencial. A decisão de se submeter a esse procedimento deve ser sempre voluntária (pelo paciente ou por familiares nos casos de pessoas incapazes) e baseada na discussão de todas as informações relevantes e potenciais riscos. Rossi e colaboradores[13] são claros ao informar que se deve evitar termos técnicos que possam prejudicar a compreensão do procedimento e seus riscos, sempre oferecendo as informações de forma clara e facilmente compreensíveis em todos os aspectos (riscos, benefícios, possíveis desconfortos). Também há resolução do CFM que versa sobre o assunto.[14] Essa resolução reconhece "a estimulação magnética transcraniana (EMT) superficial como ato médico válido para utilização na prática médica nacional, com indicação para

Aspectos éticos da neuromodulação

depressões uni e bipolar, alucinações auditivas nas esquizofrenias e planejamento de neurocirurgia".[14] Além disso, deixa claro também quais informações devem constar em prontuários de pacientes submetidos a essa técnica:

> Os assentamentos em prontuário devem contemplar a história da doença atual, curva de vida com antecedentes familiares, sociais, ocupacionais e pessoais, exame físico, exame mental, conclusões com o diagnóstico e os fundamentos para a prescrição do procedimento, bem como exames complementares quando solicitados. O prontuário também deverá trazer, assentados, acidentes, intercorrência e aspectos evolutivos da terapêutica.[14]

Um dos aspectos mais importantes nesse tópico é a possibilidade das alterações cognitivas e comportamentais, associadas às próprias técnicas de neuromodulação, comprometerem a capacidade de consentimento dos pacientes ao longo do tratamento.[4,15] Por isso, é importante que a capacidade decisória seja avaliada também enquanto durar o tratamento.

PRIVACIDADE DE DADOS EM PESQUISAS

O compartilhamento de informações facilita as pesquisas e o desenvolvimento de novas técnicas no campo da PI, porém, o cuidado com essas informações é essencial, garantindo que dados sigilosos não sejam utilizados de maneira inadequada.[16] Para isso, é fundamental delimitar quem terá acesso às informações e de que maneira elas serão compartilhadas.

Em 2012, um esforço entre pesquisadores de diversos países levou à criação de um banco de dados de pacientes com síndrome de Tourette submetidos à estimulação cerebral profunda (ECP).[17] Nele, estão presentes diversas informações clínicas, como dados demográficos, escalas clínicas pré-operatórias, dados cirúrgicos, dados de seguimento e registros de eventos adversos. Outro banco de dados similar já existe para pacientes submetidos à ECP em doenças neurodegenerativas de maneira geral.[18]

O compartilhamento dessas informações sensíveis entre instituições de ensino, seguros de saúde ou até mesmo com autoridades policiais deve ser amplamente discutido e é primordial que limites claros sejam estabelecidos. Apesar dos empolgantes avanços observados nesse campo, diversos autores já debatem com justificada preocupação como essas informações podem ser utilizadas de forma deletéria como, por exemplo, o caso de seguradoras de saúde que utilizam esses dados a fim de reduzir custos e limitar o acesso a tratamentos diversos em saúde mental.[19,20]

ACESSO CONTINUADO AO CUIDADO

Alguns autores defendem que, para os pacientes que se beneficiaram de alguma técnica de PI em algum estudo clínico, há a obrigação ética de garantir o acesso a essa tecnologia, mesmo após o término da investigação, de acordo com os princípios da não maleficência e também como uma forma de compensação pelos riscos de participação.[21] Na prática, muitos participantes de estudos encontram grandes obstáculos em manter o tratamento após o término das pesquisas, em parte por resistência de seguros de saúde em cobrirem os custos de um tratamento experimental.

A situação se complica quando o debate diz respeito aos procedimentos invasivos em PI. Por exemplo, ao final de um estudo invasivo de estimulação cerebral, há obrigação ética de remover o dispositivo implantado? E caso o participante se recuse a remover o dispositivo, como proceder? Um relato de caso apresentado por Gilbert[22] ilustra essa situação: um paciente com transtorno depressivo refratário ao tratamento foi submetido à ECP e apresentou alterações psicopatológicas após o procedimento, como vivências de estranhamento e até mesmo episódios de comportamento suicida. Apesar da indicação dos pesquisadores de remoção do dispositivo, o paciente recusou-se a se submeter ao procedimento indicado, mostrando uma falha de comunicação relevante. Para Gilbert,[22] a indicação de retirada do aparelho seria mais facilmente aceita se fosse compreendida, o que evidentemente requer tempo da equipe dedicado a responder todas as dúvidas do paciente previamente.

Uma reportagem da revista *Nature*[23] também relata outro cenário eticamente desafiador – o que fazer com os pacientes com algum implante invasivo caso as próprias empresas que fabriquem esses dispositivos deixem de existir, colocando essas pessoas em uma situação de total abandono? Esses exemplos apontam a urgência de estabelecer detalhadamente os direitos do paciente ao cuidado continuado após intervenções de PI.

O PROBLEMA DA AUTENTICIDADE

Uma das questões filosóficas e éticas mais intrigantes em relação às pesquisas e aos tratamentos com técnicas de PI é conhecida como o problema da autenticidade.[24] O cérebro é amplamente reconhecido como um órgão que determina a identidade humana como nenhum outro órgão, relacionando-se com aspectos básicos da existência, como autoconsciência, racionalidade e controle emocional. Realizar intervenções diretamente no cérebro pode simbolizar uma modificação na própria identidade do indivíduo, com diversos questionamentos filosóficos e éticos. Alguns podem vivenciar a neuromodulação como uma técnica capaz de reestabelecer a autenticidade e individualidade do paciente, como no caso de pessoas com transtorno obsessivo-compulsivo (TOC) submetidos à ECP, que não apresentam uma vivência de intrusão com a presença dos eletrodos cerebrais e deixam de apresentar pensamentos obsessivos egodistônicos (esses sim sentidos como intrusivos).[25] Todavia, há indivíduos que vivenciam sentimentos de autoalienação com esse tipo de tratamento, como em relato de um paciente:[26] "Agora eu me sinto como uma máquina... eu não me reconheço mais".

Em um estudo intrigante, Young e colaboradores[27] demonstraram que o uso de EMT na junção temporoparietal direita foi capaz de modificar o julgamento moral dos

Aspectos éticos da neuromodulação

participantes em situações hipotéticas que envolviam a possibilidade de causar danos a terceiros. As implicações desse tipo de intervenção são preocupantes, inclusive com repercussões legais. Por exemplo, caso um indivíduo seja coagido a receber esse tipo de intervenção e cometa um crime, como avaliar e julgar a responsabilidade desse ato? Questões como essa, ainda sem resposta clara, mostram a complexidade e a necessidade de debater esses temas.

CONSIDERAÇÕES FINAIS

O desenvolvimento de novas técnicas de neuromodulação é uma grande esperança para o tratamento de diversos transtornos psiquiátricos. Porém, assim como em qualquer avanço científico, é essencial que o aprimoramento técnico esteja acompanhado de reflexões éticas. Conforme demonstrado neste capítulo, são diversos os desafios éticos que podem emergir no desenvolvimento e na implantação dessas técnicas, e um olhar cuidadoso para essas situações está atrelado aos melhores cuidados que podem ser ofertados aos pacientes.

REFERÊNCIAS

1. Millon T, Grossman SD, Meagher SE. Masters of the mind: exploring the story of mental illness from ancient times to the new millennium. Hoboken: Wiley; 2004.

2. Wig NN. Mental health and spiritual values: a view from the East. Int Rev Psychiatry. 1999;11(2-3):92-6.

3. Fins JJ. From psychosurgery to neuromodulation and palliation: history's lessons for the ethical conduct and regulation of neuropsychiatric research. Neurosurg Clin N Am. 2003;14(2):303-19, ix-x.

4. Heinrichs JH. The promises and perils of non-invasive brain stimulation. Int J Law and Psychiatry. 2012;35(2):121-9.

5. Merkel R, Boer G, Fegert J, Galert T, Hartmann D, Nuttin B, et al. Intervening in the brain: changing psyche and society. 2007. ed. Philadelphia: Springer; 2007.

6. Beauchamp TL, Childress JF. Principles of biomedical ethics. 8th ed. Oxford: Oxford University; 2019.

7. Appelbaum PS. Clinical practice: assessment of patients' competence to consent to treatment. N Engl J Med. 2007;357(18):1834-40.

8. Munhoz RP. The new era and paradigms for patient consent. Arq Neuro-Psiquiatr. 2017;75(1):1-2.

9. Conselho Federal de Medicina. Recomendação CFM no 1/2016 [Internet]. Brasília: CFM; 2016 [acesso em 9 set. 2023]. Disponível em: https://sistemas.cfm.org.br/normas/visualizar/recomendacoes/BR/2016/1.

10. Zisselman MH, Jaffe RL. ECT in the treatment of a patient with catatonia: consent and complications. Am J Psychiatry. 2010;167(2):127-32.

11. Conselho Federal de Medicina. Resolução CFM no. 2.057, de 20 de setembro de 2013 [Internet]. Brasília: CFM; 2013 [capturado em 9 set. 2023]. Disponível em: https://sistemas.cfm.org.br/normas/visualizar/resolucoes/BR/2013/2057.

12. Kritzer MD, Peterchev AV, Camprodon JA. Electroconvulsive therapy: mechanisms of action, clinical considerations, and future directions. Harv Rev Psychiatry. 2023;31(3):101-13.

13. Rossi S, Hallett M, Rossini PM, Pascual-Leone A; Safety of TMS Consensus Group. Safety, ethical considerations, and application guidelines for the use of transcranial magnetic stimulation in clinical practice and research. Clin Neurophysiol. 2009;120(12):2008-39.

14. Conselho Federal de Medicina. Resolução CFM nº 1.986/12 [Internet]. Brasília: CFM; 2012 [capturado em 9 set. 2023]. Disponível em: https://sistemas.cfm.org.br/normas/visualizar/resolucoes/BR/2012/1986.

15. Schmitz-Luhn B, Katzenmeier C, Woopen C. Law and ethics of deep brain stimulation. Int J Law Psychiatry. 2012;35(2):130-6.

16. Zuk P, Torgerson L, Sierra-Mercado D, Lázaro-Muñoz G. Neuroethics of neuromodulation: an update. Curr Opin Biomed Eng. 2018;8:45-50.

17. Deeb W, Rossi PJ, Porta M, Visser-Vandewalle V, Servello D, Silburn P, et al. The international deep brain stimulation registry and database for Gilles de la Tourette syndrome: how does it work? Front Neurosci. 2016;10:170.

18. D'Haese PF, Konrad PE, Pallavaram S, Li R, Prassad P, Rodriguez W, et al. CranialCloud: a cloud-based architecture to support trans-institutional collaborative efforts in neurodegenerative disorders. Int J Comput Assist Radiol Surg. 2015;10(6):815-23.

19. Moore AD. Privacy, neuroscience, and neuro-surveillance. Res Publica. 2017;23(2):159-77.

20. Tunick M. Brain privacy and the case of cannibal cop. Res Publica. 2017;23:179-96.

21. Lázaro-Muñoz G, Yoshor D, Beauchamp MS, Goodman WK, McGuire AL. Continued access to investigational brain implants. Nat Rev Neurosci. 2018;19(6):317-8.

22. Gilbert F. Self-estrangement & deep brain stimulation: ethical issues related to forced explantation. Neuroethics. 2015;8:107-14.

23. Drew L. Abandoned: the human cost of neurotechnology failure. Nature. 2022 Dec 6.

24. Woopen C. Ethical aspects of neuromodulation. Int Rev Neurobiol. 2012;107:315-32.

25. Glannon W. Consent to deep brain stimulation for neurological and psychiatric disorders. J Clin Ethics. 2010;21(2):104-11.

26. Schüpbach M, Gargiulo M, Welter ML, Mallet L, Béhar C, Houeto JL, et al. Neurosurgery in parkinson disease: a distressed mind in a repaired body? Neurology. 2006;66(12):1811-6.

27. Young L, Camprodon JA, Hauser M, Pascual-Leone A, Saxe R. Disruption of the right temporoparietal junction with transcranial magnetic stimulation reduces the role of beliefs in moral judgments. Proc Natl Acad Sci U S A. 2010;107(15):6753-8.

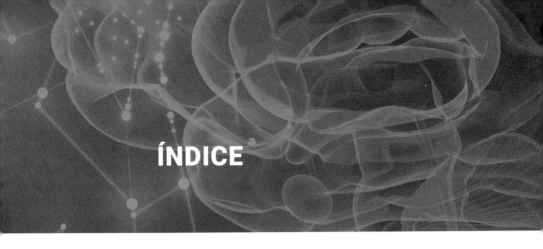

ÍNDICE

As letras *f*, *q* indicam, respectivamente, figuras e quadros

A
Abuso de substâncias, 328-329
Acesso continuado ao cuidado, 343-344
Anorexia nervosa, 327-328
Aprendizagem, 65
Aspectos éticos da neuromodulação *ver* Neuromodulação, aspectos éticos
Atenção, 65-66
Autonomia, 341-343

B
BDNF, 183
Biomarcadores, 198

C
cápsula ventral e estriado ventral, 288-289
Capsulotomia anterior, 285-286
Cetamina, 180-199
    aspectos farmacocinéticos, 180-182
    farmacodinâmica, 182-185
        aumento na expressão do BDNF, 183
        efeitos anti-inflamatórios, 184
        mTOR, 184-185
        neurotransmissão do glutamato, 182-183
    uso nos transtornos do humor, 187-199
        aumento do efeito antidepressivo, 197-198
        biomarcadores e predição de resposta, 198
        como alternativa à ECT, 193-195
        mecanismos de ação relacionados, 188-189
        na depressão bipolar resistente, 191-192
        na depressão maior, 189-191
        na suicidalidade associada, 193
        perspectivas futuras, 199
        relação dose-resposta, 196-197
        tolerabilidade e segurança, 195-196
        vias de administração, 198-199
Cíngulo subgenual, 286-288
Cingulotomia anterior, 284
Cognição, 65-66
Competências para formação curricular do PI, 17-20
Comportamentos agressivos e ECP, 329-330
Consentimento informado, 341-343
Convulsoterapias, 158-172
    com estimulação elétrica administrada focalmente, 171-172
    em episódios depressivos, 159-168
        eficácia, 163-164
        fatores preditores, 164-165
        indicações, 160-163
        no TB, 165-168
    magnetoconvulsoterapia, 169-171

D
Dados, privacidade de dados em pesquisas, 343

Demências, 144-145

Dependência de substâncias, 328-329

Depressão bipolar, 40-41, 191-192

   e EMT, 40-41

   resistente, 191-192

Depressão maior *ver* Transtorno depressivo maior

Doença de Alzheimer (DA), 144-145, 178, 330-332

Dor crônica, 77-118

   avaliação e acompanhamento, 102-104

   ETCC, 104-118

      aplicada em nível domiciliar, 115-117

         dor neuropática, 116-117

      dificuldades de uso e adesão, 117-118

      efeitos neurofisiológicos neuronais e nas células gliais, 108-110

      efetividade no tratamento, 110-115

         dor lombar, 113-115

         dor neuropática, 110-112

         dor pós-operatória aguda, 113-115

         dor pós-operatória, 113-115

         fibromialgia, 112-113

         migrânea, 113-115

         síndrome de dor miofascial, 113-115

      mecanismos neurobiológicos, 106-107

      uso terapêutico, 104-106

   fisiopatologia da dor nociceptiva, 78-95

      dor e sensibilização periférica, 81-82

      fenômeno da transdução, 82-84

      mecanismos ascendentes e descendentes de sensibilização central, 89

      mecanismos periféricos da dor, 80-81

      modelo da carga alostática, 93, 94*f*

      nocicepção, 78-79

      principais sintomas de dor crônica com sensibilização central, 93-95

      questões emocionais, 89-92

      questões sociais, 92-93

      sistema modulatório descendente da dor, 87-89

      vias aferentes e tratos, 84-87

   tipos de dor, 96-101

      dores neuropáticas, 99-101

      dores nociceptivas, 99

      dores nociplásticas, 97-99

E

Eletroconvulsoterapia (ECT), 2, 51-54, 149-155, 176-178

   doenças clínicas, 177

   doenças neurológicas, 177-178

      doença de Parkinson, 178

      epilepsia, 178

      síndrome neuroléptica maligna, 177-178

   na esquizofrenia, 176-77

   nos transtornos esquizoafetivos, 176-177

   teoria do mecanismo de *rewiring*, 154

   teorias sobre o mecanismo de ação, 150-154

      alterações em fatores neurotróficos, 151-152

      alterações em neurotransmissores, 153-154

      hipótese neuroendócrina, 150-151

      modulação imunológica, 152-153

Epilepsias, 140-141, 178

Episódio maníaco e EMT, 41-42

Escala de Gravidade de Sintomas (SSS), 98

Escetamina, 190-192 *ver também* Cetamina

Esquizofrenia, 50-72

   neuromodulação não invasiva, 50-72

      ECT, 51-54

      EMT, 69-71

         discussão, 71

         repetitiva (EMTR), 69-71

      ETCC, 54-69

         aprendizagem, 65

         cognição e atenção, 65-66

Índice   349

discussão de evidências, 68-69

efeito sobre psicopatologia geral, 63

efeitos no *insight* clínico, 66-68

sintomas cognitivos, 64-65

sintomas negativos, 64

sintomas positivos, 63-64

outras terapias neuromoduladoras, 71-72

Estimulação cerebral profunda (ECP), 2, 286-290, 306-312, 316-333

cápsula ventral e estriado ventral, 288-289

cíngulo subgenual, 286-288

complicações, 332

definição, 318-319

feixe prosencefálico medial e projeções da área tegmental ventral, 289-290

história, 316-318

inovação tecnológica, 332-333

mecanismos de ação propostos, 319-320

outros transtornos psiquiátricos, 323-325

síndrome de Gilles de La Tourette, 323-325

TDM, 325-332

abuso/dependência de substâncias, 328-329

alvos de estimulação, 325-327

comportamentos agressivos, 329-330

doença de Alzheimer (DA), 330-332

transtornos alimentares, 327-328

tratamentos psiquiátricos atuais, 320-323

TOC, 320-323

Estimulação da medula espinal (EME), 2

Estimulação do nervo periférico (ENP), 2

Estimulação do nervo sacral (ENS), 2-3

Estimulação do nervo vago (ENV), 2, 203-211 *ver também* Nervo vago, estimulação do (ENV)

Estimulação elétrica por corrente contínua (ETCC), 24-28, 54-69, 104-118, 142-144

aspectos técnicos básicos, 24-25

e dor crônica, 104-118 *ver também* Dor crônica

e TDAH no adulto, 142

e TEA no adulto, 143-144

mecanismos de ação, 26-28

Estimulação invasiva do nervo vago, 290-291

Estimulação magnética transcraniana (EMT), 2, 28-34, 69-71, 144

aspectos técnicos básicos, 28-31

e TEA no adulto, 144

mecanismos de ação, 31-34

repetitiva (EMTR), 69-71

Estimulação transcraniana com ultrassom (ETU), 132-133

Estimulação transcraniana por corrente alternada (ETCA), 132

Estimulação transcraniana por corrente direta (ETCD), 131-132

Estimulação transcraniana por ruído randômico (ETRR), 133

F

Farmacologia, 182-185, 227-230

Feixe prosencefálico medial e projeções da área tegmental ventral, 289-290

Fibromialgia, 98, 112-113

Formação curricular do PI, 17-20

Fótons, tomografia computadorizada por emissão de, 277

Funcional, ressonância magnética, 277-278

G

Gamma Knife, radiocirurgia, 300-305

Gilles de la Tourette, síndrome e ECP, 323-325

Glutamato, neurotransmissão do, 182-183

H

Hiperatividade *ver* transtorno de déficit de atenção/hiperatividade (TDAH)

Hipótese neuroendócrina da depressão, 150-151
História da PI, 12q
Humor *ver* Transtornos do humor

I

Imagem por tensor de difusor, 274-276
Índice de Dor Generalizada (WPI), 98
Inflamação, modulação da, 209-211
Infusão de cetamina, 2
Insight clínico, 66-68
Intervenções terapêuticas, 1-13

L

Limitações da psiquiatria intervencionista, 8-13
Lombar, dor, 113-115

M

Magnetoconvulsoterapia (MST), 2, 133, 169-171
Migrânea, 113-115
Modulação, 152-153, 208-211
    da inflamação, 209-211
    de monoaminas, 208-209
    imunológica, 152-153
Monitorização (óxido nitroso), 244-245
Movimento, transtornos do, 138-139
MRgFUS, 3
mTOR, 184-185

N

Nervo vago, estimulação do (ENV), 2, 203-211, 290-291
    em transtornos do humor, 214-221
        diretrizes de tratamento, 218-219
        efeitos colaterais, 220
        eficácia na depressão resistente à tratamento, 219-220
        evidências de neuroimagem, 216-217
        evolução histórica, 216
        parâmetros de estimulação, 217-218

invasiva, 290-291
mecanismos de ação envolvidos, 208-211
    modulação de monoaminas, 208-209
    modulação da inflamação, 209-211
tipos de, 207-208
    estimulação invasiva, 207
    estimulação não invasiva, 207-208
vias anatômicas envolvidas no uso clínico da, 203-206
Neurocirurgia, 256-279, 282-312
    indicações, 259-268
        aspectos éticos, 262-267
        aspectos práticos, 260-261
        critérios de inclusão de pacientes, 259-260
        encaminhamento de pacientes para avaliação do CRM, 267-268
        expectativa de pacientes e familiares, 261
        infraestrutura e acompanhamento, 261-262
    modalidades, 257-259
    neuroimagem, 271-279
        acurácia pós-implantação de eletrodos para ECP, 278
        modalidades estruturais, 272-276
        modalidades funcionais, 276-278
    para TOC, 296-312
        aspectos éticos, 298-299
        critérios de elegibilidade, 298, 299q
        eficácia e segurança, 299-312
        histórico, 296-298
    para transtornos do humor, 282-292
        neuromodulação invasiva, 286-291
        técnicas ablativas, 283-286
Neurofeedback, 133
Neuroimagem, 3, 271-279
    acurácia pós-implantação de eletrodos para ECP, 278
    avaliação prognóstica, 278
    modalidades estruturais, 272-276

Índice

imagem por tensor de difusor e tratografia probabilística, 274-276

ressonância magnética, 272-276

modalidades funcionais, 276-278

ressonância magnética funcional, 277-278

tomografia computadorizada por emissão de fótons únicos, 277

tomografia computadorizada por emissão de pósitrons, 276

procedimentos guiados por, 3

Neuromodulação, aspectos éticos, 340-345

acesso continuado ao cuidado, 343-344

autonomia e consentimento informado, 341-343

privacidade de dados em pesquisas, 343

problema da autenticidade, 344-345

Neuromodulação invasiva, 286-291

no tratamento do transtorno depressivo, 286-291

ECP, 286-290

estimulação invasiva do nervo vago, 290-291

Neuromodulação não invasiva, 3, 22-72, 125-146

ECT, 51-54

em neuropsiquiatria, 137-146

demências: doença de Alzheimer (DA), 144-145

epilepsias, 140-141

TDAH no adulto, 141-142

TEA no adulto, 143-144

transtornos do movimento, 138-139

traumatismo cranioencefálico, 139-140

EMT, 28-34, 37-42, 69-71

aspectos técnicos básicos, 28-31

mecanismos de ação, 31-34

repetitiva (EMTR), 69-71

ETCC, 24-28, 43-46, 54-69

aspectos técnicos básicos, 24-25

mecanismos de ação, 26-28

na esquizofrenia, 50-72

no TOC e transtornos relacionados, 125-134

nos transtornos do humor, 36-46

O

Obesidade, 328

Óxido nitroso, 241-253

histórico e aplicações médicas, 241-242

na psiquiatria, 242-253

administração, 244-245

efeitos colaterais, 244-245

mecanismos de ação, 245-247

monitorização, 244-245

potenciais riscos, 244-245

resultados de estudos clínicos, 248-250

P

Privacidade de dados em pesquisas, 343

Problema da autenticidade, 344-345

Procedimentos guiados por neuroimagem, 3

Proposta curricular mínima, 15-20

Psicodélicos, 223-238

evidências para indicações clínicas, 230-231

segurança e tolerabilidade, 231

histórico, 223-226

mecanismos de ação, 226-230

efeitos gerais, 226-227

farmacologia, 227-230

origem química, 227, 228f

transtornos depressivos e de ansiedade, 231-232, 233-238q

R

Radiocirurgia Gamma Knife, 300-305

Ressonância magnética, 3, 272-278

funcional, 277-278

baseada em tarefas, 277

de estados de repouso, 277-278

ultrassom focalizado guiado por, 3

S

Síndrome de dor miofascial, 113-115
Síndrome de Gilles de la Tourette e ECP, 323-325
  alvos e eficácia, 324
  indicações, critérios de inclusão e exclusão, 324-325
Síndrome neuroléptica maligna, 177-178
Substâncias, abuso/dependência de, 328-329

T

Técnicas ablativas, 286-286, 299-300
  e TOC, 299-300
    com craniotomia, 299-300
  e transtorno depressivo, 283-286
    capsulotomia anterior, 285-286
    cingulotomia anterior, 284
    tratotomia subcaudada, 284, 285q
Terapia de infusão de cetamina, 2
Tomografia computadorizada, 276-277
  por emissão de fótons únicos, 277
  por emissão de pósitrons, 276
Transtorno bipolar, 40, 165-168
  convulsoterapias, 165-168
    episódios depressivos, 166-167
    episódios maníacos, 168
  EMT, 40
Transtorno de déficit de atenção/hiperatividade (TDAH), 141-142
Transtorno depressivo maior (TDM), 39-40, 189-191, 248-250, 251-252q, 285-291, 325-332
  e ECP, 325-332
    abuso/dependência de substâncias, 328-329
    alvos de estimulação, 325-327
    comportamentos agressivos, 329-330
    doença de Alzheimer (DA), 330-332
    transtornos alimentares, 327-328
  e EMT, 39-40

ensaios clínicos de cetamina, 189-190
ensaios clínicos de escetamina, 190-191
neuromodulação invasiva, 286-291
  ECP, 286-290
técnicas ablativas, 283-286
  capsulotomia anterior, 285-286
  cingulotomia anterior, 284
  tratotomia subcaudada, 284, 285q
Transtorno do espectro autista (TEA) no adulto, 143-144
  EMT, 144
  ETCC, 143-144
Transtorno obsessivo-compulsivo (TOC), 125-134, 296-312, 320-323
  e ECP, 320-323
    alvos de estimulação e eficácia, 321-322
    direções futuras, 323
    indicações, critérios e exclusão, 322-323
  neurocirurgia, 296-312
    aspectos éticos, 298-299
    critérios de elegibilidade, 298, 299q
    eficácia e segurança, 299-312
    histórico, 296-298
  neuromodulação não invasiva, 125-134
    ECT, 126-127
    ECT nos transtornos relacionados, 128
    EMT, 128-130
    EMT nos transtornos relacionados, 130-131
    ETCA, 132
    ETCD, 131-132
    ETRR, 133
    ETU, 132-133
    MST, 133
    neurofeedback, 133
Transtornos alimentares e ECP, 327-328
  anorexia nervosa, 327-328
  obesidade, 328

Índice

Transtornos do humor, 36-46, 158-172, 187-199, 214-221, 282-292
  convulsoterapias, 158-172
    em episódios depressivos, 159-168
    novas técnicas, 168-172
  estimulação do nervo vago, 214-221
  neurocirurgia, 282-292
    neuromodulação invasiva, 286-291
    técnicas ablativas no tratamento, 283-286
  neuromodulação não invasiva, 36-46
    EMT, 37-42
      efeitos adversos, 38-39
      em estados mistos, 42
      mecanismo de ação, 37-38, 39*f*
      na depressão bipolar, 40-41
      na depressão maior, 39-40
      no episódio maníaco, 41-42
      no transtorno bipolar, 40
    ETCC, 43-46
      aplicações clínicas, 45-46
      efeitos adversos, 44-45
      mecanismos de ação, 43-44
      parâmetros, 44
  uso da cetamina, 187-199
    como alternativa à ECT, 193-195
    implicações clínicas, 196-199
    mecanismos de ação relacionados, 188-189

    na depressão bipolar resistente, 191-192
    na depressão maior, 189-191
    na suicidalidade associada, 193
    perspectivas futuras, 199
    tolerabilidade e segurança, 195-196
Transtornos do movimento, 138-139
Transtornos por uso de substâncias psicoativas, 250, 253
Tratografia probabilística, 274-276
Tratotomia subcaudada, 284, 285*q*
Traumatismo cranioencefálico, 139-140

U

Ultrassom, 3, 132-133
  estimulação transcraniana com (ETU), 132-133
  focalizado guiado por ressonância magnética (MRgFUS), 3
Uso de substâncias psicoativas, transtornos, 250, 253

V

Vago, nervo *ver* Nervo vago, estimulação do (ENV)